Wasser, Fasten, Luft und Licht

Uwe Heyll, Dr. med., Arzt für Innere Medizin und Rheumatologie, absolvierte ein Zweitstudium der Philosophie, Sozialwissenschaften und Geschichte der Medizin. Am Institut für Geschichte der Medizin der Heinrich-Heine-Universität in Düsseldorf leitete er ein von der Deutschen Forschungsgemeinschaft unterstütztes Projekt zur Geschichte der Naturheilkunde.

Uwe Heyll

Wasser, Fasten, Luft und Licht

Die Geschichte der Naturheilkunde in Deutschland

Campus Verlag
Frankfurt/New York

Bibliografische Information der Deutschen Bibliothek
Die Deutsche Bibliothek verzeichnet diese Publikation in der Deutschen Nationalbibliografie.
Detaillierte bibliografische Daten sind im Internet über http://dnb.ddb.de abrufbar.
ISBN 13: 978-3-593-37955-5
ISBN 10: 3-593-37955-4

Das Werk einschließlich aller seiner Teile ist urheberrechtlich geschützt. Jede Verwertung ist ohne Zustimmung des Verlags unzulässig. Das gilt insbesondere für Vervielfältigungen, Übersetzungen, Mikroverfilmungen und die Einspeicherung und Verarbeitung in elektronischen Systemen.
Copyright © 2006 Campus Verlag GmbH, Frankfurt/Main
Umschlagmotiv: Werbung für das 1905 in Dresden in Betrieb genommene »Öffentliche Licht-Luft-Bad« des Naturheilkundlers und Laientherapeuten Friedrich Eduard Bilz. Quelle: Bilz, A.: *Bilz' goldene Lebensregeln*, Leipzig/Radebeul 1907.
Druck und Bindung: PRISMA Verlagsdruckerei GmbH
Gedruckt auf säurefreiem und chlorfrei gebleichtem Papier.
Printed in Germany

Besuchen Sie uns im Internet: www.campus.de

Inhalt

Einleitung 9

1. Anfänge der Naturheilkunde 13

Die Gräfenberger Wasserkur 13
Ein neues Bild der Natur 18
Die heilsamen Krisen 21
»Verrat« und früher Tod 25
Johannes Schroth: der Konkurrent aus Lindewiese 28

2. Das Konzept der Naturheilkunde 33

Vorkämpfer der Naturheilkunde 33
Die Gründung der Naturheilkunde als Laienpraxis 39
Das Paradies der Gesundheit 43
Von der Religion zur Utopie 50
Das System der Natur 54

3. Die Heilkunst der Naturheilkunde 59

Grundzüge der naturheilkundlichen Krankheitslehre 59
Der Arzt als Diener der Natur 64
Wasser, Dampf und heiße Luft 67
Fasten und Schonkost 70
Die »Schwedische Gymnastik« 74

Techniken der äußeren und inneren Massage 80
Der »Lichtluftkultus« 83

4. Die Lebenskunst der Naturheilkunde 87

Vorbeugung statt Therapie 87
Vegetarismus, Grahambrot und Rohkost 89
Luft, Licht und Kleidung 93
Der »vollendete Mensch« 99
Aufklärung und Weltflucht 104

5. Kämpfe und Konflikte 109

Die Physikalische Therapie 109
Der Kampf um den Fortschritt 116
Der »therapeutische Aktionismus« 121
Grausamkeit im Dienste der Wissenschaft 127

6. Krise und Niedergang 130

Die Suche nach dem Naturzustand 130
Die »Affäre Rikli« 134
Der Tod Theodor Hahns 137
Die Vertreibung aus dem Paradies 141
Generationenwechsel 145
Das Ende der Laientherapie 150
Der Kampf gegen Scharlatanerie 154
Friedrich Eduard Bilz: Naturheilkundler und Geschäftsmann 156
Der »Betrug« des Louis Kuhne 161
Der »Lehmdoktor« Adolf Just 165
Freie Heilkünstler: Sebastian Kneipp und Emanuel Felke 168

Inhalt

7. Ärztliche Naturheilkunde ... 173

»Stiefschwester Naturheilkunde« ... 173
»Schweningers Sieg« ... 178
Zwei Lehrstühle und ein Bundeskrankenhaus ... 181
»Jeder Arzt ist Naturarzt« ... 185
Emil Klein: Die Intuition des Künstlerarztes ... 189
Heinrich Lahmann: Der erste »wissenschaftliche Naturarzt« ... 193
Maximilian Bircher-Benner: Der Lichtwert der Nahrung ... 196

8. Biologische Medizin ... 201

Die Rückkehr des Hippokratismus ... 201
»Prüfet alles und das Gute behaltet« ... 205
Das Bündnis zwischen Naturärzten und Biologischer Medizin ... 208
Die vitalistische Wende ... 211
Die »Krise der Medizin« ... 215
Von der heilenden zur ausmerzenden Natur ... 219
Der Weg zur Neuen Deutschen Heilkunde ... 223

9. Neue Deutsche Heilkunde ... 229

Der Aufruf des Reichsärzteführers ... 229
»Nationalsozialistisch denken heißt biologisch-ganzheitlich denken« ... 233
Die Wiesbadener Ärztetagung ... 238
»Extremisten, Monomane und Dogmatiker« ... 242
Das »große Experiment« am Rudolf-Heß-Krankenhaus ... 247
Das Heilkräuterprogramm der SS ... 253
»Deutsche Volksgesundheit aus Blut und Boden« ... 257
Das Ende der Naturheilbewegung ... 262
Durchhalten für den Endsieg ... 265

10. Ganzheits- und Regulationsmedizin 270

»Wie ein Phönix aus der Asche« 270
»Freude an der Vielgestaltigkeit« 274
Von der Biologischen Medizin zur Regulationsmedizin 279

Resümee und Ausblick 283

Literatur 294

Personenregister 308

Einleitung

> »Das Genie wird geboren, aber nicht in Prunkgemächern, nicht in den Kreisen des Ranges und Glanzes allein, nein, auch in der niederen Hütte, unterm Strohdache!«
>
> M. Kypke, 1861

Eine auf den ersten Blick eher unspektakuläre Episode, die sich im Jahr 1811 zugetragen haben soll, gilt vielen naturheilkundlich Interessierten, Historikern und Buchautoren als Ausgangspunkt der deutschen Naturheilkunde. So erzählte sie 100 Jahre später der schlesische Heimatdichter Philo vom Walde: Der damals 12-jährige Bauernjunge Vincenz Prießnitz aus der schlesischen Ortschaft Gräfenberg hütete eine Herde Kühe in der Nähe einer Quelle. Während er, in Träumen versunken, unter einem schattigen Busch lag, fiel ihm ein angeschossenes Reh auf, das sich zum Wasser schleppte. Dort angekommen, badete es sein verwundetes Bein, um anschließend wieder im Wald zu verschwinden. An den folgenden Tagen erschien das Reh regelmäßig und jedes Mal tauchte es sein verletztes Bein in das frische Quellwasser. Erst als das Tier vollständig genesen war, blieb es der Quelle fern. Der junge Prießnitz schloss aus dieser Episode, dass dem Wasser eine besondere Heilkraft zukommen müsse. Als er sich kurze Zeit später selbst verletzte, entsann er sich seines Erlebnisses und konnte zum Erstaunen der Ärzte durch die alleinige Anwendung von Wasser eine Heilung herbeiführen. In der Folgezeit sammelte Prießnitz weitere Erfahrungen in der Wassertherapie, zunächst bei Erkrankungen seiner Familienmitglieder und Verwandten, ehe er sich an die Behandlung von Freunden, Nachbarn und später auch Fremden wagte.[1]

Aus dem ungebildeten Bauernjungen wurde ein geachteter und verehrter Heilkundiger mit internationaler Kundschaft. Seine Wasserkur führte zur Entstehung einer neuen Heilform, die in ihrer Glanzzeit mehr als 100.000 organisierte Anhänger zählte und über eigene Ambulatorien, Praxen, Krankenhäuser und Lehrstühle verfügte. Allgemein gilt Vincenz Prießnitz heute als Begründer der Naturheilkunde, weshalb der Deutsche Naturheilbund den Namenszusatz »Prießnitz-Bund« trägt. Rückblickend stellt sich die Frage, wie die Erzählung von Prießnitz und dem Reh zu bewerten ist. Handelt es sich bei der Beobachtung des jungen Prießnitz um eine jener bedeutsamen Entdeckungen, die den Blick für ganz neue Tatsachen eröffnete und deshalb in eine Reihe mit dem

---

1 Vom Walde, *Vincenz Prießnitz*, S. 2–8.

fallenden Apfel Isaac Newtons oder der verschimmelten Bakterienkultur Alexander Flemings gehört? Oder aber ist die Episode, deren Überlieferung wesentlich Philo vom Walde zu verdanken ist, nicht mehr als eine Anekdote oder gar eine Legende, die aus dem Geist der Verehrung geboren wurde?
Philo vom Walde war keineswegs der erste, der die Geschichte von Prießnitz und dem Reh erzählt hat. Sie wurde auch schon früher in verschiedenen Variationen berichtet, beispielsweise in der Zeitschrift *Der Wasserfreund* aus dem Jahr 1861. Dort allerdings war es kein Reh, sondern ein Schaf aus der Herde des jungen Prießnitz, das seine Wunden in der Quelle badete.[2] Philo vom Walde aber, der mit bürgerlichem Namen Johannes Reinelt hieß und in Breslau als Lehrer arbeitete, erhob die Episode in den Rang einer historischen Tatsache, an deren Wahrheit kein Zweifel mehr zugelassen werden durfte. In seiner großen Prießnitz-Biographie, die zum hundertsten Geburtstages des verehrten Schöpfers der Naturheilkunde erschien, widmete er den Vorgängen an der »Prießnitz«-Quelle nicht nur ungewöhnlich viel Raum, er ließ sie zudem mit einer Zeichnung illustrieren, die den Ort der Ereignisse zeigte und so für die Authentizität des Berichteten bürgte. Offensichtlich hatte die Episode – fast 90 Jahre nach ihrem Geschehen – einen besonderen Stellenwert für die Naturheilbewegung erlangt. Dies zeigte sich erneut, als Alfred Baumgarten, ein Arzt und Schüler Sebastian Kneipps, auf Philo vom Waldes Biographie mit einer eigenen Darstellung der Ereignisse reagierte, in der er die Wahrheit der Erzählung anzweifelte und damit heftige Reaktionen im Lager der Prießnitz-Anhänger provozierte.[3]

Nikolaus Neuens, Leiter der Naturheilanstalt »Waldvilla Bollendorf« bei Luxemburg, bezeichnete die Ausführungen Baumgartens als »Lügengewebe« und sah sich zur »Ehrenrettung« von Prießnitz veranlasst. Trotz der langen Zeit, die bereits verflossen war, zeigte sich Neuens überzeugt, dass jeder, der nach Gräfenberg reise, dort die Geschichte hören könne, »getreu nacherzählt von den jetzt lebenden Zeitgenossen«. Neuens nannte sogar Namen von Personen, die angeblich als Zeugen zur Verfügung standen.[4] Rückblickend verblüfft die Vehemenz, mit der von naturheilkundlicher Seite für die Wahrheit der Geschichte von Prießnitz und dem Reh eingetreten wurde. Zwar galt es damals, die Bestrebungen der Anhänger Kneipps abzuwehren, die in ihrem Lehrmeister den eigentlichen Schöpfer und Erneuerer der Wasserbehandlung sahen. Aber das Engagement Philo vom Waldes und Nikolaus Neuens überstieg eindeutig den in Wissenschaften nahezu üblichen Streit um die Priorität

---

2 *Der Wasserfreund* Jg. 1 (1861/62), S. 23.
3 Baumgarten, *Ein Fortschritt des Wasserheilverfahrens*, S. 22.
4 Neuens, *Fortschritte Prießnitzens*, S. 167.

einer Entdeckung. Für die Naturheilkundler stand offensichtlich mehr auf dem Spiel. Worum es wirklich ging, lässt eine Feststellung Oskar Mummerts erkennen, der als Schriftleiter der naturheilkundlichen Zeitschrift *Der Naturarzt* zu den einflussreichsten Persönlichkeiten der Bewegung zählte. In dieser Zeitschrift erklärte Mummert 1926, die nun bereits sattsam bekannte Episode bleibe »ein Symbol für die Berufung von Prießnitz«.[5] Hier wird sichtbar, dass nicht so sehr die Entdeckung selbst zählte, als vielmehr die Art ihres Zustandekommens. Was Oskar Mummert am Herzen lag, war die Tatsache, dass die bahnbrechende Beobachtung keinem gelehrten Mediziner gelang, sondern einem einfachen Bauernjungen, der über keinerlei medizinische Vorbildung verfügte. Eine ähnliche Überraschung bot der Ort der Entdeckung, der nicht in einer Arztpraxis, einem Krankenhaus oder wissenschaftlichen Laboratorium lag, sondern in der freien, ursprünglichen Natur.

Nach naturheilkundlicher Überzeugung waren die besonderen Umstände der Berufung des jungen Prießnitz alles andere als ein Zufall oder eine der vielen, unerklärbaren Wendungen der Geschichte. Man erkannte vielmehr einen Zusammenhang, der den Geschehnissen ihre Folgerichtigkeit verlieh. Im Zentrum der naturheilkundlichen Weltanschauung stand ein neues Verständnis von Natur, in dem sich die Koordinaten des tradierten Erkennens und Wissens tief greifend verändert hatten. Aus dieser Perspektive konnte es durchaus sinnvoll sein, der Beobachtung eines ungebildeten, einfachen Menschen in freier Natur mehr Bedeutung beizumessen als den Resultaten der wissenschaftlichen Naturforschung. Das direkte, unverstellte, für Außenstehende vielleicht naive Verhältnis zur Natur war kennzeichnend für die Naturheilkunde. Darin unterschied sie sich von anderen therapeutischen Ansätzen, die unter rein technischen Aspekten vielleicht ähnliche oder sogar gleichartige Anwendungsformen des Wassers kannten. Dieses naturheilkundliche Erleben und Begreifen von Natur kam in der Episode von Prießnitz und dem Reh in exemplarischer Weise zum Ausdruck und deshalb besaß sie für die Naturheilkunde einen so hohen symbolischen Wert.

Wenn Prießnitz von seinen Anhängern später als »Copernikus der Medizin«[6] verehrt wurde, so gründete diese Verehrung nicht allein in der Auffassung, er habe ein weiteres Heilmittel oder Verfahren gefunden. Sein Leben und sein Wirken hatten vielmehr die Tore zu einer gänzlich neuen Welt eröffnet. In dieser Welt sahen sich die Menschen von einer Natur umfangen, die Geborgenheit, Gesundheit und Glück versprach, aber zugleich die genaue Einhaltung einer ihr gemäßen Lebensweise einforderte. Dieses Bild der Natur – einerseits

---

5 Mummert, »Wie Prießnitz wurde«, *Der Naturarzt* Jg. 54 (1926), S. 262–266.
6 *Der Wasserfreund* Jg. 1 (1861/62), S. 22.

gut und heilsam, andererseits streng und allgewaltig – bildete den Kern der naturheilkundlichen Weltsicht und setzte eine erstaunliche Entwicklung in Gang. Innerhalb weniger Jahre entstand ein ausgearbeitetes und umfassendes Konzept, das neuartige Erklärungen zum Ursprung und zur Entstehung von Krankheiten bot und zugleich den Weg zu einer durchgreifenden, naturgemäßen Heilung wies. Parallel hierzu bildete sich ein klar definierter Bestand von Heilmethoden heraus, der in der gemeinsamen Vorstellung eines Zustands ursprünglicher Natürlichkeit wurzelte. Was eine Therapie zum Naturheilverfahren machte, war aus naturheilkundlicher Sicht die therapeutische Nutzung solcher Heilfaktoren, die in unveränderter Form jeden Menschen tagtäglich umgaben: Wasser, Luft, Sonne, Wärme, Kälte, Bewegung, Druck, Erschütterung und Nahrung. Jede Veränderung der natürlichen Gegebenheiten, jeder »künstliche« Eingriff und jede zusätzliche Manipulation musste das Heilergebnis herabsetzen. Auf diese Weise blieb die Technisierung der Naturheilverfahren durch Einsatz von Apparaten ebenso ausgeschlossen wie die Gabe spezieller Arzneien. Die Naturheilkunde hatte, so die ungeteilte Meinung, eine »arzneilose« Heilkunst zu sein.

Wer heute einen Arzt mit der Zusatzbezeichnung Naturheilverfahren oder einen Heilpraktiker aufsucht, wird feststellen, dass deren Behandlungen gänzlich anders verlaufen. Heute greift der naturheilkundlich orientierte Arzt mit gleicher Selbstverständlichkeit zum Rezeptblock wie sein »schulmedizinischer« Kollege. Auch Technik und Apparate haben Einzug in die Praxen moderner »Komplementärmediziner« gehalten. Nach den ursprünglichen Verfahren der Wasser-, Licht- und Bewegungstherapie wird man hingegen vergebens Ausschau halten. Diese Methoden kommen heute sehr viel häufiger in der Kur- und Rehabilitationsmedizin, der Rheumatologie und Balneologie zum Einsatz. Es scheint demnach so, als habe sich im Bereich der Medizin, der sich mit dem Begriff der Naturheilkunde verbindet, ein dramatischer Wandel ereignet. Diesen Umschwung darzustellen und zu erklären, muss im Zentrum jeder umfassenden Betrachtung der Geschichte der Naturheilkunde stehen. Hierzu ist es notwendig, zunächst das Naturverständnis der frühen Naturheilbewegung zu rekonstruieren. Von diesem Ausgangspunkt kann dann den Modifikationen und Anpassungen der ursprünglichen Vorstellungen, Überzeugungen und Theorien nachgegangen werden, die als ideelle Kräfte den Fortgang der Ereignisse bestimmten. Im Kontext einer so angelegten Geschichtsschreibung bliebe dann auch die Episode von Prießnitz und dem Reh bedeutsam – allerdings mehr in ihrem symbolischen Gehalt denn als historische Tatsache.

1. Anfänge der Naturheilkunde

> »Als mir zuerst aus begeistertem Munde eines Geretteten die Kunde vom Vincenz Prießnitz kam, damals lächelte ich so spöttisch, wie ihr vielleicht heute. Aber später, als ich sie selber erlebte die Magie des Wassers, – da bewunderte ich und erkannte, daß das Menschenelend die Gottheit erbarmt hat und daß sie durch ihren Gesandten vom Gräfenberg Beglückung und Verjüngung bietet diesem elenden Geschlecht.«
>
> *J. H. Rausse, 1852*

Die Gräfenberger Wasserkur

Vincenz Prießnitz wurde am 4. Oktober 1799 als sechstes Kind einer Bauernfamilie geboren. Sein Heimatort Gräfenberg gehörte zum österreichischen Teil Schlesiens und bestand aus maximal 15 Gebäuden. Nur wenige Jahre besuchte Prießnitz die »Trivialschule« im nahe gelegenen Freiwaldau.[1] Wegen eines Augenleidens seines Vaters musste Prießnitz den Schulbesuch frühzeitig beenden und bei der Bewirtschaftung des Hofs der Familie helfen. Deshalb blieben seine Fähigkeiten im Lesen und Schreiben sehr begrenzt.[2] Handschriftliche oder gedruckte Zeugnisse, die zweifelsfrei von Prießnitz stammen, sind nicht überliefert und damit auch keine Quellen, die sicheren Aufschluss über die Ansichten und Beweggründe geben könnten, die Prießnitz bei seiner Heiltätigkeit leiteten.[3] Kurz nach der Beobachtung des verwundeten Rehs verletzte sich Prießnitz schwer, als er von einem Pferdefuhrwerk überfahren wurde. Der herbeigerufene Arzt sah keine Heilungschancen und verordnete »allerlei in Rotwein zu kochende und warm aufzulegende

---

1 Vom Walde, *Vincenz Prießnitz*, S. 1.
2 Die Frage, ob Prießnitz lesen und schreiben konnte, wird in der Literatur kontrovers diskutiert. Vgl.: Melzer, *Die Resultate der Wasserkur*, S. 66; Munde, *Memoiren*, Bd. 1, S. 119; Frey, *Das Prießnitz'sche Heilverfahren*, S. 29; Neuens, *Fortschritte Priessnitzen*, S. V-VI; Schönenberger, »Ein handschriftlicher Brief von Vincenz Prießnitz«, *Der Naturarzt* Jg. 53 (1925), S. 116–117; Schönenberger, »Prießnitz und Kneipp«, *Der Naturarzt* Jg. 59 (1931), S. 172–175.
3 Prießnitz soll 1847 seiner Tochter Sofie »Stichworte als Erinnerungsstütze« diktiert haben, die 1919 in einer vom »Deutschen Bund« herausgegebenen Schrift veröffentlicht wurden (Prießnitz, *Familien-Wasserbuch*). Selinger hat in seiner Prießnitz-Biographie ein Kapitel zur »Entstehungsgeschichte des Gräfenberger Heilverfahrens« aufgenommen, das er »beinahe wörtlich ... aus dem Mund meines unvergessenen Freundes [d. i. Prießnitz] vernommen« haben will (Selinger, *Vincenz Prießnitz*, S. VI, 173–193). Ob Prießnitz jedoch tatsächlich der Urheber beider Texte ist, lässt sich nicht belegen.

Heilkräutlein«. In diesem Moment soll sich Prießnitz an sein Erlebnis im Gräfenberger Wald erinnert haben. Er begann, seine Wunden mit feuchten Umschlägen zu behandeln und genas zum Erstaunen aller, die das Geschehen beobachteten, innerhalb weniger Wochen. Diese wundersame Heilung hatte Prießnitz nun restlos von der Heilkraft des Wassers überzeugt. Fortan setzte er es bei allen Erkrankungen und Verletzungen ein, die Menschen oder Haustiere in seiner Umgebung erlitten. Dabei bediente er sich einer Vielzahl von Anwendungsformen des Wassers, die er zu einem komplexen Heilverfahren verband. Insgesamt 56 verschiedene Therapieverfahren listete Philo vom Walde, bei denen es sich um eigenständige Erfindungen von Prießnitz gehandelt haben soll.[4]

Angelockt durch die Kunde von den Erfolgen des jungen Wasserarztes strömten immer mehr Kranke nach Gräfenberg. Dort entstand eine regelrechte Heilanstalt mit Übernachtungsmöglichkeiten und Therapieeinrichtungen. Zugleich etablierte sich ein relativ gleichförmiger Kurablauf, der von allen Kranken eingehalten wurde und der schließlich als charakteristisch für die Gräfenberger Wasserkur galt. Morgens um vier Uhr wurden die Kurgäste geweckt und in trockene Wolldecken, die so genannten »Kotzen«, eingewickelt. Nach dem Schwitzen, das etwa zwei Stunden in Anspruch nahm, wurde der Patient ausgepackt, abgetrocknet und zum kalten Vollbad geführt. Es folgte ein Frühstück, bevor man zu den Duschen aufbrach, zu denen ein steiler Pfad durch den Wald führte. Die Duschen waren so konstruiert, dass Bachläufe mit Hilfe von Holzrinnen über einen Steilhang gelenkt wurden und das Wasser aus großer Höhe auf die Patienten herabstürzte. Nach dem Abtrocknen und einem Spaziergang folgte das Mittagessen. Der Nachmittag wurde entweder zur Wiederholung der Kurprozedur oder zu anderen Anwendungen wie Sitzbädern, Umschlägen, Abwaschungen und Einspritzungen genutzt. Während des ganzen Tages wurde kontinuierlich kaltes Wasser getrunken. Nach dem Abendessen begaben sich die Kurgäste dann zeitig zu Bett. Innerhalb dieses Rahmens konnten zusätzliche Anwendungen wie Teilbäder oder feuchte Wickel vorgenommen werden, vor allem, wenn der Kranke über lokalisierbare Schmerzen oder Symptome klagte. Eine Besonderheit war der »Prießnitzumschlag«, bei dem der wassergetränkte Verband von einem zweiten, trockenen Verband abgedeckt wurde, so dass der Wickel unter der Kleidung über einen längeren Zeitraum, teilweise auch nachts als Leibbinde, getragen werden konnte.

Angesichts der Komplexität und Vielseitigkeit des Kurverfahrens stellt sich die Frage, ob diese Methode tatsächlich das Werk eines einfachen, medizinisch

---

4 Vom Walde, *Vincenz Prießnitz*, S. 62–164.

ungebildeten Bauern sein kann. Tatsächlich existieren Quellen, die dieser Sichtweise widersprechen. Der Dresdner Sprachlehrer Carl Munde war 1836 wegen eines chronischen Leidens nach Gräfenberg gereist und erlangte dort seine Gesundheit wieder. Munde war von Prießnitz zunächst so beeindruckt, dass er den Entschluss fasste, selbst das Wasserheilverfahren zu erlernen. In seinen später verfassten Erinnerungen behauptete Munde, von Anwohnern Gräfenbergs erfahren zu haben, dass Prießnitz seine ursprüngliche Heilmethode von einem »reisenden Hausierer« übernommen habe. Dieser habe seine Behandlungen mit Hilfe eines wassergetränkten Lappens und mehrerer Hölzchen durchgeführt, wobei gleichzeitig Beschwörungsformeln und Gebete gesprochen wurden.[5] Alfred Baumgarten gelangte nach ausführlichem Literaturstudium zu der Überzeugung, dass alle Autoren »mehr oder weniger übereinstimmend erzählen, dass irgend ein fremder Kurpfuscher oder alter Mann es gewesen sei, der Prießnitz die erste Anregung zur Wasserheilkunde gegeben« habe.[6]

Im Unterschied zu anderen Heilbehandlern, die es in den ländlichen Bezirken der schlesischen Bergwelt reichlich gab, scheint Prießnitz jedoch ungleich erfolgreicher gewesen zu sein. Aus diesem Grund weckte er die Missgunst der ortsansässigen Ärzte und Apotheker. Um den lästigen Konkurrenten los zu werden, erhoben sie 1829 Anklage wegen Scharlatanerie vor dem örtlichen Gericht. In der Klageschrift hieß es, Prießnitz behandle seine Patienten »durch Auflegen und Bestreichen mit einem in kaltes Wasser getauchten Badeschwamme« und murmele dabei »unverständliche Gebetsformeln«. Diese Beschuldigungen veranlassten den Magistrat von Freiwaldau, den von Prießnitz verwendeten Schwamm zu zerschneiden und eingehend zu untersuchen. Obgleich die Ermittlungen ohne konkretes Ergebnis blieben, soll Prießnitz die weitere Verwendung eines Schwammes zu Heilzwecken untersagt worden sein.[7] Die Folge war, dass Prießnitz von nun an bei seinen Behandlungen fast vollständig auf Hilfsmittel verzichtete. Zugleich suchte er ängstlich den Eindruck zu vermeiden, dass seine Behandlungen auf magischen oder okkulten Praktiken beruhten und konzentrierte sich ganz auf die Anwendung des reinen Wassers. In dieser Form, entkleidet von allen mystischen Ritualen und unnötigem Beiwerk, erschienen die Therapiemaßnahmen von Prießnitz erheblich rationaler und konnten so das Interesse aufgeklärterer Bevölkerungskreise aus städtischen Regionen wecken. Etwa ab 1830 reiste eine stei-

---

5 Munde, *Memoiren*, Bd. 1, S. 303–304; Philo vom Walde hat diesen Bericht als »albernes Märchen« zurückgewiesen (Ders., *Vincenz Prießnitz*, S. 65).
6 Baumgarten, *Ein Fortschritt des Wasserheilverfahrens*, S. 22.
7 Vom Walde, *Vincenz Prießnitz*, S. 11.

gende Zahl von Kranken aus Wien, Prag und später auch entfernteren Städten nach Gräfenberg, um sich dort von Prießnitz behandeln zu lassen.

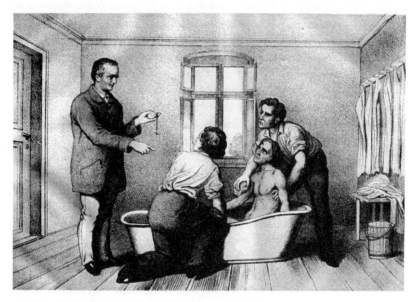

Abb. 1: Prießnitz beaufsichtigt die Durchführung eines Bades

(Quelle: Der Wasserfreund *1861/62, Beilage zu Heft 2)*

Unter den neuen Kurgästen gab es viele, die mit festen Vorstellungen und Erwartungen nach Gräfenberg kamen, entweder weil sie bereits Erfahrungen mit Wasserbehandlungen, Dampfbädern und ähnlichen Verfahren gemachten hatten oder weil sie durch Gespräche, Zeitschriften oder Bücher auf derartige Behandlungsformen aufmerksam gemacht worden waren. Diese Patienten zeigten eine große Bereitschaft, die unterschiedlichsten Anwendungen des Wassers selbst zu probieren und neue zu ersinnen. Viele Entdeckungen, die später als Erfindungen von Prießnitz galten, gingen auf Anregungen der Kurgäste zurück.[8] Der Arzt Julius Putzer schilderte aus eigener Anschauung, wie es zur Aufnahme des Duschens in den Kurablauf kam. Ein »altes Stück Rinne, welches im Walde zufällig theilweise im Bache lag und aus dessen anderem Ende das Wasser in einem kleine Strahle ausfloss«, habe, so Putzer, einen umherwandernden Kranken auf die Idee gebracht, »seinen kranken Kör-

---

8 Vgl.: Rausse, »Kritik der Kurmethode«, S. 246; Wolbold, »Briefwechsel für Alle und mit Allen«, *Der Naturarzt* Jg. 25 (1886), S. 78; Baumgarten, *Ein Fortschritt des Wasserheilverfahrens*, S. 37–38, 415–416; Martin, A., *Deutsches Badewesen*, S. 388.

pertheil mit diesem kleinen Strahl besprühen zu lassen – und siehe da, es that ihm wohl«.[9] Ein anderer Zeitzeuge berichtete aus Gräfenberg über die Umstände, die zur Verbindung des Schwitzens mit einem nachfolgenden, kalten Bad führten. Ein Kranker, heißt es in diesem Bericht, der früher russische Dampfbäder erhalten hatte, war eines Morgens »in vollem Schweiß erwachend« sofort in das kalte Wasser gestiegen. Nach dem »glücklichen Ausgang« dieses Vorfalls sei man in Gräfenberg bald von der »Nothwendigkeit dieser vorausgehenden Schweißerzeugung überzeugt« gewesen und habe sie deshalb »zu einem wesentlichen Moment der Wassercur« erhoben.[10]

Nicht alle wollten sich auf solche Einfälle und Erfindungen verlassen, die eher zufälliger Natur waren. Es gab auch Kurgäste, die planmäßig und systematisch vorgingen. Dabei konnten sie auf ein Buch zurückgreifen, das 1737 erstmals erschienen war und den Titel *Unterricht von der Krafft und Würckung des frischen Wassers in die Leiber der Menschen* trug. Der Autor des Buchs, der Arzt Johann Siegmund Hahn, hatte in der schlesischen Stadt Schweidnitz unweit von Gräfenberg praktiziert. Carl Munde schildert in seinen Memoiren, man habe, nachdem die »treffliche Schrift« in Gräfenberg aufgetaucht sei, »Alles durchprobirt, was im Hahn stand«. Unter diesen Umständen überrascht es kaum, dass die Behandlungen von Prießnitz im Grunde wenig Neues zu bieten hatten. »Wer den Hahn gelesen hat«, erklärte Carl Munde, »wird wohl wenig von der Gräfenberger Methode darin vermissen.«[11] Noch im Jahr 1957 verwies ein naturheilkundlicher Autor auf die »seltsame Übereinstimmung der zunächst von Prießnitz durchgeführten Wasseranwendungen mit den im Hahnschen Buche geschilderten Formen«.[12] Was aber bedeuten diese Befunde für die Einschätzung von Prießnitz? War er vielleicht nur ein Plagiator oder gar ein Scharlatan, wie seine Gegner später immer wieder geltend machten? Oder hat vielleicht J. H. Rausse Recht, der wohl bedeutendste Schüler von Prießnitz, der rückschauend über seinen Lehrmeister urteilte, dieser sei »auf seltene Weise ein Schooßkind des Glückes« gewesen, dem der Zufall »die kostbarste Perle in den Schooß geworfen« habe?[13]

---

9 Putzer, *Priessnitz und Schroth*, S. 5–6.
10 Ehrenberg, *Ansichten*, S. 15.
11 Munde, *Memoiren*, Bd. 2, S. 307–310.
12 Meyer-Camberg, *Wenn du dich recht gesund befinden willst*, S. 27.
13 Rausse, »Kritik der Kurmethode«, S. 246.

Ein neues Bild der Natur

Trotz der Übereinstimmungen beim technischen Ablauf der Wasseranwendungen gab es zwischen Johann Siegmund Hahn und Vincenz Prießnitz große Unterschiede. Johann Siegmund Hahn hatte als »Stadtphysikus« in Schweidnitz praktiziert. Als solcher wurde er zu Hausbesuchen gerufen, traf dort auf seine Patienten und erteilte Ratschläge für die Handhabung der Wassertherapie. Anschließend ließ Hahn die Patienten in ihrer gewohnten Umgebung zurück. Abgesehen von den gelegentlichen Anwendungen des Wassers lebte der Kranke wie zuvor. Um als Heilmittel wirksam zu werden, musste das Wasser nicht in eine besonders geartete Beziehung zur Person oder Lebensführung treten.

Ganz anders war dies bei Prießnitz. Hier nahm der Kranke zunächst eine lange und beschwerliche Reise auf sich. Carl Munde brauchte für seine erste Fahrt mit der Kutsche von Sachsen nach Gräfenberg volle fünf Tage. In Gräfenberg standen als Unterkünfte lediglich spärlich möblierte, ungeheizte Kammern in den Bauernhäusern des Dorfes zur Verfügung. Im Gegensatz zu den Besuchern mondäner Kurorte vom Schlage Karlsbads oder Pyrmonts mussten die Kranken auf heitere Geselligkeit mit rauschenden Festen, Glücksspiel und Trinkgelagen verzichten. Die einzige Abwechslung bot die umliegende Bergwelt, die zum Müßiggang, Wandern und Schauen einlud. Der fehlende Komfort, die Mühsal der Anreise und die Monotonie des Tagesablaufs wurden aber keineswegs als lästige Begleiterscheinungen angesehen, sondern waren Bestandteil der Behandlung.

Nach Überzeugung des Gräfenberger Publikums konnte das Wasser für sich genommen den Erfolg der Kur nicht herbeiführen. Seine Heilkraft entfaltete sich nur als Teil eines umfassenden, natürlichen Geschehens. Alle Faktoren, die im weitesten Sinne als »natürlich« gelten konnten, waren an der Heilung beteiligt: die Luft, das Sonnenlicht, der Wind, die Schwankungen des Klimas und der Wechsel von Tag zu Nacht. Diesen Einflüssen mussten sich die Menschen wieder aussetzen, wenn sie gesund werden wollten. Es galt, zu einem Teil der natürlichen Ordnung zu werden, um sich so den urwüchsigen Bedingungen anzupassen, die es in Gräfenberg noch gab. Diese Forderung ließ sich mit einigen wenigen Wasseranwendungen im Tagesverlauf kaum erledigen.

Das Neuartige der Gräfenberger Wasserkur lag nicht im technischen Ablauf der Wasseranwendungen, sondern dem besonderen Naturverständnis, das die heilenden Maßnahmen begleitete. Aus diesem Grund scheitern alle Versuche, Prießnitz nach traditionellem Muster als großen Erfinder neuer Verfahren darzustellen. Nicht die Methoden waren neu, sondern ihre Nutzung im Rahmen eines umfassenden Ansatzes der naturgemäßen Heilung. In Gräfenberg artikulierte sich erstmals ein Bewusstsein, das in der unverfälschten Natur die alleinige Quelle des Wohlbefindens und der Gesundheit erkannte. Zwar hatte es schon früher in der Geschichte der Menschheit emphatische Beschreibungen der Natur gegeben. Aber erst die Veränderungen, die sich als Folge neuer Techniken und Produktionsweisen einstellten, rissen eine Kluft zwischen dem »Natürlichen« und dem »Künstlichen« und erst jetzt konnte die Natur zum Sinnbild des Guten, Ursprünglichen und Gesunden werden. Eben deshalb erschien es den Kurgästen von Prießnitz ratsam, ihre Heilung in einer abgelegenen, bäuerlichen Ortschaft zu Füßen des schlesischen Altvatergebirges zu suchen. Dort sollte es noch möglich sein, der Zivilisation zu entfliehen und sein Leben nach den Anforderungen einer ursprünglichen Natur neu zu ordnen.

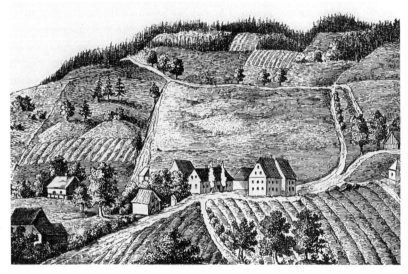

Abb. 2: Der Ort Gräfenberg um 1832

(Quelle: Walde, P. v.: Vincenz Prießnitz, *Berlin 1898)*

Welche Maßregeln ein naturgemäßes Leben allerdings auszeichneten, darüber herrschte Uneinigkeit. In dem Bemühen, das eigene Verhalten den Forderungen der Natur anzupassen, entwickelten manche Gäste eigentümliche Verhaltensweisen. In der Zeitschrift *Der Naturarzt* wurde berichtet, auf dem Gräfenberg habe man die »thörichsten und komischsten Handlungen« beobachten können, die »unbedingt die Lachlust rege machen mußten«. So habe man einen

Mann gesehen, der »beim Gehen die Beine ellenhoch in die Luft« hob, so dass es »mehr einem Stampfen als einem Gehen ähnlich war«. Auf die Frage, warum er dies tue, habe er geantwortet, er wolle »die Bewegung energischer machen«. Ein anderer Kurgast wendete »den Kopf unaufhörlich bald rechts, bald links«, um nicht »die durch seine Ausathmung verdorbene Luft wieder einathmen zu müssen«.[14] So dringlich der Wunsch nach Einhaltung einer naturgemäßen Lebensweise war, so groß war die Unsicherheit darüber, wie diese auszusehen habe. Welches Verhalten war das richtige? Wie mussten die Kurmaßnahmen angewendet werden? Welche Speisen durften gegessen werden?

In all diesen Punkten waren die Vorschriften der Natur nicht unmittelbar einsichtig. Deshalb wurde eine Instanz benötigt, die bei offenen Fragen konsultiert werden konnte. Diese Funktion erfüllte Prießnitz. Denn ihm, dem einfachen Bauern, wurde zugetraut, die Regeln des naturgemäßen Lebens aus eigener Anschauung zu kennen. Tag und Nacht wurde Prießnitz deshalb von Ratsuchenden umlagert, die Auskünfte zu allen möglichen Problemen erwarteten. In seiner Biographie aus dem Jahr 1852 beklagte Selinger, es sei »unglaublich, mit welchen kleinlichen und mit welch' entsetzlich naiven Fragen Prießnitz von manchen Kurgästen behelligt wurde. Da erkundigte sich einer, ob er bei'm Gehen den Mund aufsperren oder geschlossen halten soll; dort ein anderer, ob es besser ist aus einem Glase oder einem Hornbecher zu trinken. Jetzt frug ihn einer, wie viel Brod er essen und wie dick er die Butter aufschmieren darf, und dann kam ein zweiter und frug im Tone ängstlicher Sorglichkeit, wie oft er eines Tages das geheime Kabinet aufzusuchen habe und wie ergiebig seine Leistungen daselbst sein sollen.«[15] Mit seinen Ratschlägen verschaffte Prießnitz den Gästen seiner Heilanstalt Orientierung und Sicherheit. Je stärker dabei die Fähigkeiten von Prießnitz idealisiert wurden, desto sicherer ließ sich auf sein Urteil bauen. Dies erklärt den Prießnitz-Kult, der in Gräfenberg entstand und teilweise groteske Züge annahm.

Prießnitz' eigentliche Leistung bestand demnach in seiner Fähigkeit, die Rolle des naturbegabten Heilers in glaubhafter Weise auszufüllen. Dabei gründete seine Autorität einzig in seiner bäuerlichen Herkunft. So gesehen war die fehlende medizinische Ausbildung kein Nachteil, sondern eher ein Vorzug. Gerade weil sich Prießnitz seine Kenntnisse über die Gesetze der Natur bei seiner täglichen Arbeit auf dem Feld und in den Wäldern erworben hatte, erschien er glaubwürdiger als jeder Theoretiker. Diese Umkehrung tradierter Werte musste der Gymnasiallehrer Eucharius Oertel aus dem bayerischen

---

14 Brecher, »Die Thermotherapie«, S. 6.
15 Selinger, *Vincenz Prießnitz*, S. 102.

Ansbach schmerzhaft erfahren. Oertel war 1804 in einem Antiquariat auf den *Unterricht* von Johann Siegmund Hahn gestoßen. Dieses Buch hatte ihn zur weiteren Beschäftigung mit der Wassertherapie angeregt. Ab 1829 gab Oertel Hefte mit dem Titel *Die Allerneuesten Wasserkuren* heraus, von denen insgesamt 30 Folgen gedruckt wurden. Im Gegensatz zu Prießnitz konnte Oertel als Prototyp des Gelehrten gelten. Bei seinen Studien sah er »alle medicinischen Schriften bis auf den heutigen Tag« durch und schuf auf diese Weise »eine eigene Wasserbibliothek, wie sie schwerlich ein Kunstarzt besitzen wird«.[16] Eine Zusammenfassung seiner Erkenntnisse reichte Oertel als Dissertation bei den Universitäten München, Berlin und Halle ein, scheiterte jedoch mit diesem Vorhaben. Später sorgte er für die Neuauflage älterer Bücher zur Wassertherapie und trat selbst als Autor zahlreicher Schriften in Erscheinung.

Gleichwohl fand er beim Gräfenberger Publikum kein Gehör. Im Jahr 1836 berichtete der Breslauer Professor Ernst Friedrich Melzer über einen Besuch Oertels in Gräfenberg. Die Kurgäste hätten ihn »nicht lange hören mögen«. Sein »blinder exaltierter Eifer« und seine »extravaganten Rathschläge« hätten »manches fröhliche Gelächter« ausgelöst. Geradezu als Taktlosigkeit wurde der Versuch Oertels gewertet, Prießnitz in einen theoretischen Disput über die korrekte Anwendungsweise des Wassers zu verwickeln. Wer bei solchen Unternehmungen nur unbefriedigende Auskünfte erhalte, der möge sich, so Melzer, »selbst auslachen für die Unpaßlichkeit, den ganz empirischen Mann mit Theorie zu incommodiren«.[17] Das Scheitern Oertels versinnbildlichte die Neuordnung der Werte, die sich in Gräfenberg ereignet hatte. Der Gelehrte galt nichts, wohingegen der schlichte Bauer schier grenzenloses Vertrauen genoss. Seinen Herzenswunsch, eine eigene Wasserheilanstalt zu gründen, hat Oertel Zeit seines Lebens nicht mehr verwirklicht.

Die heilsamen Krisen

So groß die Unsicherheiten waren, in einem Punkt bestand unter den Gräfenberger Kurgästen Einigkeit: Der Weg zurück zur Natur führte über eine systematische und rigorose Abhärtung. Ein durch zivilisatorischen Luxus verweichlichter Organismus konnte den Einflüssen der Natur unmöglich standhalten. Es bedurfte eines langen Prozesses der Gewöhnung, bis der Stadtmensch in einer natürlichen Umwelt wieder lebensfähig wurde. Die so er-

---

16 Oertel, *Anweisung zum heilsamen Wassergebrauche*, S. VII.
17 Melzer, *Die Resultate der Wassercur*, S. 46, 139–140.

reichte Abhärtung galt als Maßstab der wiedererlangten Gesundheit. Deshalb war allen Kurgästen daran gelegen, ein Maximum an Abhärtung zu erreichen oder zumindest zu demonstrieren. Im *Naturarzt* schilderte 1864 ein Anhänger von Prießnitz ein Erlebnis, das sich zehn Jahre zuvor bei seinem ersten Besuch in Gräfenberg zugetragen hatte. Im Spätherbst, bei kaltem und stürmischem Regenwetter, begegnete er während seiner ersten Wanderung einem älteren Herrn »in einer Art hellen Turnrock und dergleichen Beinkleidern, ohne Strümpfe in den Schuhen, ohne Halstuch und Kopfbedeckung, mit offener Brust«. Zunächst, so der Berichterstatter, sei er »ob des Anblicks solcher Erscheinung bei solchem Hundewetter« starr vor Staunen gewesen. Dann aber sei er »beschämt« davongegangen und habe danach getrachtet, »desgleichen zu thun«.[18]

Bei den Wasserbehandlungen galt die Frische und Kälte des Wassers als entscheidend für die Heilwirkung. Verwendet wurde ausschließlich Quellwasser, das durch Leitungen und Rinnen unmittelbar zu den Wannen und Duschen geleitet wurde. Die Temperatur des Wassers lag das ganze Jahr unter zehn Grad, im Winter sogar nahe dem Gefrierpunkt. Prießnitz erklärte, die »überraschendsten und glücklichsten Erfolge« seiner Kuren habe er während des Winters beobachten können. Unter den Duschen waren die Patienten nicht allein der Kälte ausgesetzt, sondern auch dem Aufprall der herabstürzenden Wassermassen. Gelenkt von Steinen und Brettern traf der Wasserstrahl die Haut »wie eine Peitschenschnur«. Wegen der außergewöhnlichen Strenge der Anwendungen hatten die Kurgäste unter vielfältigen Begleiterscheinungen zu leiden. Bereits während des Sommers wurden jeden Tag »vier, fünf Menschen gefährlich krank«, in der Winterzeit waren es noch mehr. Auffällig waren vor allem Hautveränderungen, die als Badefriesel, Blattern, Abszesse und Furunkel in Erscheinung traten. Die große Kälte der Bäder und Duschen konnte auch zu regelrechten Erfrierungen führen. Hände und Füße waren dann »sehr geschwollen«. Neben diesen Hautveränderungen beeinträchtigten Koliken, Blasenkrämpfe, Appetit- und Schlaflosigkeit, Fieber, Schnupfen, Diarrhö und Erbrechen das Befinden. Stets war ein Teil der Kurgäste bettlägerig.[19]

All dies löste jedoch keine Zweifel an der Zweckmäßigkeit der eingesetzten Mittel aus. Es herrschte die Überzeugung, die als »Krisen« bezeichneten Erscheinungen seien notwendig, um den Organismus von Giftstoffen und Ablagerungen zu reinigen. Deshalb wurde jede Krise freudig begrüßt als »sicheres Kriterium der Wirksamkeit der Kur«. Blieben sie aus, waren die Patienten

---

18 *Der Naturarzt* Jg. 3 (1864), S. 15, Fußnote.
19 Vgl.: Schnizlein, *Beobachtungen*, S. 67–68, 74; Melzer, *Die Resultate der Wassercur*, S. 27, 37–38, 132; Kröber, *Prießnitz in Gräfenberg*, S. 72–73; Granichstädten, *Handbuch der Wasserheillehre*, S. 135–139; Munde, *Genaue Beschreibung*, S. 126.

unzufrieden. Die Krisen spielten, wie J. H. Rausse anmerkte, »eine Hauptrolle auf dem Gräfenberg, die Krisen sind das Hauptgespräch, die Krisen sind die sehnlichsten Wünsche aller Patienten«. Sofern die Krisen auf sich warten ließen, versuchten die Patienten deren Eintreten durch »größte Strenge« und »unbegrenzte Ausdehnung der eingreifendsten Wasserproceduren« zu erzwingen. Obgleich Prießnitz darauf drängte, die Zeitdauer des Bads in den Wannen nicht über fünf Minuten hinaus auszudehnen, verharrten einzelne Patienten bis zu zwei Stunden in dem eiskalten Wasser. Beim Schwitzen verlängerte ein »Hauptmann M. aus P.« die Prozedur so lange, bis er während seiner »vierzehnmonatlichen Cur täglich elf bis zwölf Stunden« in den Decken eingewickelt blieb. Auch das Trinken des frischen Quellwassers konnte zu extremen Mengen gesteigert werden. Der Erfurter Arzt Franz Anton Bicking beobachtete bei seinem Aufenthalt in Gräfenberg Patienten, die kaltes Wasser »in solchem Uebermaße« tranken, »daß ihr Leib stark aufgebläht wurde« und sie »einer Ohnmacht nahe kamen«.[20]

Beim Auftreten der Krisen zeigte sich wiederum die Bedeutung von Prießnitz für den Kurablauf, ohne dessen Anwesenheit und Eingreifen die Patienten vielfach der Mut verlassen haben dürfte. In allen verfügbaren Quellen werden der Einsatz von Prießnitz für die Kranken und sein unermüdlicher Beistand gelobt. Carl Munde berichtet, Prießnitz habe sich an seinem Krankenlager so überlegen und selbstsicher verhalten, dass er sofort »überzeugt war, er habe das Fieber in seiner Gewalt, und es hänge nur von ihm ab, was er damit machen wolle«. Munde verspürte die Bereitschaft, »Alles zu thun und zu dulden«, was Prießnitz anordnete, denn dies könne nur das Beste sein.[21] Ähnliches erlebte Ernst Friedrich Melzer, der in seinem Kurbericht anmerkte, gerade in den Momenten, »wenn dem Patienten alle fünf Sinne wild toben, das Bewußtsein vergeht und der Körper fürchterlich arbeitet, dann ist Priesnitz trefflich, ausgezeichnet, sachverständig!« Prießnitz bleibe stets »ruhig, geistesgegenwärtig, voll hundert Auskunftsmitteln und neuen hülfreichen Anschlägen«.[22] Bekundungen dieser Art lassen vermuten, dass Prießnitz über ein sicheres Gespür für die Sorgen, Bedürfnisse und Erwartungen seiner Patienten verfügte. Zudem scheint er einen Blick für die Belange und Erfordernisse der Krankheitssituation besessen zu haben. Diese therapeutische Begabung befähigte ihn auch an anderer Stelle, die richtigen Entscheidungen zu

---

20 Vgl.: Rötel, *Das Ganze der Wasserheilkunde*, S. 90; Rausse, *Der Geist der Gräfenberg Wasserkur*, S. 45; Ehrenberg, *Ansichten*, S. 54–55; Kröber, *Prießnitz in Gräfenberg*, S. 40; Granichstädten, *Handbuch der Wasserheillehre*, S. 117; Melzer, *Die Resultate der Wassercur*, S. 32; Bicking, *Ueber das Heilverfahren*, S. 11.
21 Munde, *Memoiren*, Bd. 1, S. 53–54.
22 Melzer, *Die Resultate der Wassercur*, S. 126–127.

treffen, nämlich bei der Auswahl der Kranken, die für seine Kur in Frage kamen.

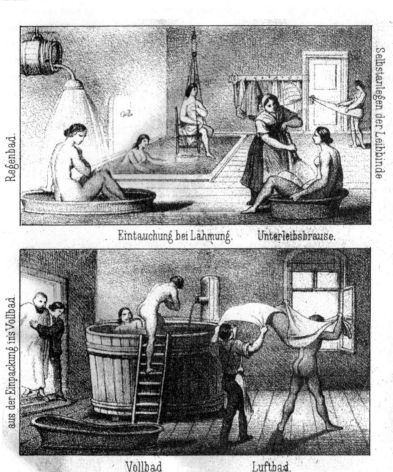

Abb. 3: Wasseranwendungen in Gräfenberg

(Quelle: Der Wasserfreund *1861/62, Beilage zu Heft 4)*

Trotz der behördlichen Genehmigung der Gräfenberger Heilanstalt konnte jeder Todesfall Vorwürfe und juristische Klagen auslösen. Deshalb musste Prießnitz vermeiden, dass Schwerstkranke oder Sterbende bei ihm zur Aufnahme gelangten. Jedem Interessenten wurde nahe gelegt, vor seiner Reise nach Gräfenberg bei Prießnitz »nachzufragen, ob er die Krankheit, an der man leidet, durch seine Methode für heilbar hält«. Von 400 Kranken, die sich in

Briefen anmeldeten, machte Prießnitz nur etwa 50 Hoffnung auf Gesundung und von diesen wies er wiederum Etliche bei ihrer Ankunft in Gräfenberg ab. Akzeptiert wurden vorwiegend Patienten mit leichten Störungen, darunter Erkrankungen des Bewegungsapparates, Nervenleiden und Unterleibskrankheiten. Nur wenige der in Gräfenberg weilenden Gäste dürften ernsthaft krank gewesen sein – ein Umstand, der viele neu Eintreffende zunächst verblüffte. Ein Kurgast erklärte im Rückblick, er sei darauf gefasst gewesen, »in Gräfenberg einen Tummelplatz für Lahme und Krüppel zu finden, eine Sammlung von Leiden der seltensten und schwersten Art«. Stattdessen aber sei er durch den »Anblick meist junger kräftiger Menschen« mit »rüstigem, festem Körperbau« und »frischen, rothen Gesichtern« überrascht worden. In den Amtsberichten, die der Sanitätschef Chroback beim zuständigen Kreisamt einreichte, hieß es, bei den meisten Kurgästen könne man schreiben: »Angekommen gesund, abgereist genesen.«[23]

»Verrat« und früher Tod

Ihren Höhepunkt erlebte die Wasserheilanstalt von Prießnitz im Jahr 1839, als in einer Saison 1.700 Gäste gezählt wurden.[24] Prießnitz befand sich zu diesem Zeitpunkt im Zenit seiner Karriere. Sein Ruf als Heilkundiger hatte sich in allen europäischen Ländern verbreitet. Etwa um das Jahr 1840 herum trat jedoch eine Wende ein. Während Prießnitz bislang wie ein Heiliger verehrt worden war, gab es nun zunehmend Kritik. Anhänger warfen Prießnitz vor, er sei »zum Grableger seiner eigenen Schöpfung, zum Verräther an sich selbst geworden«.[25] Die *Schlesische Zeitung* berichtete rückblickend, der »Stern von Gräfenberg« sei von dem Augenblick an verblasst, als »Prießnitz mit eigener Hand die Gesetzestafeln niederwarf, die er aufgestellt hatte«. Seine Ratlosigkeit angesichts dieser Geschehnisse fasste der Redakteur in die Frage: »Ist nun Ptolemäus zum Kopernikus geworden, oder umgekehrt?«[26]

---

23 Vgl.: Munde, *Genaue Beschreibung*, S. 19; Ehrenberg, *Ansichten,* S. 120–121; Sajner/Krizek, »Krankendiagnosen bei Vincenz Prießnitz«, S. 210; Baumgarten, *Ein Fortschritt des Wasserheilverfahrens*, S. 16.
24 Vgl.: Sajner/Krizek, »Krankendiagnosen bei Vincenz Prießnitz«, S. 206; Wolbold, »Mein Besuch der Wasserheilanstalten«, *Der Naturarzt* Jg. 12 (1873), S. 170–171.
25 Hahn, T., »Die Grundsätze der Rausse'schen ›Anleitung‹ und ihre Ausleger«, *Der Naturarzt* Jg. 4 (1865), S. 100–103.
26 Schlesische Zeitung vom August 1858; zitiert nach: *Rückkehr zur Natur* Jg. 1 (1858/59), S. 86.

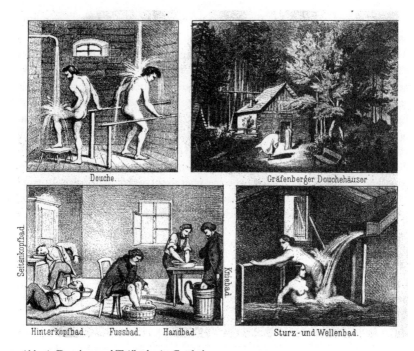

Abb. 4: Duschen und Teilbäder in Gräfenberg

(*Quelle:* Der Wasserfreund *1861/62, Beilage zu Heft 5*)

Was war geschehen? Am häufigsten ist zu lesen, Prießnitz sei der bis dahin praktizierten Kurmethode untreu geworden, da er »keine Schwitzkuren« mehr verwendete, seine Kurweise »mehr schablonenmäßig« durchgeführt und »das Wasser zu viel und zu kalt« eingesetzt habe.[27] J. H. Rausse veröffentlichte im Jahr 1847 eine Schrift, in der er öffentlich mit seinem Lehrmeister abrechnete. Mit scharfen Worten geißelte Rausse das Gräfenberger »Frostregime« und erklärte, er wisse »von mehreren Todesfällen, die in acuten Kuren des Herrn Prießnitz vorgekommen« seien.[28] Ähnliche Vorwürfe erhob der Münchener Militärarzt Lorenz Gleich, der darüber klagte, Prießnitz lasse seine »Kurgäste gleich wandernde Eiszapfen« umherlaufen.[29] Solche Kritiken wurden jedoch erst zehn Jahre nach Einführung der Methoden erhoben und zwar ausgerechnet von Personen, die Prießnitz zuvor treu ergeben waren. Im Grunde hatte sich seit Einführung des Gräfenberger Kurverfahrens wenig geändert. Die

---

27 *Der Wasserfreund* Jg. 1 (1861/62), S. 41; Zuppinger, »Die Naturheilkunde«, S. 10.
28 Rausse, »Kritik der Kurmethode«, S. 229.
29 Gleich, »Ueber die Nothwendigkeit einer Reform der sog. Hydropathie«, S. 25.

wenigen Modifikationen waren lediglich den Erfordernissen des Massenbetriebs geschuldet. Unterstützung durch geschultes Personal in Anspruch zu nehmen, weigerte sich Prießnitz strikt.[30] Der Verzicht auf die Schwitzprozeduren war eine erste Rationalisierungsmaßnahme. Von einem Gast angesprochen, warum er »das Schwitzen fast ganz verbiete«, soll Prießnitz geäußert haben: »Als ich noch schwitzen ließ, konnte ich mir die Beine ablaufen, denn da hatte einer Kopfschmerzen, da wieder einer Nasenbluten, da war wieder einer in Ohnmacht gefallen, ich wußte nicht, wo ich früher seyn sollte.«[31] Ohne das Schwitzen traten deutlich weniger krisenhafte Begleiterscheinungen auf. Geradezu spöttisch kommentierte die *Schlesische Zeitung*, die vereinfachte Kurmethode biete »die größtmögliche Bequemlichkeit für den Arzt der Anstalt«, da das »Plätschern im kalten Wasser« lediglich eine »gemüthliche Monotonie im Befinden der Kranken« hervorrufe.[32] Vor allem aber hatte sich das Ausmaß an Zuwendung, das Prießnitz seinen Gästen zukommen ließ, deutlich reduziert. Jeden Patienten persönlich in Empfang zu nehmen und ihm jederzeit mit Rat und Tat zur Seite zu stehen, war Prießnitz nicht länger möglich. Diese Distanz erschien den meisten Besuchern Gräfenbergs weit schmerzhafter und weniger tolerabel als jede Veränderung bei den technischen Abläufen der Kurprozeduren.

Eine weitere Ursache für Kritik trat hinzu. Durch den Ruhm von Prießnitz hatte sich die Zusammensetzung des Gräfenberger Publikums spürbar verändert. Die Gästeschar war mondäner und internationaler geworden. Unter den Besuchern des Jahres 1847 befanden sich Engländer, Franzosen, Russen, Finnen, Türken, Amerikaner, Ägypter und ein Araber.[33] Um die hohen Erwartungen dieses Publikums zu befriedigen, ließ Prießnitz ein großes Gästehaus mit Billardzimmer errichten.[34] Abends gab es Veranstaltungen mit geselligem Beisammensein und Tanz. Das Ergebnis war, dass sich Gräfenberg kaum noch vom Badebetrieb der großen Kurorte unterschied. Diese Abkehr von der Idee des naturgemäßen Heilens empfanden die älteren Gäste als Verrat. Schließlich waren sie es gewesen, die Gräfenberg zu Ruhm und Ansehen verholfen hatten. So sehr Prießnitz zuvor verehrt wurde, so maßlos war nun die Enttäuschung, die sich in wütenden Kritiken und schweren Beschuldigungen entlud. Der Arzt Julius Putzer, der selbst die Wassertherapie bei Prießnitz erlernt hatte, fasste die Reaktion der älteren Anhänger in die Worte, man habe sich zunächst »willkürlich ein Ideal von Priessnitz von einer solchen Vollkommenheit« gemacht,

---

30 Vanoni, *Naturarzt*, S. 12.
31 Cybulka, *Heilmethode*, S. 17.
32 Schlesische Zeitung vom August 1858; zitiert nach: *Rückkehr zur Natur* Jg. 1 (1858/59), S. 88.
33 *Der Naturarzt* Jg. 39 (1911), S. 219.
34 Bürkner, *Schlesiens Wasser-Heil-Anstalten*, S. 6.

»wie es nie erreicht wurde, und als man sah, dass Priessnitz nicht so war, wie man ihn idealisiert hatte, ... da wurde man ungerecht, man fing an, ihn zu tadeln, ja selbst zu hassen«.[35] Möglicherweise lag es auch an seiner Gesundheit, dass sich Prießnitz nach 1840 immer mehr aus dem Kurbetrieb zurückzog. 1847 erlitt er einen Schlaganfall.[36] Ende 1851 kamen heftige Fieberanfälle hinzu, schließlich auch eine Wasser- und Gelbsucht. Am 28. November 1851 verstarb Prießnitz, wie in einer Meldung der *Schlesischen Zeitung* mitgeteilt wurde, »ohne allen Todeskampf sanft und ruhig in einem Alter von 52 Jahren und zwei Monaten«.[37] Die Todesursache soll eine Leberzirrhose gewesen sein.[38] Nach dem Tod von Prießnitz wandten sich die Bürger von Gräfenberg mit der Bitte um Bestellung eines Nachfolgers an die österreichische Regierung. Am Heiligabend 1851 trat Dr. Josef Schindler, der in Prag Medizin studiert und zuvor bereits mehrfach Gräfenberg besucht hatte, seinen Dienst an. Schindler führte erheblich mildere Anwendungen ein, fand damit auch Anerkennung, konnte die Gräfenberger Heilanstalt aber nicht mehr zu jener Größe und Bedeutung führen, die sie unter Prießnitz besessen hatte.

Johannes Schroth: der Konkurrent aus Lindewiese

Ein Teil der von Prießnitz enttäuschten Kurgäste fand eine neue Zuflucht bei dem Landmann Johannes Schroth, der in der benachbarten Ortschaft Lindewiese lebte. Zwar war, wie die *Schlesische Zeitung* feststellte, vom »Standpunkt äußerer Annehmlichkeit betrachtet«, Gräfenberg gegenüber Lindewiese »unermeßlich im Vortheile«. In Gräfenberg werde dem Gast nicht nur eine »schöne Gebirgsscenerie« geboten, sondern auch »Konzerte, Bälle, Kraftgefühl, Liebe und Heirath«. Demgegenüber gäbe es in der »melancholischen Thalgegend« von Lindewiese »keine Konzerte, keinen Ballsaal, wenig Damen«.[39] Aber gerade dieser Verzicht wurde von denjenigen, die sich von Prießnitz abgewandt hatten, als Rückkehr zu einer Einfachheit begrüßt, wie sie früher auch für Gräfenberg kennzeichnend gewesen war.

---

35 Putzer, *Priessnitz und Schroth*, S. 7.
36 Philo vom Walde bestreitet diese Angabe (Ders., *Vincenz Prießnitz*, S. 43).
37 Schlesische Zeitung vom 28. November 1851; zitiert nach: Beilage zu Nr. 340 der *Allgemeinen Zeitung*, 6. Dezember 1851, S. 5436.
38 Vanoni, *Heilung ohne Arznei*, S. 15.
39 Schlesische Zeitung vom September 1858; zitiert nach: *Rückkehr zur Natur* Jg. 1 (1958/59), S. 95.

Wie Prießnitz stammte auch Johannes Schroth aus dem österreichischen Teil Schlesiens und wurde am 2. Februar 1800 in Böhmischdorf geboren.[40] Als Schroth sieben Jahre alt war, starb sein Vater. Seine Mutter heiratete in zweiter Ehe einen Bauern aus Lindewiese, wohin der junge Schroth folgen musste. Nach Entlassung aus dem Militärdienst übernahm Schroth den landwirtschaftlichen Betrieb seines Schwiegervaters. Auch über Schroths Entdeckung kursierten zahlreiche Legenden. Der Arzt C. A. W. Richter, später Leiter einer Wasserheilanstalt in Alexisbad, lieferte in seinem *Lehrbuch der Naturheilkunde* folgende Version: Schroth habe lange »auf eine Kurmethode gesonnen«, mit der er »dem Gräfenberg Conkurrenz« machen konnte. Dabei sei er durch Zufall auf einen jungen Mannes gestoßen, der an »invertirter Syphilis« litt und »wegen seiner fortgesetzten Besuche des Weinhauses« von Prießnitz der Gräfenberger Kuranstalt verwiesen worden war. Dieser junge Mann wollte seinem Vater nicht mit einer abgebrochenen Kur unter die Augen treten, weshalb er Schroth bat, die weitere Behandlung zu übernehmen. Schroth habe aus einer »Weinlaune« heraus eine Kur begonnen, die teilweise auf einem »Mißverständniß der ihm beschriebenen Proceduren«, teilweise auf »Reformationseifer« beruhte.[41]

Auch andere Quellen bestätigen, dass Schroth ganz bewusst in Konkurrenz zu Prießnitz treten wollte. Dabei hatte Schroth vor, etwas gänzlich Neues zu schaffen, das wie eine Widerlegung der Maßnahmen von Prießnitz aussehen musste. Der Münchener Arzt Joseph Steinbacher gelangte nach mehreren Aufenthalten in Lindewiese zu der Überzeugung, dass Schroth »eine persönliche Antipathie gegen Priessnitz und dessen System« hege. Ein anderer Zeitzeuge berichtete, Schroth sei »grundsätzlich gegen die Kurproceduren seines weltberühmten Nachbarn Prießnitz« eingestellt gewesen. Angetrieben von dieser Feindschaft habe er sich befleißigt, »genau das Gegentheil von dem zu thun, was Prießnitz im Allgemeinen vorschrieb«. Während Prießnitz seinen Patienten reichliches Trinken empfahl, führte Schroth strenge Dursttage ein. Prießnitz versorgte seine Patienten mit einem reichhaltigen Angebot von Speisen, Schroth praktizierte eine Diät mit »altbackenen Semmeln«. Auch zur Einführung des Weins als Heilmittel wurde die Vermutung ausgesprochen, Schroth habe dies nur getan, »um Prießnitz kontradiktorisch entgegenzutre-

---

40 Vgl.: Cybulka, *Heilmethode*, S. 3; Steinbacher, *Handbuch*, Bd. 1, S. 53; Brauchle nennt hingegen als Geburtsdatum den 11.2.1798 (Ders., *Geschichte der Naturheilkunde*, S. 158).
41 Richter, C.A.W., *Lehrbuch*, S. 79–80.

ten«. Das Ergebnis war, dass es nun zwei Kurverfahren gab, die in einem »extremen Gegensatze« zueinander standen.[42]

In Lindewiese wurde der Aufenthalt von einer Vorkur eingeleitet. Schroth erlaubte in dieser Zeit einen halben bis einen Seidel Wein, der im Verlauf des Nachmittags in kleinen Portionen genossen wurde. Die Nahrung bestand aus Suppen, Brei, Gemüse und trockenen Semmeln. Nach etwa drei bis fünf Wochen wurde zur Hauptkur übergegangen. Nun durfte der Kurgast keine Flüssigkeit und nur noch trockene Semmeln aus Weizenmehl zu sich nehmen. Die strengen Trockentage wurden durch Trinktage unterbrochen, an denen der Kurgast die Erlaubnis erhielt, »den brennenden Durst mit einer mäßigen Quantität eines leichten, gewöhnlichen österreichischen Weines« zu stillen. Andere Getränke gab es auch an den Trinktagen nicht. Den Übergang zur Normalkost bildete eine Nachkur. Ergänzt wurde dieser Kurablauf durch die Anwendung feuchter Umschläge und Einhüllungen. Eine besondere Spezialität war die komplette Einhüllung in ganze Leintücher. Dabei wurde der entkleidete Patient in ein feuchtes Leintuch und trockene Wolltücher eingewickelt, so dass nur der Kopf frei blieb. In dieser Packung mussten die Patienten eine ganze Nacht verharren. Schroth glaubte, die Feuchtigkeit der inneren Einhüllung werde vom Körper durch die Hautporen aufgesogen und könne so die fehlende Trinkflüssigkeit ersetzen.[43]

Die Entbehrungen, die den Patienten durch die Schroth-Kur zugemutet wurden, waren noch erheblich belastender als die der Gräfenberger Badekur. Wegen ihres schlechten Aussehens und ihrer Schwäche wurden die Kurgäste aus Lindewiese allgemein als »Schroth'sche Gespenster« bezeichnet. In dem Bericht eines Kurgastes aus dem Jahr 1842 heißt es, der Puls sei »oft bis zu dreißig Schläge in der Minute vermindert« gewesen. Außerdem wäre es zu Schlaflosigkeit und langwierigen Stuhlverstopfungen gekommen. Einige Kranke hätten bis zu vier Wochen lang keinen Stuhlgang gehabt. Auch von einem Todesfall ist die Rede. Dabei soll es sich um einen Mann gehandelt haben, der »bei wiedergewonnenem Appetite den Magen mit einer großen Menge von Nahrungsmitteln überlud«.[44]

1840 erhielt Schroth durch ein Hofdekret aus Wien die offizielle Erlaubnis zur Führung der Heilanstalt in Lindewiese. In der Folgezeit nahm die Gästezahl zu, allerdings ohne in die Nähe der Gräfenberger Zahlen zu gelangen. 1849 begab sich der Herzog Wilhelm von Württemberg in Schroths Behand-

---

42 Vgl.: Steinbacher, *Handbuch*, S. 63; Vanoni, »Johannes Schroth«, *Der Naturarzt* Jg. 3 (1864), S. 21–25; Putzer, *Prießnitz und Schroth*, S. 12; *Rückkehr zur Natur* Jg. 1 (1858/59), S. 94; Vanoni, »Schroth als Magnetiseur«, *Der Naturarzt* Jg. 3 (1864), S. 111–112.
43 Die Darstellung des Kurablaufs folgt: Cybulka, *Heilmethode*, S. 35–39.
44 Bicking, *Ueber das Heilverfahren*, S. 39.

lung. Der Herzog war bei einem Gefecht von einer Kugel am Bein verwundet worden. Nach erfolglosen Behandlungsversuchen rieten ihm seine Ärzte zur Amputation. Daraufhin reiste Wilhelm nach Lindewiese zu Schroth, »dessen Namen er schon früher hatte rühmlichst nennen hören«. Schroth muss bei der Abnahme des Verbands zunächst sehr erschrocken gewesen sein, sagte aber nach einer Bedenkzeit die Behandlung zu, die zunächst erfolgreich verlief. Voller Dankbarkeit präsentierte sich der Herzog im benachbarten Gräfenberg, um den Gästen dort einen Beweis für die Wirksamkeit der Schroth-Kur zu geben. Außerdem verfasste Wilhelm von Württemberg einen Aufruf, der am 23. April 1850 im *Österreichischen Soldatenfreund* erschien. Darin schrieb Wilhelm, er halte es für seine Pflicht, »durch diese Zeilen seine verwundeten Kameraden auf eine Heilungsmethode aufmerksam zu machen, welche sicherer zur Genesung führt, als alle bisher bekannten und von den Aerzten angewandten Mittel«.[45] Tatsächlich war die Besserung der Leiden des Herzogs jedoch nur von kurzer Dauer und das Bein musste später doch noch amputiert werden.[46]

Die Etablierung der Lindewiesener Kuranstalt als behördlich genehmigte Institution konnte die Feindschaft mit Gräfenberg nicht beenden. Ganz im Gegenteil: Beide Lager beobachteten sich weiterhin mit Argwohn. Während ihrer Spaziergänge in der Nähe der benachbarten Kuranstalt versuchten die Kurgäste, Neuigkeiten über die jeweils andere Seite zu erfahren. Die *Schlesische Zeitung* berichtete, Schroth würde »vom Gräfenberge herab mit Hohn überschüttet«. Die »grimmigen Antipathien« hätten »eine solche Macht erlangt«, dass man zu glauben geneigt sei, »man könne die Begeisterung für Prießnitz blos an der Verachtung messen, die man gegen Schroth empfände«. Umgekehrt sparten auch die Lindewiesener Gäste nicht mit abfälligen Bemerkungen, wobei Schroth häufig selbst das Wort ergriff.[47]

Der Ursprung dieser Auseinandersetzung lag in der persönlichen Feindschaft zweier Männer, die »ihrem ganzen Wesen nach in einem schroffen Gegensatz« nicht hätten stehen können.[48] Anders als Prießnitz war Schroth ein redseliger Mensch, der bei Unterhaltungen »stets das lauteste Wort« führte.[49] Während man Prießnitz in Gräfenberg als »Exzellenz« ansprach, wurde Schroth von seinen Anhängern »Vater Schroth« genannt. Aus dem Gräfenberger Umfeld kamen immer wieder Beschuldigungen, Schroth sei Alkoholiker

---

45 Körner, »Die Heilung des Herzogs Wilhelm von Württemberg durch Johann Schroth«, *Rückkehr zur Natur* Jg. 55 (1862), 169–173.
46 Wolbold, »Mein Besuch bei den Wasserheilanstalten«, *Der Naturarzt* Jg. 12 (1873), S. 188.
47 Schlesische Zeitung vom September 1858; zitiert nach: *Rückkehr zur Natur* Jg. 1 (1858/59), S. 94.
48 Bicking, *Ueber das Heilverfahren*, S. 4.
49 Richter, C.A.W., *Lehrbuch*, S. 80.

und schätze deshalb den Wein als Heilmittel. Tatsächlich litt Schroth unter Händezittern. Von Carl Munde auf die Vorwürfe angesprochen, soll Schroth entgegnet haben, er sei »als ehemaliger Soldat gewohnt, ein Glas Schnaps zu trinken«. Das Zittern aber sei Folge einer abgelaufenen Lungenentzündung.[50] Andere Erklärungen lauteten, das Zittern sei ein »Erbstück« oder Ausdruck einer besonderen »magnetischen Kraft«.[51]

Die letztgenannte Erklärung verweist auf den Umstand, dass Schroth durch Auflegen seiner Hände zu heilen pflegte. Entzündete oder schmerzende Stellen überstrich er »zart mit den Einzelfingerspitzen oder mit der Hand«. Auch örtliche Umschläge oder Kompressen bestrich Schroth mit der Handfläche. Ein anderes Verfahren bestand darin, erkrankte Körperteile anzublasen oder anzuhauchen. Der Buchhändler Baptista Vanoni war »bei verschiedener Gelegenheit Zeuge«, wie Schroth »manipulirte und das höchste Staunen durch scheinbaren Hocus pocus erregte«. Als überzeugter Anhänger glaubte er, es handele sich um das Wirken bislang unerkannter Naturkräfte.[52]

Trotz all seiner Bemühungen gelang es Schroth nie, die Popularität von Prießnitz zu erreichen. Der gewöhnliche Kurgast empfand das Verfahren der Durstkur als zu entbehrungsreich. Auch nach dem Tod von Prießnitz blieb Gräfenberg dominierend. Gleichwohl war Schroth für die Entstehung der Naturheilkunde außerordentlich wichtig. Er gab dem naturbegeisterten Publikum, das sich zunehmend von Gräfenberg abwandte, eine neue Heimat. Damit trug er wesentlich zum Fortbestehen dieser anfänglich eher kleinen und heterogenen Gruppierung bei. Allerdings überlebte Schroth seinen großen Konkurrenten nur um wenige Jahre. Er starb am 26. März 1856, noch keine 60 Jahre alt, an einem »organischen Fehler des Herzens«.[53]

---

50 Munde, *Memoiren*, Bd. 2, S. 77.
51 Cybulka, *Heilmethode*, S. 4.
52 Vanoni, »Schroth als Magnetiseur«, *Der Naturarzt* Jg. 3 (1864), S. 111–112.
53 Kypke, *Diätetische Heilmethode*, Bd.1, S. 47.

2. Das Konzept der Naturheilkunde

> »Die Summe aller praktischen Weisheit besteht darin, den Einrichtungen der Natur als unverbesserlichen Gesetzen zu gehorchen, und die Summe aller theoretischen Weisheit besteht in der Erforschung der Gründe, weshalb alle Gesetze der Natur vollkommen und unverbesserlich sind.«
>
> *J. H. Rausse, 1858*

Vorkämpfer der Naturheilkunde

Mit Schroths Tod verloren die Anhänger des Naturheilgedankens ihren letzten Rückhalt. Nun konnten die grundlegenden Entscheidungen in Fragen des naturgemäßen Lebens nicht mehr einem charismatischen Führer überlassen werden. Eine neue Bezugsperson war nicht in Sicht. Es galt, die bis dahin eher vagen und unbestimmten Vorstellungen einer heilsamen Natur theoretisch so weit zu präzisieren, dass sie aus sich selbst heraus verständlich wurden. Benötigt wurde eine theoretisch fundierte Anleitung, die allen Menschen eine sichere Bestimmung jener Handlungsweisen, Mittel und Methoden erlaubte, die als naturgemäß gelten durften. Nur so konnte der Naturenthusiasmus der frühen Jahre in ein verständliches, lehr- und vermittelbares Behandlungskonzept überführt werden.

Die theoretische Fundierung war aus einem weiteren Grund notwendig. Während sich das naturbegeisterte Publikum der ersten Jahre langsam aus Gräfenberg zurückzog, fand die Wasserkur ausgerechnet in der Ärzteschaft neue Anhänger. Schon in den Jahren 1829 bis 1838 hatten 62 Ärzte die Gräfenberger Anstalt besucht. Nach 1840 sollen es bis zu 120 Ärzte jährlich gewesen sein. Viele dieser Mediziner gründeten eigene Anstalten. Bereits 1840 existierten in Österreich etwa 40, in den übrigen deutschen Ländern 70 und im restlichen Europa zehn solcher Wasserheilanstalten. Innerhalb kurzer Zeit schlossen sich die ärztlichen Prießnitz-Anhänger zu Vereinen zusammen und gründeten eigene Fachjournale.[1] Darin wurde ausgeführt, dass man das Gräfenberger Kurverfahren als wertvolle Bereicherung der verfügbaren Therapiemöglichkeiten erachte. Nur die Begleitumstände der Ausbildung und Etablierung des Verfahrens wurden als ausgesprochen schädlich empfunden,

---

1 Vgl.: Brauchle/Groh, *Geschichte der Physiotherapie*, S. 59–79; Meyer-Camberg, *Wenn du dich recht gesund befinden willst*, S. 32; Deutscher Bund der Vereine, *Zur Geschichte der Naturheilbewegung*, S. 32–48.

da sie geeignet schienen, die Methode selbst und deren Anwender in ein schlechtes Licht zu rücken.

Die Ärzte beklagten, dass sich momentan die ganze Welt »von einer schwärmerischen Liebe zum Heilgebrauch des Wassers befallen« zeige.[2] Vor allem aber die Heiltätigkeit von Laien wurde als völlig inakzeptabel erachtet. In den ärztlichen Schriften zur Wasserbehandlung wurde klargestellt, dass es sich bei den Laienbehandlern um »ganz unwissende, rohe und ungebildete Leute« handele, denen vielfach »selbst gesunder Menschenverstand mangelt«. Mit Nachdruck forderten die approbierten Mediziner, die Wasserbehandlung wieder zu einem Privileg ihres Standes zu machen, denn »die Forschungen der Medicin gehören nicht vor das Forum des großen Haufens«.[3]

Die aufkommenden Spannungen zwischen etablierter Medizin und Naturheilkunde entzündeten sich also nicht an der Frage der Wirksamkeit bestimmter Methoden. Den Kern des Konflikts bildete vielmehr die Idee des naturgemäßen Heilens, die in einem engen, aber noch nicht abschließend definierten Zusammenhang mit der Praxis der Laienbehandlung stand. Von ärztlicher Seite wurde versucht, die Gräfenberger Wasserkur in den Bestand anerkannter Methoden zurückzuholen. Den älteren, naturbegeisterten Prießnitz-Anhängern musste dies als Fortsetzung des »Verrats« erscheinen, der ihnen Gräfenberg als Heimat genommen hatte. Das Spezifische und Neuartige der Prießnitz-Kur, nämlich die Orientierung an einer bestimmten Vorstellung von Natürlichkeit, wäre auf diese Weise gleichsam ungeschehen gemacht worden. Die Protagonisten des Naturheilgedankens standen deshalb vor einer doppelten Herausforderung. Zum einen mussten sie sich über die eigenen Absichten und Ziele klar werden, zum anderen galt es, den Bestrebungen der Ärzte wirkungsvoll entgegenzutreten. Beides erforderte eine eigenständige medizinische Lehre als Grundlage der Naturheilkunde.

Die ersten Vorkämpfer der Naturheilkunde rekrutierten sich noch vollständig aus dem Kreis ehemaliger Patienten von Prießnitz und Schroth. Darunter gab es einige, die eine Art Bekehrung erfahren hatten und das natürliche Heilverfahren zu ihrem neuen Lebensinhalt machten. Zwar blieb die Gruppe klein. Aber die Naturheilanhänger zeichneten sich durch großen Enthusiasmus aus. Viele verfügten über die nötige Bildung und Muße, um sich ihrer Aufgabe vollständig zu widmen. Den Anspruch, der erste Schüler von Prießnitz zu sein, erhob Carl Munde. Er war zunächst Sprachlehrer an der Bergakademie zu Freiberg. 1836 kam er nach Gräfenberg, um eine Wasserkur durchzuführen. Seine Hoffnungen, selbst als Therapeut tätig zu werden, erlit-

---

2 Sinogowitz, *Wirkungen des kalten Wassers*, S. 81.
3 Rötel, *Das Ganze der Wasserheilkunde*, S. 22.

ten zunächst einen empfindlichen Rückschlag. Prießnitz lehnte es ab, Munde als Assistenten einzustellen, und verweigerte auch seine Hilfe bei der Errichtung einer eigenen Anstalt. 1850 musste Munde wegen seiner Beteiligung an den revolutionären Unruhen nach Nordamerika fliehen, wo es ihm schließlich gelang, eine Wasserheilanstalt nach Gräfenberger Vorbild zu eröffnen. Als diese bei einem Brand zerstört wurde, kehrte Munde 1866 nach Europa zurück. Seine größten Erfolge erzielte er als Autor verschiedener Schriften über die Wasserbehandlung. Obgleich medizinischer Laie, war Munde äußerst selbstbewusst. Demonstrativ verzichtete er darauf, seine Manuskripte vor der Veröffentlichung medizinischen Experten zur Durchsicht vorzulegen. Auch ohne Hilfe glaubte er, »einen Lichtstrahl in das Dunkel der bisherigen medicinischen Theorien« werfen zu können, um die »Gehaltlosigkeit vieler derselben zu beweisen«.[4]

Über Jahrzehnte hinweg blieben Mundes Bücher die bekanntesten und beliebtesten Schriften zur Wasserkur. Damit trug er entscheidend zur Popularisierung des Verfahrens bei. Seinen Anspruch, eine umfassende Theorie des Naturheilverfahrens zu liefern, vermochte Munde jedoch nicht einzulösen. In dieser Hinsicht war ein anderer Prießnitz-Schüler erfolgreicher: J. H. Rausse. Unter diesem Pseudonym publizierte der Theologe und Förster Heinrich Friedrich Francke seine Schriften. Möglicherweise veranlasste ihn die Verehrung für Rousseau zur Wahl eines ähnlich klingenden Namens. Jedenfalls zeigte sich Rausse von dem Genfer Philosophen so stark beeinflusst, dass er nach Nordamerika reiste, um dort unter den Osage-Indianern ein neues, natürliches Leben zu beginnen. Eine schwere Gelbsucht zwang Rausse frühzeitig zur Aufgabe des Vorhabens. Mit völlig zerrütteter Gesundheit kehrte er nach Europa zurück. Geheilt wurde Rausse erst durch eine Kur in Gräfenberg, weshalb er sich nunmehr ganz der Wassertherapie zuwandte.

Unter allen Theoretikern der Naturheilkunde war Rausse der leidenschaftlichste und eigenwilligste. Der Medizinhistoriker Karl Eduard Rothschuh hat ihn als »ungeheuer vital, arrogant und überheblich« charakterisiert.[5] Während seiner Studentenzeit war Rausse durch einen lockeren Lebenswandel und Alkoholexzesse aufgefallen. Bei einem Duell mit Säbeln wurden seine Stirn und beide Augenlider verletzt. Die verbliebenen Narben verliehen ihm einen grimmigen Gesichtsausdruck. In seinen Büchern verwendete Rausse eine Sprache, die mit groben Formulierungen und heftigen Attacken durchsetzt war. Nach der damals üblichen Sitte, auf dem Buchumschlag die Titel, Ehrungen und Ämter des Autors aufzuführen, bezeichnete sich Rausse als »wirklicher

---

4 Munde, *Genaue Beschreibung*, S. III-V.
5 Rothschuh, *Naturheilbewegung, Reformbewegung, Alternativbewegung*, S. 21.

geheimer Zauberer und großer Medicus beim Stamm der Schlangenindianer, correspondierendes Mitglied aller Akademien und gelehrten Gesellschaften in den Ländern der Karraiben und Hottentotten, Ritter unzählig vieler Orden aus den Staaten Lichtenhain, Ziegenhain und Passendorf«.[6] Ob dies als Scherz oder als Provokation gemeint war, blieb offen.

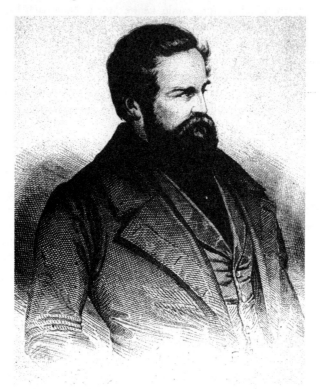

Abb. 5: J. H. Rausse

(*Quelle: Rausse, J.H.:* Anleitung zur Ausübung der Wasserheilkunde, *Bd. 2, Leipzig 1853)*

Den Medizinern warf Rausse völliges Versagen in der Krankenbehandlung vor. Daraufhin erklärte der Arzt Bernhard Hirschel jede Auseinandersetzung mit ihm von vornherein für nutzlos. Man könne ihn nicht widerlegen, da er »geisteskrank« sei. Rausse leide unter dem »fixen Wahn«, er sei dazu berufen, »das Heil der Welt zu verkünden«.[7] Als Schriftsteller trat Rausse zunächst mit

---

6 Rausse, *Miscellen*, 1. und 2. Aufl., Zeitz 1839/1840; ab 3. Aufl. entfällt diese Beschreibung.
7 Hirschel, *Hydriatica*, S. 189.

einer Beschreibung seiner Amerikareise und einem romantischen Liebesroman in Erscheinung. Nach seiner Heilung durch Prießnitz verfasste er sein erstes medizinisches Werk, *Der Geist der Gräfenberger Wasserkur*, das 1838 erschien. Bereits ein Jahr später folgte eine weitere Schrift, die *Miscellen zur Gräfenberger Wasserkur*. Je mehr Rausse zu einem eigenen theoretischen Konzept fand, desto stärker geriet er in Widerspruch zu Prießnitz. 1847 publizierte Rausse schließlich eine *Kritik der Kurmethode des Vincenz Prießnitz*. Die Prießnitz-Anhänger waren empört. Sein letztes großes Werk, die *Anleitung zur Ausübung der Wasserheilkunde für Jedermann, der zu lesen versteht*, konnte Rausse nicht vollenden. Er starb 1848 mit 43 Jahren an den Folgen einer krebsartigen Wucherung am Magenausgang.

Nach 1850 gewannen die Anhänger Schroths immer mehr an Gewicht. Die bedeutendsten Schriften lieferte hier der Münchener Militärarzt Lorenz Gleich. Sein Schicksal zeigt die Heftigkeit des Streits, der mittlerweile um die naturgemäßen Heilverfahren ausgebrochen war. Obgleich selber Arzt stellte sich Gleich ganz auf die Seite der jungen Naturheilkunde. Mit seinen literarischen Arbeiten leistete er sogar einen entscheidenden Beitrag zur theoretischen Absicherung des Konzepts der Laientherapie. Für die Ärzteschaft war Gleich mit dieser Einstellung nicht mehr tragbar. Als letzte Station seiner ärztlichen Laufbahn hatte Gleich 1839 die Position des »Bataillonsarztes erster Classe« bei den Kürassieren in Freising übernommen. Nach einem dreimonatigen Aufenthalt in Gräfenberg begann er, die Soldaten vorwiegend mit Gräfenberger Methoden zu behandeln. Bei den vorgesetzten Dienststellen stieß dieses Vorgehen auf strikte Ablehnung. Mit einem scharfen Verweis wurde Gleich 1844 nach München zurückbeordert. Schwer erkrankt quittierte er im folgenden Jahr endgültig den Militärdienst. Da sein Leiden schließlich auf Wasseranwendungen nicht mehr ansprach, entschloss er sich zu einer Kur bei Schroth. Nach drei Monaten fühlte er sich vollständig geheilt und wurde unter dem Eindruck dieses Erlebnisses »Schrothianer«. In der Folgezeit unternahm Gleich Reisen, knüpfte Kontakte zu anderen Verfechtern des naturgemäßen Heilverfahrens und hielt öffentliche Vorträge. 1860 erschienen unter dem Titel *Physiatrische Schriften* dreizehn Reden, Briefe und Aufsätze, die im Verlauf von fast zehn Jahren entstanden waren. Darin warb Gleich nachdrücklich für die Bezeichnung »Naturheilkunde« als Abgrenzung zur reinen Wasserbehandlung nach Gräfenberger Vorbild. In den meisten historischen Darstellungen gilt Gleich deshalb als Schöpfer dieses Begriffs.

Gleich pflegte einen intensiven Umgang mit naturheilkundlichen Laientherapeuten und zählte zu den Gründern des Münchener Naturheilvereins. Zu den Mitgliedern dieses Vereins gehörte auch der Buchhändler Baptista Vanoni, der durch die Schriften Eucharius Oertels zur Naturheilbewegung gefunden hatte. Selbst schwer leidend, suchte er die Heilanstalt Brunnthal auf, um dort die Wasserkur zu erproben. Bei seinem zweiten Aufenthalt traf er Lorenz Gleich, der zu diesem Zeitpunkt als ärztlicher Leiter der Heilanstalt tätig war. 1849 besuchte Vanoni Gräfenberg und reiste von dort weiter nach Lindewiese. Insgesamt drei Monate blieb er bei Schroth und erhielt von diesem bei Abreise ein »Zeugniß der vollkommenen Befähigung, Krankheiten nach seiner Erfindung, resp. Heilmethode, zu heilen«.[8] Nach seiner Rückkehr übernahm Vanoni die Position des »ärztlichen Inspectors« in den Heilanstalten Brunnthal und Dianabad bei München. Er verfasste mehrere naturheilkundliche Bücher und war an der Herausgabe eines vierbändigen Werks seines Schwiegersohnes, Dr. Joseph Steinbacher, über Regenerationskuren und Naturheilverfahren beteiligt.

Einen anderen Weg als Lorenz Gleich wählte der Dresdner Arzt Paul Kadner, der ein besonderes Interesse für die Schroth-Kur entwickelt hatte. In seinen Schriften sind viele Formulierungen und Ansichten zu finden, die eine ausgesprochene Nähe zu naturheilkundlichen Positionen belegen. Kadner gründete einen »Verein der Freunde der diätetischen Heilkunst und für Gesundheitspflege zu Dresden« und gab die Zeitschrift *Rückkehr zur Natur* heraus. Für die weitere Entwicklung der Schroth'schen Heilmethode errichtete Kadner 1861 eine »Diätetische Heilanstalt für Bemittelte« mit jeweils sechs Betten für männliche und weibliche Patienten. Im Jahr darauf folgte eine »Diätetische Klinik für Unbemittelte«. Kadner selbst übernahm die ärztliche Leitung beider Einrichtungen.

So sehr Kadner die grundsätzlichen Überzeugungen der jungen Naturheilkunde teilte, den letzten Schritt wagte er nicht. Im Gegensatz zu Lorenz Gleich kam für ihn eine Unterstützung der Laientherapie nicht in Betracht. Er habe nicht vor, eine »Selbstheillehre« vorzutragen und wolle auf keinen Fall die »aus solcher Belehrung leicht resultirende nichtärztliche Pfuscherei« unterstützen. Die »praktische Ausübung der Sache« müsse als »ausschließliches Eigenthum« derer bewahrt werden, die vom Gesetz hierzu autorisiert und mit der »nöthigen wissenschaftlichen Bildung ausgerüstet« seien.[9] Gegen die Schriften von medizinischen Laien polemisierte Kadner in scharfen Tönen. Baptista Vanonis Buch *Die Natur heilt* rechnete er in einer Rezension zu »den ärmlichen Erzeugnissen der Laien-Literatur« und empfahl »solchen schreiblustigen Leuten ...: Schuster bleib bei deinen Leisten«.[10] Mit seiner Ablehnung der Laientherapie vermied Paul Kadner eine Konfrontation mit seinen ärztli-

---

8 Vanoni, *Heilung ohne Arznei*, S. 27.
9 Kadner, »Diätetische Heilkunst«, S. 3–5.
10 *Rückkehr zur Natur* Jg. 4 (1861), S. 96.

chen Kollegen und ersparte sich in dieser Hinsicht das Schicksal von Lorenz Gleich. Andererseits aber geriet er innerhalb der Naturheilkunde in eine klare Außenseiterposition. Kadners diätetische Kliniken blieben deshalb reine »Schroth-Anstalten«, die von der Fortentwicklung zu einer einheitlichen Naturheilkunde übergangen wurden.

Paul Kadner lässt sich als eine Figur des Übergangs verstehen. Fraglos unterstützte und beförderte er mit seinen Aktivitäten die Naturheilkunde. Andererseits aber stand er der konsequenten Durchsetzung des naturheilkundlichen Gedankenguts im Weg. Zum Eklat kam es, als der Apotheker Moritz Kypke, Mitglied im Kadner'schen Verein, ein Buch über das diätetische Heilverfahren nach Schroth veröffentlichte. Kadner distanzierte sich sofort und verwahrte sich gegen den Verdacht, der von Kypke vertretene Standpunkt, »die Heilkunst zum Gemeingut zu machen«, sei der des gesamten Vereins. In einer Mitgliederversammlung erwirkte Kadner den sofortigen Ausschluss Kypkes und verfasste im Namen des Vereins eine ausführliche Gegendarstellung.[11] All dies konnte aber nicht verhindern, dass Kypke mit seinem Buch außerordentlich erfolgreich war und damit die Verkaufszahlen von Kadners Schriften weit übertraf. Der Durchbruch der naturheilkundlichen Laientherapie ließ sich nicht mehr aufhalten.

Die Gründung der Naturheilkunde als Laienpraxis

Die Schriften und Zeugnisse der ersten naturheilkundlichen Autoren räumten dem Streit zwischen Prießnitz und Schroth noch großen Raum ein. Das Klima war aufgeheizt und man war entweder »Prießnitzianer« oder aber »Schrothianer«. Ein Kompromiss zwischen den konkurrierenden Kurverfahren galt als undenkbar. Lorenz Gleich etwa fand, dass sich Prießnitz und Schroth zueinander »wie Winter und Frühling« verhielten. Dabei stand der Winter nach Gleichs Auffassung für die Lebensfeindlichkeit der Gräfenberger Frostkur. Aus seiner Abneigung gegen die Vertreter der reinen Wasserkur machte Gleich keinen Hehl: Es gebe »nichts Abstossenderes als fanatische Prießnitzianer«, schrieb er, denn sie überträfen »in ihrem blinden Fanatismus weit jeden verknöcherten Allopathen«.[12]

Der Konflikt verlor erst an Schärfe, als eine neue Generation nachrückte, für die es nicht mehr darum ging, eine bestimmte Methode als endgültige und

---

11 *Rückkehr zur Natur* Jg. 3 (1860), S. 48.
12 Gleich, »Ueber die Nothwendigkeit einer Reform der sog. Hydropathie«, S. 25, 54.

unwandelbare Form des naturgemäßen Heilens hochzuhalten, sondern die Idee der Naturheilung als Basis einer neuen medizinischen Praxis transparent zu machen. Bemerkenswert ist, dass in der zweiten Generation von Naturheilkundlern keine Ärzte mehr in herausragenden Rollen zu finden waren. Die Naturheilkunde hatte in der Frage der Laientherapie eine Position bezogen, die den Ärzten die Teilnahme praktisch unmöglich machte. Aber nicht nur personell, auch organisatorisch formierten sich die Anhänger des Naturheilgedankens neu. Die Aktivitäten verlagerten sich nun von Gräfenberg und Lindewiese in die örtlichen Naturheilvereine, die seit den 1830er Jahren gegründet worden waren. Dort trafen sich Gleichgesinnte zur Pflege und Fortentwicklung einer natürlichen Lebensweise.

In Einklang mit dem Postulat der Laientherapie erschien es selbstverständlich, dass die Naturheilvereine keine elitären Zusammenschlüsse von Fachleuten oder medizinischen Experten sein durften. Man hoffte, mit den Naturheilvereinen Keimzentren zu schaffen, von denen aus sich die Vorstellungen des naturgemäßen Lebens im ganzen Volk ausbreiten konnten. Der Umstand, dass sich die Naturheilkunde als Laienbewegung formierte, war also keineswegs zufällig. Diese Organisationsform ergab sich fast zwingend aus der inhaltlichen Konzeption: Naturheilkunde bedeutete, die Medizin aus den Sprechzimmern der Ärzte und dem Diktat der Experten zu befreien und allen Menschen zugänglich zu machen. Wasser, Luft und Licht sollten das pharmazeutische Arsenal der Mediziner ersetzen.

Die mitgliederstärksten Naturheilvereine entstanden in Dresden, Breslau, Kassel, Chemnitz und Berlin. Damit war die Naturheilbewegung wieder dort heimisch geworden, wo sie ihren Ausgang genommen hatte: in den Städten. Allerdings erschwerte die dezentrale Organisation die Kommunikation zwischen den einzelnen Gruppen. War man früher bei Prießnitz und Schroth zusammengetroffen und hatte dort Ideen und Anregungen ausgetauscht, mussten nun andere Wege der Verständigung gesucht werden. In diese Lücke stieß die Zeitschrift *Der Naturarzt*, die schnell zum wichtigsten Medium der Naturheilbewegung aufstieg. Sie war 1861 von dem Dresdner Juristen Wilhelm Meinert unter dem Namen *Der Wasserfreund* gegründet worden und erhielt zwei Jahre später ihren endgültigen Namen. Der *Naturarzt* bot die publizistische Plattform, auf der sich die Einigung von »Prießnitzianern« und »Schrothianern« vollziehen konnte. Meinerts Ehrgeiz reichte jedoch weit über die Herausgabe einer Zeitschrift hinaus. Er plante die Errichtung eines »physiatrischen Instituts«, das der Anwendung und Erprobung der verschiedenen Kurverfahren und Kombinationen dienen sollte. Um sich ganz dieser Aufgabe widmen zu können, gab er die Schriftleitung des *Naturarztes* an den Naturheiler und Laientherapeuten Theodor Hahn weiter. Meinert scheiterte jedoch mit seinen ambitionierten Plänen, was den Verlust aller Geldeinlagen bedeutete, die bei den Mitgliedern des Dresdner »Hydrodiätetischen Vereins« und den Lesern des *Naturarztes* gesammelt worden waren.

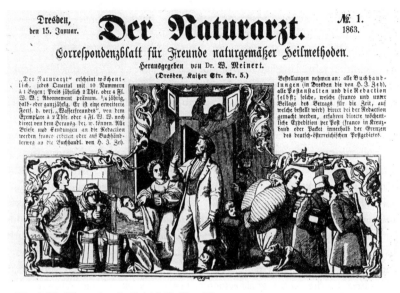

Abb. 6: Titelillustration der Zeitschrift »Der Naturarzt«

(*Quelle:* Der Naturarzt *1863, Heft 1)*

Theodor Hahn, der neue Schriftleiter des *Naturarztes*, war ein Vetter von J. H. Rausse. Wie die meisten Anhänger der Naturheilkunde war auch er durch eigene Krankheit zur Bewegung gestoßen. Bereits als Säugling litt er an einem hartnäckigen Hautausschlag. Im vierten Lebensjahr kam ein schweres Bronchial-Asthma hinzu. Eine Behandlung mit Tollkirschen war nicht erfolgreich und ließ ihn sogar vorübergehend erblinden. Seinen ursprünglichen Wunsch, Arzt zu werden, konnte Hahn wegen seiner Krankheiten nicht verwirklichen und wurde deshalb Apotheker. 1847 traf Hahn seinen Vetter, der zu diesem Zeitpunkt als Wassertherapeut im mecklenburgischen Lehsen praktizierte. Dort absolvierte Hahn eine Wasserkur und verspürte erstmals eine wirkliche Linderung seiner Leiden. 1848 ging er mit Rausse nach Alexandersbad im Fichtelgebirge und ließ sich selbst zum Therapeuten ausbilden. Der unerwartete Tod Rausses setzte dieser gemeinsamen Zeit ein baldiges Ende. Hahn vollendete die hinterlassenen Werke seines Vetters und gründete später eine eigene Naturheilanstalt im schweizerischen St. Gallen.

Schon bald sah sich Theodor Hahn mit der Doppelbelastung als Herausgeber des *Naturarztes* und Leiter einer großen Naturheilanstalt überfordert. Deshalb gab er 1871, nach nur vier Jahren, die Schriftleitung an den Dresdner Buchmacher Gustav Wolbold ab. Wobold hatte sein Hörvermögen im siebten Lebensjahr durch eine Scharlacherkrankung fast vollständig eingebüßt, was später eine universitäre Ausbildung verhinderte. Bei einem längeren Aufenthalt in der Wasserheilanstalt Herrenalb hatte Wolbold die Schriften von Rausse entdeckt, die ihn veranlassten, selbst als Wassertherapeut tätig zu werden. Insgesamt 16 Jahre lang leitete Wolbold den *Naturarzt*, bevor er dieses Amt aus gesundheitlichen Gründen niederlegen musste.

Abgesehen von den Herausgebern gab es noch eine ganze Reihe weiterer Autoren, die im *Naturarzt* publizierten und der Naturheilkunde wichtige Impulse gaben. Hierzu gehörte August Friedrich Erfurth, ein Schüler Rausses, der im holländischen Brümmen und später in Mecklenburg eine Naturheilanstalt leitete. Ein anderer Autor, der sich häufig im *Naturarzt* zu Wort meldete, war der Rheinländer Peter Spohr, Oberst und Kommandeur einer berittenen Einheit des Heeres. Spohr war ebenfalls durch Rausse auf die Naturheilkunde aufmerksam geworden und hatte die neuen Ideen bei Heilversuchen bestätigt gefunden. Erst nach seinem Ausscheiden aus der Armee trat Spohr namentlich als Autor in Erscheinung, wobei er allgemein respektvoll als »Oberst Spohr« angeredet wurde. Nachdem Spohr 1921 im Alter von 93 Jahren verstorben war, ehrte ihn der *Naturarzt* als »einen seiner wertvollsten Mitarbeiter«, der die Bewegung vor allem in der »Zeit des ersten Kampfes und Aufstrebens« unterstützt habe.[13]

Großen Einfluss auf den Fortgang der Naturheilbewegung nahm auch der Schweizer Naturarzt Arnold Rikli. Als Sohn eines wohlhabenden Färbereibesitzers im Kanton Bern hatte Rikli seine Schulbildung in verschiedenen privaten Anstalten erhalten. Eine Hochschule konnte er hingegen nicht besuchen, da er mit zwanzig Jahren in den Betrieb seines Vaters eintreten musste. Bereits früh hatte Rikli die *Memoiren eines Wasserarztes* von Carl Munde gelesen und war dadurch zu einem enthusiastischen Anhänger des Naturheilgedankens geworden. Rikli studierte die gesamte naturheilkundliche Literatur und versuchte sich schließlich selbst in der Durchführung von Wasseranwendungen. Als das Familienunternehmen Bankrott ging, eröffnete Rikli in der Ortschaft Veldes, die heute den Namen Bled trägt und zu Slowenien gehört, eine erfolgreiche Naturheilanstalt. In den Wintermonaten betrieb Rikli eine Stadtpraxis in Laibach oder Triest.

---

13 *Der Naturarzt* Jg. 49 (1921), S. 53–54.

Unter Mithilfe aller genannten Personen gelang es in der zweiten Hälfte des 19. Jahrhunderts eine schmale, aber doch stabile organisatorische Basis zu schaffen. Nunmehr konnte sich die Naturheilbewegung auf eine wachsende Zahl von Vereinsgründungen in verschiedenen Städten stützen, sie stand in enger Verbindung mit angesehenen Heilanstalten und sie verfügte über ein eigenes Mitteilungsblatt zum Austausch von Meinungen und Informationen. Angesichts der geringen Zahl organisierter Mitglieder muss dies als eine bemerkenswerte Leistung gesehen werden, die nur durch den Einsatz und den Enthusiasmus der beteiligten Personen verständlich wird. Diese Hingabe war weder zufällig noch grundlos, sondern speiste sich aus dem ungebrochenen Glauben an die Heilkraft der ursprünglichen und unverfälschten Natur.

Das Paradies der Gesundheit

Die Idee einer heilsamen Natur war nicht neu. Bereits in der Antike hatte es ähnliche Vorstellungen gegeben, die in der Renaissance zu neuem Ansehen gelangten. Im 18. Jahrhundert verbreitete sich die Physikotheologie in Europa, ein religionsphilosophisches Konzept, das seine Wurzeln im englischen Protestantismus hatte. Viele dieser tradierten Naturvorstellungen lassen sich in den Schriften der Naturheilkundler wiederfinden. Sie alle aber treten hinter den Einfluss eines Philosophen zurück, der die Naturheilkunde in besonderer Weise prägte: Jean Jacques Rousseau. Ohnehin war der Name Rousseau im frühen 19. Jahrhundert aufs Engste mit dem Verständnis von Natur verbunden. Aber über diesen Umstand hinaus führte eine direkte Verbindung vom Werk Rousseaus zur Naturheilkunde, die sich teilweise auch biographisch belegen lässt. J. H. Rausse war als 23-jähriger Student auf Rousseaus *Gesellschaftsvertrag* gestoßen. Bereits nach der ersten Seite sei er, so sein Biograph Ernst Kapp, »für immer von der neuen Wahrheit gefesselt« gewesen. Tag und Nacht habe er sich anschließend in die Bücher Rousseaus vertieft, um schließlich den Entschluss zu fassen, »ganz Naturmensch zu werden«.[14] Das Scheitern seines Amerika-Abenteuers und die Hinwendung zur Gräfenberger Wasserkur bedeuteten keinen Bruch mit den ursprünglichen Überzeugungen. In Gräfenberg glaubte Rausse jene Naturverbundenheit gefunden zu haben, die er in Amerika vergeblich gesucht hatte. Sein Werdegang zeigt exemplarisch, wie der Geist Rousseaus in die Welt der natürlichen Wasserkuren einmündete. Ebenfalls stark von Rousseau beeinflusst war Theodor Hahn, der Schüler und

---

14 Kapp, *Rausse*, S. 28, 32.

Vetter Rausses. Im Winter 1850/51 hatte Hahn den *Emil* gelesen und war durch dieses Erlebnis zu einem überzeugten Vegetarier geworden.[15] Wiederholt zitierte Hahn in seinen späteren Schriften den berühmten Eingangssatz: »Alles ist gut, wie es aus den Händen des Schöpfers kommt; alles entartet unter den Händen des Menschen.«

J. H. Rausse und Theodor Hahn standen innerhalb der Naturheilbewegung nicht allein. Bis weit über die Wende zum 20. Jahrhundert hinaus blieb die Verwurzelung im Gedankengut Rousseaus ein bedeutsamer Teil naturheilkundlicher Identität. Noch im Jahr 1912 erschien im *Naturarzt* ein Artikel zum 200. Geburtstag des Philosophen. Unter der Überschrift »Ein Vorläufer der Naturheillehre« wurde gefordert, die Naturheilvereine sollten »die Ideen Rousseaus als reiches Erbe treu bewahren«.[16] Der naturheilkundlich ausgerichtete Arzt Emil Klein erklärte 1924 in der gleichen Zeitschrift, die Naturheilkunde führe zwar »ihre Anfänge auf das Wirken eines merkwürdig begabten Mannes zurück, des Bauern Vincenz Prießnitz«. Der »geistige Inhalt der deutschen Naturheil-Bewegung« aber sei »ein Erbe aus den Vorzeiten der französischen Revolution: der Erlösergedanke des J. J. Rousseau«.[17]

Vor allem drei Grundannahmen Rousseaus waren wegweisend. Der Ausgangspunkt von Rousseaus Werk lag in der Überzeugung, dass der Erkenntniszuwachs in den Wissenschaften nicht zu einer Verbesserung der Lebensumstände geführt hatte, sondern weitaus mehr zu einem dramatischen Verfall von Anstand und Sitten. Die zweite Annahme bestand in der Einsicht, dass dieser Niedergang nicht auf einzelnen Fehlentwicklungen beruhte, sondern eine Folge des Zivilisationsprozesses selbst darstellte. Für Rousseau wies der Weg des Fortschritts in eine grundsätzlich falsche Richtung, die notwendig zu Katastrophen führen musste. Daraus folgte als dritte grundlegende Schlussfolgerung, dass kleinere Kurskorrekturen den Untergang nicht würden aufhalten können. Gefordert war eine radikale Umkehr hin zu jenem Zustand, der wieder als naturgegeben gelten konnte.

Rousseaus moralphilosophische Zivilisationskritik wurde von den frühen Autoren der Naturheilkunde durch eine medizinische Version ersetzt, die den Niedergang als Prozess der körperlichen Degeneration beschrieb. Die Anhänger der Naturheilkunde zeigten sich überzeugt, dass es um die Gesundheit der Menschen schlecht bestellt war. Man möge doch nur, forderte beispielsweise Moritz Kypke seine Leser auf, diese »spindelbeinigen, dickbäuchigen, unter

---

15 Hahn, T., »Offene Antworten an Herrn A. Rikli in Triest und seine an mich gestellten ›Offenen Fragen‹«, *Der Naturarzt* Jg. 6 (1867), S. 4–5.
16 Gärtner, »Ein Vorläufer der Naturheillehre«, *Der Naturarzt* Jg. 40 (1912), S. 165–167.
17 Klein, »Die Wissenschaft vom kranken Menschen und das Naturheilverfahren«, *Der Naturarzt* Jg. 52 (1924), S. 139–142.

Seufzen und Stöhnen umherwandernden Vogelscheuchen« betrachten. Obgleich noch jung an Jahren, seien es »jugendliche Greise«, die im Schatten von Krankheit und Verfall dahinvegetierten.[18] Baptista Vanoni äußerte gleichermaßen sein Erschrecken über das Erscheinungsbild der »verstümmelten Menschheit unserer Tage«, dem »hypochondrischen, entmärkelten und lasterzerfressenen Geschlecht«.[19]

Mit gleicher Sicherheit, mit der das zivilisierte Leben als krankhaft erkannt wurde, glaubten die Anhänger der Naturheilkunde die Merkmale eines früheren Naturzustands ausmachen zu können. Grundlegend für diesen paradiesischen Urzustand war nach ihrer Vorstellung eine vollkommene Entsprechung zwischen den Bedürfnissen der Menschen und den Bedingungen ihrer natürlichen Lebenswelt. Alles, was die Menschen der Vorzeit benötigten, wurde ihnen von der Natur geliefert und stand zur freien Verfügung. Die Speisen ließen sich »ohne große Mühe und Arbeit gleich mundgerecht finden«. Auch bestand keine Notwendigkeit zur Herstellung von Kleidern, denn allgemein wurde angenommen, dass die ersten Menschen in »wärmeren, fruchtbaren Länderstrichen« gelebt hatten. Dort fanden sie Obstsorten wie »Brotfrüchte, Datteln, Melonen, Feigen«, die »imstande sind, den Menschen allein zu ernähren«.[20] Der natürliche Überfluss und die dadurch bedingte Sorglosigkeit bewirkten einen »Zustand der ungetrübten Glückseligkeit« und des »reinsten« Glücks«.[21]

Angesichts der fortwährenden Befriedigung aller Bedürfnisse gab es für die Menschen keinen Grund, ihr Denkvermögen zur Erreichung entfernterer Ziele einzusetzen. Die Handlungen des Naturmenschen wurden von einer anderen Instanz gelenkt, dem Instinkt. Unter seiner unfehlbaren Leitung lebten die ersten Menschen »an der Hand der Natur wie jene vernunftlosen Geschöpfe, die Tiere«.[22] Abgeschirmt gegenüber allen schädlichen Einflüssen brauchten die Menschen weder Krankheiten noch andere Formen des Leids zu fürchten. Die »Natur kennt keine Krankheiten« beschied der *Der Wasserfreund* kategorisch seinen Lesern.[23] J. H. Rausse prägte für die Verfassung des Naturmenschen den Begriff der »absoluten Gesundheit«, der ein Höchstmaß an körperlicher Leistungsfähigkeit und »Harmonie der Funktionen« bezeichnete. Als herausragendes Merkmal der »absoluten Gesundheit« galt, dass die Menschen von allen Empfindungen des Schmerzes verschont blieben. Im »System der

---

18 Kypke, *Diätetische Heilmethode*, Bd. 2, S. 11.
19 Vanoni, *Naturarzt*, S. 10.
20 Bilz, *Das Neue Naturheilverfahren*, S. 860, 863.
21 Just, A., *Kehrt zur Natur zurück!*, S. 114.
22 Ebd., S. 114.
23 *Der Wasserfreund* Jg. 1 (1861/62), S. 226.

Natur«, so Rausse, stehe »der Grundsatz geschrieben, daß keinem Geschöpf ein Schmerz aus dem eigenen Organismus kommen kann, sondern nur von außen her durch eine überlegene Kralle, durch einen Zahn oder Stachel«. Selbst dem Tod durfte kein längeres Siechtum vorausgehen. Den Namen »normaler oder gesunder Tod« verdiene nur ein Lebensende, das »ohne Kampf und ohne Schmerz eintritt«.[24] Gott habe »dem Menschen nur eine Form des Todes zugedacht«, versprach der Naturheilkundler Friedrich Eduard Bilz: einen »Auflösungsprozeß«, der sich ohne Schmerzen und Krankheiten allein durch Altersschwäche vollziehe.[25]

Von den Anhängern der Naturheilkunde wurde der Naturzustand als in sich ruhend, zeitlos und ohne Tendenz der Veränderung gedacht. Was aber setzte diesem paradiesischen Zustand ein Ende? Worin bestand der »erste irreführende Schritt«?[26] Als einzig mögliche Erklärung wurde eine Naturkatastrophe mit schwerwiegenden Folgen für die Lebensbedingungen der Menschen vermutet. Ein Teil der Naturheilanhänger wollte in der letzten Eiszeit die entscheidende Ursache erkennen. Diese habe die Menschen völlig unvorbereitet getroffen und »der bitteren Noth preisgegeben«. Von den fruchttragenden Pflanzen, der Hauptquelle der menschlichen Nahrung, hätten viele der heraufziehenden Kälte nicht standgehalten.[27] Der Hunger, der sich einstellte, zwang die Menschen schließlich zu einer neuen Verhaltensweise: der Jagd auf Tiere. Mit dem Verzehr des Fleisches vollzog sich »der erste Abfall von der Natur«.[28] Um sich gegen die Kälte zu schützen, fertigten die Menschen zudem Kleidung an, suchten Höhlen auf und begannen Häuser zu bauen. Als weiterer Schritt der Entfremdung kam die Nutzung des Feuers zum Beheizen der Wohnräume und zum Kochen der Speisen hinzu.

Diese Veränderungen der Lebensweise konnten nicht ohne verhängnisvolle Konsequenzen für die menschliche Gesundheit bleiben. Im Organismus lösten die unnatürlichen Nahrungsmittel Abwehrreaktionen aus. Es entwickelte sich ein chronischer Reizzustand, der noch erheblich an Intensität gewann, nachdem die Menschen »Reizmittel« wie Kaffee, Alkohol, Tabak und Gewürze entdeckt hatten. Während das Innere des Körpers auf diese Weise in einen chronischen Aufruhr versetzt wurde, wirkte die Kleidung in die entgegengesetzte Richtung. Sie schirmte die Körperoberfläche von den heilsamen Lebensreizen der Natur ab. Bei dieser Lebensweise sei, wie ein Redner vor

---

24 Rausse, *Miscellen*, Bd. 1, S. 24–26.
25 Bilz, *Das Neue Naturheilverfahren*, S. 875.
26 Hahn, T., *Paradies der Gesundheit*, S. 6.
27 Winsch, »Das Ernährungsgesetz des heutigen Kulturmenschen«, *Der Naturarzt* Jg. 52 (1924), S. 17–18.
28 Just, A., *Kehrt zur Natur zurück!*, S. 199.

dem Stettiner Naturheilverein 1863 feststellte, das »innere Leben unseres Organismus überreizt, während die äußeren Theile desselben der Verweichlichung anheimfallen«. Als »unausbleibliche Folge« dieses Vorgangs resultiere »eine Erschlaffung der Körper- und Seelenkräfte, also auch des Instinktvermögens.«[29] Krankheiten aller Art nahmen nun den Körper in Besitz und führten den Betroffenen auf einen Leidensweg endloser Gebrechen und Beschwerden.

War der Körper erst verdorben und krank, folgte zwangsläufig eine Verrohung der Sitten und des Anstands. Auch in dieser Hinsicht wirkte sich der dauerhafte Gebrauch der Reiz- und Genussmittel verhängnisvoll aus. Die abnorme Erregung erzeugte nach naturheilkundlicher Überzeugung »krankhafte Begierden und Leidenschaften« aller Art. Sichtbar wurde dies insbesondere in einer übersteigerten »geschlechtlichen Sinnlichkeit«.[30] Nach Ansicht Theodor Hahns waren vor allem die Jugendlichen gefährdet, weil die moderne Lebensweise »viel zu früh und viel zu stark die Reizungen der geschlechtlichen Wollust« biete. Viele gaben sich der Onanie hin, andere suchten Prostituierte auf oder ließen sich zu sexuellen Handlungen vor der Eheschließung verleiten. Die Opfer dieser »vorzeitigen und überreichen Geschlechtsbefriedigung« bezifferte Theodor Hahn »nach Millionen« und sah sie »dem elendesten Siechthum verfallen oder die Spitäler oder Irrenhäuser in früher nie gekannter Zahl füllen«.[31]

Um ihre gesteigerten Gelüste und Leidenschaften zu stillen, griffen die zivilisierten Menschen zu einem Mittel, das bis dahin keine Rolle gespielt hatte: die Vernunft. Ihr gelang es immer wieder, neue Wege zur Beschaffung von Gütern und zur Befriedigung der Sinne zu finden. Weil der Vernunft aber der sichere Rückhalt in der Natur fehlte, kannte sie keine Grenzen. So entstanden künstliche Bedürfnisse, die in keiner Beziehung mehr zum gesunden Leben standen. Luxus, Konsum und Habsucht breiteten sich aus und erzeugten eine Spirale, in der sich Gier und Wollust gegenseitig verstärkten. Die Vernunft, die »hehre Himmelsgabe«, wurde dem Menschen »zur Falle und zur Ursache seines ganzen Elends«.[32] Der erste Schritt über die von der Natur vorgezeichneten Grenzen hinaus hatte alle weiteren Schritte nach sich gezogen. War die Verbindung zur Natur erst einmal zerrissen, gab es kein Halten mehr.

Aus naturheilkundlicher Sicht hatte der Zustand der Menschheit bereits ein besorgniserregendes Stadium erreicht. »Ja! der Mensch, der das Ebenbild

---

29 Frölich, »Der hydro-diätetischen Verein zu Stettin und die Eröffnungsrede bei seiner Begründung«, S. 51.
30 Just, A., *Kehrt zur Natur zurück!*, S. 196, 209.
31 Hahn, T., *Paradies der Gesundheit*, S. 362.
32 Just, A., *Kehrt zur Natur zurück!*, S. 115–117.

Gottes darstellen soll, ist zu einem Jammerbild umgestaltet«, rief der Festredner den Mitgliedern des Stettiner Naturheilvereins zu. »Es ist höchste Zeit, daß wir umkehren auf diesem Wege des Verderbens ...«[33] Diese Umkehr war nur möglich, wenn man mit dem bisherigen Leben brach und wieder auf die Äußerungen des eigenen Körpers achtete. Denn dann, so die Hoffnung der Anhänger des Naturheilgedankens, würde der ursprüngliche Naturinstinkt wieder spürbar. Im Kulturmenschen verborgen schlummere noch, schrieb Theodor Hahn, »mehr oder weniger tief der reinere, ursprüngliche ... Instinct«.[34] Lorenz Gleich erklärte, es sei »noch keineswegs so weit gekommen, daß nicht jeder Mensch ohne Ausnahme mittelst seines ihm gebliebenen instinktiven Gefühls ein Glas Bier von einem Glas mit Mistjauche gefüllt, richtig zu unterscheiden im Stande wäre«. Dies zeige, dass ein Rest des Instinkts überlebt habe und bei Einhaltung einer naturgemäßen Lebensweise »sogleich mächtig wieder hervortritt«.[35]

Das Konzept der Naturheilkunde lief auf die Etablierung einer umfassenden hygienischen Praxis hinaus, die den Kulturmenschen wieder in Kontakt mit den natürlichen Lebensreizen bringen sollte. Dies bedeutete keineswegs die Rückkehr zu einer vollständig primitiven Lebensweise ohne industriell verfertigte Kleidung, beheizte Wohnungen, Maschinen und Technik. Es genügte, die Verfahren und Vorschriften der Naturheilkunde zu einem Teil des täglichen Lebens zu machen. Auf diese Weise sollte es gelingen, die Gesetze der Natur mit den Annehmlichkeiten der Kultur in Einklang zu bringen. Andres Müller, Autor einer Schrift über Pastor Felke und sein Heilverfahren, stellte hierzu fest: Die Naturheilkunde »versöhnt Natur und Kultur miteinander« und der »so herbeigeführte Ausgleich ist der goldene Mittelweg«.[36] War dieser Ausgleich erst erreicht, dann ließen sich das Glück und die Gesundheit des Naturzustands in die Welt der modernen Zivilisation hinüber retten. In diesem Fall, so beschwor der Dresdner Naturheilkundler Friedrich Eduard Bilz seine Leser, wären alle »Krankheiten, welche heute das Menschengeschlecht so sehr peinigen, kaum mehr möglich und ... für uns Menschen wieder ein langes Leben und der natürliche Tod infolge von Altersschwäche gesichert«.[37]

---

33 Frölich, »Der hydro-diätetische Verein zu Stettin und die Eröffnungs-Rede bei seiner Begründung«, S. 51.
34 Hahn, T., *Paradies der Gesundheit*, S. 174.
35 Gleich, »Gibt es eine Naturheilkunde?«, S. 9–10, 35.
36 Müller, *Pastor Felke*, S. 41–42.
37 Bilz, *Das Neue Naturheilverfahren*, S. 865.

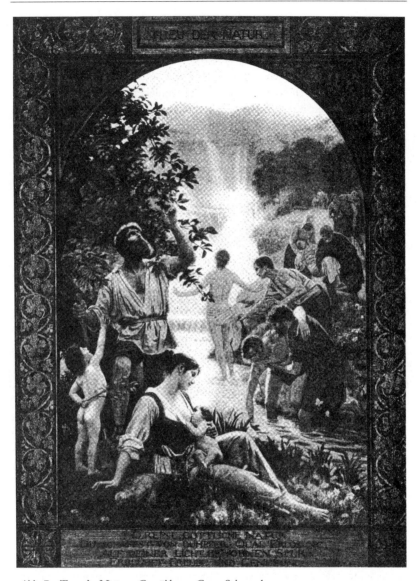

Abb. 7: »Treu der Natur«; Gemälde von Georg Schwenck

(Quelle: Kallmeyer, E.: In Harmonie mit den Naturgesetzen, *Brannenburg 1908)*

Von der Religion zur Utopie

In der Nachfolge Rousseaus bot die Naturheilkunde die Vision eines naturgemäßen Lebens ohne Leiden und ohne Not. Welche Beweise aber gab es für die Existenz des erhofften Naturzustands? Was begründete solche Annahmen und Erwartungen? Um ihre Mutmaßungen zu belegen, bedienten sich die naturheilkundlichen Autoren eines Verfahrens, das bereits Rousseau angewandt hatte: Sie stützten sich auf historische Quellen und Reiseberichte über die Lebensweise von Naturvölkern. Geradezu phantastische Geschichten über die Gesundheit und körperlichen Fähigkeiten von »Urmenschen« und »Primitiven« zirkulierten in den Schriften der frühen Naturheilkunde. August Friedrich Erfurth hatte in antiken Quellen gefunden, dass die alten Germanen auch im Winter keine warme Kleidung oder Unterkünfte benötigten. Dies ließ sich nach Erfurths Erkenntnissen noch heute bei »den zahlreichen wilden Stämmen Nordamerika's« beobachten, »welche einer fast sibirischen Winterkälte mit halbnackter Haut trotzen und dabei kerngesund sind«.[38] J. H. Rausse war bei seinen Studien zu der Erkenntnis gelangt, dass es »noch vor kurzem Araberstämme gab, welche nomadisierend nur Wasser, Milch, Fleisch, Feigen und inländische Früchte genossen«. In diesen Stämmen lebten, so Rausse, »einzelne Greise bis zum Alter von 200 Jahren und in Menge Männer, die mit 100 Jahren fähiger waren eine junge Frau zu heirathen, als bei uns die meisten Männer von 30 Jahren«.[39] Der Naturheilkundler Friedrich Eduard Bilz berichtete von der Konstitution der »Feuerländer«, die mitten im Winter das Eis eines zugefrorenen Sees aufhackten und darin bei minus 16 Grad Kälte badeten.[40]

Auch die Tiere gaben ein Beispiel für die Widerstandskräfte, die ein Leben in der freien Natur hervorbrachte. Im *Naturarzt* wurde die Meinung vertreten, dass alle »wilden Thiere nicht allein eine vollkommene Gesundheit, sondern auch eine fast regelmäßige Lebensdauer« zeigten.[41] Theodor Hahn schrieb, dass die Natur in ihrer Tierwelt das »Paradies der Gesundheit« in immer neuen Tönen und Hymnen jubelnd bestätige.[42] Insgesamt blieben solche Schilderungen jedoch eher sporadisch. Verhältnisse, die den Namen »Naturzustand« wirklich verdienten, waren offenbar nirgends zu finden. Überall hatte die menschliche Zivilisation bereits ihre Spuren hinterlassen. Rausse räumte ein, dass »bei weitem die meisten von denjenigen Völkern und Stämmen, die wir Wilde nennen, ... sich schon von der Natur und dem ursprünglichen Instinkt

---

38 Erfurth, *Theorie des Wasserheilverfahrens*, S. 53–54
39 Rausse, *Miscellen*, Bd. 1, S. 36–42.
40 Bilz, *Das Neue Naturheilverfahren*, S. 867
41 *Der Naturarzt* Jg. 2 (1863), S. 21.
42 Hahn, T., *Paradies der Gesundheit*, S. 11–12.

entfernt« hatten.[43] Gleichermaßen unergiebig war die historische Rückschau, denn nach den Feststellungen des Vegetariers Wilhelm Zimmermann traten die »Völker erst dann heraus an das Licht der Zeit, wenn die Cultur unter ihnen einen gewissen Höhepunkt erreicht, und sie mehr oder minder der Natur entfremdet und dem Luxus, der Schwelgerei, der Wollust, der Verweichlichung, Herrschsucht und anderen Lastern verfallen« waren.[44] Einen klaren Beweis für die frühere oder gegenwärtige Existenz des Naturzustands gab es demnach nicht. Der Laientherapeut Adolf Just äußerte die Überzeugung, dass sich eine undeutliche Erinnerung an den Naturzustand »in der Volksseele« erhalten habe und in den überlieferten Märchen und Erzählungen ausdrücke.[45] Theodor Hahn gelangte in seinen Schriften zu einer ähnlichen Auffassung und erklärte, der Widerschein der einstigen Glückseligkeit leuchte »mit der Sage und Mythe eines verlorenen Paradieses ... in unser trübes Dasein« hinein.[46]

Aus welchen Quellen speiste sich also die Gewissheit der Naturheilanhänger? Eine kurze Textpassage von Theodor Hahn aus dem Jahr 1859 gewährt einen tieferen Einblick. Darin beklagte Hahn zunächst die weite Verbreitung von Krankheiten, um dann die entscheidende Frage zu stellen: Ist den Menschen dieses Leiden wirklich als unabänderliches Schicksal auferlegt? Seine Antwort lautete: »Nein doch! Ein Geist des Zornes und der Bosheit müßte Welt und Menschen geschaffen haben und nicht der Gott der Liebe.«[47] Eben deshalb konnte das Fehlen eindeutiger Beweise für die Existenz des Naturzustandes nicht beunruhigen, weil die Güte Gottes für die Vollkommenheit seiner Schöpfung bürgte. Denn wenn »das ganze Weltall aus dem Urquell der ewigen Liebe hervorgegangen war«, dann konnte »nur Gutes, nichts Verderbliches und nichts Böses« entstanden sein.[48] In Gott erkannten die Naturheilkundler den letzten Grund oder das Fundament ihrer Lehre. Dieser Gott jedoch war ein anderer als der des Christentums, denn er mutete den Menschen kein entbehrungsreiches, irdisches Leben als Prüfung zu. Vielmehr hatte der himmlische Vater seinen Geschöpfen die Welt bereits jetzt zum Geschenk gemacht, um ihnen eine Wohnstätte zu geben, die einen sicheren Schutz vor Heimsuchungen bot. Wenn es einen guten Gott gab, dann musste die Welt ein Paradies sein – so lautete die einfache Kernthese der naturheilkundlichen Weltsicht. Wie aber vertrug sich diese Schlussfolgerung mit der

---

43 Rausse, *Miscellen*, Bd. 2, S. 35–36.
44 Zimmermann, *Weg zum Paradies*, S. 139–140.
45 Just, A., *Kehrt zur Natur zurück!*, S. 108.
46 Hahn, T., *Paradies der Gesundheit*, S. 1.
47 Hahn, T., *Naturgemäße Diät*, S. 1.
48 Just, A., *Kehrt zur Natur zurück!*, S. 142.

gleichzeitig erhobenen Klage über die Dekadenz und das Siechtum der zivilisierten Welt? Für die Anhänger der Naturheilkunde war dies kein Widerspruch. Um zu zeigen, dass die Welt ein Paradies war, musste sich die Natur lediglich von ihren grundsätzlichen Anlagen her als gut erweisen. Es musste ein Plan erkennbar werden, der auf die Herstellung einer paradiesischen Ordnung abzielte und der, ohne das Eingreifen der Menschen, zweifelsohne zum Tragen käme. Ein sicheres Indiz für die Existenz eines derartigen Plans glaubten die Vertreter des Naturheilgedankens in einer besonderen Beschaffenheit der Natur zu entdecken: ihrer Zweckmäßigkeit. Alle Ereignisse, Prozesse und Abläufe schienen exakt aufeinander abgestimmt zu sein und bildeten in ihrer Gesamtheit einen sinnvollen Mechanismus von vollendeter Harmonie. »In dem ganzen Schöpfungswerke«, schrieb der *Naturarzt* im Jahr 1863, »offenbart sich überall Weisheit.«[49] Adolf Just ergänzte, in der Natur gäbe es »auch nicht das kleinste Atom eines Wassertropfens, nicht den lindesten Zug des kleinsten Zephirwindes, nicht den allergeringsten Kältegrad«, ohne dass dies »alles zum Wohl und Glück der Geschöpfe geschaffen wäre«.[50]

Mit besonderer Deutlichkeit sollte dieses Wissen bei der Betrachtung der »Einrichtungen des Menschenkörpers« hervortreten. Dabei fände man, so der *Naturarzt*, den »besten, bündigsten Hinweis auf die Existenz und die liebende, weise Fürsorge der Gottheit«.[51] Angesichts dieser Tatsachen könne man zur »Ableugnung einer selbstbewußten Schöpfer-Existenz« nur gelangen, indem man »die Stimme der Vernunft zum Schweigen gebracht hat«.[52] Noch über diese Einsicht hinausgehend, wurde die vollendete Zweckmäßigkeit der Stoffwechselprozesse sogar als Beweis für die Unsterblichkeit der menschlichen Seele erachtet. Im *Wasserfreund* hieß es 1861, bei dem »fortwährenden Untergang einzelner Theilchen« des Organismus zeige sich, dass »der Geist oder die geistige Anlage« doch nicht untergehe, sondern aus dem Geschehen als »unvergängliches und wachsendes Wesen« hervorgehe. Diese Beobachtung lasse im Menschen die Gewissheit wachsen, dass sich dereinst »sein Geist über die Trümmer des letzten körperlichen Prozesses« erhebe und gebe so »die freudige Sicherheit und Bürgschaft seiner geistigen Fortdauer«.[53]

Die Güte Gottes, die Wiederkunft des Paradieses und die Unsterblichkeit der Seele: Alle diese Hoffnungen der Menschen fanden ihre großartige Bestätigung in der Betrachtung der Natur und der Zweckmäßigkeit ihrer Ordnung.

---

49 *Der Naturarzt* Jg. 2 (1863), S. 21.
50 Just, A., *Kehrt zur Natur zurück!*, S. 142.
51 *Der Naturarzt* Jg. 4 (1865), S. 319.
52 *Der Naturarzt* Jg. 5 (1866), S. 6.
53 *Der Wasserfreund* Jg. 1 (1861/62), S. 18.

Diese Erkenntnis löste das Gefühl einer plötzlichen und beglückenden Erweckung aus. Der Blick öffnete sich für eine neue Wahrheit von überwältigender Klarheit und Schönheit und ließ Zusammenhänge hervortreten, die zuvor nicht vorstellbar gewesen waren. Viele Naturheilkundlern erlebten diese Vision als zweite Geburt. Dabei war es keine Frage des Wissens, sich diesen Erfahrungen hinzugeben, sondern des Wollens. Für »jeden, der sehen will«, notierte der *Naturarzt*, bedürfe es »keines Beweises mehr«, um die Welt in ihrer wirklichen Gestalt zu erkennen und die Überzeugungen der Naturheilkunde zu teilen.[54]

Die Qual und die Mühsal der irdischen Existenz wurden von den Anhängern der Naturheilkunde nicht länger als gottgegeben akzeptiert. Auch mit der Aussicht auf ein unerkennbares, himmlisches Paradies wollten sie sich nicht mehr vertrösten lassen. »Leben, das nur sehnsüchtig nach der einstigen Stunde der Erlösung blickt, ist die Hölle auf Erden«, hieß es in einem Artikel des *Wasserfreundes* von 1862.[55] Ähnlich äußerte sich der Festredner bei der Eröffnung des Stettiner Naturheilvereins. »Der Trost für das Jenseits«, erklärte er, »darf uns nicht mehr genügen, wir müssen auch hier schon kräftig schaffen und wirken, damit wir den Zweck des Lebens erfüllen.«[56] Diese Aufforderung, aktiv zu werden, verweist auf eine weitere, bedeutsame Konsequenz: Man konnte bereits jetzt an der eigenen Erlösung arbeiten. Auf diese Weise wirkte die Heilsbotschaft auf die innerweltlichen Aktivitäten zurück und schaffte eine zusätzliche Motivation, erfolgreich zu sein. »Wollen wir den Weg zur Vollendung finden«, schrieb Reinhold Gerling, langjähriger Schriftleiter des *Naturarztes*, »so dürfen wir nicht den Führer und Erlöser allein hinter den Sternen suchen und nur aus fremden Welten das Heil erwarten. In uns schlummert die Kraft des Lebens und der Erlösung.«[57]

Selbsterlösung im Diesseits: dies war das tragende Motiv der neuen Heilsbotschaft. Die Wurzeln dieser Anschauung waren fraglos religiöser Natur. Aber in ihren Erklärungen, Forderungen und Perspektiven blieb die Naturheilkunde eine rein innerweltliche Utopie. Das Paradies war, so lautete die Gewissheit der Naturheilanhänger, nicht verloren gegangen, sondern hatte in der Welt überdauert und schien nun zum Greifen nahe. Alles, was verlangt wurde, war der Natur mit unbefangenem Blick entgegen zu treten, um das göttliche Erlösungswerk in seiner ganzen Vollendung wahrzunehmen. Von dieser enthusiastischen Stimmung wurde die Naturheilkunde getragen. Man

---

54 *Der Naturarzt* Jg. 39 (1911), S. 88.
55 *Der Wasserfreund* Jg. 1 (1861/62), S. 213.
56 Frölich, »Der hydro-diätetische Verein zu Stettin und die Eröffnungs-Rede bei seiner Begründung«, S. 61.
57 Gerling, R., *Der vollendete Mensch*, S. 39.

glaubte, an der Schwelle zu einem neuen Zeitalter zu stehen. »Das Ziel menschlicher Glückseligkeit oder das goldene Zeitalter«, rief der Festredner auf der Gründungsfeier des Stettiner Naturheilvereins seinen Zuhörern zu, »konnte man sich zur Zeit der Sclaverei und der Leibeigenschaft nicht anders, als im religiösen Sinne, im Hinblick auf ein Jenseits, denken. Heute ist es anders, wir erkennen auch schon hier jenes gelobte Land, und schon so Manchem ist es vergönnt, einen Blick von der Bergeshöhe aus in dasselbe hinein zu thun.«[58]

Das System der Natur

Für die paradiesische Vollkommenheit der Welt gab es nur ein Risiko: den Menschen. Ihm hatte Gott einen freien Willen gegeben. Entweder nahm er seine Bestimmung an und fand dann Glück und Zufriedenheit, oder aber er wies dieses Geschenk zurück. In diesem Fall war die Erfahrung von Krankheit und Leid als Konsequenz eines Lebens gegen die Natur unausweichlich. Aus naturheilkundlicher Sicht war dies nicht ungerecht, denn die Unwissenheit der Menschen war selbstverschuldet. Adolf Just stellte klar: Gott habe jedem Wesen »die Fähigkeit gegeben, leicht und ohne Schwierigkeiten, deutlich und ohne Irrtum zu erkennen, wodurch er sich gesund und glücklich erhalten kann«.[59] Auch J. H. Rausse wollte kategorisch ausschließen, dass »der Weltgeist die Erhaltung und Herstellung der Gesundheit ... an sehr complicirte und deshalb sehr trügerische Grundsätze gebunden« habe. Dies könne unmöglich sein, sofern man nicht annehmen wolle, »daß ein böses Wesen auf dem Weltthron sitze«.[60]

So gesehen konnte der Weg der Wissenschaften nicht der richtige sein. Denn die wissenschaftliche Naturforschung war aufwändig, setzte besondere Kenntnisse voraus und führte zu Resultaten, die nur wenige verstanden. Der bedeutsamste Einwand gegen die Wissenschaften aber war, dass ihre Erkenntnisse stets mit der Möglichkeit des Irrtums behaftet blieben. Das, was heute als bewiesene Wahrheit galt, war morgen schon wieder überholt. Aus Sicht der Naturheilkunde resultierte diese Unsicherheit aus dem Umstand, dass ein einzelnes Faktum für sich genommen keine verwertbare Information enthielt. Es kam darauf an, die gewonnenen Fragmente des Wissens in einen übergeord-

---

58 Frölich, »Der hydro-diätetische Verein zu Stettin und die Eröffnungs-Rede bei seiner Begründung«, S. 60–61.
59 Just, A., *Kehrt zur Natur zurück!*, S. 62–63.
60 Rausse, *Anleitung*, Bd. 1, S. 13–14.

neten Zusammenhang zu stellen, der sie dann als Bausteine einer umfassenden Ordnung zu erkennen gab. Um dies leisten zu können, musste der Betrachter wiederum die Perspektive der Zweckmäßigkeit einnehmen. Allein die Frage nach ihrem Zweck konnte zeigen, wofür die Resultate der naturwissenschaftlichen Detailforschung innerhalb der naturgegebenen Ordnung standen, was sie bedeuteten und vor allem welche praktischen Schlussfolgerungen sie zuließen. Auf diese Weise verwandelten sich einfache Fakten in Mitteilungen und konnten als Vorschriften, Hinweise und Verbote entziffert werden.

Ein Beispiel für dieses methodische Vorgehen lieferte Theodor Hahn in seiner Schrift *Das Paradies der Gesundheit, das verlorene und das wiedergewonnene*. Darin formulierte Hahn verschiedene Argumente oder »Beweise« für eine vegetarische Ernährung. Der »Anatomie-Beweis« basierte darauf, dass die menschlichen Kieferknochen und Zähne größere Ähnlichkeit mit den Kauwerkzeugen pflanzenfressender Tiere als denen fleischfressender Tiere aufwiesen. Der »Ökonomie-Beweis« besagte, dass die Produktion pflanzlicher Nahrung erheblich leichter und preiswerter war als die von Fleisch. Nacheinander erörterte Hahn noch den »Physiologie-Beweis«, den »Chemie-Beweis« und den »Instinct-Beweis«, um abschließend auf den »Moral-Beweis« zu kommen: Wenn das Töten von Tieren einzig zum Zwecke der Nahrungsbeschaffung eine Sünde war, dann musste Fleisch eine minderwertige, zum menschlichen Verzehr ungeeignete Speise sein. Dass alle Beweise die gleiche Schlussfolgerung nahe legten, stellte aus naturheilkundlicher Sicht kein Zufall dar. Alle Einzelbeobachtungen fügten sich zu einem umfassenden Ganzen, wenn sie als Teile einer zweckmäßigen Ordnung betrachtet wurden. Wahre Erkenntnisse konnten unter dieser Voraussetzung niemals in Konflikt miteinander geraten. So harmonisch das Weltgeschehen in seiner Gesamtheit ablief, so widerspruchsfrei musste sich auch das Wissen aus Ökonomie, Chemie, Medizin, Philosophie, Politik, Kunst und allen übrigen Teildisziplinen zusammenfügen.

Dieser umfassende Ansatz der Naturheilkunde wurde noch erweitert, indem die verschiedenen Wege der Erkenntnisgewinnung einbezogen wurden. Denn die Menschen verfügten neben der Vernunft über weitere Mittel, die Natur in ihrer Beschaffenheit zu erkennen. Hierzu zählten der einfache Verstand und das Gefühl, das in den naturheilkundlichen Schriften als »Naturinstinkt« angesprochen wurde. Während die herkömmlichen Wissenschaften vor allem der Vernunft vertrauten, stellte die Naturheilkunde diese Hierarchie auf den Kopf. Ausdrücklich richtete Baptista Vanoni seine Schriften nicht an Ärzte oder Wissenschaftler, sondern »an das Publikum von gesundem Menschenverstand«.[61] Vor allem aber der Naturinstinkt sollte einen sicheren Rück-

---

61 Vanoni, *Naturarzt*, S. IV.

halt bieten. Lorenz Gleich feierte ihn als »untrüglichen Prüfstein der Wahrheit« und »Compaß auf dem sturmbewegten Ocean des täglichen Lebens«. Der Naturinstinkt, darüber herrschte Einigkeit unter allen naturheilkundlichen Autoren, musste wieder hervortreten und die Führung übernehmen, damit sich ein Zustand vollkommener Natürlichkeit erreichen ließe. Davon hing nicht allein die Gesundheit der Menschen ab, sondern auch die Möglichkeit jeder therapeutischen Praxis. Lorenz Gleich erkannte im Naturinstinkt den Rettungsanker der gesamten Medizin. Seine Einsetzung als höchste Erkenntnisinstanz böte die einzige Chance, Licht in die »ägyptische Finsterniß der sogenannten Heilwissenschaft« zu bringen. Naturheilkunde und Naturinstinkt gehörten untrennbar zusammen, denn so wenig »eine Religion ohne den Glauben« denkbar sei, so wenig ließe sich »eine Heilkunde ohne den Naturinstinkt« vorstellen.[62]

Demgegenüber musste eine reine Vernunftmedizin, darin war sich Lorenz Gleich sicher, für alle Zeiten ein »Unding« bleiben.[63] Denn die Vernunft war »immer nur so weit untrüglich, als sie mit dem Instinktgesetz in voller Übereinstimmung« stand.[64] In allen anderen Fällen kam es zu Fehlern oder Missverständnissen. Zwar war nach Ansicht des *Naturarztes* eine wissenschaftliche Begründung in vielen Fällen »gewiss zu begrüßen«. Nur sei diese »immer das Spätere«, die Wahrheit selbst stehe schon vorher fest, so »wie der wahre, echte Herzensglaube vor aller Gottesgelehrtheit«.[65] Der Kurs der Wissenschaften stellte sich demnach als Umweg dar, der über Hindernisse und Stolpersteine führte und sich manchmal als gänzlich unpassierbar erwies. Sofern die wissenschaftliche Vernunft überhaupt an ihr Ziel gelangte, blieb ihr lediglich die Bestätigung des bereits zuvor Gewussten. So gesehen mochte Wissenschaft vielleicht ein interessanter und aufregender Zeitvertreib sein, einen eigenen Beitrag zum Verständnis der Welt leistete sie nicht.

Um die Wahrheit zu erkennen, bedurfte es, wie Adolf Just betonte, keiner jahrelangen Studien »in staubigen Folianten, an Leichen und in übelriechenden Laboratorien«. Die Wahrheit war weder kompliziert oder schwer verständlich. Einfachheit, konstatierte Adolf Just, »ist das Zeichen der Wahrheit«.[66] Damit stand fest, dass jeder Mensch die Fähigkeiten besaß, die Gesetze der Natur zu erkennen und zu befolgen – der Tagelöhner, Arbeiter oder Bauer genauso wie der Hochschullehrer oder Arzt. Bildung konnte sogar ein Hindernis sein. Die

---

62 Gleich, »Gibt es eine Naturheilkunde?«, S. 30.
63 Ebd., S. 18.
64 Hahn, T., *Praktisches Handbuch*, S. 84.
65 Förster, »Zum heutigen Stande der natürlichen Lebens- und Heilkunst«, *Der Naturarzt* Jg. 36 (1908), S. 265–267.
66 Just, A., *Kehrt zur Natur zurück!*, S. 62.

Anhänger des Naturheilgedankens sahen dies als Erklärung für die mangelnde Bereitschaft der meisten Mediziner, die Wahrheiten der naturheilkundlichen Lehre anzuerkennen. Aus gleichem Grund erschien es plausibel, dass keine Ärzte sondern Laien die ersten Naturheilverfahren entwickelt hatten. »Hätte Schroth seine Ausbildung auf Universitäten erhalten«, vermutete Moritz Kypke, wäre »seine Heillehre ... nicht entstanden.«[67]

Mit der Aufwertung von Verstand und Instinkt gegenüber Vernunft und Wissenschaften hatte die Laientherapie eine gesicherte erkenntnistheoretische Grundlage erhalten. Die therapeutische Tätigkeit von Laien stellte somit keine Verlegenheitslösung oder zufällige Entwicklung dar. Sie ergab sich vielmehr als folgerichtige Konsequenz aus der naturheilkundlichen Erkenntnislehre. Einer speziellen Ausbildung zum naturheilkundlichen Therapeuten bedurfte es nicht. Jegliches Spezialisten- und Expertentum widersprach ausdrücklich den Grundüberzeugungen der Naturheilkunde. J. H. Rausse warnte davor, die Naturheilkunde einem »privilegierten Stand« von Therapeuten anzuvertrauen, weil sie dann »ausarten und zuletzt verderben« müsse.[68]

Die Naturheilkunde betrachtete ihre eigene Lehre als Gemeingut, das zum Alltagswissen des Volkes werden sollte. War dies erreicht, konnte jeder Mensch mit untrüglicher Sicherheit für seine eigene Gesundheit sorgen und im Krankheitsfall die richtigen Heilmittel finden. Damit wäre die Naturheilkunde zu einem selbstverständlichen Teil der Lebenspraxis geworden, so wie Körperpflege, Kindererziehung oder die Zubereitung von Speisen. Aber auch wenn es sich nur um Laienwissen handelte, sollte es doch sicherer und verlässlicher sein als jede Wissenschaft. Dies lag an dem Rückhalt in der Natur. Lorenz Gleich erkannte in der Naturheilkunde den »allein wahren Abglanz« und »das Nachbild des vom allmächtigen Schöpfer selbst geschaffenen Heilsystems«.[69] Das, was die Naturheilkunde lehre, sei »keine Erfindung des Menschengeistes, kein Mach-Werk gelehrter Schulen, keine Ausgeburt einseitiger Verstandesforschung, sondern zusammengefügt vom weisen Schöpfer selbst«. Aus diesem Grund, so Gleich, sei bei der Befolgung der Naturheilkunde auch kein Irrtum möglich, denn alles, was »im Buche der lug- und truglosen Natur« stehe, sei von »Gottes Finger geschrieben« und bliebe deshalb »auch ewig wahr«.[70]

Letztendlich würde die allgemeine Durchsetzung der Naturheilkunde, darin war man sich sicher, das Ende der Wissenschaften bedeuten. Über das Wissen der Naturheilkunde hinaus konnte es keinen wirklichen Erkenntnisfortschritt

---

67 Kypke, *Diätetische Heilmethode*, Bd. 1, S. 52.
68 Rausse, *Miscellen*, Bd. 1, S. 81.
69 Gleich, »Gibt es eine Naturheilkunde?«, S. 8.
70 Gleich, »Ueber die Nothwendigkeit einer Reform der sogenannten Hydropathie«, S. 20.

mehr geben. Dabei wurde gar nicht ausgeschlossen, dass die Naturforschung vielleicht doch bestimmte Details offen legte, die Aufschluss über den Ablauf von Naturprozessen gaben. Aber solche Einzelheiten leisteten keinen Beitrag zu den wirklich entscheidenden Fragen des Lebens. Auch der Besitzer eines Hauses musste nicht über alle baulichen Konstruktionen und Materialien seines Anwesens Bescheid wissen, um dieses in der vorgesehenen Weise bewohnen zu können. Was wirklich zählte, war die Wahrnehmung der übergeordneten Zusammenhänge, also der Pläne, die hinter den Gegenständen und Abläufen der Natur standen. Diese Ordnung bezeichnete Lorenz Gleich als »System der Natur«. Worum es also letztendlich ging, war die Erfassung der Zwecke und nicht der materialen Ursachen des Geschehens. Diese Einsicht fasste der *Wasserfreund* 1861 in die Worte, das letzte Ziel der Erkenntnis liege immer in der Beantwortung der Frage, warum die Einrichtungen der Natur »so und nicht anders sind, was der Schöpfer also für einen Zweck damit hatte«.[71]

---

71 *Der Wasserfreund* Jg. 1 (1861/62), S. 14.

3. Die Heilkunst der Naturheilkunde

> »Die hygienischen, die diätetischen Bedingungen in gesunden Tagen ... reichen in allen Fällen auch für die kranken Tage aus; ja, und sie reichen nicht allein aus, sondern war darüber geschieht, ist von Uebel ..., ist mit einem Worte Pfuschen und Verkennen des Hippokratischen Heilgesetzes: natura sanat, non medicus.«
>
> T. Hahn, 1870

Grundzüge der naturheilkundlichen Krankheitslehre

Als medizinisches Konzept konnte die Zivilisationskritik Rousseaus nur tragfähig werden, wenn der allgemeinen Naturtheorie eine besondere Krankheitslehre zur Seite gestellt wurde. Es musste geklärt werden, wie die veränderten Lebensbedingungen und Verhaltensweisen unter den Bedingungen der fortgeschrittenen Zivilisation den menschlichen Organismus schädigten. In den Mittelpunkt der Überlegungen rückte schnell der Begriff des Stoffwechsels. Denn alle lebenden Organismen standen in einem kontinuierlichen Austausch mit ihrer natürlichen Umwelt: Der Körper nahm Substanzen auf, nutzte sie für seine Zwecke und schied sie in veränderter Form wieder aus. »Im Stoffwechsel offenbart sich das Grundprincip allen Lebens«, stellte der *Naturarzt* 1866 fest.[1] Joseph Steinbacher brachte diese Einsicht auf die kurze und einprägsame Formel: »Unser Leben ist Stoffwechsel.«[2]

Der Stoffwechsel, so die naturheillkundliche Vorstellung, diente der unaufhörlichen materiellen Erneuerung des Körpers. August Friedrich Erfurth definierte ihn als jenen »fortwährenden Umwandlungs- und Verjüngungs-Proceß, durch den alle Veränderungen im Organismus zu Stande kommen«.[3] Für seine Verrichtungen benötigte der Körper einerseits Energie, die ihm in Form von Brennstoffen mit der Nahrung zugeführt wurde. Auf der anderen Seite musste sich der Körper Ersatz für die eigenen Organe beschaffen, die einem ständigen Verschleiß unterworfen waren. Dieser Vorgang wurde in der naturheilkundlichen Literatur üblicherweise mit einer Maschine verglichen, die sich selbst warten und erneuern könne. »Auf gleiche Weise«, schrieb Moritz Kypke, »wie die Räder und Walzen einer Maschine bei fortgesetztem Gebrauche sich abnutzen, entsteht in dem Triebwerke unseres Körpers ein solcher Abgang an

---

1 *Der Naturarzt* Jg. 5 (1866), S. 29.
2 Steinbacher, *Handbuch*, S. 1.
3 Erfurth, *Theorie des Wasserheilverfahrens*, S. 13.

den einzelnen Organen, welche der Lebensprozeß in unausgesetzter Thätigkeit erhält; es muß daher ein Ersatz geleistet werden.«[4] Während die Menschen ihre Körper als beständig wahrnahmen, fand unter der Hand ein nahezu unsichtbarer Austausch statt. Innerhalb einer bestimmten Zeitspanne, die der Dresdner Naturheikundler Friedrich Eduard Bilz auf zehn Jahre bezifferte, wurden die Bauteile des menschlichen Körpers vollständig ersetzt. »Unser Körper wird demnach«, so Bilz, »in dem ebenerwähnten Zeitraum ein ganz neuer, was vielen Lesern noch unbekannt sein dürfte.«[5] Auf diese Weise sorgte der Stoffwechsel für eine kontinuierliche materielle Erneuerung der Organe. Er war es, der dem Körper »dauernde Frische, Kraft und Schönheit«[6] verlieh und damit Verfall und Tod entgegenwirkte.

Diese klare Zielgerichtetheit hob den Stoffwechsel unter allen Naturvorgängen hervor. Deshalb schloss man, dass eine besonders geartete Lebenskraft den Stoffwechsel steuerte und kontrollierte. Zur Natur dieser Kraft ließen sich zwar keine Aussagen machen. Für Rausse stand jedoch fest, dass es sich um »das unerklärliche Göttliche, Natürliche, Menschliche, Physiologische« handelte.[7] Undenkbar erschien, dass der Lebenskraft Irrtümer oder Fehler unterliefen. Deshalb durften die Ursachen von Krankheiten auch nicht im Organismus selbst gesucht werden, sondern mussten außerhalb liegen und von dort in den Körper gelangen. Nach naturheilkundlicher Überzeugung ließ sich jede Krankheit auf bestimmte Stoffe zurückführen, die mit der Nahrung oder der Atemluft aufgenommen wurden und eine schädigende Wirkung entfalteten. J. H. Rausse nannte diese Gifte Fremd- oder »Heterogenstoffe«. Hatten sich die Heterogenstoffe erst einmal im Körper festgesetzt, schwächten sie die Lebenskraft, störten den Ablauf der Stoffwechselprozesse und lagerten sich schließlich als »Schlacken« ab, die die Blutzirkulation beeinträchtigten.

Dass die medizinische Forschung bislang keine Hinweise auf die Existenz der angenommenen Heterogenstoffe und Schlacken gefunden hatte, wurde nicht als irritierend empfunden. Oft »durchsucht die Polizei ohne Erfolg ein Haus, und der Dieb steckt in einem Winkel des Kellers oder in einem Schornstein nächst dem Dache«, so Carl Munde. Im Übrigen gebe es in der Medizin genügend Hinweise für die Existenz von Krankheitsstoffen. Denn »was sind Tuberkeln, die man mit bloßem Auge erkennt und welche allmälig die Lungen zerstören, anders als Krankheitsstoffe? Und aus was bilden sich die Tuberkeln, etwa aus Mondschein?« Vor allem die bei Kuren gemachten Erfahrungen bestätigten nach Auffassung vieler Naturheilanhänger die Annahme einer

---

4 Kypke, *Diätetische Heilmethode*, S. 3.
5 Bilz, *Das neue Naturheilverfahren*, S. 878.
6 *Der Wasserfreund* Jg. 1 (1862/63), S. 30.
7 Rausse, *Anleitung*, Bd. 3, S. 3.

materiellen Krankheitsursache. Hauterscheinungen, die während der Krisen reichlich zu verzeichnen waren, galten etwa als Ausdruck der Freisetzung von Krankheitsstoffen. Ebenso wurde der schlechte Atem während der Dursttage bei einer Schroth-Kur als Indiz einer Ausscheidung gedeutet. Wer Gelegenheit gehabt habe, bei Tausenden von Kuren die kritischen Ausscheidungen zu betrachten, der »glaubt an Krankheitsstoffe, und wenn Legionen von Forschern mit Brenngläsern auf der Nase ihm den Irrthum seiner Ansicht zu beweisen bemüht wären«, erklärte Munde.[8]

So existierte im Grunde nur eine Form von Erkrankung. »In gewissem Sinne freilich ist jede Krankheit eine Vergiftung«,[9] erklärte J. H. Rausse in seiner *Abhandlung über die Aufsaugung und Ablagerung der Gifte und Medikamente im lebenden animalischen Körper*. Auch andere Naturheilkundler bestätigten diese Auffassung. »Es giebt nur eine Krankheitsursache, es giebt nur eine Krankheit«,[10] urteilte der Leipziger Laientherapeut Louis Kuhne. Der Nachdruck, mit der die These vertreten wurde, erklärt sich im Zusammenhang mit der allgemeinen Naturtheorie. Dort war für den gesundheitlichen Niedergang der Völker bereits eine gemeinsame Ursache gefunden worden: die Lebensweise unter den Bedingungen der fortgeschrittenen Zivilisation. Deshalb lag es nahe, dass auch die daraus folgenden Krankheiten eine Einheit bildeten.

Diese These hatte eine bedeutsame Konsequenz: Aus naturheilkundlicher Perspektive entbehrte die Klassifikation von Krankheiten durch Zuweisung von Diagnosen jeder erkenntnistheoretischen Basis. »Die willkürlich gemachten genera und species von Krankheiten existieren gar nicht«, stellte Rausse fest.[11] Wenn es im Erscheinungsbild von Krankheiten Unterschiede gab, so lagen diese nicht in der Natur der Krankheit, sondern in der Person des Erkrankten. Ob es überhaupt zum Auftreten einer Erkrankung kam, wie schwerwiegend diese war und welche Symptome im Vordergrund standen, entschied sich an der Lebensführung der betroffenen Person. Da aber jeder Mensch andere Verfehlungen beging, musste auch das Erscheinungsbild von Krankheiten ganz verschieden sein. Jeder Krankheitsfall, schrieb Theodor Hahn in seinem *Praktischen Handbuch der naturgemäßen Heilweise*, sei ein »eigenthümlich individuell gestalteter« und deshalb habe es »unter den Millionen und aber Millionen von Erkrankungsfällen« noch nicht zwei vollständig gleiche »nach Art und Dauer aller ihrer Erscheinungen« gegeben.[12]

---

8 Munde, *Hydrotherapie*, S. 14.
9 Rausse, »Abhandlung über die Aufsaugung und Ablagerung der Gifte und Medikamente im lebenden animalischen Körper«, S. 180.
10 Kuhne, *Neue Heilwissenschaft*, S. 33.
11 Rausse, *Anleitung*, Bd. 1, S. 8.
12 Hahn, T., *Praktisches Handbuch*, Bd. 2, S. 3, 12.

Sobald ein Heterogenstoff in den Organismus eingedrungen war, reagierte der Körper, um die Störung zu beseitigen. Auch dies geschah in vollständig zweckmäßiger Weise durch die »Naturheilkraft«. Diese wiederum war nur eine besondere Erscheinungsform der allgemeinen Lebenskraft. J. H. Rausse erklärte hierzu, die Lebenskraft wirke auch in kranken Tagen »nach denselben physiologischen, natürlichen, göttlichen Gesetzen, die während des gesunden Zustandes im menschlichen Organismus thätig sind«. Allein der Umstand, »daß sie hier unter anderen, d. h. abnormen, krankmachenden Einflüssen und Verhältnissen schafft«, habe ihr die Bezeichnung Naturheilkraft eingebracht.[13] Sichtbar wurde die Gegenreaktion durch das Auftreten der Krankheitssymptome. Der Kranke litt also nicht unter den Auswirkungen der Krankheit, sondern unter den Begleiterscheinungen des Kampfes gegen die Krankheit. Entsprechend warf Rausse der tradierten Medizin vor, sie verbreite ein völlig falsches Verständnis von Krankheit. »Die Mediziner«, schrieb er, »halten die Schmerzen, die Entzündungszeichen und überhaupt die Reactionszeichen des Organismus gegen die Krankheit ... für die Krankheit selbst; ich habe in meinen Schriften bewiesen, daß die gedachten Krankheitszeichen aus dem Kampf des Organismus gegen innere Krankheitsstoffe (Heterogenstoffe) entstehen.«[14]

Dieser Gedanke blieb für die Naturheilkunde von entscheidender Bedeutung. Auch das schwerwiegendste und schrecklichste Symptom musste nach Ansicht Rausses als die »denkbar zweckmäßigste« und deshalb sinnvollste Reaktion angesehen werden.[15] So unangenehm eine Erkrankung im Einzelfall auch sein mochte, aus naturheilkundlicher Sicht gab es im Grunde keine Alternative. Allein die Natur kannte den schnellsten Weg der Heilung und verfügte über die wirksamsten Mittel. Jedes Abweichen von diesem Weg musste verhängnisvolle Folgen haben. Theodor Hahn formulierte als »Hauptgedanken« der Naturheilkunde: »Jede Krankheit ist ein organischer Vorgang, ein Heilversuch, ist der unter gegebenen Bedingungen bestmögliche Zustand.« Und: »Jede Krankheit heilt sich am besten aus sich selbst gemäß der organischen Natur.«[16]

Im Normalfall sollte es der Naturheilkraft gelingen, die vorhandenen Heterogenstoffe schnell zu eliminieren. Das klinische Korrelat einer derartigen akuten Krankheit war die Krise, die mit hohem Fieber und heftigen Symptomen einherging. Bei allen akuten Krankheiten glaubte Rausse »Merkmale des Gelingens der Heilung« wahrnehmen zu können. In diesen Fällen herrschten »sogenannte kritische Symptome vor, Zeichen, die anzeigten, daß der Heilkampf gelungen war«. Der Betrachter erkannte darin zumeist »etwas Reines,

---

13 Rausse, *Anleitung*, Bd. 2, S. 2.
14 Rausse, *Die gewöhnlichsten ärztlichen Mißgriffe*, S. 117.
15 Ebd., S. 117–118.
16 Hahn, T., *Praktisches Handbuch*, Bd. 1, S. 43.

Vollendetes, ... ein Übersprudeln der Lebens-, der Naturheilkraft«.[17] Allerdings war die Kompensationsfähigkeit des Organismus nicht unbegrenzt. Wenn der Zustrom von Heterogenstoffen nicht nachließ oder die Menge der angefallenen Schlacken zu groß war, verhinderte dies die Heilung. Der Organismus geriet in einen Zustand chronischer Krankheit. Bei den chronischen Störungen fehlte die Fulminanz der Krankheitssymptomatik. Vielfach ließen sich die Symptome bei oberflächlicher Betrachtung gar nicht erkennen. Auch die Betroffenen fühlten sich nur wenig beeinträchtigt. Dies aber war eine trügerische Ruhe. Denn je länger dieser Zustand dauerte, desto stärker schwanden die Heilungschancen. Rausse unterschied drei Stadien der chronischen Erkrankung: Das erste war »die Zeit oft und leicht wiederkehrender Anstrengung des Organismus zur Heilung«. Hier war die Lebenskraft ausreichend stark, um die Krankheitsstoffe durch häufige Akuterkrankungen zu eliminieren. Im Stadium des »Scheinzustandes erträglicher Gesundheit« hatte der »Organismus nicht mehr die Kraft, die Heilung aus sich selbst zu versuchen, wohl aber um sich ... im status quo zu erhalten«. Die Erkrankten glaubten, gesund zu sein. Dann aber folgte das Stadium »der Vernichtung«. Die Menge der Krankheitsstoffe ließ nun die Gegenwehr endgültig zusammenbrechen.[18] Zwischen den ersten Krankheitszeichen und der endgültigen Vernichtung konnten Jahrzehnte vergehen. Nur am Anfang bestand noch Hoffnung, im Endstadium war das Schicksal des Erkrankten besiegelt.

Aus dieser Perspektive nahm sich das Krankheitsgeschehen nicht als ein zerstörerisches, sinnloses Geschehen aus, sondern als ein höchst funktionales Ereignis. Krankheit schädigte nicht die Gesundheit, sie war deren Garant! Bedrohlich wurde es erst, wenn die Naturheilkraft überfordert war. So gesehen war der Tod im »Stadium der Vernichtung« nicht die Folge einer zu starken oder zu schweren Krankheit, sondern eines geschwächten Vermögens der Naturheilkraft, Krankheitssymptome zu produzieren. Mit dieser theoretischen Festlegung ließen sich selbst Krankheiten als Teil einer insgesamt sinnvoll geordneten Schöpfung begreifen.

---

17 Rausse, *Anleitung*, Bd. 3, S. 7–8.
18 Ebd., S. 9.

Der Arzt als Diener der Natur

Was bedeutete die naturheilkundliche Lehre für die Tätigkeit des Arztes? Als höchstes Gebot forderte die Naturheilkunde ein unbedingtes Vertrauen in die Weisheit der Natur. Sofern eine Heilung überhaupt erreichbar war, gelang dies einzig durch das Walten der Natur. Kein Arzt besaß das Wissen oder die Macht, die Naturheilung durch eigene therapeutische Maßnahmen zu ersetzen. Deshalb erschien es den Naturheilkundlern anmaßend, wenn Ärzte eine Heilung als ihren Erfolg reklamierten. Friedrich Eduard Bilz verglich dies mit der Arbeit des Gärtners: Wollte dieser »in Zeitungen oder durch Prospekte bekannt geben und damit prahlen, er habe die schöne, grüne Feld- und Wiesenflur wachsen lassen, so wird man sagen: du bist ein Narr; nicht du, sondern die Natur hat wachsen lassen. Ganz dasselbe ist der Fall mit der Heilung von Krankheiten. Die Natur heilt und diese Heilkünstler wollen's gewesen sein; das ist nicht nur lächerlich, sondern sogar sündhaft.«[19]

Die Machtlosigkeit des Arztes war, wie der *Naturarzt* feststellte, »eine der ewigen Wahrheiten! Kein Mensch kann heilen! Wenn er das könnte, wäre er Gott, dann könnte er auch ganze Welten schaffen; das kann er nicht!«[20] Was dem Arzt blieb, war die Unterstützung der Natur in ihrem Wirken. Es kam darauf an, den natürlichen Krankheitsprozess zu verstehen, ihn nach Kräften zu befördern und alle Hindernisse beiseite zu räumen, die den schnellen Eintritt der Heilung behinderten. Ein Arzt habe immer »der willige und folgsame Diener der Natur zu sein«, forderte Theodor Hahn. Weil der Mensch in seinen Handlungen niemals die Vollkommenheit der Natur erreichen konnte, erschien die Hoffnung des Arztes, steuernd eingreifen zu können, als reiner »Aberglaube, Fetischglaube«.[21] Ein Arzt, der solches tut, »wüthet gegen die Natur, er verkrüppelt oder tödtet sie«, schrieb der *Wasserfreund* 1862.[22]

Baptista Vanoni äußerte die Überzeugung, dass die Medizin in dem Moment in ein »furchtbares Labyrinth« geraten sei, als die Ärzte begannen, sich als »Gewalthaber und Herren der Natur« zu gebärden.[23] In ihrem Bestreben, die Krankheit schnell und effektiv zu heilen, richteten die Ärzte alle Bemühungen darauf, die Symptome zu beseitigen. Dadurch trat zwar ein Zustand der Beschwerdefreiheit ein. In Wirklichkeit aber hatten die Ärzte nur den Heilungsprozess unterbrochen. Nach Abklingen der Therapiewirkungen mussten die Symptome zwangsläufig wieder aufbrechen und einen Rückfall herbeiführen.

---

19 Bilz, *Das neue Naturheilverfahren*, S. 837.
20 Silber, »Wie weit ist der Naturheilgedanke in die Klinik eingedrungen?«, S. 280.
21 Hahn, T., *Praktisches Handbuch*, Bd. 1, Vorwort zur 1. Aufl., S. II, 44.
22 *Der Wasserfreund* Jg. 1 (1861/62), S. 228.
23 Vanoni, *Naturarzt*, S. IV.

Rausse stellte hierzu fest, die Unterdrückung der Symptome sei »ein Heilen im Geist der Mediziner, aber es ist ein Verderben in der Wahrheit«.[24] Moritz Kypke warf den Ärzten vor, die »unzulängliche Oberflächlichkeit« ihrer Behandlungen habe »weiter keinen Zweck, als dem Leidenden eine augenblickliche Erleichterung zu verschaffen und zwar auf die Gefahr hin, dadurch sich später zeigende Nachtheile zu erschließen«. Auf diese Weise arbeite man »der helfenden Natur überall und aus Leibeskräften schnurstracks entgegen«.[25]

Entsprechend lehnten die Naturheilkundler jede Form von Arzneitherapie radikal ab. Das Wort Medikament, urteilte J. H. Rausse, sei »gleichbedeutend mit dem Begriff Gift«. Indem Arzneimittel eine »relative oder temporäre Lähmung des Heilungsprozesses« hervorriefen, träte nur eine vorübergehende Erleichterung ein, die vom Kranken dann als Heilung fehlgedeutet wurde. Sobald aber die Giftwirkung nachließ, nahm der Organismus erneut »den gewaltsam unterbrochenen Kampf gegen die ursprünglichen Krankheitsstoffe« auf. Wieder und wieder griff der Mediziner zu seinen giftigen Tinkturen, »bis er aufs Neue die beschriebene Lähmung hervorgebracht hat, und er wiederholt dies genau so oft, als es dem Körper gelingt, das Gift abzustoßen und die ursprüngliche Krankheit wieder hervorzutreiben«.[26] Als Resultat wurde der Kranke immer tiefer in einen Strudel von Krankheit und Medizin gerissen. Die Arzneibehandlung, so Moritz Kypke, sei nichts anderes, als der Versuch, »eine fürchterliche Krankheit durch ein fürchterliches Gift zu tilgen. Dies sei »fürwahr ein schauderhafter Kampf zweier Umgethüme um den Preis eines Menschenlebens! Verschlingt es nicht das eine, so wird es dem anderen zur Beute.«[27]

Als Konsequenz ergab sich, dass die Naturheilkunde eine streng »arzneilose« Heilkunst bleiben musste. Alle Arzneien hatten ohne Unterschied als Gifte zu gelten, also als heterogene und lebensfeindliche Reize. Dies galt sowohl für die chemischen Substanzen der etablierten Hochschulmedizin als auch für Heilkräuter und homöopathische Mixturen. Der Homöopathie wurde zwar zu Gute gehalten, dass sie als weitgehend unschädlich gelten konnte. Aber als reine Arzneitherapie durfte sie selbstverständlich nicht zu den naturgemäßen Heilverfahren gerechnet werden. Zudem wurde das Verfahren der Verdünnung oder »Potenzierung« als unplausibel angesehen. Das sei »doch hübsch an der Homöopathie«, merkte J. H. Rausse sarkastisch an, »dass man

---

24 Rausse, *Die gewöhnlichsten ärztlichen Mißgriffe*, S. 116.
25 Kypke, *Diätetische Heilmethode*, Bd. 1, S. 61.
26 Rausse, »Abhandlung über die Aufsaugung und Ablagerung der Gifte und Medikamente im lebenden animalischen Körper«, S. 165, 170–171.
27 Kypke, *Diätetische Heilmethode*, Bd. 2, 41.

Kurzweil davon hat«. Bei der »Allöopathie« sei dies anders. Dort krieche »der Humor still davon vor dem Schauder und der Gänsehaut«.[28] Der Verzicht auf jede Form der Arzneitherapie geriet zu einem wichtigen und unverzichtbaren Grundsatz der jungen Naturheilkunde. Das einzig zulässige Therapieziel lag in der Anregung oder Stimulation der natürlichen Heilkräfte. Die hierfür erforderlichen »homogenen« oder »lebensbefreundeten« Reize[29] brauchten nicht erst gesucht oder ermittelt zu werden: Tagtäglich waren die Menschen den heilsamen Einflüssen der Natur ausgesetzt, ohne sich dieser Tatsache bewusst zu sein. Im Krankheitsfall reichte die Anwendung der natürlichen Lebensreize wie Licht, Luft, Wasser, Kälte, Wärme, Bewegung und Nahrung vollkommen aus. Zwar konnte es sein, dass eine Krankheit kurzfristig einen intensiveren Gebrauch stimulierender Reize erforderlich machte. Grundsätzlich aber gab es keine Unterschiede zwischen den Erfordernissen des kranken und des gesunden Lebens. In seiner Antrittsvorlesung als erster Professor für Naturheilkunde an der Berliner Universität berief sich Franz Schönenberger noch im Jahr 1920 ausdrücklich auf dieses »erste und vornehmste Gesetz der Naturheilkunde«.[30] Er stellte klar: »Was den Körper gesund erhält, das muß ihn auch heilen können.«[31] Im Grunde gab es deshalb gar keine Heilmittel, sondern nur »Lebensmittel«.[32]

Trotz der Beschränkung ihrer therapeutischen Verfahren wurde die Naturheilkunde gleichwohl von ihren Anhängern als wirksamste Form der Therapie erachtet. Wo Rettung möglich war, konnte die Naturheilkunde am schnellsten und besten helfen. In den naturheilkundlichen Blättern des 19. Jahrhunderts kursierten zahlreiche Berichte über fast wundersame Heilungen. 1863 verfassten Mitglieder des Dresdner hydro-diätetischen Vereins eine »Ansprache an das Publikum«, in der behauptet wurde, dass »es keine Krankheit giebt, die nicht schon durch Wasser geheilt worden wäre«.[33] Baptista Vanoni war nicht ganz so optimistisch: Er gestand zu, dass die Arzneitherapie in fortgeschrittenen Krankheitsstadien den Tod vielleicht doch noch einmal abwenden könne, wenn die Naturheilung bereits keine Aussicht mehr biete. Aber der Preis, der für diesen kurzfristigen Aufschub zu entrichten sei, lasse die Rettung eher als Fluch denn als Segen erscheinen. Immerhin könne sich der naturheilkundlich Behandelte mit dem Gedanken trösten, dass er »neben seinem Leiden nicht auch noch kunstgerecht geschunden und gemartert wird«. Ein mit Arzneimit-

---

28 Rausse, *Miscellen*, Bd. 2, S. 18–19.
29 Colomb, *Berechtigung der Wasserheilmethode*, S. 18.
30 Brauchle, *Handbuch*, S. 15.
31 Mummert, »Die erste Professur für Naturheillehre«, *Der Naturarzt* Jg. 48 (1920), S. 91–93.
32 *Der Naturarzt* Jg. 59 (1931), S. 84.
33 *Der Naturarzt* Jg. 2 (1863), S. 91.

teln traktierter, »medizingefüllter Todeskämpfer« hingegen biete »für die Umgebung den Anblick des Entsetzens und Grauens, so daß man häufig das baldige Verscheiden und die endliche Auslösung vom Himmel erfleht.«[34]

Wasser, Dampf und heiße Luft

Mit der Eingrenzung der zulässigen Heilmittel auf die alltäglichen Reize war es möglich geworden, die naturgemäßen Verfahren genauer zu bestimmen. Es ging nun darum, die Gesamtheit aller natürlichen Heilfaktoren systematisch zu ermitteln und ihre Anwendungsmöglichkeiten in der Krankenbehandlung zu erproben. Diese Perspektive begründete schließlich eine Reihe neuer Methoden und Ansätze. Das Kriterium der Naturgemäßheit entschied allerdings nur über die prinzipielle Verwendbarkeit eines Heilmittels. Die Fragen der Dosierung, Intensität und Zeitdauer von Anwendungen hatten sich nach anderen Gesichtspunkten zu richten. In diesem Zusammenhang wurde vor allem die Bedeutung des Naturinstinkts als Maßstab des Naturgemäßen hervorgehoben. Alle Behandlungen, so die verbreitete Auffassung, sollten in Einklang mit den spontanen Empfindungen und Äußerungen des Kranken vorgenommen werden.

Im Fall der Wasserbehandlung gab es wenig Raum für gänzlich neue Ansätze. Bereits in Gräfenberg hatte sich eine außerordentlich vielfältige Praxis etabliert. Philo vom Walde hatte, wie bereits erwähnt, 56 verschiedene Anwendungsformen des Wassers gezählt, die alle auf Prießnitz zurückgehen sollten. Diese Vielfalt wurde von Marie von Colomb bestätigt, die sechs Jahre in Gräfenberg verbrachte und 50 Arten der Wasserbehandlung beschrieb.[35] Lediglich bei den Temperaturen des Wassers wurde allgemein eine Notwendigkeit zur Veränderung gesehen, denn die extremen Kältegrade der Gräfenberger »Frostwasserkur« standen in einem klar erkennbaren Widerspruch zur Forderung nach instinktgemäßem Einsatz der Naturheilmittel. Deshalb entschied man sich, weniger rigorose Verfahren einzusetzen, vor allem lauwarme Anwendungen und Wechselbäder.

Nach und nach rückten die wärmeren Verfahren in den Vordergrund, bis schließlich der heiße Wasserdampf als Heilmittel entdeckt wurde. In Form der »Russischen Dampfbäder« war dieses Verfahren bereits seit längerer Zeit beliebt. Das Interesse der naturheilkundlichen Therapeuten lag jedoch auf der

---

34 Vanoni, *Naturarzt*, S. 10–11.
35 Colomb, *Berechtigung der Wasserheilmethode*, S. 37.

Entwicklung möglichst einfacher Verfahren zur Dampferzeugung und -anwendung, um diese Form der Behandlung jederzeit und an jedem Ort einsetzbar zu machen. In der naturheilkundlichen Literatur wurde in der Folgezeit eine Reihe verschiedener Lösungen beschrieben. Beim Kastendampfbad handelte es sich um eine einfache Schrankkonstruktion, in die heißer Dampf eingeleitet wurde. Neben der Einstiegstür in der Vorderwand befand sich eine weitere Öffnung auf der Oberseite, die groß genug für den Kopf einer erwachsenen Person war. Der Kranke stieg in den Kasten, setzte sich dort auf einen Hocker, steckte den Kopf nach außen und ließ dann den Dampf hineinströmen. Als noch erheblich einfachere Variante empfahl der *Naturarzt* das Rohrstuhldampfbad. Hierbei nahm der vollständig entkleidete Kranke auf einem Rohrstuhl Platz, unter dessen Sitzfläche ein Gefäß mit kochendem oder dampfendem Wasser gestellt wurde. Anschließend legte sich der Kranke eine große Decke um die Schultern, die bis zum Boden reichte.[36]

Besonderen Erfindungsreichtum im Ersinnen »praktischer Bett- und Partialdampfbäder« bewies Arnold Rikli. In einer Beilage zum *Wasserfreund* beschrieb Rikli 1862 das von ihm entwickelte Prinzip. Zur Dampferzeugung diente ein Kasten, in den ein glühender Ziegel gelegt wurde. Sobald der Ziegel mit Wasser übergossen wurde, entstanden große Mengen von Dampf, die dem Deckel des Kastens aus vorgefertigten Öffnungen entströmten. Um ein Bettdampfbad durchzuführen, legte sich der Kranke in sein Bett unter eine zuvor hergestellte Lattenkonstruktion. Anschließend wurde eine dicke Wolldecke über die Latten ausgebreitet und der Kasten mit dem glühenden Ziegel unter die Decke geschoben.[37] Bei Partialdampfbädern deckte die Lattenkonstruktion jeweils nur einzelne Körperteile ab. Im *Naturarzt* erschien 1863 ein Artikel, in dem Rikli sechzehn verschiedene Anwendungsformen seines Prinzips vorstellte.[38]

Eine andere Form der Behandlung bestand darin, den heißen Wasserdampf als »Dampfdusche« direkt auf die erkrankte Körperregion zu leiten. Damit ließ sich eine umschriebene Therapie in einem genau lokalisierten Bereich durchführen. Als Nachteil erwies sich, dass der Dampf auf der Haut schwere Verbrühungen verursachen konnte. Zur Vermeidung dieser unerwünschten Begleiterscheinungen wurden Apparate konstruiert, die keinen Wasserdampf, sondern heiße Luft erzeugten, womit sich die Gefahr von Verbrennungen erheblich reduzierte. Im Verlauf der Zeit wurden immer neue Formen der Dampf- und Heißluftbehandlung erdacht und in naturheilkundli-

---

36 Köhler, »Das Rohrstuhldampfbad«, *Der Naturarzt* Jg. 29 (1901), S. 60–61.
37 Rikli, »Riklis Bett-Dampfbad«, *Der Wasserfreund* Jg. 1 (1861/62), S. 85–90.
38 Rikli, »Ueber partielle Dampfbäder«, *Der Naturarzt* Jg. 2 (1863), S. 101–104

chen Zeitschriften dargestellt. Parallel dazu stieg die Menge der Hilfsmittel und Apparaturen. 1898 stellte der *Naturarzt* fest, die »Zahl der Dampfapparate für hygienische Zwecke« sei »Legion«.[39]

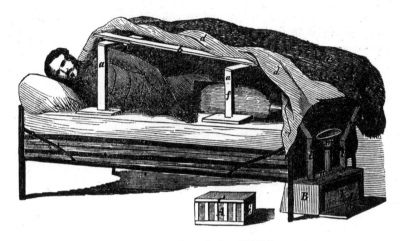

Abb. 8: Konstruktion des Bettdampfbades nach Arnold Rikli

(Quelle: Der Naturarzt *1863; S. 103)*

Das Postulat der Einfachheit betraf selbstverständlich nicht allein die Dampfbehandlung, sondern erstreckte sich auf alle natürlichen Heilverfahren. Auch die Wasserbehandlung sollte an allen Orten verfügbar sein. In vielen Wohnungen der damaligen Zeit waren allerdings weder fließendes Wasser noch Badevorrichtungen vorhanden. Die Bemühungen der Naturheilkundler schufen hier einen Bedarf, der gegen Ende des 19. Jahrhunderts von Herstellern sanitärer Geräte aufgegriffen wurde. Im *Naturarzt* und in anderen naturheilkundlichen Publikationen erschienen Anzeigen, in denen für Dusch- und Badeeinrichtungen geworben wurde. Um den Transport zu vereinfachen, wurden zerlegbare Wannen konstruiert. Teilweise ließen sich die Wannen mit Hilfe weiteren Zubehörs zu Dusch- und »Schwitzapparaten« umbauen. Neben feststehenden Wannen waren Konstruktionen mit abgerundeten Böden beliebt, die durch Bewegungen des Badenden zum Schaukeln gebracht werden konnten und so als »Wiegen-« oder »Wellenbadschaukel« dienten.

Eine Verstärkung der Heilwirkung konnte nach Überzeugung vieler Naturheilkundler durch die innere Anwendung des Wassers erreicht werden. Dies geschah zum einen durch das Trinken von frischem, klarem Quellwasser, zum

---

39 *Der Naturarzt* Jg. 26 (1898), S. 370.

anderen durch das Einbringen von Wasser in den Darm mit Hilfe von Klistieren. Im *Naturarzt* schrieb Arnold Rikli, beim Klistieren würden oft »unglaubliche Mengen Wasser allmälig versaugt«. Erst nach mehrmonatiger Anwendung begännen sich die Ablagerungen »als kritische Schlacken aufzuweichen, zu lösen und in Bewegung zu setzen und als vielgewünschte Schleim- und Blutkrisen ans Tageslicht zu treten«. Die Klistierspritze erschien Rikli als ein so unersetzliches Werkzeug zum Erhalt der Gesundheit, dass sich alle naturheilkundlich gesinnten Menschen »mit diesem kleinen Möbel und mit den Regeln, das Instrument praktisch zu handhaben, vertraut machen sollten«. Zum »Selbstklystieren« und zur Fremdbehandlung beschrieb Rikli Spritzen mit unterschiedlich gekrümmten Ausgangsrohren. Für Frauen bestand zudem die Möglichkeit, die Entschlackung durch Anwendung von »Scheiden-Klystieren« zu fördern.[40] Hierzu standen speziell gebogene Ansatzstücke zur Verfügung. Gleiches galt für das Einbringen von Wasser in die Ohren- und Nasenöffnungen, womit sich das Spektrum lokaler Wasseranwendungen noch erweiterte.

Fasten und Schonkost

Neben der Wasserkur hatte Johannes Schroth die diätetische Therapie als zweite Säule der naturheilkundlichen Krankenbehandlung begründet. Die Dominanz dieser beiden Verfahren war anfänglich so groß, dass die Bezeichnung »hydro-diätetische Therapie« als medizinischer Fachbegriff für den Ansatz der Naturheilkunde üblich wurde. Bei genauer Betrachtung aber genügte weder die in Gräfenberg gereichte Kost noch die Lindewiesener Durstkur den Ansprüchen einer naturheilkundlichen Diät. Vincenz Prießnitz hatte seinen Patienten in Bezug auf Ernährung kaum Vorschriften gemacht. Da die Wasseranwendungen ein starkes Hungergefühl hervorriefen, kam es vielfach zu einer ungehemmten Völlerei. Selinger berichtete von Gästen, die »acht bis zwölf Stück Rindfleisch und darauf zwölf bis zwanzig Faschingskrapfen oder zwanzig bis dreißig Pflaumenknödel verzehrten«.[41] Auch Philo vom Walde bestätigte, dass sich in Gräfenberg die Tische »unter der Wucht der Speisen« bogen.[42]

Während in Gräfenberg somit ein Überangebot herrschte, verfiel Schroth in das entgegengesetzte Extrem. Das tagelange Hungern und Dursten stellte

---

40 Rikli, »Ueber Klystiere«, *Der Naturarzt* Jg. 2 (1863), S. 127–130.
41 Selinger, *Vincenz Prießnitz*, S. 90.
42 Vom Walde, *Vincenz Prießnitz*, S. 24.

erhebliche Anforderungen an die Willensstärke der Patienten und führte zu schwersten Krankheitssymptomen. Vor allem aber wurde der Gebrauch des Weins zu Heilzwecken als unvereinbar mit den Prinzipien der Naturheilkunde betrachtet. Wein war fraglos ein Rauschmittel, das Sinne und Instinkt trübte und deshalb eher als Gift denn als Heilmittel zu gelten hatte. Schon immer war der Vorwurf erhoben worden, Schroth habe lediglich die Trunksucht seiner Kurgäste bedienen wollen. Diese Gerüchte waren auch nach dem Tod von Schroth nicht verstummt. Gustav Wolbold unternahm 1874 eine Rundreise durch verschiedene Heilanstalten, über die er im *Naturarzt* berichtete. Bei seinem Besuch in Lindewiese traf er im Kurhaus auf einige Gäste in bester Feierlaune. Diese hatten »schon eine Batterie Weinflaschen (heute war ja ihr großer Trinktag) auffahren lassen und denselben bereits wacker zugesprochen«. Wolbold widerte das »Gedudel, der Heidenlärm, der Tabaksqualm und die Staubwolken im Saale« regelrecht an, weshalb er schleunigst die Heilanstalt verließ.[43]

Theodor Hahn unternahm in dieser Situation den Versuch, zu einer Diät zu gelangen, die als wirklich naturgemäß verstanden werden konnte. Dabei hielt er an dem Grundgedanken Schroths fest, dass der erkrankte Organismus vorübergehend von der Tätigkeit der Nahrungsaufnahme und -verwertung zu entlasten sei. Die Naturheilkraft war nach Hahns Ansicht im Krankheitsfall so sehr mit der Erzeugung krisenhafter Symptome befasst, dass sie nicht durch die zusätzliche Aufgabe der Verdauung in Anspruch genommen werden durfte. Als Bestätigung dieser Annahme galt der Umstand, dass die meisten Kranken spontan über eine Verminderung des Appetits berichteten. Als irreführend wurde von naturheilkundlicher Seite deshalb der Begriff der »Hungerkur« empfunden. Denn das auffälligste Merkmal in der Symptomatik des Kranken war ja gerade das Fehlen von Hunger, weshalb Theodor Hahn von »Hungermangelkrisen« sprach. Kein Patient in Hahns Naturheilanstalt im schweizerischen St. Gallen wurde zum Hungern ermuntert. Stattdessen sprach Hahn die Empfehlung aus, das spontane oder instinktive Empfinden zu beachten und so lange auf den Genuss von Speisen zu verzichten, wie die Appetitlosigkeit andauerte. 1864 berichtete Hahn im *Naturarzt*, er habe bei diesem Vorgehen innerhalb von acht Jahren »ungefähr anderthalb Dutzend Fälle von Hungermangelkrisen« beobachtet. Diese seien stets günstig verlaufen und immer ein Mittel gewesen, »mit welchem die betreffenden Organismen zur Genesung und Heilung voranschritten«. Nach Angaben Hahns konnte die

---

43 Wolbold, »Mein Besuch der Wasserheilanstalten«, *Der Naturarzt* Jg. 13 (1874), S. 55.

Zeitdauer, in der Kranke jede Nahrung verweigerten, bis zu vier Wochen betragen.[44]

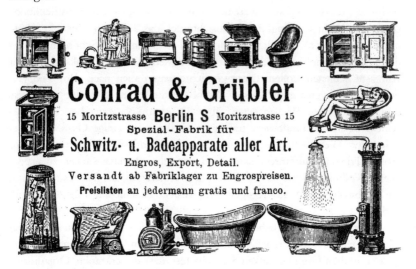

Abb. 9: Werbung für Bade-, Dusch- und Schwitzvorrichtungen zur Durchführung naturheilkundlicher Anwendungen

(*Quelle: Bilz, F.E.:* Das neue Naturheilverfahren, *34. Aufl., Leipzig 1895*)

Wenn der Appetit wiederkehrte, sollte der Kranke zunächst mit leicht verdaulichen Speisen in geringen Mengen beginnen. Abgesehen von diesen Einschränkungen folgte die »Schonkost« jedoch den gleichen Grundsätzen, die nach naturheilkundlichem Verständnis auch für die Normalkost des gesunden Menschen galten. Dazu gehörte selbstverständlich der strenge Ausschluss aller Genussgifte und »Reizstoffe« wie Alkohol, Kaffee und scharfe Gewürze. Hahn forderte zudem den konsequenten Verzicht auf jegliche Fleischspeise. Besonders in der Phase der Rekonvaleszenz musste sich der Fleischgenuss nach seiner Überzeugung verhängnisvoll auf den weiteren Fortgang der Heilung auswirken. Ausgehend von diesen Überlegungen entwickelte Hahn eine rein pflanzliche Schonkost, die in seiner Naturheilanstalt im Anschluss an die Zeit der vollständigen Nahrungsenthaltung gereicht wurde. Damit vollzog Hahn eine viel beachtete Wende. Allgemein galt in der Medizin sonst der Lehrsatz, dass gerade das Fleisch den kranken Organismus kräftige. Hahn wies diese

---

[44] Hahn, T., »Meine Erfahrungen über Maß und Qualität der physiatrischen Kurmanipulationen«, S. 246.

Ansicht zurück und ebnete so den Weg für eine neue naturheilkundliche Diätetik.

An den Grundannahmen Hahns orientierten sich auch die Brüder Adolf und Rudolf Just, die 1896 im Harz die Naturheilanstalt »Jungborn« gründeten. Im Jungborn wurde der Nahrungsentzug jedoch systematischer betrieben und auch bei aufkommendem Hungergefühl fortgesetzt, was zu einer regelrechten Fastentherapie führte. Rudolf Just rühmte das Fasten als »das wichtigste Reinigungs- und Heilmittel, das es je gegeben hat«. »Hunger«, so Just, »ist nicht nur der beste Koch, sondern Hunger ist auch der beste Arzt!«[45] Ein weiterer Unterschied zu Hahn bestand darin, dass die Schonkost nicht nur vegetarisch, sondern auch ungekocht, also roh zu sein hatte. Rudolf Just rühmte den Jungborn als »Wiege der Rohkost«. In den ersten Jahren nach Eröffnung der Naturheilanstalt gab es »nur einen Tisch, und der bestand aus Beeren, Obst und Nüssen, aus Vollkornbrot, Milch, ungesalzener Butter und Quark.« Später richteten die Brüder Just »noch einen Tisch mit gedünsteten Gemüsen und Kartoffeln ein, nahmen Salate, rohe Gemüse usw. hinzu«. Dies stellte jedoch nur eine Konzession gegenüber den Ansprüchen der Kurgäste dar, die sich mit der strengen Rohkost oft nicht abfinden konnten. Rudolf Just blieb jedoch kritisch, denn »je strenger sich die Kranken im Jungborn an die ursprüngliche Ernährung des Menschen halten, … desto besser schlägt die Ernährung an und desto schneller und gründlicher tritt der Erfolg ein«.[46]

Nach naturheilkundlichem Verständnis hatte der Grundsatz der Rohkost für alle Menschen zu gelten. So wenig es aus naturheilkundlicher Sicht spezielle Heilmittel oder gar Arzneien geben konnte, so wenig machte es Sinn, nach besonderen Diäten für ausgewählte Krankheitszustände zu suchen. Noch im Jahr 1930 stellte der *Naturarzt* fest, die Naturheilkunde kenne im Grunde »keine Spezialkuren«.[47] Lediglich Obstkuren konnten in bescheidenem Umfang Eingang in die naturheilkundliche Praxis finden, was wesentlich dem Einfluss des amerikanischen Arztes John Harvey Kellog zu verdanken war. Kellog betrieb östlich von Chicago ein weltberühmtes Sanatorium, das in vielen Aspekten dem naturheilkundlichen Ansatz entsprach. 1902 druckte der *Naturarzt* einen Text Kellogs, in dem dieser die großen Vorzüge von Obstkuren darlegte. Der Artikel schloss mit der Feststellung, die Obstkur sei »zweifellos die billigste und dazu doch am gründlichsten wirksame Medizin«.[48] In der Folgezeit kam das Thema »Obstkur« immer wieder im *Naturarzt* auf, wobei die

---
45 Just, R., *Fasten und Fastenkuren*, S. 25, 39, 49.
46 Just, R., *Heraus aus dem Wirrwarr*, S. 24, 26.
47 Bossert, »Trauben- und Obstkuren«, *Der Naturarzt* Jg. 58 (1930), S. 9–11.
48 Kellog, »Heilkraft und Anwendung der Fruchtsäuren«, *Der Naturarzt* Jg. 30 (1902), S. 293–296.

Traubenkur die meisten Befürworter fand. Die Weintraube sei, so der Naturheilkundige Scholta, eine »göttliche Frucht«, da sie eine besondere Zusammensetzung besitze, die »sie zu Heilzwecken im Natursinne befähigt«.[49] Während der Kur war es dem Kranken nicht gestattet, andere Nahrungsmittel außer Trauben zu sich nehmen. Teilweise wurden so bis zu sechs Pfund Trauben pro Tag verspeist.[50]

Allgemein hatten Obstkuren jedoch den entscheidenden Nachteil, dass die Beschaffung der Früchte nicht zu allen Jahreszeiten möglich war. Bei Trauben bot sich das Einkeltern des Safts an, wobei allerdings die alkoholische Gärung vermieden werden musste. Angeregt durch die Naturheilbewegung begann die Kelterei H. Lampe & Co. in Worms mit der Produktion eines alkoholfreien Weinmostes. Der *Naturarzt* berichtete 1903 über dieses Ereignis und erklärte seinen Lesern, mit Hilfe eines besonderen Verfahrens sei es gelungen, den Saft der Trauben »beliebig lang im Fasse aufzubewahren, ganz wie vergorenen Wein«. Der Verfasser des Artikels rühmte den »großen Fortschritt« und prophezeite dem »Ideal-Wein« einen raschen Erfolg.[51]

Die »Schwedische Gymnastik«

Neben der Behandlung mit Wasser und Diät war auch die körperliche Bewegung bereits in den Kurkonzepten von Schroth und Prießnitz angelegt. In Gräfenberg und Lindewiese war es üblich, zwischen den Anwendungen zu kleineren Spaziergängen oder auch längeren Wanderungen aufzubrechen. Zudem ließ Prießnitz seine Patienten einfache Arbeiten verrichten. Vor allem das Sägen von Holz scheint der bevorzugte Typ der Gräfenberger Bewegungstherapie gewesen zu sein. Patienten, die nicht in der Lage waren, ihr Zimmer zu verlassen, bekamen die nötigen Materialien zum Sägen gebracht. Philo vom Walde berichtet, noch an seinem Todestag habe sich Prießnitz »das Schnittzeug ins Wohnzimmer bringen« lassen, musste dann aber feststellen, dass seine Kräfte nicht mehr reichten.[52]

Allgemein setzte sich bald die Erkenntnis durch, dass die Kopie von Alltagsarbeiten eine zu einseitige Belastung darstellte, um sie zur gezielten Krankheitsbehandlung einzusetzen. Als gleichermaßen ungeeignet erschienen die

---

49 Scholta, »Wirkungsweise der Trauben- und Weinmost-Kur bei Kranken«, *Der Naturarzt* Jg. 31 (1903), S. 296–298, 318–323.
50 Bossert, »Trauben- und Obstkuren«, *Der Naturarzt* Jg. 58 (1930), S. 9–11.
51 *Der Naturarzt* Jg. 31 (1903), S. 28.
52 Vom Walde, *Vincenz Prießnitz*, S. 45.

Übungen, die sich im Anschluss an Ludwig Jahn im Umfeld der deutschen Turnbewegung herausgebildet hatten. Friedrich Robert Nitzsche, der als medizinischer Laie den Beruf des »Kinesitherapeuten« ergriffen hatte und später Direktor einer gymnastischen Heilanstalt in Dresden wurde, erklärte, dass es bei der Heilgymnastik darauf ankäme, bestimmte Heilprozesse auszulösen. Deshalb kämen in der Heilgymnastik »weder große Sprünge noch Schwünge, weder Klettern noch Ringkämpfe vor«. Hier sei es vielmehr erforderlich, »die einfachsten activen Bewegungen mit Ruhe und Stetigkeit, nach genau bestimmtem Maße, in ganz besonderer Auswahl, dem Zustande und der Kraft des Kranken genau angemessen«, auszuführen.[53]

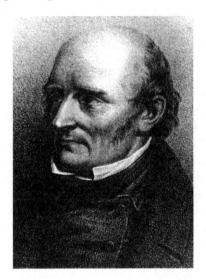

Abb. 10: Per Henrik Ling

(Quelle: Athenaeum für Rationelle Gymnastik *1856)*

Diesen Anforderungen entsprach am ehesten die »Schwedische Gymnastik«. Der Umstand, dass dieses Therapieverfahren von einem Laien stammte, erleichterte zusätzlich die Akzeptanz in der Naturheilbewegung. Begründet wurde die Schwedische Gymnastik von dem Fechtlehrer Per Henrik Ling, der 1776 auf einem kleinen Pfarrhof in der Provinz Smaland geboren wurde. Nach Abschluss der Schule verlebte Ling unruhige Wanderjahre, die ihn nach Dänemark, Deutschland, Frankreich und England führten. Ling, der oft mittellos war und Hunger litt, leistete mehrfach Kriegsdienste für verschiedene Armeen.

---

53 Nitzsche, *Gymnastische Heilmethode*, S. 22–23.

Schließlich besuchte er in Kopenhagen eine Fechtschule, belegte an der Universität Lund einige Vorlesungen über Anatomie und Physiologie und wurde schließlich im Jahr 1813 zum Leiter eines neu gegründeten »Schwedischen Zentralinstituts für Gymnastik« in Stockholm ernannt. Am Stockholmer Institut entwickelte Ling eine neue Form der gymnastischen Krankenbehandlung, die er in mehreren Büchern beschrieb. Grundlage der Schwedischen Gymnastik war die genaue Kenntnis der Anatomie des Bewegungsapparates. Ling war überzeugt, dass jede Bewegung Auswirkungen auf den gesamten Organismus habe und auf diese Weise neben der Muskulatur auch die Funktion der inneren Organe, des Blutkreislaufs und des Nervensystems beeinflusse. In einer systematischen Analyse, die mehrere Jahre in Anspruch nahm, kategorisierten Ling und seine Mitarbeiter die verschiedenen Bewegungsarten, ermittelten die daran beteiligten Muskeln und beschrieben schließlich die erkennbaren Rückwirkungen der Bewegungen auf den Körper. Ausgehend von diesen Erkenntnissen konnten etwa 2.000 verschiedene Bewegungen definiert und ihr Einsatz zu therapeutischen Zwecken bestimmt werden. Zu den Verfahren der Schwedischen Gymnastik gehörten nicht allein aktive Bewegungen, die der Kranke selbsttätig ausführte, sondern auch passive Bewegungen, bei denen ein Therapeut Hilfestellung leistete. Jede Bewegung erhielt im System der Schwedischen Gymnastik eine eigene Bezeichnung. Der Therapeut stellte zunächst die Art der Erkrankung fest und verordnete anschließend eine genaue Abfolge von Übungen in Form eines Rezepts.

Nach Deutschland gelangte die Schwedischen Gymnastik vor allem durch Major Hugo Rothstein. Auf eine kleine Zeitungsnotiz hin war der medizinische Laie 1843 nach Stockholm gereist, um die Methode kennen zu lernen. Rothstein blieb ein ganzes Jahr in Schweden und absolvierte einen kompletten Ausbildungskursus. Zurück in Deutschland verfasste er ein fünfbändiges Werk, das alle Aspekte der Schwedischen Gymnastik ausführlich darstellte. Diese umfangreichen Forschungsergebnisse veranlassten das Land Preußen ein »Königlich-Preußisches Centralinstitut für die Gymnastik« nach schwedischem Vorbild in Berlin einzurichten, dessen erster Leiter Hugo Rothstein wurde. Anfänglich zeigten auch einige Ärzte Interesse an der Schwedischen Gymnastik, darunter der Kreisphysikus Dr. Albert. C. Neumann. Dieser war 1851 nach Stockholm gereist und hatte dort das Heilverfahren von Ling erlernt.

Insgesamt jedoch blieb das Echo innerhalb der Ärzteschaft verhalten. Viele Mediziner hatten erhebliche Vorbehalte gegenüber der Schwedischen Gymnastik. Anhängern der Turnbewegung galt sie als »undeutsch«, während sich andere Ärzte an ihrem laienhaften Erscheinungsbild störten. Als ausdrücklichen Gegenentwurf veröffentlichte der Leipziger Arzt Daniel Gottlob Moritz

Schreber 1855 ein Buch, das den Titel *Ärztliche Zimmer-Gymnastik* trug. Im Vorwort zur siebten Auflage erklärte Schreber, sein System der Gymnastik solle – »zum Unterschiede von der schwedischen, halbactiven, hauptsächlich aus zwecklos gekünstelten, nur durch Gehilfen ausführbaren Widerstandsbewegungen« – die »Deutsche Gymnastik« genannt werden.[54] Allerdings waren die von Schreber gegebenen Übungsanleitungen bei weitem nicht so vielfältig und differenziert wie die der Schwedischen Gymnastik. Vor allem bestanden sie aus rein aktiven Bewegungen, die ohne Gymnasten ausgeführt wurden.

In der Zeitschrift *Athenaeum für Rationelle Gymnastik* kommentierte Neumann 1856 den Ansatz von Schreber. Er stellte fest, es sei immerhin als Fortschritt anzuerkennen, dass Schreber versucht habe, »sich einer auf Physiologie basirten Gymnastik zuzuwenden und dem rohen Kraftturnen Lebewohl« gesagt habe. Insgesamt zeuge Schrebers Zimmergymnastik aber von einer weitgehenden Verkennung der tatsächlichen Zusammenhänge zwischen den Körperbewegungen und ihren physiologischen Auswirkungen.[55] In einem anschließenden Briefwechsel, der sich zwischen Schreber und Neumann entspann und 1858 als *Erörterung in Form myologischer Briefe* gedruckt wurde, antwortete Schreber auf die Kritik. Er bezeichnete es als reine Spekulation, dass jede einzelne Bewegung in einem erkennbaren und therapeutisch nutzbaren Zusammenhang mit bestimmten Körperfunktionen stehen solle.[56]

Die deutsche Ärzteschaft schlug sich fast einhellig auf die Seite Schrebers. Die *Zimmergymnastik* erschien bis 1909 in 32 Auflagen. Zahlreiche Mediziner unterstützten in öffentlichen Stellungnahmen den Standpunkt Schrebers und wiesen die Schwedische Gymnastik als unwissenschaftlich zurück. Dazu zählte auch der bekannte Arzt und Buchautor Carl Ernst Bock, der eindringlich davor warnte, »den unwissenden, einseitigen, schwedisch-gymnastischen Charlatanen« zu trauen.[57] Angesichts dieses Widerstands geriet die Schwedische Gymnastik nahezu zwangsläufig in eine Außenseiterposition. Hugo Rothstein stellte schließlich fest, dass der Gymnast schwedischer Schule kaum noch erwarten könne, »daß er weniger angefochten bleibe, als der Homöopath und Hydropath«.[58] Viele Anhänger der Schwedischen Gymnastik hatten den Verdacht, dass es der Ärzteschaft weniger um die Bewahrung der Wissenschaft als um die Zurückdrängung der ungeliebten Laientherapie ging. Als 1860 das umfangreiche Werk von Friedrich Robert Nitzsche zur Schwedischen Gymnastik

---

54 Schreber, *Aerztliche Zimmer-Gymnastik*, Vorwort S. 5.
55 Neumann, »Aerztliche Zimmer-Gymnastik«, *Athenaeum für Rationelle Gymnastik* Jg. 3 (1856), S. 58–64.
56 Schreber/Neumann, *Streitfragen*.
57 Zitiert nach: *Athenaeum für Rationelle Gymnastik* Jg. 3 (1856), S. 83.
58 Rothstein, *Gymnastik nach dem Systeme*, Bd. 1, Vorwort S. LXIX.

erschien, schrieb er im Vorwort, dass viele sein Buch wohl schon beim ersten Blick aus der Hand legten, »da ja der Verfasser kein ›Doctor medicinae‹ ist, mithin von Medicin nichts verstehen kann«.[59]

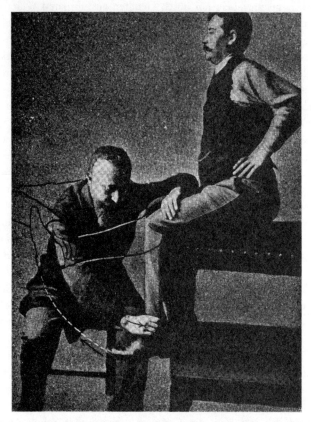

Abb. 11: Durchführung von Widerstandsbewegungen des Beines nach den Grundsätzen der »Schwedischen Gymnastik«

(Quelle: Bum, A.: Lexikon der Physikalischen Therapie, *Berlin/Wien 1904, S. 1419/1420)*

Die Zurückweisung durch die offizielle Medizin beförderte die gegenseitige Annäherung von Schwedischer Gymnastik und Naturheilkunde. Im *Athenaeum* von 1856 empfahl Hugo Rothstein seinen Lesern nachdrücklich die Lektüre des Buchs *Gelehrte und ungelehrte Heilkunst* von Paul Kadner. Indem Kadner die »Schattenseiten und großen Schwächen« der »bisherigen medicamentösen

---

59 Nitzsche, *Gymnastische Heilmethode*, S. 103.

Heilkunst« aufdecke, erweise er sich »dem Gymnasten als ein sehr entschiedener Mitkämpfer«.[60] Umgekehrt entdeckten viele Naturheilkundler in der Schwedischen Gymnastik ein Verfahren, das ihren Zielsetzungen entsprach. Zu den ersten naturheilkundlichen Therapeuten, die sich der Bewegungsbehandlung zuwandten, gehörte Joseph Steinbacher. Er hatte »bei ganz kräftigen Personen aus der arbeitenden Klasse« festgestellt, dass sie nach absolvierter Schroth-Kur noch längere Zeit unter einer ausgesprochenen Schwäche der Muskulatur litten. Deshalb führte Steinbacher in der Nachkur gymnastische Übungen ein, die die »Kraftthätigkeit« der Muskulatur steigerten.[61]

Ein weiterer Naturheilkundler, der sich von dem Nutzen der Heilgymnastik überzeugen ließ, war August Friedrich Erfurth. Er hatte 1849 das Institut Rothsteins besucht. Später veranlasste ihn ein Erlebnis während seiner Tätigkeit als Leiter einer Wasserheilanstalt zu einer intensiveren Auseinandersetzung mit der Bewegungstherapie. Erfurth behandelte zu dieser Zeit eine junge Patientin mit »schlecht behandelter Herzbeutel-Entzündung«. Die alleinige Durchführung der Wasserkur brachte nur vorübergehende Besserung und die Kranke »sah ihrem sicheren Tode entgegen«. In dieser Situation erinnerte sich Erfurth an die Schwedische Gymnastik und nahm Kontakt mit Neumann auf, der zu dieser Zeit in Berlin praktizierte. Neumann übernahm die Behandlung der Patientin, worauf die junge Frau innerhalb weniger Wochen vollständig genas. Durch diesen Krankheitsverlauf beeindruckt, reiste Erfurth 1853 selbst nach Berlin und blieb dort mehrere Monate, um das Verfahren gründlicher zu erlernen. Nach seiner Rückkehr gründete Erfurth ein gymnastisches Institut in Grünhof und setzte diese Arbeit später in seiner Wasserheilanstalt in Feldberg bei Neu-Strelitz fort.[62]

Neben Steinbacher und Erfurth setzte sich auch Gustav Wolbold für die Schwedische Gymnastik ein. Wolbold hatte im Winter 1853/54 das Verfahren in einer gymnastischen Heilanstalt in Berlin studiert. Anschließend wurde er selbst in den Naturheilanstalten Königsbrunn und Dianabad therapeutisch tätig. Durch seine Stellung als Herausgeber des *Naturarztes* war es ihm möglich, viel zur Popularisierung der Schwedischen Gymnastik beizutragen. Nicht zuletzt seiner Unterstützung war es zu verdanken, dass die Schwedische Gymnastik in der zweiten Hälfte des 19. Jahrhunderts einen festen Platz als Naturheilverfahren erringen konnte.

---

60 Rothstein, »Gelehrte und ungelehrte Heilkunst«, *Athenaeum für Rationelle Gymnastik* Jg. 3 (1856), S. 162–171.
61 Steinbacher, *Handbuch*, Bd. 1, S. 248.
62 Erfurth, *Wirkung und Anwendung der nassen Einhüllungen*, S. 55.

Techniken der äußeren und inneren Massage

Die ersten Massagetechniken waren noch im Rahmen der gymnastischen Übungsbehandlung entstanden. Als besonders vielfältig erwies sich auch hierbei die Schwedische Gymnastik. In einem Bericht über das Stockholmer Institut aus dem Jahr 1845 hieß es, zu den Behandlungen gehöre das »Drücken, Kneten, Klopfen und Ausdehnen« einzelner Muskeln, während gleichzeitig die Haut »gerieben, gepresst und in Falten gehoben« würde. Jede der zahlreichen Massagetechniken trug eine gesonderte Bezeichnung. In ihrer Kombination ergaben sich dann therapeutische Anwendungen, die als »Kreuzbeinpochen« oder »Mittelfleischerschütterung« bezeichnet wurden.[63]

Auch die Massage erfüllte alle Erwartungen an ein natürliches Heilmittel. Sie war einfach und ohne technische Hilfsmittel durchführbar. Im Grunde stellte sie lediglich eine Verstärkung von Einwirkungen dar, denen der Mensch ohnehin unaufhörlich ausgesetzt war. Zudem ließ sich die Wirksamkeit der Massage gut im Rahmen der naturheilkundlichen Krankheitstheorie erklären. Man nahm an, dass die ausgelösten Erschütterungen in der Lage waren, die abgelagerten Krankheitsstoffe oder Schlacken zu mobilisieren und so zur Ausscheidung zu bringen. Ähnlich wie die Schwedische Gymnastik galt die Massage als ein universell einsetzbares Heilverfahren, dessen Durchführung fast immer angezeigt erschien. Probleme ergaben sich nur dann, wenn ein erheblicher Fettansatz die gezielte Behandlung einzelner Organe erschwerte. Der *Naturarzt* empfahl in solchen Fällen, »die betreffenden Körperteile im Sitzbade gefügiger« zu machen.[64]

Durch Techniken der inneren Massage wurde eine deutliche Erweiterung des Anwendungsbereichs erreicht. Der Therapeut nutzte dabei die natürlichen Körperöffnungen, um tiefer in den Körper hineinzuwirken. Die Massage des Afters diente beispielsweise der Behebung von Schwächen des Schließmuskels.[65] Prostatamassagen wurden bei Verhärtungen, chronischen Entzündungen und bei Samenfluss durchgeführt. Dabei konnte sich der Behandler zur Verstärkung der Wirkung eines Instruments bedienen, das im *Naturarzt* als »dünner, vernickelter Kolben mit breitem hölzernen Griff« beschrieben wurde.[66] Zur Massage der Innenräume der Nase standen watteumwickelte Sonden zur Verfügung. Angewandt wurde die innere Nasenmassage bei chro-

---

63 Richter, H.E, *Die schwedische nationale und medizinische Gymnastik*, S. 15–16.
64 Emmel, »Naturgemässe Behandlung der Gallensteine«, *Der Naturarzt* Jg. 23 (1895), S. 265–267.
65 Brauchle, *Handbuch*, S. 65.
66 *Der Naturarzt* Jg. 52 (1924), S. 190.

nischem Schnupfen und verstopften Nasenwegen.[67] Das am häufigsten eingesetzte Verfahren der inneren Massage aber war mit Abstand die »gynäkologische Massage« nach Thure Brandt.

Während seiner aktiven Dienstzeit beim Militär hatte der schwedische Major Thure Brandt eine dreijährige Ausbildung am Königlich-gymnastischen Zentralinstitut in Stockholm absolviert. Später zog er sich auf ein Landgut zurück und wurde dort wegen seiner medizinischen Kenntnisse gelegentlich konsultiert. Den Anstoß zur Entwicklung der gynäkologischen Massage gab der Fall einer 47jährigen Bauersfrau, die Brandt wegen eines seit Jahren bestehenden Gebärmuttervorfalls aufsuchte. Dieser führte eine manuelle Reposition durch und schloss eine zweiwöchige Massagebehandlung an. In der Folgezeit trat kein erneuter Vorfall auf. Thure Brandt betrachtete dies als Resultat der Kräftigung des Gewebes durch die Massage. Unter dem Eindruck des Ereignisses wandte er sich ganz der gynäkologischen Massage zu und entwickelte Techniken zur Behandlung vielfältiger Störungen. Haupteinsatzgebiete waren Schmerzen, ungewollte Kinderlosigkeit und »hysterische« Störungen. In Deutschland konnte Brandt sein Verfahren dank einer Initiative des bekannten Jenaer Gynäkologen Professor Dr. B. Schultze vorstellen. Brandt demonstrierte seine Technik an 16 ausgewählten Fällen vor den versammelten Ärzten der Universitätsfrauenklinik. Die Reaktionen sollen außerordentlich freundlich und wohlwollend gewesen sein. 1891 erschien Thure Brandts Buch *Massage bei Frauenleiden* in deutscher Sprache.

Bei der Thure-Brandt-Massage führte der Therapeut ein oder zwei Finger der linken Hand in den Darm oder die Scheide der Frau ein. Mit leichtem Druck wurden die inneren Geschlechtsorgane fixiert und in Richtung der Bauchdecken angehoben. Während die linke Hand in dieser Position verblieb, erfolgte die Massage mit der rechten Hand von außen durch die Bauchdecken hindurch. In Abhängigkeit von der Indikation wurde eine Behandlung der Gebärmutter, ihres Bandapparates und der Ovarien vorgenommen. Man erkannte schnell, dass die gynäkologische Massage leicht als Form sexueller Stimulation missverstanden werden konnte. Aimé Thure Brandt, der Sohn des Erfinders und Leiter einer eigenen Praxis in Berlin, betonte deshalb, dass die in die Scheide eingeführten Finger während der gesamten Behandlung »so unbeweglich wie nur möglich bleiben« müssten. Wenn man diese Vorsichtsmaßnahme beachte, komme sexuelle Erregung bei der Massage nicht häufiger vor, »als sonst bei einer gynäkologischen Untersuchung«.[68]

---

67 Brauchle, *Handbuch*, S. 64.
68 Brandt, A.T., *Massage bei Frauenleiden*, S. 17, 31.

Tatsächlich aber registrierte man die rasche Verbreitung der Methode auch innerhalb der Naturheilbewegung mit Sorgen. Wiederholt wurde im *Naturarzt* gefordert, die Thure-Brandt-Behandlung dürfe nur wenigen, erfahrenen Therapeuten vorbehalten bleiben. Auch die »ordentliche Generalversammlung der deutschen Naturärzte und Praktiker«, die 1896 in Berlin stattfand, warnte eindringlich vor einer zu »allgemeinen Anwendung« der Thure-Brandt-Massage. Der Forderung der Ärzteschaft, nicht-approbierten Therapeuten die Ausübung dieser Behandlungsform grundsätzlich zu untersagen, wurde jedoch eine klare Absage erteilt. Hinter diesem Manöver erkannten die Delegierten einen allzu durchsichtigen Angriff auf die Laientherapie. Der Naturheilkundige Hermann Wolf-Potschappel erklärte, die Forderungen der Ärzteschaft seien »zum grossen Teile nur im Konkurrenzneid begründet«. Wegen der großen Zahl von Frauenleiden sei die Heiltätigkeit von Laien nach wie vor dringend nötig.[69]

In geringem Umfang konnten sich auch apparative Formen der Massage in der Naturheilkunde etablieren. Vor allem die Ermüdung des Therapeuten bei langdauernden Behandlungen beförderte den Einsatz von Massagegeräten. Im *Naturarzt* schrieb die Laientherapeutin Karla Muche, sie habe sich »trotz einer gewissen Abneigung« mit der Anwendung eines Vibrationsapparates »besonders befreundet, da mir der Wert desselben infolge so mancher bedeutender Erfolge vor Augen trat«. Die erreichte Vibration, so Karla Muche, dringe »bis in die Tiefen der Leibeshöhlen«.[70] Die am häufigsten eingesetzten Geräte waren der »Concussor nach Ewer« und der »Biehlmaiersche Apparat«. Sie bestanden aus einer Kurbelwelle, die durch einen Motor oder ein Fußpedal in Drehung versetzt wurde und mit verschiedenen Aufsatzstücken versehen werden konnte. Spezielle Aufsätze konnten wie eine Sonde in Körperöffnungen eingeführt werden und dienten dann der Unterstützung einer inneren Massage.

Naturheilkundlichen Therapeuten erschien die apparative Vibrationsmassage vor allem deshalb interessant, weil sie als Ersatz für die meist von Ärzten angewandte Elektrotherapie dienen konnte. Anders als in der konventionellen Medizin hatte sich die Elektrotherapie in der Naturheilkunde nicht durchsetzen können. Die hierzu erforderliche Technik widersprach allzu sehr den Erwartungen an ein naturgemäßes Heilverfahren. Mit der apparativen Massage glaubte man nun über eine Methode zu verfügen, die mit erheblich geringerem Aufwand zu vergleichbaren oder besseren Resultaten führte. Der *Naturarzt* schrieb, dass der Einsatz der »Concussor-Apparate« die »Elektrisiermaschine«

---

[69] *Der Naturarzt* Jg. 24 (1896), S. 359.
[70] Muche, »Die Vibrationsmassage«, *Der Naturarzt* Jg. 29 (1901), S. 260–261.

völlig überflüssig gemacht habe, weil die apparative Massage »eben sehr viel mehr, als das Elektrisieren im allgemeinen« leiste.[71]

Der »Lichtluftkultus«

Das natürliche Medium, das die Menschen von Geburt an umgibt, ist die Luft. Unentwegt bewegen sich die Menschen in der Luft. Sobald sie ihre Wohnräume verlassen, sind sie zudem den Strahlen der Sonne ausgesetzt. Umso erstaunlicher ist es, dass Luft und Sonne erst mit Verzögerung und dann auch nur über Umwege als natürliche Heilfaktoren erkannt wurden. Der Schweizer Arnold Rikli nutzte die Sonne zunächst nur als zusätzliche Wärmequelle bei den üblichen Schwitzprozeduren. Rikli konstruierte zu diesem Zweck besondere »Sonnenbadanlagen«. Die ersten Einrichtungen dieser Art verfügten als Windschutz über eine zwei Meter hohe Bretterwand, die sie von allen Seiten umgab. Die Liegevorrichtungen waren nach Süden ausgerichtet und wiesen ein leichtes Gefälle auf, um die Sonneneinstrahlung zu verstärken. Beim »Cursonnenbad« behielt der Patient leichte Kleidung an und legte sich für etwa 45 Minuten in die Sonne. Anschließend wurde der Kranke in dicke Wolldecken eingewickelt und blieb für weitere 15 Minuten in der Sonne liegen. Nach Abschluss des Schwitzens erfolgte eine Abkühlung durch eine Wasseranwendung.

Rikli musste jedoch feststellen, dass diese Form der Schwitzkur schlechter vertragen wurde als das bislang übliche Verfahren. Schließlich gelangte er zu der Schlussfolgerung, dass es besser sei, auf alle Hilfsmittel zu verzichten. Zur Durchführung eines Sonnenbades bedurfte es keiner besonderen Vorrichtungen, weil »die Natur doch Alles bietet, was unser Organismus braucht«. Rikli fasste den Entschluss, seine Kuren nun ohne Windsperren und Abschirmungen und sogar ohne den Schutz der Kleidung durchführen. Die Menschen sollten sich den Einflüssen von Luft und Sonne unmittelbar aussetzen. Ohnehin entsprach dieses Verhalten am ehesten den Gegebenheiten des ursprünglichen Naturzustands, was die Wirksamkeit der Maßnahmen am sichersten garantierte.

Das von Rikli geplante Unternehmen erschien zu seinen Zeiten jedoch als kühnes, fast unverantwortbares Wagnis. Allgemein herrschte die Überzeugung, dass kühle Luft und unfreundliche Witterungen einen unbekleideten Körper schwächten und deshalb zwangsläufig Erkältungen und schwere Krankheiten

---

71 *Der Naturarzt* Jg. 30 (1902), S. 139.

hervorrufen mussten. Rikli entschloss sich, das Sonnen- und Luftbad zunächst in ausgiebigen Selbstversuchen zu erproben. Von 1865 bis 1868 sammelte er Erfahrungen bei täglichen Experimenten. Anfangs begann er mit Barfußgehen und entblößte allmählich den Körper immer weiter. Als er das Verfahren schließlich in seiner Naturheilanstalt einführen wollte, stieß er auf erhebliche Bedenken und Skepsis. Es bedurfte »mehrjähriger ernstlicher Belehrung und Aneiferung meiner Kurgäste«, berichtete er später, bis endlich »das Eis des Vorurtheils« gebrochen war und die »widerstandslose Einführung der Lichtluftbäder« gelang.[72]

Schnell stieg das Lichtluftbad zum wichtigsten Bestandteil des Kurverfahrens auf. In Riklis Naturheilanstalt begann der Tagesablauf in Abhängigkeit von Jahreszeit und Wetterlage zwischen vier und sechs Uhr morgens. Um diese Zeit brach man zu einem zwanzig- bis dreißigminütigen Fußmarsch auf, der barfuß zurückgelegt werden musste und zur »Lichtbadestation« führte. Dort begaben sich Frauen und Männer in getrennte Bereiche, um sich auszuziehen. Nur schmale Badeschürzen oder Badehosen waren erlaubt. Während des Aufenthalts in der Badestation wurden zum Zeitvertreib und zur Erwärmung Übungen durchgeführt, darunter Laufen, Steinewerfen, Freigymnastik oder Gartenarbeit. Sofern die Sonneneinstrahlung bereits früh morgens sehr intensiv war, suchte man schattige Plätze unter Bäumen auf. »Nervenkräftigere« wälzten sich hin und wieder im Tau und ließen sich anschließend von der Sonne trocknen. Bei günstigem Wetter wurde das Lichtluftbad bis zehn Uhr vormittags ausgedehnt. Schlechtes Wetter führte nicht zu einem Ausfall des Lichtluftbades, sondern nur zu dessen Verkürzung. In solchen Situationen wartete man nach dem Auskleiden »das zweimalige Eintreten der Gänsehaut ab«, um sich anschließend rasch wieder anzuziehen.

Bei nahezu allen Patienten, die mit blasser Haut die Kur begannen, trat innerhalb kurzer Zeit ein Sonnenbrand auf, der gemäß naturheilkundlichem Verständnis als Zeichen einer »Krise« gewertet wurde. Keine andere Kur konnte nach Riklis Ansicht »eine so handgreifliche Probe der Regeneration nachweisen«. Dabei erschien die Prognose eines Kranken umso günstiger, »je lebhafter und vollständiger die Hautentzündung und Hautfärbung vor sich geht«.[73] Unter dem Eindruck dieser Erfahrungen verwarf Rikli seine bisherige Auffassung, wonach allein die Wärme der Sonnenstrahlung für die Heilwirkung verantwortlich war. Stattdessen ging er jetzt davon aus, dass in der sonnendurchfluteten Atmosphäre eine Vielzahl unterschiedlicher physikalischer

---

72 Die Darstellung der Entstehung der Lichtbehandlung folgt: Rikli, » Die Sonne, der schärfste Diagnostiker und Prognostiker oder zwei homöopathische Scheinheilungen«.
73 Rikli, *Grundlehren der Naturheilkunde*, S. 63–64.

Kräfte auf den Menschen einwirkte. Als wichtigsten Faktor neben der Wärme identifizierte er die natürliche Elektrizität, weshalb er sein Kurverfahren auch als »Thermo-Elektrik« bezeichnete. Die Elektrizität der Luft konnte nach Riklis Auffassung nur dann ungehindert auf den menschlichen Körper übergehen, wenn sie unmittelbar auf die Haut traf. Deshalb erschien die Forderung nach vollständiger Nacktheit umso dringlicher.

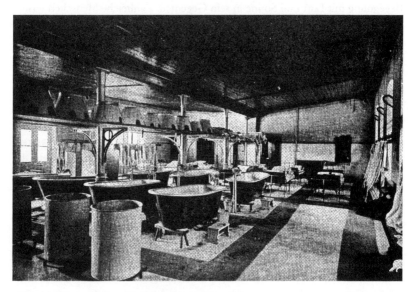

Abb. 12: Herren-Badesaal in Riklis Naturheilanstalt

(*Quelle:* Arnold Rikli'sche Sonnenheilanstalt in Veldes (Ober-Krain) Österreich, *1909*)

Innerhalb der Lichtbadestationen ließ sich das Gebot der Nacktheit problemlos erfüllen, ohne dass die Regeln des Anstands verletzt wurden. Rikli wollte die Möglichkeiten des unbekleideten Aufenthalts in der Natur jedoch weiter auszudehnen. Als Kompromiss zwischen therapeutischen Erfordernissen und moralischen Geboten entwarf er spezielle Lichtbademonturen, die einen intensiven Luftkontakt ohne unsittliche Entblößung ermöglichen sollten. Die männlichen Gäste trugen ärmellose »Lichtluftbadehemden«, die nur locker den Oberkörper bedeckten und die Brust frei ließen. Dazu wurden dreiviertellange Hosen getragen, die ebenfalls sehr weit geschnitten waren und auf diese Weise reichlich Luft an den Körper ließen. In der Nähe der Naturheilanstalt musste die Lichtbademontur ständig getragen werden. Nur in abgelegenem Gelände gestattete Rikli den Männern, sich vollständig zu entkleiden. Zu diesem Zweck konstruierte er spezielle »Luftbadegurte«, die vor dem Ausgehen umgeschnallt wurden. Sobald man sich unbeobachtet glaubte, konnte der Spaziergänger Hemd und Hose ausziehen und an dem Gurt befestigen. Auf diese Weise war die Kleidung sofort wieder greifbar, falls unvorhergesehene Begegnungen drohten. Die Wirkung, die von Riklis Naturheilanstalt ausging, war enorm. Rikli verkehrte das überkommene Dogma von der Gefährlichkeit der ungeschützten Begegnung mit Luft und Sonne in sein Gegenteil. Zahlreiche Menschen reisten nach Veldes, um das unerhörte Treiben mit eigenen Augen zu sehen. Seine Naturheilanstalt lieferte die Vorlage für Einrichtungen, die von den Naturheilvereinen später in der Peripherie der Städte zur Erholung ihrer Mitglieder geschaffen wurden. Wenige Jahrzehnte danach entstand die Nudisten-Bewegung, die den Grundsatz der Nacktheit in das Zentrum ihrer Aktivitäten und Überzeugungen rückte. Solche Entwicklungen konnte Rikli selbstverständlich nicht voraussehen. Aber für ihn stand fest, dass die Naturheilkunde zum »Lichtluftkultus« werden musste. Demgegenüber ließen sich die Wasseranwendungen auf ganz wenige Situationen beschränken. Denn, so Rikli, der Rang und Wert der Wasserbehandlung gegenüber der »atmosphärischen Thermo-Elektrik« müsse gerade in dem Verhältnis niedriger eingeschätzt werden, »als das Wasser auf unserem Erdball sich schwerfälliger bewegt und tiefer als Licht und Luft steht«.[74]

---

74 Rikli, *Das Lichtluftbad*, S. 15.

4. Die Lebenskunst der Naturheilkunde

> »Das Selbstdenken ist in Angelegenheiten des Leibes, was das Gewissen ist in Angelegenheiten der Seele. Kann und darf ich jemandem mein Gewissen abtreten? Darf ich jemals darauf verzichten, mein Gewissen sprechen zu lassen? Das Denken in Sachen des Leibes zu vernachlässigen ist ebenso gefährlich und kann ebenso freventlich werden, als das Gewissen an den Nagel hängen.«
>
> *Der Naturarzt, 1864*

Vorbeugung statt Therapie

Bis zum Beginn des 20. Jahrhunderts hatten naturheilkundliche Therapeuten die Heilfaktoren Wasser, Diät, Bewegung, Druck, Erschütterung, Licht und Luft erschlossen und ihren Einsatz in verschiedenen Anwendungsformen begründet. Damit verfügte die Naturheilkunde über einen ansehnlichen Fundus von Verfahren, der eine differenzierte Behandlung im Krankheitsfall ermöglichte. Angesichts der Beschränkungen, die das Kriterium der Natürlichkeit jeder Heilbehandlung auferlegte, war ein nennenswerter Fortschritt über diesen Punkt hinaus kaum mehr zu erwarten. Weitere physikalische Kräfte, wie Elektrizität oder Röntgenstrahlung, disqualifizierten sich wegen des erheblichen technischen Aufwands, der mit ihrer Erzeugung und Handhabung verbunden war. Was die Therapie anbelangte, hatte die Naturheilkunde ihre Grenzen erreicht.

Dies bedeutet allerdings keinen vollständigen Stillstand. Gemäß den Annahmen der naturheilkundlichen Theorie galt die Krankheitsbehandlung nur als letzter Rettungsversuch. Weitaus sinnvoller erschien es, Fehlentwicklungen von vornherein zu verhindern. »Höchste und edelste Aufgabe« sei, so Theodor Hahn, das »Kranksein und Krankwerden überhaupt zu verhüten«.[1] Doch zunächst herrschte Unsicherheit, wie eine wirksame Vorbeugung erreicht werden könnte. Erst einmal in Gang gekommen, erwiesen sich die Bemühungen zur Etablierung geeigneter Vorschriften dann jedoch als ausgesprochen vielfältig. Wichtige Beiträge entstanden noch nach der Jahrhundertwende. Besonders von Heinrich Lahmann, einem bekannten Naturarzt aus Dresden, und Franz Schönenberger, der den ersten Lehrstuhl für Naturheilkunde bekleiden sollte, stammten wegweisende Arbeiten.

---

1 Hahn, T., *Praktisches Handbuch*, Bd. 2, S. 41.

Ausgangspunkt der Überlegungen war die Annahme einer vollkommenen Übereinstimmung zwischen den Begriffen der Vorbeugung und der naturgemäßen Lebensweise. Von nichts anderem sei »das Heil zu erwarten«, hieß es im *Naturarzt*, als »von dem beständigen In-Harmonie-sein mit der Natur, das ist der Grundsinn der Naturheilkunde«.[2] Es galt, eine besondere Lebenskunst zu entwickeln, die langfristig die Heilkunst vollständig erübrigen würde. In erster Näherung ließ sich feststellen, dass die zivilisierten Menschen dem Luxus, dem Überfluss und den Ausschweifungen ihres Lebens entsagen mussten. Die Naturheilkunde, drohte 1867 der *Naturarzt*, ist »ein strenger Meister; sie ist der natürliche Feind aller Genußsucht, sie predigt Genügsamkeit und Tugend.«[3] Neben die Genügsamkeit trat als zweites Prinzip der naturgemäßen Lebensführung die Abhärtung. Dabei wurde in Anknüpfung an Prießnitz die Kälte als bedeutendster Faktor angesehen. Von ihr konnte die stärkste Wirkung erwartet werden. In den Protokollen des hydro-diätetischen Vereins in Dresden wurde 1863 von einem Mitglied berichtet, das im Winter eine mit Wasser gefüllte Flasche »bis zum Eiscrystallen-Anschießen« ins Freie stellte, um dann »mittels der entstandenen Eisstückchen seinen noch nüchternen Magen zu erfrischen«. Andere Anhänger rieben sich »im Winter täglich zwei bis drei Mal über und über mit Schnee« ab.[4]

Auch Rikli war ein überzeugter Verfechter des Abhärtungsgedankens. In einem Beitrag für die *Zeitschrift für volksverständliche Gesundheitspflege* teilte er 1888 mit, er habe vom 42. bis 60. Lebensjahr insgesamt »3.000 Winter-Lichtluftbäder bis auf die oberste Spitze des Karstberges hinauf« durchgeführt. Zudem schlafe er »seit 24 Jahren von Mitte Mai bis Mitte Oktober bei jedem Wetter in einer alten, primitiven Lufthütte, welche an der Spitze eines Hügels gelegen ist, wo nicht selten Gewitterstürme furchtbar hausen«. Wenn das dünne Dach durchlässig geworden sei, habe er im Bett häufig »den Regenschirm aufspannen und abends in dem stark durchfeuchteten Bett liegen« müssen.[5] Das Prinzip der Abhärtung wandte Rikli auch bei der Erziehung seiner Kinder an. 1862 berichtete er im *Wasserfreund*, er habe drei seiner Söhne im Alter von zwölf, dreizehn und vierzehn Jahren auf eine Wanderung von Triest nach Veldes geschickt und zwar »ohne Regenschirm, ohne Kleider zum Wechseln, mit wenig Geld in der Tasche, allen Zufällen mehr oder weniger preisgegeben, zur physischen und moralischen Stärkungsschule«.[6]

---

2 Mummert, »Mehr mit der Natur leben!«, *Der Naturarzt* Jg. 36 (1908), S. 240–242.
3 Zuppinger, »Die Naturheilkunde«, S. 19.
4 *Der Naturarzt* Jg. 2 (1863), S. 32, 99.
5 Rikli, »Die Sonne, der schärfste Diagnostiker und Prognostiker oder zwei homöopathische Scheinheilungen«, S. 125–126.
6 Rikli, »Mittheilungen aus einem Briefe«, *Der Wasserfreund* Jg. 1 (1861/62), S. 192–193.

Der dritte Grundsatz war das Verbot aller Genussgifte. Unter diese Regel fielen vor allem Alkohol, Tabak, Kaffee und scharfe Gewürze. Verboten war deren Genuss nicht etwa, weil bereits Anhaltspunkte für gesundheitsschädliche Wirkungen verfügbar waren. Medizinische Erkenntnisse dieser Art lagen einzig für den chronischen und exzessiven Alkoholmissbrauch vor. Welche langfristigen gesundheitlichen Schäden das Rauchen oder der Genuss von Kaffee verursachten, war hingegen nicht bekannt. Trotzdem gab es bei den Anhängern der Naturheilkunde keine Zweifel, dass berauschende oder stimulierende Substanzen dieser Art zu Krankheiten führten. Schließlich handelte es sich um Stoffe, die nicht von der Natur als Nahrungsmittel vorgesehen waren.

Die allgemeinen Grundsätze der Genügsamkeit, der Abhärtung und der Meidung von Giften boten allerdings nur eine vage Orientierung. Um zu einer wirklich naturgemäßen Lebensführung zu gelangen, war eine genauere Prüfung aller relevanten Faktoren erforderlich. August von Borosini, ein Dresdener Anhänger der Naturheilkunde und selbsternannter »Lehrer für Diätetik und Gesundheitspflege«, sprach diese Problematik an: »Was sollen wir essen? Wann sollen wir essen? Wie viel sollen wir essen?« Es sei an der Zeit, »über diese und andere Fragen, deren Wichtigkeit kein ernster Mensch bestreiten wird, aufzuklären«.[7] Heinrich Lahmann ergänzte: »Von diesen ›Wies‹ und ›Wieviels‹, von all diesen ›Kleinigkeiten‹ ist aber das Leben, ist die Gesundheit, ist auch die Krankheit abhängig.«[8]

Vegetarismus, Grahambrot und Rohkost

Unter allen Faktoren wurde der Ernährung von Beginn an die größte Bedeutung zugesprochen. In »assimilierter« Form machte der Organismus die Nahrung zu einem Bestandteil seiner selbst. Deshalb musste die Ernährung einen erheblich größeren Einfluss auf die Gesundheit des Menschen haben als alle anderen Elemente, die dem Körper nur äußerlich blieben. Theodor Hahn erhob den Vegetarismus zu einem Grundprinzip der Naturheilkunde. Im Winter 1850/51 hatte Hahn zum ersten Mal Rousseaus großen Erziehungsroman *Emil* gelesen und war dort auf ein Zitat des griechischen Philosophen Plutarch gestoßen. Diese Textpassage ließ Hahn die Frage des Fleischgenusses »auch von der sittlichen Seite betrachten«.[9] Wenig später stieß Hahn auf »das

---

7 Borosini, *Ernährungs-ABC*, S. 5–6.
8 Lahmann, *Das Luftbad*, S. 3–4.
9 Hahn, T., »Offene Antworten an Herrn A. Rikli in Triest auf seine an mich gestellten ›Offenen Fragen‹«, *Der Naturarzt* Jg. 6 (1867), S. 4–5.

vortreffliche Werk« des Jenaer Lehrers Johann Wilhelm Zimmermann, *Weg zum Paradies*. Viele der dort entwickelten Ideen machte sich Hahn zu Eigen. 1859 veröffentlichte er die überarbeitete Übersetzung eines Buchs des englischen Vegetariers William A. Alcott. Zwanzig Jahre später folgte sein eigenes, grundlegendes Werk zum Vegetarismus, *Das Paradies der Gesundheit, das verlorene und das wiedergewonnene*.

Hahns Bekenntnis zum Vegetarismus wurde von der frühen Naturheilkunde fast ausnahmslos als Grundsatz der naturgemäßen Lebensweise übernommen. In den 1860er Jahren erschien im *Naturarzt* eine Reihe von Artikeln, in denen seine Argumentation erweitert und vertieft wurde. Im Vordergrund stand dabei unverändert der moralische Vorbehalt gegen die Fleischnahrung. »Der Thiermord ist die Quelle«, hieß es 1867 im *Naturarzt*, »aus welcher die Gleichgültigkeit gegen die Lust am Menschenmord fließt. Thiermord verhärtet das Menschenherz ...«[10] Ähnlich bedeutsam erschien das Argument der Instinktwidrigkeit: »Unsere Natur sträubt sich wider das rohe Fleisch, es widert sie an, denn sie wittert darin Aasgeruch«, behauptete der *Naturarzt*. Schließlich bemühte man immer wieder die Anatomie des Menschen: »Die körperliche Beschaffenheit des Menschen erhebt sich am deutlichsten gegen die ihm gestellte Zumuthung der Fleischnahrung«, resümierte der *Naturarzt*, denn »es fehlen ihm die Fangwerkzeuge der Raubthiere.«[11]

Damit gewann für die Naturheilbewegung das Brot, ohnehin bereits Hauptnahrungsmittel, weiter an Bedeutung. Ohne den Verzehr von Brot schien die konsequente Einhaltung einer vegetarischen Ernährung schwer vorstellbar. Theodor Hahn folgte dieser Auffassung und erklärte das Brot kurzerhand zur »natürlichsten und instinktgemäßesten Nahrung des erwachsenen Menschen«.[12] Dies jedoch brachte ihn in Erklärungsnöte. Wirklich naturgemäß entsprechend naturheilkundlicher Programmatik konnte nur das sein, was die Natur bereits in fertiger Form hervorbrachte. Zur Herstellung des Brotes aber war eine ganze Reihe komplizierter Verfahren erforderlich. Um dieses Dilemma aufzulösen, versuchte Hahn, den Produktionsweg des Brotes weitestgehend zu vereinfachen. Als unvereinbar mit naturheilkundlichen Grundsätzen wurde vor allem die übliche Technik des Mahlens empfunden, bei der die unverdaulichen Hüllen der Körner abgetrennt und in Form der Kleie ausgesondert wurden. Hahn erklärte hierzu, dass kein Nahrungsmittel »von der Natur concentrirt, absolut ohne mechanische Hüllen und Hülfen geboten« würde. Dies müsse einen verborgenen Sinn haben. Schließlich ver-

---

10 *Der Naturarzt* Jg. 6 (1867), S. 13.
11 Breuer, »Ein kleiner Beitrag zur Diät der Zukunft«, *Der Naturarzt* Jg. 4 (1865), S. 214–216.
12 Hahn, T, *Praktisches Handbuch*, Bd. 1, S. 77.

zehre auch jedes Tier und jeder unverdorbene Mensch »seine Kirsche, seine Stachelbeere, seine Weintraube, seinen Apfel, seine Birne meist mit Haut und Haar, mit Stumpf und Stiel, mit Schale und Kern«.[13]

Diese Überlegung veranlasste Hahn, eine Idee des amerikanischen Vegetariers Sylvester Graham aufzugreifen, der den üblichen Mahlvorgang durch ein grobes »Schroten« ersetzt hatte. 1859 begann Hahn mit Versuchen zur Herstellung eines »Grahambrotes«. Dabei stieß er jedoch auf erhebliche Schwierigkeiten. Geschrotetes Mehl stand gar nicht zur Verfügung. Hahn behalf sich, indem er dem normalen Mehl wieder eine Portion Kleie zusetzte. In weiteren Versuchen verwendete Hahn ungesäuerten Teig und verzichtete schließlich auf den Zusatz von Salz.[14] Das Ergebnis überzeugte zunächst nicht. Der Geschmack wurde als fad und wenig appetitlich empfunden. Zudem stellte sich heraus, dass es außerordentlich schwierig war, dem Brot die erforderliche Festigkeit zu geben. Häufig fiel das Grahambrot nach dem Backen auseinander oder es war so trocken, dass es nur zusammen mit einem Glas Wasser verzehrt werden konnte. Ein weiteres Problem bestand darin, dass alle Verunreinigungen des Getreides mit der Kleie dem Teig wieder zugefügt wurden. Beim Kauen hatte man deshalb wiederholt das Gefühl, auf Sand zu beißen.

Ungeachtet all dieser Schwierigkeiten fielen Hahns Vorschläge in der Naturheilbewegung auf fruchtbaren Boden. Immer mehr Menschen unternahmen eigene Versuche zur Herstellung von Grahambrot. In den Naturheilvereinen und naturheilkundlichen Medien wurden Erfahrungen und Tipps ausgetauscht. Schließlich entdeckte auch das Müllerhandwerk den Bedarf nach geschrotetem Mehl. Das vorherige Waschen und die anschließende Trocknung des Korns zur Entfernung der Verunreinigungen waren jedoch mühsam. Einfacher war ein Verfahren des Mühlentechnikers Stefan Steinmetz, bei dem das Korn durch leichten Druck seiner äußersten Haut entledigt wurde. Dadurch wurde zwar der anhaftende Schmutz, zugleich aber auch ein Teil der Hülle entfernt. Letzteres aber war immer noch eine »Nichtbeachtung der Grahamschen Grundforderungen«. Der Russe Gelinck zerkleinerte die Körner nach der Reinigung noch in feuchtem Zustand. Das so entstandene Mehl war aber nicht fein genug und das Brot führte zu Verdauungsbeschwerden. Eine Verbesserung erreichte der Westfale Gustav Simons aus Soest, indem er eine feinere Quetschung des Korns vornahm und eine längere Backzeit einführte. Unter dem Namen Simonsbrot wurde das neue Produkt in Deutschland bekannt. Mit

---

13 Hahn, T., »Das Kleien- oder sogenannte Graham-Brod«, *Der Naturarzt* Jg. 3 (1864), S. 134–136.
14 Hahn, T., »Graham- oder Artusbrod«, S. 41, Anmerkung.

geringen Veränderungen brachte die Bäckerei Keller im elsässischen Colmar ein »Sanitasbrot« auf den Markt. Der *Naturarzt* schrieb, das »Sanitasbrot« dürfe als »die vollkommenste der im Grossbetriebe vorhandenen Brotsorten, als die einstweilige Lösung der Brotfrage angesehen werden«.[15]

Diese Verbesserungen im naturheilkundlichen Sinne konnten die grundsätzlichen Bedenken gegen das Brot aber nicht dauerhaft ausräumen. Das Brot blieb ein künstliches Nahrungsmittel. Denn die Natur zeigte, so Friedrich Eduard Bilz, dass der Mensch »seine Nahrung ohne große Mühe und Arbeit gleich mundgerecht finden kann«. Deshalb dürfe man »alle Nahrungsmittel, welche viel Mühe und große Vorbereitung erfordern, als mehr oder weniger unnatürliche Genußmittel betrachten«.[16] Entschiedenere Anhänger der Naturheilkunde forderten deshalb die Einhaltung einer strengen »Rohkost«. Auch die Menschen im Naturzustand, argumentierte Rudolf Just, hätten zunächst die Nahrungsmittel bevorzugt, die ihnen »im rohem Zustande gut schmeckten«. Dies seien eben die »Beeren des Waldes, das Obst, die Nüsse« gewesen.[17]

Vor allem den Nüssen sollte innerhalb des Rohkost-Konzepts eine besondere Bedeutung zukommen. Bei alleiniger Obstnahrung erschien es schwierig, den notwendigen Kalorienbedarf zu decken. Diese Lücke konnten die Nüsse mit ihrem hohen Fettgehalt ausfüllen. Beim Obst, der zweitwichtigsten Komponente der Rohkost, durfte nach Überzeugung vieler Naturheilanhänger nicht erst der Eintritt der vollständigen Reife abgewartet werden. Früchte sollten nach Möglichkeit bereits früher in unreifem oder halbreifem Zustand genossen werden. Dass empfindliche Personen darauf mit Durchfällen reagieren konnten, wurde nicht als bedeutsamer Einwand verstanden. Dies, so Adolf Just, beweise am besten, »dass das unreife Obst weit mehr als das reife belebend und anregend auf den Körper wirkt, denn Durchfall und Ausschlag sind ja doch auch nur Heilkrisen, Reinigungsprozesse der Körpers«.[18]

Als späte Bestätigung des Grundsatzes, nur ganze Früchte und Körner zu verzehren, wurden die Untersuchungen des Niederländers Christian Eijkman aus dem Jahr 1897 empfunden. Dieser hatte in Fütterungsversuchen an Hühnern nachgewiesen, dass die in Ostasien verbreitete Nervenkrankheit Beriberi auf das Fehlen eines Vitamins zurückzuführen war, das beim Polieren von Reis durch die Entfernung der äußeren Umhüllungen des Korns verloren ging. In den 1920er und 1930er Jahren griff der Rostocker Hygieniker Werner Kollath die Grundsätze der naturheilkundlichen Ernährung erneut auf. Kollath war bei Fütterungsversuchen an Ratten zu der Überzeugung gelangt, dass in der

---

15 Selß, »Die Brotfrage und ihre Lösung«, *Der Naturarzt* Jg. 36 (1908), S. 8–11.
16 Bilz, *Das neue Naturheilverfahren*, S. 863.
17 Just, R., *Heraus aus dem Wirrwarr*, S. 22.
18 Just, A., *Kehrt zur Natur zurück!*, S. 159, 183.

pflanzlichen Nahrung vitaminähnliche Substanzen oder »Auxone« vorhanden waren. Wurden nicht genügend Auxone mit der Nahrung aufgenommen, kam es zum Auftreten eines Mangelzustands, den Kollath als »Mesotrophie« bezeichnete. Zur Vorbeugung einer Mesotrophie empfahl Kollath die Einhaltung einer pflanzlichen, »auxonreichen« Diät, für die er den Namen »Vollwertkost« wählte. Obgleich die Forschungen Kollaths umstritten blieben[19], fand auf diese Weise die alte naturheilkundliche Diätetik unter dem Begriff des »Vollwerts« neue Anhänger.

Luft, Licht und Kleidung

Während die Nahrung für den Erhalt der organischen Substanz sorgte, umgab die Luft das Äußere des Organismus. »Ebenso, wie die Fische Wassergeschöpfe sind, so sind wir Menschen Luftgeschöpfe«, konstatierte Philo vom Walde.[20] Franz Schönenberger hielt den unmittelbaren Einfluss der Luft auf die Gesundheit der Menschen sogar für bedeutsamer als den der Nahrung. Man könne tagelang hungern, ohne sich zu schaden. Sobald aber »die Luftzufuhr auch nur auf Minuten abgeschnitten wird, erlischt das Leben wie eine Flamme, der man den Zug absperrt«. Unverzichtbar für das Wohlergehen war auch die Qualität der umgebenden Luft. Das Einatmen schlechter, verbrauchter Luft musste nach naturheilkundlicher Überzeugung bei langfristiger Einwirkung ein chronisches Siechtum zur Folge haben.[21]

Dabei ging die schwerwiegendste Gefahr keineswegs von Industrieanlagen, Motoren oder Heizungen aus. Der größte Verunreiniger der Luft war nach naturheilkundlicher Auffassung der Mensch selbst mit seinen Körperausscheidungen. Permanent führte der menschliche Stoffwechsel zur Entstehung von Abfällen oder Schlacken. Wurden diese Stoffe nur unzureichend ausgeschieden, wirkten sie als »Selbstgifte« und bedrohten die Gesundheit. Heinrich Lahmann hob besonders die Gefährlichkeit der im Schweiß enthaltenen Schlacken hervor und warnte, dass »Hautgifte kein Hirngespinst, sondern Thatsache« seien. Dies beweise ein »altes physiologisches Experiment«. Überzog man die Haut eines Tieres mit Firniss, so »stirbt es binnen kurzer Zeit an Selbstvergiftung mit zurückgehaltenen Ausdünstungsstoffen«. Die Giftigkeit des menschlichen Schweißes ließ sich zeigen, indem einem Versuchstier eine ge-

---

19 Zur Kritik an Kollath vgl.: Kühnau, »Gibt es eine Mesotrophie beim Menschen?« *Hippokrates* Jg. 31 (1960), S. 213–223; Entgegnung von Kollath S. 426–431; Schlusswort S. 431.
20 Vom Walde, »Ueber Luft«, *Zeitschrift für volksverständliche Gesundheitspflege* Jg. 15 (1887), S. 93–97.
21 Schönenberger, *Der Naturarzt*, Bd. 1, S. 337.

ringe Dosis in die Blutbahn injiziert wurde. Innerhalb kurzer Zeit musste das Tier an dem »tödtlichen Mittel« verenden.[22]

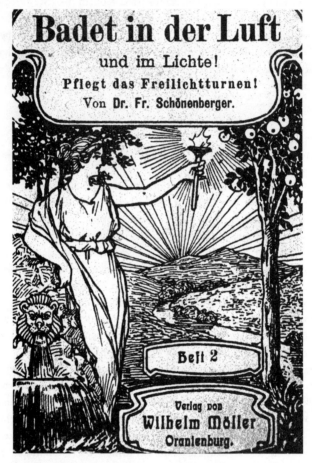

Abb. 13: Titelblatt einer Broschüre von Franz Schönenberger
(Quelle: Schönenberger, F.: Badet in der Luft, Oranienburg o.J.)

In der freien Natur verteilten sich die Ausdünstungen des Körpers schnell. Anders war dies beim Aufenthalt in geschlossenen Räumen. Dort traten in Abhängigkeit von der Größe des Raums und der Zahl der darin versammelten Personen rasch gefährliche Konzentrationen von Ausscheidungsstoffen auf.

---

22 Lahmann, *Das Luftbad*, 12.

Gustav Wolbold veröffentlichte im *Naturarzt* Berechnungen, wonach die Luft eines Zimmers, in dem drei Personen eine Nacht geschlafen hatten, »2 Pfd. ausgedünstete Haut-Auswurfstoffe und 20 Kubikfuß Lungenexcremente-Kohlensäure« enthielt.[23] Philo vom Walde mahnte, die Luft sei immerhin »das Brot der Lunge« und »so wie Jeder danach trachtet, nur reines, unverfälschtes, giftfreies, gesundes ›Magenbrot‹ zu essen, so sollte man es erst recht inbezug auf das ›Lungenbrot‹ halten«.[24] In naturheilkundlichen Ratgebern wurde darauf hingewiesen, dass es nicht ausreiche, nur ein Fenster zu öffnen. Um eine »rationelle Ventilation« durchzuführen, sollten mindestens zwei gegenüberliegende Fenster geöffnet werden, damit sich die Zimmerluft im Durchzug erneuerte.[25]

Im Grunde aber konnte selbst das intensivste Lüften einen Aufenthalt im Freien nicht ersetzen. Jeder Mensch solle sich »täglich einige Zeit unbekleidet der Luft und dem Lichte aussetzen«, forderte Franz Schönenberger. Einzig diese Maßnahme ermöglichte die ungehinderte und gefahrlose Ausscheidung der giftigen Schlacken, während gleichzeitig die natürlichen Wirkfaktoren Licht und Sonne auf den Körper einwirkten und die Stoffwechseltätigkeit anregten.[26] Heinrich Lahmann und Franz Schönenberger befürworteten die Einrichtung spezieller Badeanstalten für die Bevölkerung. Lahmann hatte wichtige Anregungen während eines Besuchs bei Arnold Rikli in Veldes erhalten und seine Einsichten 1898 in dem Buch *Über das Luftbad* veröffentlicht. Im gleichen Jahr schloss Schönenberger seine Promotionsarbeit zum Thema der Lichtwirkung auf den tierischen Organismus ab.

Bis zum Jahr 1911 wurden von den Naturheilvereinen insgesamt 380 Luftbadeanstalten errichtet und in Betrieb genommen.[27] Die meisten lagen auf einem Wiesen- oder Waldgelände in der Umgebung von Städten oder größeren Ortschaften. Innerhalb der Anlagen gab es separierte Flächen zum Luft- und Wasserbaden, Spiel- und Turnplätze, Gärten, Wege zum Flanieren, Auskleidestationen und bei größeren Anstalten auch ein Kasino. Anfänglich wurden die Bereiche für Frauen und Männer sorgsam getrennt. Schönenberger mahnte, auf der Herrenseite müsse in etwa einem Meter Abstand von der Trennwand ein Drahtzaun angebracht werden, damit »jede Annäherung unmöglich gemacht« werde. Man solle zudem häufiger kontrollieren, ob sich in der Trennwand »Risse oder Astlöcher gebildet haben«.[28]

---

23 Wolbold, »Nothwendige Verbesserung unserer verdorbenen Zimmerluft, namentlich im Winter«, *Der Naturarzt* Jg. 16 (1877), S. 8–13.
24 Vom Walde, »Ueber Luft«, *Zeitschrift für volksverständliche Gesundheitspflege* Jg. 15 (1887), S. 93–97.
25 Platen, *Die neue Heilmethode*, Bd. 1, S. 332–333.
26 Schönenberger/Siegert, *Lebenskunst-Heilkunst*, Bd.1, S. 456, 460.
27 *Der Naturarzt* Jg. 42 (1914), S. 6.
28 Schönenberger/Siegert, *Lebenskunst-Heilkunst*, Bd. 1, S. 465–466.

Vergleichsweise spät wurde das Thema der naturgemäßen Kleidung entdeckt. Schließlich galt allein die Nacktheit als wirklich naturgemäß. Der Biologe und Zoologe Gustav Jäger hatte Ende des Jahrhunderts jedoch ein so genanntes »Wollregime« entwickelt, das eine Vorbeugung von Krankheiten und Verbesserung der Konstitution durch Tragen von Kleidung aus reiner Schafswolle bewirken sollte. Hier lagen bedeutsame Parallelen zum Anliegen der Naturheilkunde. Zudem ließ sich Gustav Jäger kaum ignorieren, da die Zahl seiner Anhänger innerhalb kurzer Zeit enorm gestiegen war. Bereits 1880 praktizierten etwa 40.000 Menschen das »strenge Wollregime«.

Gustav Wolbold entschloss sich, Jäger die Gelegenheit zu geben, sein Bekleidungssystem den Anhängern der Naturheilkunde im *Naturarzt* vorzustellen. Jäger schrieb, sein Ansatz beruhe auf der grundlegenden Unterscheidung von zwei Arten von Körperabsonderungen: den übel riechenden Unluststoffen und den wohlriechenden Luststoffen. Pflanzliche Fasern wie Leinen oder Baumwolle nähmen die Unluststoffe auf und ließen die Luststoffe entweichen. Schafswolle verhielt sich genau umgekehrt. Personen, die Pflanzenfasern trugen, steckten deshalb permanent in einer »Atmosphäre von Unlustgasen« und mussten Erkältungen und andere Krankheiten fürchten. Diejenigen, die Kleidungsstücke aus Tierwolle bevorzugten, befanden sich hingegen in einer wohltuenden »Atmosphäre aus Lustgasen«. Als Konsequenz forderte Jäger, dass alle Kleidungsstücke aus Schafswolle gefertigt sein müssten. Diese Kleidung brauchte weder gewechselt noch gereinigt zu werden, da sie ja die stinkenden Unluststoffe sofort ableitete.[29]

Unter den Anhängern der Naturheilbewegung stieß dieses Konzept auf wenig Zustimmung. In einer Antwort auf Jäger wurde festgestellt, das Wollregime isoliere seinen Träger, schirme ihn ab und verhindere sogar die Anwendung des Wassers zur Reinigung. »Jäger aber sieht in Luft und Wasser feindliche Elemente, sogar das Waschen des Körpers ist ihm etwas Überflüssiges, ... er hüllt den Menschen Tag und Nacht möglichst luftdicht ein, als gelte es eine Mumie zu conserviren!«[30] Als Gegenentwurf entwickelte Heinrich Lahmann die Prinzipien einer naturgemäßen Kleiderordnung. Lahmann formulierte drei »Grundforderungen«. Danach musste die Kleidung möglichst durchlässig sein, die Stoffe durften nicht hautreizend wirken und der Schnitt musste so gewählt werden, dass er »die Form des Körpers nicht gesundheitswidrig veränderte«. Nach ausgiebigen Experimenten gelangte er zu der Schlussfolgerung, dass die Baumwolle den Kriterien einer naturgemäßen Kleidung am ehesten genügte.

---

29 Jäger, »Mein Bekleidungssystem«, *Der Naturarzt* Jg. 19 (1880), S. 90–93.
30 Wechssler, »Zur Bekleidungsfrage«, *Der Naturarzt* Jg. 19 (1880), S. 165–167.

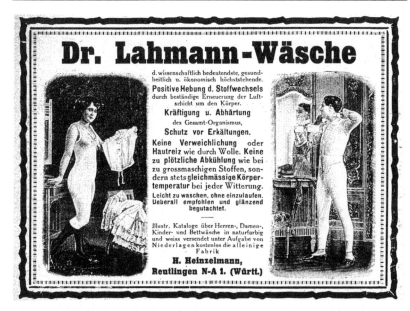

Abb. 14: Werbung für »Lahmann-Wäsche«

(*Quelle:* Der Naturarzt *1912, Heft 12*)

Allerdings hielt Lahmann die üblichen Baumwollstoffe für stark verbesserungsbedürftig. Das gebräuchliche Herstellungsverfahren zielte darauf ab, möglichst dichte Gewebe zu erhalten, die durch Zusatz von Appretur noch luftundurchlässiger gemacht wurden. Dem gleichen Zweck diente das Verfahren des »Schlichtens«, bei dem die Fäden vor dem Weben in klebende Chemikalien getaucht wurden. Lahmann gelang es, die Weberei Heinzelmann im württembergischen Reutlingen zur Herstellung eines ungeschlichteten Baumwollstoffes zu überreden. Es zeigte sich, dass nur die hochwertigste, langfaserigste Ware zu dieser Form der Verarbeitung taugte. Nach verschiedenen Änderungen an den Maschinen wurde 1885 der erste ungeschlichtete Baumwollstoff produziert und zu »Lahmann's Reform-Baumwollkleidung« verarbeitet. Da auch das Färben als naturwidriger Eingriff abgelehnt wurde, trugen alle Kleidungsstücke die »weiß-gelbe Naturfarbe der besten ägyptischen Baumwolle zur Schau«. Beim Schnitt der Kleidungsstücke achtete Lahmann darauf, dass sie locker herabfielen. Röcke wurden nicht um den Leib gebunden, sondern an das Hemd angeknüpft. So wurde kein Druck auf die empfindlichen Organe des Unterleibs ausgeübt. Noch vorteilhafter erschien es, ganz auf Röcke zu verzichten. Ein »völlig reformiertes Weib«, erklärte Lahmann, solle »nur eine Pumphose oder Rockhose an Stelle der Röcke« tragen.[31] Eine steigende Nachfrage aus dem Lager der Naturheilkunde-Anhänger bescherte Lahmann einen unerhofften kommerziellen Erfolg. Eine Reihe weiterer Firmen und Personen brachten eigene Reform-Kleider auf den Markt, darunter »Frau Professor Albrechts Deutsche Reform-Unterkleidung«, die »Filet-Kleidung« und die »Platen-Kleidung« des Dresdner Naturheilkundlers Moritz Platen.[32] Alle Produkte folgten den von Lahmann formulierten Grundforderungen. Ausführlich diskutiert wurde später auch die Frage des naturgemäßen Schuhwerks. Wenn sich das Tragen von Schuhen nicht vermeiden ließ, dann war der Sandale der Vorzug zu geben, da sie »die Wohltat des Barfußgehens ermöglicht und zugleich dem Fuß einen Schutz gegen Verletzungen, hartes Pflaster usw. gewährt«.[33] Im Winter war nach Auffassung Schönenbergers das Tragen »niedriger Lederschuhe mit Wollgamaschen darüber oder Schuhe aus Trikot und porösem Tuche« statthaft.[34]

Die Aufgabe, die tagsüber die Kleidung übernahm, fiel nachts der Bettwäsche zu. Das übliche Federbett wurde als schädlich verworfen: Nichts gebe es, klagte Moritz Platen, das »die Kraft und die Lebensenergie so sicher im Keime erstickt, als das Federbett«. Sogar die anhaltend hohe Kindersterblichkeit wollte Platen dem »Federbettgrab« anlasten.[35] Reinhold Gerling erklärte, jede Nacht vollziehe sich unter dem Federbett ein »Blutkörpermord«.[36] Auch hier wiesen die Grundforderungen Lahmanns den Weg zu einer naturgemäßen Lösung. Das Ergebnis war das »Paradiesbett nach Steiner«. Dieses Bett bestand aus einem metallenen Gestell mit einer Drahtseilauflage, einer Haferspreu- oder Rosshaarmatratze, einem rosshaargefüllten Kopfkissen und porösen Steppdecken aus Trikotstoff. Diese Materialien garantierten nach Überzeugung naturheilkundlicher Autoren ein Ausmaß an Durchlässigkeit, das jeden Schlaf zu einem »allnächtlich wiederholten Bad in reiner Luft« machte.[37]

---

31 Lahmann, *Reform der Kleidung*, S. 8, 25, 28.
32 Vgl.: *Der Naturarzt* Jg. 25 (1897), S. 179–181; *Der Naturarzt* Jg. 12 (1873), S. 78; Platen, *Die neue Heilmethode*, Bd. 1, S. 385–386.
33 Platen, *Die neue Heilmethode*, Bd.1, S. 395.
34 Schönenberger/Siegert, *Lebenskunst-Heilkunst*, Bd. 1, S. 486.
35 Platen, *Die neue Heilmethode*, Bd. 1, S. 397, 404–407.
36 Gerling, »Das Schlafen und die Lösung der Bettenfrage«, *Der Naturarzt* Jg. 26 (1898), S. 113–114.
37 Platen, *Die neue Heilmethode*, Bd. 1, S. 407.

Der »vollendete Mensch«

Das bloße Wissen um die natürlichen Lebens- oder Heilfaktoren reichte nicht aus, ein Leben nach den Grundsätzen der Natur zu führen. Gleichermaßen wichtig waren Kenntnisse, wie diese Mittel eingesetzt und genutzt werden sollten. So durfte es nicht genügen, seine Ernährung nach den Grundsätzen des Vegetarismus zu gestalten. Es musste auch geklärt werden, welche Nahrungsmengen als naturgemäß gelten konnten, wie viele Mahlzeiten zu welchen Uhrzeiten einzunehmen waren und wie lange eine Mahlzeit dauern sollte. All diese Details gewannen nun eine immense Bedeutung.

Beim Essen waren keinesfalls mehr als drei Mahlzeiten am Tag erlaubt. Morgens durfte, wenn überhaupt, nur ganz wenig gegessen werden. Viele empfanden das Frühstück als vollständig entbehrlich und propagierten das »Morgenfasten«. Neben der Frequenz war auch die Reihenfolge bedeutsam, in der die verschiedenen Nahrungsbestandteile verzehrt wurden. Rudolf Just stellte hier die Regel auf, wonach das Leichtverdauliche vor das Schwerverdauliche, das Rohe vor das Gedünstete und das Obst vor den Salat oder das Gemüse gehöre. Zudem müsse jeder Teil des Essens gesondert zubereitet, serviert und verzehrt werden.[38] Besondere Beachtung verdiente der Vorgang des Kauens. August von Borosini erkannte darin die wichtigste »Verantwortlichkeit, die wir in unserer Ernährung haben«.[39] Aus diesem Grund empfahl er ein Verfahren, das auf den Engländer Horace Fletcher zurückging und allgemein als »Fletschern« bezeichnet wurde.

Horace Fletcher litt bereits in jungen Jahren unter beträchtlichem Übergewicht. Mit 40 Jahren wog er 200 Pfund und kämpfte mit ständiger Müdigkeit und chronischen Verdauungsbeschwerden. Fletcher fasste den Entschluss, sein Leben zu ändern. Dabei glaubte er, dass seine Fettleibigkeit nicht die Folge übermäßigen Essens, sondern einer ungenügenden Kautechnik war. Fletcher begann, alle Speisen besonders sorgfältig und ausdauernd zu kauen. Innerhalb von fünf Monaten verlor er ein Drittel seines Körpergewichts. Dadurch gelangte er zu der Forderung, jede Speise sei so lange zu »schmecken, kauen, kneten und beißen«, bis sich alle festen Bestandteile vollständig verflüssigt hatten und ein reflektorischer Schluckakt die verbliebene Flüssigkeit in den Magen beförderte. Selbst bei Milch oder Suppen verfuhr Fletcher auf diese Weise. Im Durchschnitt waren nach seiner Methode für jeden Bissen 100 Kaubewegungen erforderlich. Nahrungsbestandteile, die sich auch nach lang-

---

38 Just, R., *Heraus aus dem Wirrwarr*, S. 25.
39 Borosini, *Die Eßsucht*, S. 7.

dauerndem Kauen nicht verflüssigten, wurden nicht geschluckt, sondern ausgespuckt.[40] August von Borosini übersetzte die Bücher Fletchers ins Deutsche und ergänzte sie durch eigene Betrachtungen. In einer Art Experiment verzehrte er eine nur sechs Gramm schwere Zwiebel und fand, dass er hierfür 722 Kauakte benötigte. Nach dieser Anstrengung aber hinterließ die junge Zwiebel »keinerlei Geruch des Atems und vereinigte sich im Magen mit anderen Speisen, als wenn sie leicht verdauliche Stärke gewesen wäre«.[41] Die Aktivitäten Borosinis machten das Fletschern in der Naturheilbewegung schnell populär. Schon bald ging die Zahl der Nachahmer in die Tausende. In München hatte sich sogar ein regelrechter »Kauklub« gebildet. Dort musste nach den Statuten des Klubs jeder Bissen mindestens 30-mal vor dem Schluckakt zerkaut werden.[42]

Eine weitere Möglichkeit zur Einflussnahme war erst wieder bei der Ausscheidung der Exkremente möglich. Auch hier war nach naturheilkundlicher Überzeugung eine besondere Sorgfalt von Nöten. Um den Körper rasch von allen Ausscheidungsstoffen zu entlasten, sollte auf eine regelmäßige Stuhlentleerung geachtet werden. August von Borosini mahnte, das Hinauszögern des Stuhlgangs könne die schwerwiegendsten Krankheitserscheinungen hervorrufen, weshalb dem »geringsten Gefühl oder Drang baldmöglichst Folge zu leisten« sei. Am schnellsten konnte die Stuhlentleerung nach den Angaben Borosinis in hockender Stellung gelingen. Der ganze Körperbau des Menschen beweise, dass dies »die naturgewollte Haltung« sei. Bei dem üblichen Verfahren, sich in sitzender Position auf einer Toilette zu entleeren, träte eine anatomisch ungünstige Verlagerung der Därme auf. Dies sei so, als wenn man »einen schwerflüssigen Brei durch einen geknickten Schlauch hindurchtreiben wollte«.[43]

Nach naturheilkundlicher Auffassung musste auch das Atmen neu erlernt werden. Im *Naturarzt* wurde dargelegt, dass die Mehrzahl der Menschen unter den Folgen einer »mangelhaften Atmung« litten, was ganz besonders auf die »Stubenhocker« zuträfe. Wenn aber nach der Ausatmung auch nur ein kleiner Rest der verbrauchten Luft »in den äußersten Aestchen der Lungenbläschen« verbleibe, so müsse »nach und nach ein Schaden für den Körper eintreten«.[44] Um einer mangelhaften Durchatmung entgegenzuwirken, wurde in der Naturheilkunde ein regelmäßiges »Tiefatmen« empfohlen. Dies sollte mehrmals am

---

40 Vgl.: Fletcher, *Wie ich mich selbst wieder jung machte*; Borosini, *Die Eßsucht*; Siegert, »Das Fletschern«, *Der Naturarzt* Jg. 31 (1913), 13–15.
41 Borosini, *Die Eßsucht*, S. 7, 34.
42 Borosini, *Ernährungs-ABC*, Vorwort, S. VIII, X.
43 Borosini, *Die Eßsucht*, S. 49–50.
44 Moersberger, »Richtig atmen«, *Der Naturarzt* Jg. 57 (1929), S. 102–103.

Tage erfolgen, nach Möglichkeit in der frischen Luft. Vor der Übung musste das Hemd aufgeknöpft werden. Dann wurde bei geschlossenem Mund so tief wie möglich eingeatmet. Jede Tiefatemübung umfasste zehn bis 20 Atemzüge. Franz Schönenberger pries das Tiefatmen als »Heil- und Kräftigungsmittel ersten Ranges«, das sich praktisch überall ausführen ließe.[45] Oskar Mummert ergänzte: »Atmen heißt Leben; Tiefatmen heißt höheres Leben.«[46]

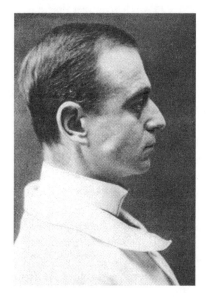

Abb. 15: August von Borosini, zwei Jahre nach Beginn des »Fletscherns« mit »Kaumuskeln in Angriffstellung«

(Quelle: Borosini, A.v.: Die Eßsucht und ihre Bekämpfung, *Dresden 1911)*

Neben dem »Tiefatmen« erschien bei Personen, die keine körperlich anstrengenden Arbeiten verrichteten, auch ein Training der Muskulatur wünschenswert. Reinhold Gerling beschrieb verschiedene Übungen, die noch vor dem Aufstehen im Bett absolviert werden konnten. Verbunden waren die morgendlichen Übungen mit einer nachfolgenden Körperwäsche. Dabei bestand die Besonderheit der naturheilkundlichen Reinigung darin, dass nur reines Wasser verwandt wurde, allenfalls geringe Mengen einer milden Seife. Reinhold Gerling riet davon ab, Schwämme, Frottier- und Seifentücher jeder Art zu benutzen und forderte, die gesamte Körperwäsche nur mit der »leben-

---

45 Schönenberger, *Der Naturarzt,* Bd. 1, S. 340–341.
46 Mummert, »Richtiges Tiefatmen«, *Der Naturarzt* Jg. 42 (1914), S. 91–93.

den Hand« vorzunehmen. Nach dem Waschen durfte die Haut nicht mit einem Handtuch abgerieben werden, sondern musste an der Luft trocknen.[47] Auch beim Schlaf waren Regeln zu beachten, damit dieser ein Höchstmaß an Erholung und Kräftigung gewährte. Im Handbuch von Moritz Platen wurde geraten, abends zeitig ins Bett zu gehen, wobei der richtige Zeitpunkt für einen Erwachsenen zwischen 22 und 23 Uhr lag. Morgens hingegen galt es, das Bett früh zu verlassen. Das Schlafzimmer durfte nicht beheizt werden und sollte stets durch weit geöffnete Fenster belüftet sein. Für die Position des Bettes galt die Regel, dass es mit dem Kopfteil frei im Zimmer zu stehen hatte. Von der Einnahme einer Mahlzeit unmittelbar vor dem Einschlafen wurde ebenso abgeraten wie von der Lektüre eines Buches. Genaue Anweisungen existierten auch für die Schlafposition: Die »waagerechte Lage auf dem Rücken, mit etwas erhöhter Kopf- und Schulterlage und mit ausgestreckten Beinen« galt als die gesündeste.[48]

Von Beginn an hatte noch ein weiteres Problemfeld im Zentrum des naturheilkundlichen Interesses gestanden: die Sexualität. Für die Anhänger der Naturheilkunde stand fest, dass ein Teil des Lebens, der so tief mit den Affekten und Trieben der Menschen verbunden war, auch für die Gesundheit von eminenter Bedeutung sein musste und deshalb in das Licht der Öffentlichkeit gehörte. Der Umstand, dass über Sexualität geredet und geschrieben wurde, blieb jedoch der einzige Tabubruch der naturheilkundlichen Sexualaufklärung. Die Inhalte entsprachen so weitgehend den herrschenden Normen, dass sie kaum als Ärgernis betrachtet werden konnten. Aus naturheilkundlicher Sicht lag das eigentliche Ziel der Sexualität in der Fortpflanzung. Kategorisch verlangte Reinhold Gerling, »der Liebesakt diene der Zeugung, nicht der Lust«.[49] Weil das Aufwachsen von Kindern nur in einer Familie denkbar erschien, musste Sexualität auf den ehelichen Geschlechtsverkehr beschränkt bleiben. »Monogamie ist für den Menschen ein Naturgesetz«[50], verkündete Gustav Wolbold im *Naturarzt*. Aber selbst beim ehelichen Geschlechtsverkehr konnte für die Frau der Lustgewinn nicht im Vordergrund stehen. Die Frau finde »in dem ferneren ehelichen Umgange weniger eine sinnliche Befriedigung, als einen Beweis der Liebe und Zuneigung des Gatten«, schrieb Franz Schönenberger. Empfängnisverhütung durfte nur »mit Rücksicht auf den Zustand der Frau und die zu erwartenden Nachkommen« erfolgen und wurde

---

47 Gerling, *Der vollendete Mensch*, S. 135–142.
48 Platen, *Die neue Heilmethode*, Bd. 1, S. 408–410.
49 Gerling, *Der vollendete Mensch*, S. 42.
50 Wolbold, »Die Behandlung des Kindbettfiebers«, *Der Naturarzt* Jg. 14 (1875), S. 162–167, 178–190.

ansonsten als ein Vergehen an der Natur betrachtet.⁵¹ Im Hinblick auf die Erziehung der Kinder galt die größte Sorge dem »Teufel der Selbstbefleckung«. Weil die Onanie als fehlgeleitete, sinnlose Form der sexuellen Betätigung erschien, musste sie unter allen Umständen unterdrückt werden.

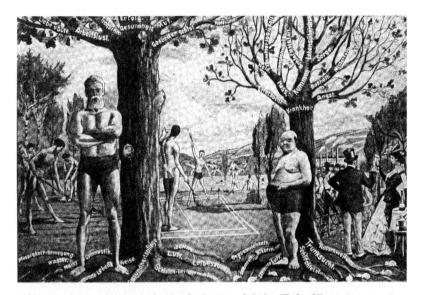

Abb. 16: »Langes Lebensglück oder Siechtum und früher Tod«; Illustration aus einem naturheilkundlichen Ratgeber

(Quelle: Bilz, A.: Bilz' Goldene Lebensregeln, *Leipzig/Radebeul 1907)*

In der Tendenz fügten sich diese Vorstellungen nahtlos in die allgemeinen Forderungen nach Mäßigung und Genügsamkeit. »Unmäßigkeit im Geschlechtsleben«, erklärte Reinhold Gerling, wirke »ebenso schädlich wie Übermaß in jeder sonstigen Beziehung«. Alle Anteile des Seelenlebens mussten gesteuert und, falls nötig, unterdrückt werden. »Leidenschaften vernichten die Harmonie der Seele«, warnte Reinhold Gerling.⁵² Dieses Gebot der Selbstbeherrschung galt in allen Lebenslagen. Auch in der Auseinandersetzung mit der eigenen Sterblichkeit durften die Anhänger der Naturheilkunde keine Schwäche zeigen. Die Angst vor Krankheit und Tod besaß nach Überzeugung Schönenbergers sogar eine ganz besonders »gesundheitszerstörende« Wirkung.

---

51 Schönenberger, *Was erwachsene junge Leute wissen sollten*, S. 13–15, 130
52 Gerling, *Der vollendete Mensch*, S. 39–48, 61.

Jeder Anflug von Furcht schaffe »dauernde Erregung und macht schließlich wirklich krank«.[53]

Das naturheilkundliche Ideal des ausgeglichenen, frohen Menschen ließ keinen Raum für aufwallende Gefühle oder anhaltende Niedergeschlagenheit. Gefordert war der »vollendete Mensch«. Dieser zeigte sich unabhängig von Leidenschaften, erfüllte mit Zuversicht seine Pflichten und nahm sein Leben in Freude und Dankbarkeit an. Noch bei der Beseitigung seiner sterblichen Überreste stellte sich die Frage, wie dies auf möglichst naturgemäße Weise zu geschehen habe. Die Antwort des *Naturarztes* lautete, man müsse »die todten Menschenreste so schnell als möglich durch ihre Zersetzung wieder für das Leben von Pflanzen, Thieren und Menschen nutzbar« machen. Als »geeignetste und für die Gesundheit der Lebenden unschädlichste Art« der Bestattung wurde in der Naturheilbewegung die Verbrennung propagiert. Wolle man dies nicht, empfahl Gustav Wolbold »die Leichen wenigstens ohne Sarg« zu begraben, »damit in ihnen die Zerstörung rascher eintreten kann«.[54]

Aufklärung und Weltflucht

Die Naturheilkunde zeichnete das Panorama einer umfassenden Lebensordnung, in der alle Ereignisse und Handlungen einzig der Gesundheit dienten. Wie lässt sich dieses Konzept in die größeren, zeitgeschichtlichen Strömungen einordnen? Rousseau ist in der Philosophie stets unter zwei gegensätzlichen Gesichtspunkten wahrgenommen worden. Auf der einen Seite stand der Aufklärer und Wegbereiter der bürgerlichen Revolution. Auf der anderen Seite galt Rousseau vielen bereits als Überwinder der Aufklärung, der die Beschränkungen der menschlichen Vernunft aufzeigte und dem Empfinden zu neuer Wertschätzung verhalf. Von ähnlichen Widersprüchen sind die Einschätzungen zur Naturheilkunde geprägt. Zweifelsohne weist auch die Naturheilkunde Aspekte auf, die der Aufklärung nahe stehen. Schließlich bestand ein zentrales Motiv der Naturheilanhänger in der Absicht, die Menschen aus ihrer selbstverschuldeten Unmündigkeit in medizinischen Angelegenheiten zu befreien. Aus unsicheren, bevormundeten Opfern ärztlicher Anweisungen sollten selbstbestimmte Individuen werden, die ihre Gesundheit in die eigenen Hände nahmen.

---

53 Schönenberger, *Der Naturarzt*, Bd.2, S. 15.
54 Wolbold, »Begraben oder verbrennen?«, *Der Naturarzt* Jg. 14 (1875), S. 40–44.

Damit diese Vision Wirklichkeit werden konnte, musste eine intensive Aufklärungsarbeit geleistet werden. »Sie wissen nicht, was sie tun«, stellte ein naturheilkundlicher Ratgeber zum Kenntnisstand der Bevölkerung über die Regeln einer gesunden Lebensweise fest und empfahl, »Sinn und Verständnis für die Gesundheitspflege ins Volk zu tragen«.[55] Als erfolgreichstes Medium zur Verbreitung der naturheilkundlichen Lehren erwies sich die Organisation öffentlicher Vorträge. Diese Aktivitäten erreichten in der zweiten Hälfte des 19. Jahrhunderts einen erheblichen Umfang. Naturheilkundler, die sich als Redner einen Namen gemacht hatten, erhielten zahlreiche Einladungen. Friedrich Wilhelm Dock bereiste im Winter 1886/87 insgesamt 25 Städte und hielt dort 35 Vorträge. Für eine weitere Vortragsreise im Folgejahr erhielt Dock 60 Einladungen. Allein der Berliner Naturheilverein richtete in den Wintermonaten etwa 30 Veranstaltungen aus. In Chemnitz waren es zur gleichen Zeit 20 Vorträge.

Die Resonanz auf diese Vorträge war außerordentlich stark. In den Jahren zwischen 1885 und 1888 verzeichnete der Chemnitzer Naturheilverein bei einigen Vorträgen mehr als 1.000 Besucher. Friedrich Wilhelm Dock sprach auf seiner ersten Vortragsreise vor insgesamt etwa 18.000 Menschen. Diese Veranstaltungen brachten der Naturheilbewegung eine Vielzahl neuer Helfer und Sympathisanten. Bei einer Veranstaltung des Berliner Vereins im Jahr 1886 ließen sich nach Ende des Vortrags 56 der 65 Gäste als neue Mitglieder registrieren. Die Themen der Vorträge reichten von der Behandlung kalter Füße über die Wirkung von Genussmitteln und falscher Ernährung bis hin zur Selbsthilfe bei Rückgratsverkrümmung und Bleichsucht.[56] Vor allem bei Themen, die wegen moralischer Bedenken mit Tabus belegt waren, herrschte ein großer Informationsbedarf. Dies galt für Probleme wie Verhütung, Schwangerschaft, Impotenz, Genitalhygiene, Geschlechtskrankheiten, Prostitution und Selbstbefriedigung. Naturheilkundliche Vorträge zu diesen Fragen wurden besonders stark besucht, was vielfach das Misstrauen von Öffentlichkeit und Behörden weckte. In Hamburg sprach der Naturheilkundige Gustav Bergmann 1907 mit seinen Vorträgen zur Sexualität bisweilen vor 2.700 Zuhörern. Das alarmierte Medizinalamt erreichte schließlich mit etlichen Verboten, dass sich der Hamburger »Prießnitz-Verein« von seinem Referenten trennte.[57]

Dieses aufklärerische Element half der Naturheilkunde, zusätzliche Anhänger jenseits des traditionellen Publikums anzusprechen. Führende Reprä-

---

55 Schönenberger/Siegert, *Lebenskunst-Heilkunst*, Bd. 1, S. IV.
56 Vgl.: *Zeitschrift für volksverständliche Gesundheitspflege* Jg. 14 (1886), S. 10, 27, 75; Jg. 15 (1887), S. 13, 14, 28, 46; Jg. 16 (1888), S. 33, 64, 135.
57 Stollberg, »Die Naturheilvereine im Deutschen Kaiserreich«, S. 297.

sentanten der Arbeiterbewegung erkannten in der Naturheilkunde ein Mittel zur Befreiung aus den Abhängigkeiten der staatlichen Gesundheitsfürsorge und einer bürgerlich dominierten Medizin. In einigen Arbeiterbezirken kam es zur Bildung von Naturheilvereinen. Diese Form der Organisation war auch deshalb vorteilhaft, weil sie das Verbot sozialistischer und gewerkschaftlicher Zusammenschlüsse unterlief. Der bedeutendste Vertreter der sozialistisch orientierten Naturheilkunde war der Volksschullehrer Hermann Wolf, der in der Nähe Dresdens unterrichtete. Wolf sah in den naturheilkundlichen Bestrebungen eine bedeutende Chance, die medizinische Versorgung der Arbeiterklasse eigenständig zu organisieren. Im Prinzip der Laienpraxis erkannte er ein verbindendes Element zwischen Sozialismus und Naturheilkunde und agitierte nachdrücklich für eine Politisierung der Naturheilbewegung.

Tatsächlich aber verfolgte die große Mehrzahl der Naturheilanhänger einen bewusst unpolitischen Kurs. Ursprünglich hatten noch viele der späteren Wortführer der Naturheilkunde gegen die politische Ordnung rebelliert. Rausse etwa hatte die »bestehenden faulen Verhältnisse« in Europa angeklagt und sich in dieser Auffassung durch Rousseau bestätigt gefühlt.[58] Theodor Hahn stand nach eigener Erinnerung »Ende der Vierziger Jahre als einer der Führer des Volkes in den vordersten Reihen der Kämpfer für die Befreiung vom politischen und socialen Joche«. Das Scheitern der Revolution und die nachfolgende Verstärkung der Repression bewirkten jedoch eine tiefe Enttäuschung und führten zum Rückzug aus der Politik. Man habe die »gänzliche Nutzlosigkeit alles politischen Partheitreibens und socialen Clubwesens« erkennen müssen, erklärte Theodor Hahn.[59]

In dieser Situation bot die Naturheilkunde eine neue Orientierung. Der Kampf um die Gesundheit ließ sich ohne Revolution, öffentliche Unruhe oder Auseinandersetzungen mit der Staatsmacht führen. Jeder konnte an seiner privaten Erlösung arbeiten. »Erwarte die Änderung nicht als ein Geschenk von dritter Seite«, mahnte der *Naturarzt* seine Leser. »Erwecke die in deinem Innern schlummernde Kraft zur Selbsterlösung! Beginne! Begib dich auf den Weg!«[60] Hierzu bedurfte es keiner Unterstützung durch andere, keiner materiellen Mittel, keiner körperlichen Vorzüge und auch keiner besonderen Begabung. Jeder Mensch war seines eigenen Glückes Schmied. Wenn überhaupt, so entsteht die Erlösung »einzig nur aus uns selber«, schrieb Hahn, »sie sprießt und fließt einzig nur in unserer eigenen Brust«.[61]

---

58 Kapp, *Rausse*, S. 28.
59 Hahn, T., *Praktisches Handbuch*, Bd. 1, S. VII-VIII.
60 *Der Naturarzt* Jg. 32 (1904), S. 2.
61 Hahn, T., *Praktisches Handbuch*, Bd. 1, S. VII.

Materielle Ungleichheit, Armut oder Repression erschienen unter dieser Voraussetzung weitgehend bedeutungslos. Der Ruf nach äußerer Freiheit entsprang, so der Standpunkt der Naturheilkunde, keinem wirklichen Bedürfnis. Denn weder die zügellose Freiheit, die alle Genüsse erlaubt, noch die »objective Freiheit, nach welcher Demokratie und Neuerungssucht trachten«, wurden als »beglückend und begehrenswerth« gesehen. Einzig und allein auf die »Freiheit jedes Einzelnen über sich selbst, die Herrschaft über die eigene, sinnliche Natur«, kam es an. Diese innere Freiheit aber war gänzlich unabhängig von den jeweiligen politischen Konstellationen. Selbst Menschen in den »untergeordnetsten Verhältnissen« und sogar »der Sclave in Ketten« konnte sie, wie der *Naturarzt* feststellte, anstreben und erreichen.[62] Von einer Änderung der sozialen Ordnung durfte deshalb keine Besserung erwartet werden. »Der Kluge«, mahnte der *Naturarzt*, »fege aber zuvor vor der eigen Tür und sehe hier nach dem Rechten, ehe er die anderen, den Staat, die Umwelt, die ›Verhältnisse‹ anklagt.«[63]

So wie im Fall des Glücks trug jeder auch für sein Scheitern die alleinige Verantwortung. Stellenweise konnte die Gleichgültigkeit gegenüber dem Los anderer Menschen in grobe Mitleidslosigkeit umschlagen. Wer arm war, der hatte nach Darstellung des *Wasserfreundes* keinen Grund, sich zu beschweren. Denn in den Mineralquellen der mondänen Badeorte ließ sich die Gesundheit keineswegs schneller herstellen als in jedem Fluss oder in jeder Quelle unmittelbar vor der eigenen Tür.[64] Armut konnte sogar zum Vorteil werden: »Wo Armut gepaart ist mit Anspruchslosigkeit, wird sogar die Schönheit gefördert«, konstatierte Reinhold Gerling[65] und der *Naturarzt* pries die Segnungen des Barfußlaufens als Wohltat der Armut. Jeder wisse doch, dass »diejenigen, denen der Himmel einen Reichthum an Strümpfen versagt hat, ... gewöhnlich zu den gesündesten Menschen zählen«. Dies sei, »nebenbei gesagt, ein herrlicher Beweis von der allwaltenden Liebe des Schöpfers und Erhalters, der, wo er auf der einen Seite versagte, auf der anderen reichlich vergütete«.[66]

Die Naturheilkunde war also beides: Aufklärung und Weltflucht. Die Übermacht bürgerlicher Anhänger und der Druck einer repressiven Politik wiesen jedoch den Weg des Gefühls und der Innerlichkeit. So geriet die Naturheilbewegung zu einer »bürgerlichen Fluchtbewegung«[67] und machte sich

---

62 *Der Naturarzt* Jg. 5 (1866), S. 24, 56.
63 Förster, »Zum heutigen Stande der natürlichen Lebens- und Heilkunst«, *Der Naturarzt* Jg. 36 (1908), S. 265–267.
64 *Der Wasserfreund* Jg. 1 (1861/62), S. 225.
65 Gerling, *Der vollendete Mensch*, S. 40.
66 *Der Naturarzt* Jg. 3 (1864), S. 39.
67 Vgl.: Frecot/Geist/Kerbs, *Fidus*.

blind gegenüber dem Leid, das soziale Verwerfungen und Konflikte erzeugten. Mit ihrer bewussten Abstinenz gegenüber der Sphäre des Politischen blieb die Naturheilbewegung unverdächtig und sicherte ihre Fortexistenz in stürmischen Zeiten. Als Widerpart erkannten die Anhänger der Naturheilkunde nicht die Politik, die Gesellschaft oder die herrschenden Machtstrukturen. Der einzige Gegner blieb die offizielle Medizin, die Anfang des 20. Jahrhunderts immer deutlicher den Weg einer wissenschaftlich fundierten Heilkunde einschlug.

5. Kämpfe und Konflikte

>»Aber was gab und giebt man nicht Alles so gerne für echte und wahre Wissenschaft aus? Die Wissenschaft folterte ja seiner Zeit mit glühendem Eisen und schmelzendem Blei, ... sie sagte Ja und Amen dazu, wenn man Kranken das Blut in Strömen abzapfte und die im Fieber nach einem kühlenden Trunke Lechzenden zum Tode des Durstes hinmarterte, – genug, die sogenannte Wissenschaft ist nichts als ein einziger, endloser labyrinthischer Irrpfad, voller Träume, Trugschlüsse und – Lügen.«
>
> *T. Hahn, 1879*

Die Physikalische Therapie

Vielfach wird das Aufkommen der Naturheilkunde als Reaktion auf die naturwissenschaftlich fundierte Medizin gesehen. Zumindest für die Anfänge der Naturheilbewegung lässt sich diese Sichtweise nicht bestätigen. Ein frühes Zentrum der wissenschaftlichen Medizin entstand in Wien, also jener Hochschule, die Gräfenberg geographisch und politisch am nächsten lag. Hier gab es zudem eine lange Tradition in der therapeutischen Anwendung natürlicher Heilfaktoren.[1] Deshalb wurden die Therapiemethoden von Prießnitz und seinen Anhängern eher mit Wohlwollen registriert. Als sich 1836 die Klagen ortsansässiger Ärzte häuften und ein Strafverfahren gegen Prießnitz eröffnet wurde, stellte die zuständige Behörde eine Expertenkommission zusammen. Zum Leiter der Kommission wurde der kaiserliche Hofrat Ludwig von Türckheim ernannt, ein prominentes und geachtetes Mitglied der Wiener Fakultät. In seinem anschließend erstellten Gutachten gab von Türckheim eine ausgesprochen positive Bewertung ab. Zu Prießnitz stellte er fest, dieser sei »kein gewöhnlicher Mensch« und auch »kein Charlatan, sondern von dem reinsten Eifer beseelt, zu helfen, wo er nur kann und auch mit vorzüglichen Eigenschaften hierzu begabt«.[2]

1850 wurde in Wien der Internist Johann Oppolzer auf die neu errichtete Lehrkanzlei der Universität berufen. Oppolzer betrachtete die Förderung der

---

[1] Vgl.: Schäfer, »Physikalische Heilmethoden in der ersten Wiener Medizinischen Schule«; Lesky, *Die Wiener medizinische Schule im neunzehnten Jahrhundert*.
[2] Zitiert nach: Baumgarten, *Fortschritt des Wasserheilverfahrens*, S. 4–5; siehe auch: Vom Walde, *Vincenz Prießnitz*, S. 21.

Wasserbehandlung oder Hydrotherapie als vordringliche Aufgabe.[3] Auf Anweisung Oppolzers besuchte einer seiner Schüler, Wilhelm Winternitz, im Jahr 1861 die Gräfenberger Heilanstalt. Kurze Zeit später habilitierte sich Winternitz mit einer Arbeit über die *Rationelle Begründung einiger hydrotherapeutischer Prozeduren*. Auf eigene Kosten errichtete Winternitz einen kleinen Pavillon für Wasserbehandlungen, in dem Patienten der allgemeinen medizinischen Poliklinik behandelt werden konnten. Gleichzeitig übernahm er die Leitung einer Wasserheilanstalt in Kaltenleutgeben bei Wien, die nach Gräfenberger Vorbild arbeitete. 1899 wurden diese Leistungen mit der Berufung auf den neu geschaffenen Lehrstuhl für Hydrotherapie der Wiener medizinischen Fakultät belohnt. Wem er diese Entwicklung maßgeblich zu verdanken hatte, daran ließ Winternitz keine Zweifel. Man habe, schrieb er rückblickend, das »volle Recht, von dem Auftreten Prießnitz' an eine neue Epoche der Hydrotherapie zu datieren«.[4]

Tatsächlich aber war das, was Winternitz praktizierte, keine einfache Fortsetzung der altbekannten Wasseranwendungen. Vielmehr erfuhren die verschiedenen Techniken und Prozeduren durch seine Arbeiten eine bemerkenswerte Veränderung. Die bisherigen Schriften zur Wasserbehandlung aus den Reihen der Naturheilkundler lehnte Winternitz als unbrauchbar ab und begann, eigene Experimente durchzuführen. Zu diesem Zweck registrierte er die Veränderungen von Sensibilität und Körpertemperatur unter dem Einfluss verschiedener Wasseranwendungen. Er führte Messungen des Körpervolumens durch, setzte ein Pulsmanometer zur Überprüfung der Durchblutung ein und verwendete »Cardiographen« und »Pneumographen« zur Registrierung der Herz- und Lungentätigkeit. Schließlich entwickelte Winternitz einen Duschkatheter, der eine exakte Justierung des Wassers in Bezug auf Temperatur, Fließgeschwindigkeit und Druck erlaubte. Durch Aufsatz verschiedener Duschköpfe ließ sich zudem der Wasserstrahl in die gewünschte Form bringen.[5]

Die Bemühungen von Winternitz machten aus einem einfachen Verfahren eine hochtechnisierte Therapiemethode. In dieser Veränderung spiegelte sich ein Charakteristikum des naturwissenschaftlichen Denkens. Die Ärzte teilten den naturheilkundlichen Glauben an eine vollkommene Schöpfung nicht. Nach ihrer Überzeugung begründeten die vielen Unzulänglichkeiten des Alltags, von denen Krankheit und Schmerz lediglich die extremsten Ausformungen darstellten, den unmissverständlichen Auftrag, die Welt im Sinne menschlicher Bedürfnisse umzugestalten. Hierzu schien es notwendig, die Gesetzmä-

---

3 Vgl.: Lesky, *Meilensteine der Wiener Medizin*, S. 88.
4 Winternitz/Plohn, »Literatur und Geschichte der Hydrotherapie«, S. 62.
5 Vgl.: Winternitz, *Die Hydrotherapie auf physiologischer und klinischer Grundlage*.

ßigkeiten der Naturprozesse aufzuklären. Die Natur musste in ihre Bestandteile zerlegt und analysiert werden. Anhand der so gewonnenen Erkenntnisse ließen sich dann Maschinen und Instrumente konstruieren, die eine effektive Nutzung der Naturkräfte erlaubten.

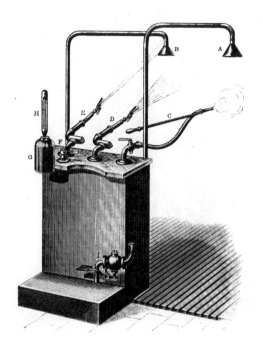

Abb. 17: »Duschkatheter« nach Wilhelm Winternitz

(Quelle: Bum, A.: Lexikon der Physikalischen Therapie, *Berlin/Wien 1904, S. 273/274)*

Überall dort, wo sich die wissenschaftliche Medizin von naturheilkundlichen Verfahren anregen ließ, kam es zu einer Technisierung der ursprünglich einfachen Methoden. Auf diese Weise entstand mit der Physikalischen Therapie ein ganz eigener, wissenschaftlicher Fachbereich. Nur solche Verfahren, bei denen technische Instrumente die Anwendung des Heilfaktors in kontrollierter Weise ermöglichten, hatten Aussicht auf Anerkennung durch die Physikalische Therapie. Während die Schwedische Gymnastik nach Ansicht vieler Ärzte diesen Ansprüchen nicht genügte, konnten sich die mechanischen Apparate des schwedischen Arztes Gustav Zander rasch durchsetzen. Zander, ein Schüler von Per Henrik Ling, hatte 1857 mit der Konstruktion von Geräten zum gymnastischen Training begonnen. Dabei unterschied Zander drei Serien. Zur ersten Serie gehörten Apparate, die durch die Muskelkraft des Kranken in

Bewegung gesetzt wurden, zur zweiten Serie motorgetriebene Geräte und zur dritten Serie Konstruktionen, welche »durch die auf ihnen lastende Eigenschwere des Patienten oder durch mechanische Vorrichtungen einen corrigirenden Druck auf das Knochengerüst oder eine Dehnung der Weichtheile bewirken« sollten. Insgesamt konstruierte Zander 86 verschiedene Formen von Bewegungsapparaten.[6]

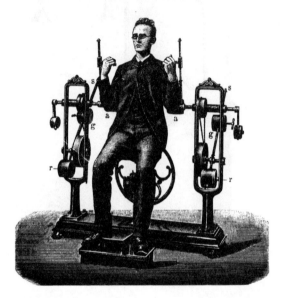

Abb. 18: »Zander-Apparat«

(Quelle: Bum, A.: Lexikon der Physikalischen Therapie, *Berlin/Wien 1904, S. 1427/1428)*

Die imposanten Konstruktionen waren Meisterwerke der Mechanik. Mit ihrer Hilfe konnte der Therapeut die Art der Bewegung, deren Ausmaß und Intensität exakt einstellen und dosieren. Damit entsprach die von Zander als »medico-mechanische Therapie« bezeichnete Methode vollständig den Erwartungen der wissenschaftlichen Medizin an Genauigkeit und Messbarkeit. Besondere Verdienste bei der Verbreitung der apparativen Gymnastik in Deutschland erwarb sich der Orthopäde Hermann Nebel, ein Schüler von Zander, der das Verfahren 1865 in Stockholm erlernt hatte. 1884 entstand in Deutschland ein erstes »medico-mechanisches Institut« in Baden-Baden. Rasch folgten Hamburg, Berlin, Bad Kissingen, Breslau, Wiesbaden, Karlsruhe,

---

6 Zander, *Apparate für mechanisch heilgymnastische Behandlung,* S. 9–13.

Mannheim und Frankfurt a. M.⁷ Alle diese Institute standen unter ärztlicher Leitung. Bis zur Jahrhundertwende hatte sich die »medico-mechanische Therapie« endgültig etabliert. Der *Naturarzt* merkte 1921 an, in Deutschland würde »kaum ein Krankenhaus« existieren, »das nicht einen Saal mit Zander-Apparaten aufweisen kann«.⁸

Im Fall der Lichtbehandlung kamen die entscheidenden Impulse zur Technisierung von dem Chemiker Willibald Gebhardt. Dieser hatte im Jahr 1887 einige Wochen in Riklis Naturheilanstalt verbracht. Rückblickend erklärte Gebhardt später, die Heilerfolge, die er bei Rikli gesehen habe, seien »außerordentlich« gewesen. Als Wissenschaftler konnten ihn die naturheilkundlichen Erklärungen und Konzepte jedoch nicht überzeugen. Er wollte eigene Forschungen zur Lichttherapie durchführen und diese einer eingehenden wissenschaftlichen Prüfung unterziehen. Allerdings konnte Gebhardt keine Ärzte zur Mitarbeit an diesem Projekt gewinnen. Alle Anfragen wurden »höhnisch zurückgewiesen«. Auf der Weltausstellung in Chicago sah Gebhardt schließlich Apparate zur elektrischen Lichtbehandlung, die dort von John Harvey Kellog ausgestellt wurden. Sofort erkannte er die Tragweite dieser Erfindung. Ein künstlicher Ersatz für das Sonnenlicht konnte die Lichtbehandlung unabhängig von der Wetterlage machen. Zudem unterstand eine künstliche Lichtquelle der vollständigen Kontrolle des Therapeuten und ermöglichte so eine exakte Dosierung der Strahlung.⁹

Kellogs Apparate bestanden aus einem großen Kasten, den der Patient durch eine Tür betrat, um sich im Innern unbekleidet auf einen Hocker zu setzen. Der Deckel des Kastens wurde dann um den Hals des Kranken geschlossen, so dass nur der Kopf im Freien blieb. Innen waren die Lichtkästen mit Spiegeln ausgelegt und mit etwa vierzig bis sechzig Glühlampen bestückt. Durch Zu- oder Abschalten von Glühbirnen ließ sich die Temperatur regulieren. Zurück in Deutschland versuchte Gebhardt, Ärzte und Wissenschaftler für das neue Verfahren zu interessieren und hatte diesmal mehr Erfolg. Auf seine Anregung hin verfasste der Arzt Hermann Kattenbracker ein umfassendes Werk zur wissenschaftlichen Lichtbehandlung, das 1899 erschien. In Berlin entstand zur gleichen Zeit eine medizinischen Lichtheilanstalt mit dem Namen »Rotes Kreuz«, in der elektrische Lichtkästen zum Einsatz kamen. Nach dem Ausscheiden des ersten Leiters übernahm Kattenbracker die medizinische Aufsicht der Lichtheilanstalt. Inzwischen waren »in allen Teilen Deutschlands ähnliche Anstalten unter ärztlicher Leitung« entstanden.¹⁰

---

7 Nebel, *Bewegungskuren*, S. 14–15.
8 Kaufmann, »Schwedische Heilgymnastik«, *Der Naturarzt* Jg. 49 (1921), S. 38–39.
9 Gebhardt, *Die Heilkraft des Lichtes*, S. VI, 150–151.
10 Kattenbracker, *Das Lichtheilverfahren*, Vorwort S. III.

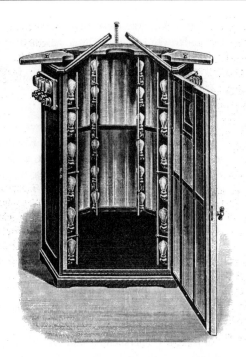

Abb. 19: Lichtkasten zur apparativen Lichtbehandlung nach John Harvey Kellog

(Quelle: Martin, G.: Lichtkuren, *Leipzig 1901/1902, S. 234)*

Ein weiteres Schlaglicht auf die Unterschiede von Naturheilkunde und Physikalischer Therapie wirft die Krankengeschichte des Berliner Polizeioffiziers Maximilian Mehl. Dieser litt jahrelang unter einer tuberkulösen Infektion der Gesichtshaut, einem Lupus vulgaris, der 1889 so weit fortgeschritten war, dass ein vollständiger Verlust der Nase drohte. In seiner Verzweiflung griff er zu einem Vergrößerungsglas, bündelte damit das einfallende Sonnenlicht und verbrannte die erkrankten Hautregionen. Überraschenderweise war die neue Haut, die sich nach Abheilung der Verbrennungen bildete, gesund. Mehl wiederholte daraufhin die Prozedur und setzte sie so lange fort, bis innerhalb weniger Wochen eine vollständige Heilung erreicht war. Zwei Jahre später nahm er Kontakt mit dem bekannten Medizinprofessor Rudolf von Renvers von der Berliner Charité auf. Von Renvers bestätigte zwar die Heilung Mehls und sagte eine Prüfung des Verfahrens zu. Tatsächlich aber wurden nur sporadisch Lupuskranke in der Charité mit konzentriertem Sonnenlicht behandelt. Das Interesse erlahmte schließlich vollständig, ungeachtet der vorhandenen Hinweise für eine Wirksamkeit des Verfahrens.

Die geringe Resonanz seiner Entdeckung in der Ärzteschaft bewog Mehl, selbst therapeutisch tätig zu werden. In der Vegetarier-Kolonie Eden in Oranienburg eröffnete er eine Praxis zur Sonnenbehandlung. Neben dem Lupus behandelte Mehl im Laufe der Zeit eine immer größere Zahl von Hautleiden, darunter Hautkrebs, Bartflechte, Blutschwamm, Muttermale und örtliche Syphilis. Im Jahr 1896 veröffentlichte er eine nur 20 Seiten umfassende Schrift, in der er die Grundzüge seines Therapieverfahrens beschrieb. Der bekannte Naturarzt Max Böhm lieferte hierzu ein Vorwort, in dem er hervorhob, dass sich Mehl »der natürlichsten Lichtquelle, nämlich der Sonne«, bediene.[11] Während Mehl auf diese Weise in der Naturheilkunde Anerkennung fand, entwickelte der dänische Arzt Niels Ryberg Finsen ein apparatives Verfahren zur Behandlung mit konzentriertem Licht, das weitaus mehr den Erwartungen der Physikalischen Therapie entsprach. Im Unterschied zu Mehl verwendete Finsen das künstliche Licht einer Bogenlampe, dessen Ultraviolettanteil mit Kristalllinsen gebündelt wurde. 1902 meldete sich Mehl im *Naturarzt* zu Wort und reklamierte die »Entdeckung der Sonnentherapie« für sich. Von der Redaktion des *Naturarztes* wurde Mehls Anspruch ausdrücklich unterstützt. In einer Anmerkung hieß es, man könne hier wieder sehen, »wie die Herren Mediziner, sich mit fremden Federn schmückend, unsere Heilfaktoren ›entdecken‹«.[12] Solche Äußerungen aus dem Lager der Naturheilkunde konnten jedoch nicht verhindern, dass Finsen für seine Leistungen den Medizinnobelpreis erhielt, während Mehl leer ausging. Oskar Mummert erklärte daraufhin, es sei eine »unbegreifliche Ungerechtigkeit«, dass man Mehl »totschwieg«, nur weil er Laie sei.[13]

In Mummerts Äußerungen zeigte sich der Ärger darüber, dass die bloße Entdeckung eines Heilfaktors aus wissenschaftlicher Sicht wenig zählte. Erst wenn dieser Faktor technisch beherrscht war und mit Hilfe von Apparaten in kontrollierbarer Form eingesetzt werden konnte, erschien dies als eine Leistung, die des Nobelpreises würdig war. Naturheilkunde und Physikalische Therapie beruhten, auch wenn sie vordergründig die gleichen Heilfaktoren nutzten, auf ganz unterschiedlichen Überzeugungen. Das verstärkte Interesse an physikalischen Heilmethoden, das sich Ende des 19. Jahrhunderts einstellte, durfte deshalb keinesfalls als Anerkennung der Naturheilkunde missverstanden werden. Das, was sich in den Instituten für Physikalische Therapie abspielte, hatte mit naturheilkundlichen Behandlungen nicht viel gemein. Aus diesem Grund versuchten naturheilkundliche Autoren die Erwartungen zu dämpfen.

---

11 Böhm, M., »Vorwort«, in: Mehl, *Meine Sonnen-Therapie*, S. 3.
12 Mehl, »Die Sonnen-Therapie«, *Der Naturarzt* Jg. 30 (1902), S. 64–65.
13 Mummert, »Lupus und die Sonnenbehandlung durch Brenngläser«, *Der Naturarzt* Jg. 44 (1916), S. 79–82.

Reinhold Gerling, Schriftleiter des *Naturarztes*, schrieb: Die »Anerkennung der Klique, die sich stolz ›Vertreter der Wissenschaft‹ nennt, ist wertlos und folglich kein Gewinn«. Denn wollte die wissenschaftliche Medizin die Naturheilkunde wirklich anerkennen, so »müsste sie selbst sich vernichten, denn unsere Grundsätze sind mit den ihrigen nicht in Einklang zu bringen«.[14]

Der Kampf um den Fortschritt

Neben dem Interesse an natürlichen oder physikalischen Heilfaktoren bestand anfangs eine weitere Gemeinsamkeit zwischen Naturheilkunde und wissenschaftlicher Medizin: die Opposition zur konventionellen Heilkunde. Der überwiegende Teil der medizinischen Praxis des frühen 19. Jahrhunderts war von den Fortschritten der naturwissenschaftlichen Disziplinen unberührt geblieben. Sie stand noch ganz in der Tradition der antiken hippokratischen Heilkunde. Theoretisch gründete der Hippokratismus auf der Lehre der Humoralpathologie, die ein ausgewogenes Mischungsverhältnis der Körpersäfte als Ausdruck von Gesundheit betrachtete. Dieses Vorgehen, das seit 2.000 Jahren nahezu unverändert geblieben war, stieß in der neu formierten wissenschaftlichen Medizin gleichermaßen auf Widerspruch wie in der Naturheilkunde.

Der Internist Joseph Skoda und sein Schüler Joseph Dietl, Vertreter der Wiener Schule und Exponenten der wissenschaftlichen Richtung in der Medizin, gelangten zu der Schlussfolgerung, dass es einstweilen besser sei, ganz auf therapeutische Maßnahmen zu verzichten. Ehe man den kranken Menschen zusätzliches Leid zufügte, solle man sich lieber auf die reine Beobachtung des Krankheitsverlaufs beschränken. Dieser »therapeutische Nihilismus« wurde von naturheilkundlichen Autoren als klare Bestätigung eigener Positionen empfunden. 1880 erinnerte im *Naturarzt* ein Beitrag unter dem Pseudonym »Alter Ketzer« an die Begeisterung, mit der diese These aufgenommen worden war: »Das ist ja, was wir brauchen; das ist der feste Grund, auf dem die Therapie gebaut werden muß, der Leuchtthurm, der uns im Sturm der Praxis erhalten soll.«[15] Noch im Jahr 1929 wurde im *Naturarzt* die Meinung vertreten, dass die Arbeiten von Joseph Dietl unverändert »die Hauptwaffenstätte für uns Anhänger des Naturheilgedankens« seien.[16] Als bedeutsamster Punkt wurde

---

14 Gerling, »Anerkennung«, *Der Naturarzt* Jg. 25 (1897), S. 97–98.
15 *Der Naturarzt* Jg. 19 (1880), S. 109–110.
16 Silber, »Wie weit ist der Naturheilgedanke in die medizinische Klinik eingedrungen?«, S. 309.

dabei die Haltung zur Arzneitherapie empfunden, an der von wissenschaftlicher wie auch naturheilkundlicher Seite die stärkste Kritik geübt wurde. Tatsächlich hielt die Phase des therapeutischen Nihilismus nicht lange an. Bereits nach kurzer Zeit wandten sich die wissenschaftlichen Ärzte wieder der Krankenbehandlung zu. Der Standpunkt des Nihilismus widersprach dem Hilfsbegehren der kranken Menschen allzu sehr, als dass er zur Richtschnur des ärztlichen Handelns taugte. Viele alte Gifte aus dem Arzneischrank des Hippokratismus fanden ihren Weg zurück in die medizinische Praxis. Dazu gehörte auch die Quecksilberbehandlung der Syphilis. Von naturheilkundlicher Seite wurde dies als Verrat an den ursprünglich formulierten Grundsätzen der Wissenschaftlichkeit gesehen. Was sei nur aus den »stolzen Hoffnungen« der Wiener Medizin geworden, fragte der »Alte Ketzer« im *Naturarzt*. Seine Antwort: Die »anfangs so gebieterisch verlangte rationelle Grundlage« sei nach »langem Hin- und Herschwanken« vollständig aufgegeben worden.[17]

Aus Perspektive der wissenschaftlichen Medizin stellte sich dieser Sachverhalt hingegen ganz anders dar. Dort war der therapeutische Nihilismus zu keinem Zeitpunkt als grundsätzlicher Verzicht auf jede Form der Arzneibehandlung verstanden worden. Immer hatte die Kritik nur der althergebrachten Praxis gegolten. Dass die medizinische Forschung zukünftig den erfolgreichen Einsatz chemischer Substanzen gestatten würde, galt keineswegs als ausgeschlossen, sondern wurde sogar als ausgesprochen wahrscheinlich angesehen. Aus wissenschaftlicher Sicht existierte keine feststehende und unverrückbare Naturordnung. Man zeigte sich vielmehr entschlossen, auf ein Phänomen zu setzen, das im naturheilkundlichen Weltbild gar nicht vorkam: den wissenschaftlich-technologischen Fortschritt. Pausenlos produzierten die Naturforscher neue Erkenntnisse und nährten damit die Hoffnung auf ein besseres Leben. Warum sollte gleiches nicht auch in der Medizin gelingen?

Zu ihrem Leidwesen mussten die Naturheilkundler feststellen, dass diese Form des Fortschrittsoptimismus in der Bevölkerung weitaus stärkeren Zuspruch fand als die Vorstellung eines ursprünglichen Naturzustands. Um dieser Herausforderung begegnen zu können, kam es für die Naturheilkunde entscheidend darauf an, den verbreiteten Forschrittsglauben als eine Illusion zu entlarven. Es musste gezeigt werden, dass all die vermeintlichen Errungenschaften der Technik keine wirkliche Verbesserung bedeuteten, sondern am Ende sogar die Misere der Menschheit verstärkten. Mit großem Interesse verfolgten die Naturheilkundler die Geschehnisse in der wissenschaftlichen Medizin, betrieben eigene Studien und lasen die medizinische Literatur. Immer dann, wenn von neuen und sensationellen Durchbrüchen der medizinischen

---

17 *Der Naturarzt* Jg. 19 (1880), S. 117.

Wissenschaft berichtet wurde, erhoben die Naturheilkundler ihre Stimmen, erklärten diese Entdeckungen für bedeutungslos und warnten vor übertriebenen Hoffnungen.

Ein für die Entwicklung der wissenschaftlichen Medizin außerordentlich bedeutsamer Vorgang ereignete sich 1882, als Robert Koch den Erreger der Tuberkulose entdeckte und dabei die Grundlagen der modernen Bakteriologie schuf. Erwiesen sich die Resultate von Kochs Forschungen als richtig, dann musste dies als schwerer Rückschlag für die Naturheilkunde betrachtet werden. Denn die Existenz von krankheitserregenden Mikroorganismen widersprach allen naturheilkundlichen Vorstellungen. Außerdem machte die therapeutische Gabe von Giften durchaus Sinn, wenn sich Krankheiten auf lebende Kleinstorganismen zurückführen ließen. In der Medizin machte sich bald schon die Hoffnung breit, in absehbarer Zeit über eine »Therapia sterilisans magna« zu verfügen, mit der alle Bakterien vernichtet und jede Infektionskrankheit geheilt werden könnte.

Rasch erschien im *Naturarzt* eine Reihe von Artikeln, in denen man sich um eine Entlarvung des »grassierenden Bakterienschwindels« bemühte.[18] Heinrich Lahmann leistete die umfangreichste Arbeit und veröffentlichte 1890 eine ausführliche *Kritik der Koch'schen Entdeckungen und der Koch'schen Richtung in der Heilkunde*. Der gemeinsame Ansatzpunkt der Kritik lag in dem Vorwurf, dass die wissenschaftlichen Bakteriologen bei ihrer Interpretation Ursache und Wirkung verwechselten. Die Existenz kleinster Lebewesen oder Schmarotzer in Organen und Körperflüssigkeiten erkrankter Personen mochte durchaus zutreffend sein. Aber solche Phänomene traten nach naturheilkundlicher Ansicht erst dann auf, wenn es zur Anhäufung von Krankheits- oder Heterogenstoffen im Organismus gekommen war. Der Leipziger Laientherapeut Louis Kuhne versuchte diesen Zusammenhang mit einem häufig verwendeten Bild zu verdeutlichen. »Vergegenwärtigen Sie sich eine Stube«, forderte er seine Leser auf, »welche wochenlang nicht gekehrt worden ist, obgleich sich viel Schmutz darin täglich ansammelt. Sehr bald wird sich Ungeziefer aller Art in dieser Stube niederlassen, das allen Bewohnern zur Last fällt und auf dessen Vertilgung man eifrig bedacht ist.« Wohl könne es gelingen, durch Gabe von Gift eine ganze Menge der Krankheitserreger zu töten, schrieb Louis Kuhne. Aber damit wäre keineswegs eine dauerhafte Abhilfe geschaffen, denn »der Schmutz selber ist der eigentliche Erzeuger und Pfleger des Ungeziefers«. Ein ganz anderes Ergebnis ließe sich erreichen, wenn »die Stube selber gleich von allem Schmutz gereinigt« würde. In diesem Fall, so Kuhne, »hätten wir mit einem Schlage jedem Ungeziefer den geeigneten Boden entzogen und ein für

---

18 *Der Naturarzt* Jg. 20 (1881), S. 165.

allemal Ruhe«.[19] Übertragen auf den Organismus bedeutete der von Kuhne geforderte »Hausputz« eine gründliche Entschlackung unter Einsatz der bekannten Methoden des naturgemäßen Heilverfahrens. So gesehen ließ sich die Entdeckung Robert Kochs sogar als Bestätigung der Naturheilkunde auffassen, denn sie unterstrich die Dringlichkeit der inneren Reinigung des Körpers. Für diesen Standpunkt glaubten die Anhänger des Naturheilgedankens einen untrüglichen Beweis zu besitzen: Wenn gemäß wissenschaftlicher Theorie allein das Bakterium für den Ausbruch der Krankheit verantwortlich war, blieb unverständlich, warum der Kontakt mit dem Infektionserreger nicht in allen Fällen zu Krankheitssymptomen führte. Mit den Mitteln der naturheilkundlichen Krankheitstheorie ließ sich dieses Phänomen hingegen erklären. Denn dann musste angenommen werden, dass nur die Personen erkrankten, deren Organismus bereits durch Krankheitsstoffe so weit belastet war, dass die Mikroben ideale Bedingungen vorfanden. Alle Unbelasteten hingegen blieben vollständig immun. Derjenige, merkte der *Naturarzt* an, der »seinen Körper in ordentlicher Weise pflegt«, brauche die Cholera oder andere Epidemien »nicht zu fürchten«.[20] Oberst Peter Spohr ergänzte diesen Hinweis durch die Anmerkung, dass sich die ganze »Bazillenfurcht und Bazillenjagd« im rechten Licht betrachtet als völlig unbegründet und haltlos darstelle.[21]

Schon bald jedoch schien die Skepsis der Naturheilkundler vom medizinischen Fortschritt eingeholt. 1890 teilte Robert Koch auf einem internationalen Ärztekongress in Berlin mit, dass er ein wirksames Mittel gegen die Tuberkulose gefunden habe. Dies löste eine Woge der Begeisterung aus. Vielfach entstand der Eindruck, jetzt sei der endgültige Durchbruch der wissenschaftlichen Medizin gelungen. Bereits kurze Zeit nach der Ankündigung Kochs gelangte das Tuberkulin, so der Handelsname der neuen Arznei, in den Handel. Einige Jahre später erinnerte sich der Fastenarzt Gustav Riedlin: »Da spritzte alle Welt, die Kliniker spritzten, die Heilanstaltsbesitzer spritzten, die Spezial- und Privatärzte spritzten Tuberkulin, – es war ein Geschäft wie noch nie!«[22] Einzig die Anhänger der Naturheilkunde standen bei diesem Geschehen abseits. Fast wie eine Entschuldigung klang der Kommentar zur Markteinführung des Tuberkulins, den Max Böhm in der *Naturärztlichen Zeitschrift* veröffentlichte. Die Anhänger der Naturheilkunde, versicherte Böhm, seien keineswegs »von Neid beseelt, das liegt uns bei einer der ganzen Menschheit vielleicht nützlichen

---

19 Kuhne, *Die neue Heilwissenschaft*, S. 29–30.
20 Sturm, »Zur Würdigung der Cholerafrage«, *Der Naturarzt* Jg. 23 (1884), S. 134–142.
21 Spohr, »Die deutsche Naturheilbewegung und ihre Ziele«, *Der Naturarzt* Jg. 42 (1914), S. 180–185.
22 Riedlin, »Zur Geschichte der Schwindsuchtbehandlung«, *Der Naturarzt* Jg. 38 (1910), S. 305–308.

Erfindung vollkommen fern«. Aber eine »weise Vorsicht« dürfe schließlich nicht verübelt werden. Schon zu oft seien »in den letzten Jahren angebliche Specifica gegen die verschiedenen Erkrankungen ausposaunt worden«.[23] Tatsächlich behielten die Kritiker Recht. Bereits innerhalb eines Jahres war alle Euphorie verflogen. Nirgends ließ sich ein therapeutischer Nutzen des Tuberkulins belegen. Man habe, konstatierte der *Naturarzt*, die »Feste zu früh« gefeiert.[24] Philo vom Walde merkte ironisch an, wie ruhig es doch geworden sei: »Wer damals am lautesten schrie, der will heute nicht mehr daran erinnert werden. Der Name Tuberkulin wirkt auf weiteste Kreise überaus peinlich. Die deutsche Arzneimittel-Forschung hat eine Schlappe erlitten, dass ihr die Ohren noch lange klingen werden.«[25] Dieser Fehlschlag konnte den Forschungseifer der Mediziner allerdings nicht bremsen. Ganz im Gegenteil: Immer mehr Wissenschaftler sahen in der Entdeckung eines Mittels mit spezifischer Wirksamkeit gegen Infektionen die wichtigste Aufgabe der medizinischen Forschung.

Zu diesen Wissenschaftlern gehörte auch Paul Ehrlich. Auf seiner Suche nach einem Mittel gegen die Syphilis orientierte er sich zunächst an der alten Quecksilberbehandlung. Nach Überzeugung Ehrlichs war der Ansatz, den Erreger mit Gift zu eliminieren, grundsätzlich richtig. Nur wirkte Quecksilber auch auf den menschlichen Organismus giftig, weshalb ein Giftstoff mit selektiver Wirkung auf den Krankheitserreger gefunden werden musste. Ehrlich experimentierte zunächst mit Farbstoffen, später folgten Arsenverbindungen. Ein erstes Präparat wurde als »Atoxyl« in den Handel gebracht. Weitere Mittel mit den Handelsnamen »Arsazetin«, »Soamin« und »Orsudan« folgten, ohne dass ein merklicher Fortschritt gegenüber der Quecksilberbehandlung zu verzeichnen war. Erst mit dem Versuch »606« schien ein Durchbruch erreicht zu sein. Nachdem diese Verbindung in kleineren Studien Erfolge gezeigt hatte, begannen klinische Versuche mit mehr als 1.000 Patienten, bevor das Präparat 1910 unter dem Namen »Salvarsan« für den Handel freigegeben wurde.

Wieder löste die Markteinführung des Salvarsans große Euphorie aus. Tatsächlich zeigte sich in der klinischen Praxis aber nur eine begrenzte Wirksamkeit gegen die Syphilis. Schnelle Erfolge oder gar Heilungen konnten nur in seltenen Fällen erzielt werden. Zudem erwies sich die Hoffnung einer selektiven Giftwirkung als zu optimistisch. Bereits nach kurzer Zeit erschienen in der medizinischen Literatur Berichte über schwere Nebenwirkungen wie Kopfschmerzen, Erbrechen, Diarrhö, Hautnekrosen, Fieberschübe, Erblindung,

---

23 Böhm, M., »Koch und die Schwindsucht«, *Naturärztliche Zeitschrift* Jg. 2 (1890/1891), S. 161–164.
24 *Der Naturarzt* Jg. 31 (1903), S. 282.
25 Vom Walde, »Zur Behandlung der Tuberkulose«, *Der Naturarzt* Jg. 23 (1895), S. 41–45.

Taubheit, Lähmungen und sogar Todesfälle. Auch im Lager der wissenschaftlichen Medizin meldeten sich viele Kritiker zu Wort. Von den Naturheilkundlern wurde diese Stimmung als Beleg für die Berechtigung der eigenen Skepsis gegenüber der medikamentösen Syphilisbehandlung gewertet. Franz Schönenberger stellte wenige Monate nach Freigabe des Salvarsans im *Naturarzt* fest, in die »Jubelhymnen seiner Verehrer« mischten sich schon jetzt »schrille Misstöne«.[26] Oskar Mummert bezifferte 1914 die »Zahl der Salvarsan-Toten« auf 200 bis 240.[27]

Bis weit in das 20. Jahrhundert hinein blieb die Idee einer »Therapia sterilisans magna« ein unerfüllter Traum. Die Anhänger der Naturheilkunde konnten sich in ihrer Auffassung bestätigt fühlen, dass die Jagd nach Bakterien »uns in der Heilkunde nicht um einen Schritt weiter gebracht« hat.[28] Erst 1931 gelang der wissenschaftlichen Medizin ein wichtiger Durchbruch, als Gerhard Domagk das Sulfonamid fand. 1946 folgte mit der Paraaminosalizylsäure das erste gegen den Tuberkuloseerreger wirksame Medikament. Mehr als 50 Jahre nach den Entdeckungen Robert Kochs konnte die Bakteriologie damit den Beweis ihres praktischen Nutzens antreten. Zu diesem Zeitpunkt allerdings hatte die Naturheilkunde ihr Erscheinungsbild und ihre Ausrichtung bereits in einer Weise verändert, dass diese Geschehnisse nicht mehr als Bedrohung der eigenen Position verstanden werden konnten.

Der »therapeutische Aktionismus«

Die Frage der Zulässigkeit der Arzneitherapie stand zwar im Zentrum der Auseinandersetzung zwischen Naturheilkunde und wissenschaftlicher Medizin. Auf andere Methoden traf der Vorwurf der Widernatürlichkeit jedoch in gleicher Weise zu, zum Beispiel auf die Pockenimpfung oder die Serumbehandlung der Diphtherie. Bereits die Herstellung eines Impfstoffes wurde von naturheilkundlicher Seite als deutliches Indiz für die Untauglichkeit des Verfahrens gesehen. »Wie wird Lymphe bereitet?«, fragte 1898 der *Naturarzt* und gab zur Antwort, es handele sich um einen Vorgang, der »jeden nicht allen Mitgefühls baren Menschen« mit Entsetzen erfüllen müsse. Jungen Kälbern rasiere man zu diesem Zweck die Bauchhaut, »mit einem Messer werden lange Schnitte oder Stiche in die entblösste Haut gemacht und in diese Schnitte der

---

26 Schönenberger, »Ehrlich-Hata 606«, *Der Naturarzt* Jg. 39 (1911), S. 45–46.
27 *Der Naturarzt* Jg. 47 (1919), S. 107.
28 Kühner, »Aus eigener Praxis«, *Naturärztliche Zeitschrift* Jg. 1 (1889/1890), S. 129–132, 145–153.

Pockeneiter gestrichen. Wenn sich dann die ganze Fläche mit Schorf überzogen hat, wird solcher mit einem eisernen Instrument abgekratzt und aus diesem Schorf bezw. Eiter wird die Lymphe gewonnen, mit welcher die Menschen gegen die Pockenkrankheit geschützt werden sollen.«[29] Ähnlich war es aus naturheilkundlicher Sicht um die Serumbehandlung bestellt, die der Koch-Schüler Emil von Behring entwickelt hatte. Wie beim Impfstoff mussten auch hierbei Tiere mit dem Krankheitserreger infiziert werden, um später die antikörperhaltige Flüssigkeit aus dem Blut gewinnen zu können.

Die Anhänger der Naturheilkunde beließen es nicht bei dieser grundsätzlichen Ablehnung, sondern suchten nach weiteren Ansatzpunkten für kritische Einwände. So wiesen naturheilkundliche Autoren darauf hin, dass die Erfolgsmeldungen der Mediziner nicht die natürlichen Fluktuationen im Auftreten von Infektionen und Seuchen berücksichtigten. Es sei »ein Unglück«, beklagte Peter Simon Ziegelroth, dass die Bakteriologen keine epidemiologischen Kenntnisse besäßen. Ansonsten hätten sie »wissen müssen, dass jede Epidemie und jede Seuche ... bestimmten Naturgesetzen folgt«. Als Beispiel verwies Ziegelroth auf die Pest, die nach verheerenden Ausbrüchen im Mittelalter ohne jedes ärztliche Zutun von selbst verschwunden war.[30] Beobachtungen, die ähnliche Phänomene nahe legten, waren im Fall der Diphtherie tatsächlich verfügbar. Wie der *Naturarzt* feststellte, hatte sich zum Zeitpunkt der Einführung des Behring'schen Heilserums bereits in vielen Städten, besonders in Berlin und Paris, eine »abnehmende Tendenz der Diphtheritis-Sterblichkeit bemerkbar« gemacht.[31]

Auch sonst ließen die verfügbaren Statistiken vielfach keine wirklich klaren Schlussfolgerungen zu. Theodor Hahn verwies in diesem Zusammenhang auf eine Erhebung des Arztes Josef Keller, der alle Pockenfälle bei Mitarbeitern der Österreichischen Eisenbahngesellschaft in den Jahren 1872 und 1873 registriert hatte. Dabei stellte sich heraus, dass mehr Geimpfte als Nichtgeimpfte an Pocken erkrankten und die Sterblichkeit in beiden Gruppen etwa gleich hoch lag. Eine weitere Untersuchung war sogar von einem staatlich bediensteten Statistiker erstellt worden und erschien 1862 in der offiziellen *Zeitschrift des Königlich-preußischen statistischen Bureaus*. Inhalt der Untersuchung war die Pockensterblichkeit in den Jahren von 1816 bis 1860. Der Berichterstatter stellte fest, dass »der Tod an Pocken – trotz Impf- und Zwangsimpfgesetzen – noch ebenso häufig, selbst häufiger vorkommt als vor 40 Jahren«.[32] Solche

---

29 Der *Naturarzt* Jg. 26 (1898), S. 50.
30 Ziegelroth, *Was muß der Arzt von der Naturheilmethode wissen?* S. 18–21.
31 Pfeil, »Der falsche Ruhm des Diphtherie-Serums. Ein Mahnruf wider die Medizin«, *Der Naturarzt* Jg. 30 (1902), S. 290–293.
32 Hahn, T. (Th. Hennemann), *Die schlimmsten Jesuiten*, S. 70–84, Fußnote 99.

Zahlen ließen sich auch im Fall der Diphtherie vorweisen. So wurde in dem Jahresbericht des »Kaiser- und Kaiserin-Friedrich-Krankenhauses« in Berlin ausgeführt, dass es dort im Jahr 1899 trotz breiter Anwendung des Serums zu einer Zunahme der Diphtherie-Sterblichkeit gegenüber dem Vorjahr gekommen war.[33]

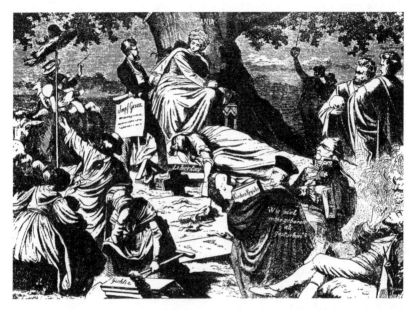

Abb. 20: »Germanias Not und Klage über die Vergiftung ihrer Kinder«; Karikatur gegen die Zwangsimpfung

(Quelle: Der Naturarzt *1900, S. 52*)

Während also die Wirksamkeit der wissenschaftlichen Verfahren aus naturheilkundlicher Sicht fraglich blieb, gab es vielfältige Hinweise auf unerwünschte Folgewirkungen. Im vierbändigen Handbuch von Moritz Platen wurde behauptet, das Reichsgesundheitsamt selbst habe »über 1.000 Todesbezw. Erkrankungsfälle« durch die Pockenimpfung allein im Jahr 1891 eingeräumt.[34] Große Anteilnahme weckte ein Vorfall aus dem Jahr 1896, dem der einjährige Sohn des bekannten Berliner Abgeordneten Dr. Langerhans zum Opfer fiel. Das Dienstmädchen des Abgeordneten hatte über eine Halsentzündung geklagt und deshalb das Moabiter Krankenhaus aufgesucht. Obgleich

---

33 Gerling/Wagner, *Wahre und falsche Heilkunde*, S. 33.
34 Platen, *Die neue Heilmethode*, Bd.2, S. 278.

die Ursache der Angina unklar blieb, wurde aus Gründen der Sicherheit eine Seruminjektion bei allen Kindern des Abgeordneten, die mit der Kranken Kontakt gehabt hatten, durchgeführt. Unmittelbar nach der Injektion trat bei dem jüngsten Sohn, der sich heftig gegen die Maßnahme zur Wehr gesetzt hatte, der Tod ein. Der Naturarzt vergaß nicht darauf hinzuweisen, dass der Abgeordnete Langerhans noch kurz vor dem tragischen Ereignis die Zwangsimpfung im Reichstag ausdrücklich verteidigt hatte.[35]

Für die Anhänger der Naturheilkunde zeigten Vorgänge dieser Art deutlich, dass der Ansatz der wissenschaftlichen Medizin der falsche war. Man wolle gar nicht bestreiten, erklärte Oskar Mummert im *Naturarzt*, dass alle ärztlichen Maßnahmen »in dem heiligsten Eifer unternommen werden, kranken Menschen beizuspringen und Krankheiten vorzubeugen«. Aber damit sei nichts gewonnen, denn »das Verhängnisvolle liegt in der falschen Richtung, in der dieser gute Wille steuert«.[36] Selbst wenn sich ein Verfahren bereits vielfach als wirkungslos oder gefährlich herausgestellt hatte, wurde es beim nächsten Krankheitsfall erneut eingesetzt. Immer häufiger tauchten Wundermittel nach Art des Tuberkulins auf, die kurze Zeit enthusiastisch gefeiert wurden und dann schnell wieder vergessen waren. »Von Zeit zu Zeit wird im medizinischen Heerlager die Lärmtrommel so laut gerührt, dass ihr Schall die dicken Standesmauern durchdringt«, kommentierte der *Naturarzt* solche Geschehnisse. Die Tagespresse berichte dann »von Wunderheilungen und die leidende Menschheit opfert dem neuen Moloch der Giftheilkunde Hekatomben von sauer verdienten Groschen. Das Ende sind leere Taschen, traurige Gesichter und frische Grabhügel.«[37]

Zu den Eigentümlichkeiten medizinischer Forschung gehörte nach den Beobachtungen naturheilkundlicher Kritiker auch die Tendenz, Verfahren, die sich bei bestimmten Erkrankungen als scheinbar nützlich erwiesen hatten, rasch über die Grenzen der erprobten Anwendungsbereiche hinaus einzusetzen. So stimulierte die Behring'sche Serumbehandlung der Diphtherie über längere Zeit hinweg die Verwendung von Seren, die bei allen möglichen Krankheiten helfen sollten. 1895 druckte die *Deutsche Medizinische Wochenschrift* einen Artikel des Tübinger Krebsforschers Professor Bruns, in dem dieser von seinen Erfahrungen mit einem neu entwickelten Krebsserum berichtete. In einem Kommentar des Naturarztes wurde darauf hingewiesen, dass die Ergebnisse von Bruns zum Nachweis einer deutlichen Verminderung des Tumorwachstums nicht ausreichten. Zudem sei es in zahlreichen Fällen nach

---

35 Vgl.: *Der Naturarzt* Jg. 24 (1896), S. 141–142, 203, 266.
36 Mummert, »Die Lehren von Lübeck«, *Der Naturarzt* Jg. 58 (1930), S. 194–197.
37 Martin, »Die Wissenschaftlichkeit der Serumtherapie«, *Der Naturarzt* Jg. 26 (1898), S. 233–237.

Einspritzung des Serums zu bedrohlichen Atem- und Kreislaufstörungen gekommen. Nun sei »auch schon wieder das Allerneueste abgethan«, stellte der *Naturarzt* mit erkennbarer Genugtuung fest und betrachtete dies als »das Ende des Krebsserums«.[38]

Aus naturheilkundlicher Perspektive gab es weiteren Grund zur Besorgnis. Die dynamische Entwicklung der wissenschaftlichen Medizin brachte es mit sich, dass immer mehr harmlose Störungen des Befindens oder akute Erkrankungen, die von selbst ausheilten, in das Visier der Mediziner gerieten. Dabei scheuten die Ärzte vor dem Einsatz nebenwirkungsreicher Arzneimittel oder belastender Eingriffe nicht zurück. Auf diese Weise konnte es geschehen, dass ein eigentlich sinnvolles Verfahren dennoch zu einem Fluch geriet. Dies galt beispielsweise für die Chirurgie. Kaum ein Anhänger der Naturheilkunde bezweifelte die enormen Fortschritte, die durch Narkose und Antisepsis möglich geworden waren. Was aber machten die Ärzte aus diesem Erfolg? Einmal im Besitz der Methode wurde sie bei jeder sich bietenden Gelegenheit eingesetzt. In den Reihen der Naturheilkundler registrierte man eine »Operationswuth«[39] und »Spielerei ärztlicher Messerhelden«.[40] Mindestens die Hälfte aller Operationen musste nach Einschätzung des naturheilkundlichen Arztes Max Böhm als völlig unnötig gelten.[41]

Vielfach hatte es den Anschein, als entschieden nicht die Krankheitsbefunde, sondern die Vorlieben des jeweiligen Chirurgen, ob und wie operiert wurde. Die *Naturärztliche Zeitschrift* druckte 1889/90 einen Artikel nach, der zunächst in einem chirurgischen Fachblatt erschienen war. Der Autor, selbst Chirurg, distanzierte sich von der »Operationsmanie« oder »Furia operativa« seiner Kollegen. Nach seiner Beobachtung existierten bestimmte Operationsverfahren, die eine Zeit lang angesagt waren, bis sie von anderen Methoden abgelöst wurden: »Vorgestern war es die Schilddrüsenextirpation, gestern die Nierenextirpation, heute die totale Hysterektomie, bald die Kastration der Frauen, bald die Esterlander'sche Operation usw.« Dies wecke den Verdacht, dass viele Chirurgen ihre Entscheidung nicht nach den Erfordernissen des Krankheitsbildes, sondern danach trafen, »an welchen Kranken sie die momentan studirte – um nicht zu sagen moderne – Operation ausführen könnten«.[42]

Noch ein weiterer Umstand trieb die Zahl ärztlicher Maßnahmen in die Höhe: die immer engere Verflechtung von Medizin und Industrie. Als 1898 die

---

38 *Der Naturarzt* Jg. 23 (1895), S. 229.
39 Böhm/Böhm, *Lehrbuch der Naturheilmethode*, Bd.1, S. 24.
40 Gerling/Wagner, *Wahre und falsche Heilkunde*, S. 17.
41 Böhm, M., »Ärztliche Berichte«, *Naturärztliche Zeitschrift* Jg. 3 (1891/1892), S. 1–8.
42 Le Fort, »Ueber die Operationsmanie«, *Naturärztliche Zeitschrift* Jg. 1 (1889/1890), S. 135–137.

Lizenz der Hoechster Farbwerke für das Fiebermittel »Antipyrin« auslief, stellte der *Naturarzt* fest, damit sei ein noch nie dagewesener »Raubzug durch die Taschen der Bevölkerung« zu Ende gegangen. »Waggonweise«, so der *Naturarzt*, sei das Medikament »in aller Herren Länder« exportiert worden. Nur geheilt worden sei keiner, wohl aber mancher »durch die unsinnige Bekämpfung des Fiebers ... zu Schaden, wenn nicht gar zu Tode gekommen«.[43] Ein weiteres Beispiel für die Kommerzialisierung der Medizin registrierten die Naturheilkundler Anfang des 20. Jahrhunderts, als erste Versuche mit radioaktiven Substanzen zur Behandlung von Krebsleiden unternommen wurden. Obgleich namhafte Krebsspezialisten diesem Ansatz zurückhaltend gegenüber standen, erhielt die radioaktive Substanz »Mesothorium« innerhalb kürzester Zeit die Marktzulassung. »Man bedenke«, mahnte Oskar Mummert im *Naturarzt*, »dass das Mesothorium aus dem Abfall der Glühstrumpffabrikation hergestellt wird und bisher völlig wertlos gewesen ist. Jetzt kostet ein Gramm Mesothorium ... 400.000 Mark!«[44]

Längst hatte der Nihilismus der Anfangszeit einer Einstellung Platz gemacht, die sich als genaue Entgegensetzung zu erkennen gab. Dieser »therapeutische Aktivismus« stand nach naturheilkundlichem Empfinden in einem offenkundigen Kontrast zu den vielfach beschworenen Prinzipien wissenschaftlicher Rationalität. Immer stärker machten sich Mechanismen bemerkbar, die das Geschehen über die Köpfe der Mediziner hinweg bestimmten. Der Fortschrittsglauben hatte, so die naturheilkundliche Einschätzung, maßlos überzogene Erwartungen geschürt, die zu bedienen sich ehrgeizige Forscher und Mediziner nun mühten. Schneller und schneller drehte sich die Spirale aus neuen Erkenntnissen, Hoffnungen, Enttäuschungen und wieder neuen Erkenntnissen. Hektisch wurden Therapieverfahren entwickelt, in die Praxis eingeführt und schließlich wieder fallen gelassen. All dies geschah vor den Augen eines begeisterten Publikums, das sich mitreißen ließ von den Verheißungen des Fortschritts.

Von naturheilkundlicher Seite wurde diese Entwicklung mit Sorge beobachtet, weil sie die eigenen Konzepte und Überzeugungen in den Hintergrund treten ließ. Als Widerlegung des naturheilkundlichen Standpunkts brauchte dies jedoch nicht hingenommen zu werden. Allzu widersprüchlich und uneinheitlich schienen die Ergebnisse der wissenschaftlichen Medizin. Deshalb gab es keinen Grund, an den eigenen Überzeugungen irre zu werden. Im Lager der Naturheilkunde zeigte man sich zuversichtlich, dass der Fort-

---

43 *Der Naturarzt* Jg. 26 (1898), S. 279–280.
44 Mummert, »Der Radium-, Mesothorium- und Salvarsan-Rummel«, *Der Naturarzt* Jg. 42 (1914), S. 18–20.

schrittsoptimismus lediglich ein kurzer Rausch war, eine Chimäre, deren Haltlosigkeit die Geschichte früher oder später erweisen würde.

Grausamkeit im Dienste der Wissenschaft

Aus Sicht der Naturheilkunde löste die große Zahl unnötiger therapeutischer Eingriffe einen Prozess der systematischen Schädigung der Bevölkerung aus. Das Ergebnis war, dass der zivilisatorische Niedergang, der ohnehin bereits bedrohliche Ausmaße angenommen hatte, weiter beschleunigt wurde. Als grundlegenden Fehler der Wissenschaftler verstanden die Anhänger der Naturheilkunde die Weigerung, die Natur in ihrer ursprünglichen Gestalt als gut und vollkommen zu akzeptieren. Überall begannen die Menschen, wie Oskar Mummert in einem Artikel für den *Naturarzt* schrieb, die Natur mit »mit Hebeln und Schrauben« zu bearbeiten. Daraus resultierte eine Gewalttätigkeit gegenüber der Natur, die in der Medizin auf den Menschen selbst zurückfallen musste. Vor allem in einer Handlungsweise erkannten die Naturheilkundler eine »Grausamkeit im Dienste der Wissenschaft«: dem medizinischen Experiment.

Die Medizin kam ohne experimentelle Prüfung ihrer Therapieverfahren nicht aus. Bereits dieser Umstand wurde von Naturheilkundlern als Beleg für die grundsätzlich falsche Richtung der wissenschaftlichen Medizin gesehen. Noch schwerer allerdings wog der Umstand, dass es zur Durchführung medizinischer Experimente lebender Versuchsobjekte bedurfte. Gleichgültig, ob es sich dabei um Tiere oder Menschen handelte, die Abwicklung eines Experiments verlief nach Feststellung Mummerts stets »auf Kosten des Mitleids und der Barmherzigkeit«.[45] In den »Folterkammern der Wissenschaft« erlitten die Opfer der Experimente unnötige, willkürlich erzeugte Schmerzen, Ängste und Demütigungen.[46] Es scheine so zu sein, schrieb der *Naturarzt*, dass »man moralische und geistige Krüppel auf unseren medizinischen Hochschulen erzieht, denn zu solcher systematischen Menschenquälerei gehört ein gewisser Grad von Unzurechnungsfähigkeit«.[47]

Beispiele für quälerische Experimente in der wissenschaftlichen Medizin gab es genug. 1883 hatte man an der Berliner Charité Schwindsuchtkranke

---

45 Mummert, »Grausamkeit im Dienste der Wissenschaft«, *Der Naturarzt* Jg. 56 (1928), S. 238–242.
46 Förster, »Die Mohrenwäsche der Vivisektion und Vivisektoren«, *Der Naturarzt* Jg. 30 (1902), S. 21–24.
47 Zedtwitz, »Die Bakterienjäger«, *Der Naturarzt* Jg. 22 (1883), S. 165–171, 178–190.

über Wochen hinweg zur Inhalation giftiger Dämpfe veranlasst. Ziel dieser Versuche war es, die Heilwirkung verschiedener Chemikalien auf die Lungentuberkulose zu überprüfen. Eine Wirksamkeit der Therapie konnte allerdings nicht registriert werden.[48] In der breiteren Öffentlichkeit lösten Berichte dieser Art kaum Reaktionen aus. Eine seltene Ausnahme war hier der »Fall Neisser«. Der Breslauer Dermatologe Albert Neisser hatte versucht, eine Schutzimpfung gegen Syphilis durch Anwendung von Serum aus dem Blut erkrankter Personen zu entwickeln. Im Jahr 1900 impfte er acht junge Mädchen und Frauen ohne deren Wissen. Vier von ihnen erkrankten nach kurzer Zeitdauer an Syphilis. Besondere Empörung rief der Umstand hervor, dass einige der zu Versuchszwecken missbrauchten Mädchen noch minderjährig waren. Naturheilkundler brandmarkten das Vorgehen Neissers als Ausdruck einer »moralischen Bestialität«. Im März 1903 beschäftigte sich der Reichstag mit einer von Naturheilvereinen eingebrachten Petition, in der das Verbot aller ärztlichen Eingriffe zu anderen als diagnostischen und therapeutischen Zwecken gefordert wurde.[49]

Ungeachtet des Skandals im Fall Neisser kam es der Folgezeit zu weiteren fragwürdigen Menschenexperimente. Am Berliner »Kaiserin-Auguste-Viktoria-Haus« hatte ein Oberarzt 1928 Experimente mit der Knochenkrankheit Rachitis unternommen. Zu Versuchszwecken diente, wie im Bericht des Versuchsleiters festgehalten wurde, ein »Material von 100 Ratten und 20 Kindern«. Die Kinder wurden längere Zeit »unter ungünstigen Diät- und Lichtbedingungen gehalten«, wodurch der Nachweis gelang, dass »der rachitische Prozeß auch im Sommer monatelang florid bleiben und nicht die geringste Heilungstendenz zeigen« kann. Oskar Mummert stellte im *Naturarzt* entsetzt die Frage, was sich die verantwortlichen Ärzte dabei gedacht haben mögen, »eine solche Großmutterweisheit neu zu beweisen«.[50]

Noch im Jahr 1930 ereignete sich ein besonders schrecklicher Fall am Allgemeinen Krankenhaus in Lübeck, wo erstmalig in Deutschland ein Impfstoff der französischen Bakteriologen Albert Calmette und Jean Marie Guérin gegen Tuberkulose getestet wurde. Von insgesamt 250 Säuglingen, die eine Impfung erhielten, starben 77 Kinder nach teilweise mehrwöchigem Todeskampf. Verstärkt wurde die Empörung unter den Anhängern der Naturheilkunde durch die Begleitumstände des Unglücks. Von ärztlicher Seite wurde zunächst alles getan, die Zahl der Opfer und die Verantwortung der Beteiligten zu vertuschen. Das Angebot Emil Kleins, zu dieser Zeit Professor für Naturheilkunde

---

48 Ebd., 189.
49 *Der Naturarzt* Jg. 31 (1903), S. 118.
50 Mummert, »Grausamkeit im Dienste der Wissenschaft«, *Der Naturarzt* Jg. 56 (1928), S. 238–242.

in Jena, eine Rettung der erkrankten Lübecker Säuglinge »durch naturgemäße Behandlung zu versuchen«, erfuhr eine »brüske Ablehnung«. Der Chefarzt des Allgemeinen Krankenhauses und der Leiter des Gesundheitsamtes wurden schließlich zu Haftstrafen von 24 und 15 Monaten Gefängnis verurteilt.[51] In Vorgängen dieser Art erkannten die Anhänger der Naturheilkunde Mosaiksteine, die zusammengesetzt ein vernichtendes Bild der Medizin ergaben. Was war aus den Versprechungen des medizinischen Fortschritts geworden? Das, was die Wissenschaftler als Fortschritt verkauften, erschien den Anhängern der Naturheilkunde als ein Sturzflug ins Verderben. Sollte sich diese Entwicklung fortsetzen, dann wäre bald ein Zustand erreicht, wo jede Hilfe zu spät kam. Schon jetzt, klagte Philo vom Walde im Jahr 1896, sei mit den Menschen »kein großer Staat mehr zu machen«. Die meisten seien »Schatten aus einer Welt der Irrungen und Wirrungen« und viele stünden bereits »auf der Totenliste der Wissenschaft«.[52]

Das Erscheinungsbild der wissenschaftlichen Medizin war also nicht dazu angetan, die Überzeugungen der Naturheilkundler ins Wanken zu bringen. Ganz im Gegenteil: das Ausmaß der wahrgenommenen Bedrohung bei gleichzeitiger Übermacht des Gegners ließ die Anhänger der Naturheilkunde nur noch enger zusammenrücken. Man zeigte sich entschlossen, den Kampf mit der wissenschaftlichen Medizin aufzunehmen. Der Streit, schrieb der Berliner Laientherapeut Martin Glünicke, könne »nicht mehr unterdrückt oder eingedämmt werden. Hier giebt es nur ein Entweder – Oder. Eine Vereinigung oder ein Ausgleich zwischen den beiden medizinischen Richtungen ist undenkbar.«[53] Gleicher Überzeugung zeigte sich Philo vom Walde, der an die »Bundesgenossen« die Aufforderung richtete: Jetzt gilt es »festzustehen! Mann an Mann! Nie zu weichen! Komme, was da wolle! Wir haben's völlig in der Hand: ob wir binnen kurzer Zeit siegen, oder noch lange Jahre unter der fluchbringenden Frone einer falschen Wissenschaft schmachten müssen«.[54]

---

51 Mummert, »Die Naturheilkunde in Lübeck abgelehnt«, *Der Naturarzt* Jg. 58 (1930), S. 286; Ders., »Ungeheuerliches zum Lübeckprozeß«, *Der Naturarzt* Jg. 58 (1930), S. 284.
52 Vom Walde, »Welche Faktoren sind der rascheren Ausbreitung des Naturheilverfahrens hinderlich?«, S. 178.
53 Glünicke, *Mein Heilsystem*, S. 184.
54 Vom Walde, »Bundesgenossen«, *Der Naturarzt* Jg. 18 (1890), S. 37–38.

6. Krise und Niedergang

> »Unter ›natürliche Lebens- und Heilweise‹ können die verschiedensten Auslegungen verstanden werden. Der Säufer findet es naturgemäss, starke Spirituosen zu trinken, um das Zittern vorübergehend zu beseitigen. ... Arzneigifte sind schliesslich auch naturgemäss, denn die Natur bietet sie. So geht es fort in allen Tonarten. Jeder hält das für naturgemäss, wenigstens seiner Natur gemäss, was er für sich bekömmlich erachtet.«
>
> *Der Naturarzt, 1900*

Die Suche nach dem Naturzustand

Das trotzige Selbstbewusstsein in Philo vom Waldes Aufruf täuschte. Alle verfügbaren Quellen belegen übereinstimmend, dass die Naturheilkunde in der zweiten Hälfte des 19. Jahrhunderts von tief greifenden Krisenerscheinungen erfasst wurde. Für diese Entwicklung trug das Aufkommen der wissenschaftlichen Medizin – wie gezeigt – keine Verantwortung. Auch existierten keine Hemmnisse oder bürokratischen Hürden, die den Anhängern der Naturheilbewegung das Leben übermäßig schwer machten. Seit Unterstellung der Heilberufe unter die Gewerbeordnung im Jahr 1869 war die Kurierfreiheit gesetzlich garantiert. Dies bedeutete die Legalisierung der Laientherapie, was die Position der Naturheilbewegung deutlich verbesserte. Wenn es trotzdem zu krisenhaften Erscheinungen kam, so mussten diese aus dem Innern der Bewegung kommen. Was der Naturheilbewegung vor allem zu schaffen machte, war die genaue Eingrenzung derjenigen Mittel und Verfahren, die als naturgemäß gelten durften. Die Frage, wie der ursprüngliche Naturzustand als Maßstab der täglichen Praxis zu verstehen sei, blieb eine dauerhafte Herausforderung.

Wie groß die Unsicherheit der Orientierung war, belegt eine Kontroverse, die in den Jahren 1864/65 im *Naturarzt* ausgetragen wurde. Theodor Hahn eröffnete den Schlagaustausch. Aus ganz Deutschland erhalte er Anfragen von Personen, die eine Naturheilanstalt ähnlich der seinen aufsuchen wollten, jedoch vor der weiten Anreise in die Schweiz zurückschreckten. Zugleich sehe er Patienten, die zuvor anderswo falsch oder unzureichend behandelt worden seien und deshalb gegen alle Erwartungen keine vollständige Heilung durch das Naturheilverfahren erfahren hatten. Leider gäbe es, so Theodor Hahn, neben der seinen keine weiteren Anstalten, in der die naturheilkundlichen Grundsätze »folgerecht und mit aller nöthigen Entschiedenheit und Gesinnungstreue« vertreten würden. Es sei ja allseits bekannt, auf »welche wenigen und einfachen Heilformeln« er sich in seiner Heilanstalt beschränke. Von der Dusche, den kalten Vollbädern, den nassen Abreibungen, dem Schwitzen und den Klistieren wollte Hahn überhaupt nichts mehr wissen. Sitzbäder und feuchte Wickel kamen bei ihm nur selten vor. Die einzige Form der Wasserbehandlung, die Hahn nach wie vor befürwortete, waren Halbbäder, allerdings nur in einer milden Temperatur von 18 Grad Reaumur bzw. 22,5 Grad Celsius. Den Schwerpunkt der Behandlungen bildete nun die Ernährungsumstellung auf eine vegetarische Kost. Dennoch, so Hahn, erziele er Heilerfolge, die »anderswo vergebens angestrebt wurden«.[1]

Damit sprach Hahn ein grundlegendes Problem der Naturheilkunde an. Auf der einen Seite herrschte Einigkeit darüber, dass der Naturzustand als Richtschnur aller naturheilkundlichen Maßnahmen zu dienen habe. Andererseits aber bestanden erhebliche Unsicherheiten, wie genau dem Vorbild des Naturzustands zu entsprechen sei und welche Gesichtspunkte hierbei besondere Beachtung verdienten. Hahn machte nun klar, dass er vor allem den Aspekt der Einfachheit für maßgeblich hielt. An der Tatsache, dass die Naturmenschen weitgehend ohne Hilfsmittel, Apparate und Technik ausgekommen waren, mochte tatsächlich niemand zweifeln. Noch ein weiterer Punkt schien einigermaßen sicher: Nur solche Handlungsweisen verdienten die Bezeichnung naturgemäß, deren Folgen unmittelbar als zuträglich und wohltuend empfunden wurden. Denn von den Naturmenschen, die einzig ihrem Instinkt folgten, konnte unmöglich angenommen werden, dass sie sich freiwillig in unangenehme oder schmerzhafte Situationen begaben. Hahn berief sich bei diesen Überlegungen auf seinen Lehrer und Vetter J. H. Rausse, der sich als einer der ersten Prießnitz-Schüler vom »Gräfenberger Frostregime« losgesagt und mildere Behandlungsformen eingeführt hatte. Aber konnte das, was Hahn vorschlug, überhaupt noch eine Krankenbehandlung genannt werden?

August Friedrich Erfurth, selbst Schüler von Rausse und Leiter einer Wasserheilanstalt in Mecklenburg, trat den Erklärungen Hahns vehement entgegen. Wer nahezu alle Verfahren der Wasseranwendung ablehne, habe aufgehört, ein »rationeller Wasserarzt« zu sein und scheine eher bereit, »dem Wasserheilverfahren einen tödtlichen Streich zu geben«.[2] Auch Arnold Rikli vermochte in »Hahn's Schablone« keine angemessene Grundlage für eine durchgreifende Therapie zu erkennen. Das »beständige Einerlei« von 18 Grad böte dem erkrankten Organismus keinen »bestmöglichen Impuls« zur Selbstheilung, denn das Einförmige führe nicht zur Belebung, sondern zur Erschlaf-

---

1 Hahn, T., »Meine Erfahrungen über Maß und Qualität der physiatrischen Kurmanipulationen«.
2 Erfurth, »Rausse's Grundsätze der Wasserkur und ihre Fortbildung«, *Der Naturarzt* Jg. 4 (1965), S. 17–19.

fung. Wenig überzeugend empfand Rikli auch das Instinkt-Argument. Denn was der eine als angenehm empfände, würde der andere als unangenehm zurückweisen. Manche, erklärte Rikli, »tragen ein ausgesprochenes, instinktives Verlangen, kälteres Wasser« zu bekommen. Solle man es ihnen verweigern, nur weil es angeblich nicht instinktgemäß sei?[3]

Mit Nachdruck wiederholte Hahn daraufhin seine Auffassung, dass die vielfältigen Anwendungsformen der Wasser- und Dampfbehandlung keine Bereicherung darstellten. Vielmehr handele es sich um eine »Verbildung und Entartung der ursprünglich so einfachen und darum resultatreichen und volksthümlichen Wasserheilkunde«.[4] An die Adresse Riklis gewandt bemerkte Hahn, es könne durchaus sein, dass manche Kranke ein Verlangen nach Bädern von kälterer Temperatur äußerten. Darin drücke sich aber keine Regung des Instinkts aus. Denn mit dem kalten Wasser verhalte es sich so wie mit anderen Reizmitteln auch: Der Körper wird in heftige Erregung versetzt und »die Kranken finden nachher bei gleich überreizender Dosis und Temperatur keine Befriedigung mehr«. Dieses Verlangen sei »dann vielleicht alles Andere, nur sicher nicht mehr ein instinktives«.[5] Arnold Rikli reagierte empört auf die Ausführungen Hahns. »Herr H. behauptet, daß es kein instinctives Verlangen gebe nach kälterem Wasser als 18 Grad. Also wenn sich jemand nach einem achtgrädigen Sitzbade entschieden wohler befindet, als nach einem achtzehngrädigen – dann war das nicht Instinct? ... Warum ist das nicht Instinct? Aha, weil Herr H. auf der Waid nicht geruht, es zu erlauben!!!«[6]

Was Rikli in seinen Antworten auf Theodor Hahn formulierte, war nicht weniger als eine Zurückweisung des gesamten Instinktarguments. Für ihn war klar, dass bestimmte Nahrungsmittel oder Wasseranwendungen niemals durchgehend als angenehm oder unangenehm empfunden wurden. Immer bedurfte es erst des Probierens und Gewöhnens, bis man seine Vorlieben entdeckt hatte. Indem aber Rikli den Naturinstinkt als bloßen Ausdruck individueller Vorlieben und Gewöhnungen bezeichnete, stellte er die gesamte theoretische Grundlage der Naturheilkunde in Frage. Woher sollte die sichere Orientierung in Angelegenheiten des naturgemäßen Lebens und Heilens kommen, wenn nicht vom Naturinstinkt?

---

3 Rikli, »Auch ein Standpunkt über Maß und Qualität der ›physiatrischen Kurmanipulationen‹«.
4 Hahn, T., »Die Grundsätze der Rausse'schen ›Anleitung‹ und ihre Ausleger«, *Der Naturarzt* Jg. 4 (1865), S. 100–103.
5 Hahn, T., »Nochmals meine Erfahrungen über Art und Maß der wasserärztlichen Kurformen«.
6 Rikli, »Auch ein Standpunkt über Maß und Qualität der physiatrischen Wasser–Applicationen«.

Gemäß naturheilkundlicher Theorie existierte noch ein weiteres Erkenntnismittel, das die Äußerungen des Instinktes bestätigte: der gesunde Menschenverstand. Aber auch hier geriet man in das gleiche Dilemma. Denn es lag auf der Hand, dass jeder den Verstand genau so sicher auf seiner Seite wähnte wie den Instinkt. Mit anderen Worten: Die Lehre der Naturheilkunde bot keinen Maßstab, der die Schlichtung von Streitfragen nach übergeordneten, personenunabhängigen Kriterien erlaubte. In der alltäglichen Praxis ließ sich über die Wahrheit von Instinktäußerungen ebenso wenig debattieren wie über die Resultate intuitiver Verstandeserkenntnis. Jeder konnte an den guten Willen des anderen appellieren, ihm die Vorzüge seiner Ideen vor Augen führen oder die unheilvollen Konsequenzen gegenteiliger Auffassungen beschwören. Erkenntnisse, die grundsätzlich jeder nachprüfen und bestätigen konnte und deshalb nach allgemeiner Zustimmung verlangten, hatte niemand vorzuweisen.

Das Fehlen von »Daten« oder »Fakten«, die eine allseits akzeptierte Basis für Entscheidungen hätten bereitstellen können, machte eine Einigung über das Aussehen des naturgemäßen Heilverfahrens unmöglich. Deshalb blieb die naturheilkundliche Praxis in rein subjektiven Anschauungen verhaftet. Vorstellungen dazu, wie das naturgemäße Heilen und Leben auszusehen habe, gab es so viele wie Anhänger der Bewegung. Sobald man aber versuchte, sich hierüber auszutauschen, gingen die Meinungen auseinander und man war nicht in der Lage, ein allseits akzeptiertes Bild zu finden.

Im Lauf der Zeit wurde eine klare Bestimmung dessen, was als wirklich naturgemäß gelten konnte, immer schwieriger. Im Jahr 1896 beklagte der Laientherapeut Adolf Just, dass in der Geschichte der Naturheilkunde »bald diese, bald jene Wasseranwendungen, bald warme, bald kalte Temperaturen bei den Bädern, erst Vollbäder, darauf Einpackungen, einmal gemischte Kost, dann fleischlose Nahrung an der Tagesordnung gewesen sind«.[7] Unterschiedliche Ansichten oder Erfahrungen zeitigten in der Naturheilkunde keine produktiven Effekte. Statt zur Suche nach neuen Erkenntnissen anzuregen, beförderten sie Streitigkeiten und persönliche Attacken. Auf diese Weise blieben Meinungsverschiedenheiten bestehen und begründeten einen anhaltend schwelenden Konflikt, der bei nächster Gelegenheit wieder zum Ausbruch kommen konnte.

---

7 Just, A., *Kehrt zur Natur zurück!*, S. 45.

Die »Affäre Rikli«

Nur kurze Zeit nachdem der Streit über die naturgemäße Wasserbehandlung abgeebbt war, erschien 1865 im *Naturarzt* ein kurzes Inserat mit folgendem Wortlaut:

»Offene Fragen an unseren geehrten Collegen Hahn auf der Waid: 1. Wie lange leben Sie nun schon streng vegetabilisch? 2. Wie lange mit gänzlichem Ausschluß des Salzes? 3. Welche Veränderungen haben Sie seit dieser Zeit an sich wahrgenommen, und welche schreiben Sie mit Bestimmtheit dem veränderten Regime zu? An der gewissenhaften, wahrheitsgetreuen Beantwortung liegt uns sehr viel. Wir bitten Sie freundlichst darum, als Anhaltspunkte für weitere wichtige Debatten. Rikli, Naturarzt zu Triest.«[8]

Möglicherweise empfand Theodor Hahn bereits die Art und den Inhalt von Riklis Anfrage als unpassend. Jedenfalls dauerte es über ein Jahr, bis sich Hahn, mittlerweile Schriftleiter des *Naturarztes*, zu einem Kommentar entschloss. Im Neujahrsheft 1867 erschien eine »offene Antwort«, in der Hahn erklärte, dass er schon »volle zehn Jahre« streng »vegetarianisch, mit Ausschluß jeglichen Fleisches« lebe. Hahn stellte fest, die fleischlose Diät habe ihm »in jeder Beziehung, in meinem geistigen und leiblichen Wohlbefinden, wie in Herz und Gemüth unberechenbaren Gewinn gebracht«. Zur Wirkung einer salzfreien Kost konnte Theodor Hahn allerdings keine Angaben machen. Er musste einräumen, dass ihm die Einhaltung einer solchen Diät nahezu unmöglich sei, da er auf seinen Reisen keine Nahrung erhalte, die dieser Anforderung genügte. Hahn beendete seine Antwort mit der Versicherung, er sei Riklis Anregung zu weiteren Debatten »gegenwärtig«.[9]

Rikli dankte in einem »offenen Schreiben an den Herausgeber« für die Erwiderung seiner Fragen und sprach Hahn seine Anerkennung für die Konsequenz aus, die er bei der Auswahl seiner Nahrung an den Tag legte. Zweifel meldete er hingegen an, ob die von Hahn geforderte »alleräußerste Einfachheit« der fleischlosen Kost wirklich das »richtige Princip« sei. Immerhin würde der konsequente Verzicht auf jegliches Kochen und Garen auch viele vegetarische Nahrungsmittel in einem ungenießbaren Zustand belassen, darunter Kartoffeln sowie alle Kraut- und Kohlarten. Deshalb stelle sich die Frage, ob »wir den Apfel nur als Apfel, das Getreide blos als Korn, die Butter nur als Milchflüssigkeit genießen dürfen, oder ob auch in veränderter Form und mitsammen vereinigt, z. B. als Apfelkuchen«. Direkt an Hahn gewandt erklärte Rikli, die unterschiedlichen Meinungen über die richtige Form der

---

8 Rikli, »Offene Fragen«, *Der Naturarzt* Jg. 4 (1865), S. 248.
9 Hahn, T., »Offene Antworten an Herrn A. Rikli in Triest auf seine an mich gestellten ›Offenen Fragen‹«, *Der Naturarzt* Jg. 6 (1867), S. 4–5.

naturgemäßen Ernährung seien sehr bedeutsam, denn »obwohl wir beide Vegetarianer sind, besteht doch ein großer Unterschied zwischen uns, nemlich Sie sind Vegetarianer ohne Küche, ich mit Küche«.[10]

Mit dieser Darstellung ließ Rikli den alten Konflikt zum wünschenswerten Ausmaß der Einfachheit neu aufleben, nun aber am Beispiel des Vegetarismus. Diesmal folgte die Reaktion Hahns unmittelbar. Wortreich beschwor er das Bild des paradiesischen Naturzustands und versuchte alle Einwände durch ironische Zuspitzungen zu unterlaufen. »Hätte die Natur ... mehr Segen für das Gedeihen der Menschheit bei einem zusammengesetzten Küchenproceß gesehen«, schrieb Hahn, »sie hätte wahrlich den Menschen, statt im Paradiese, auf einem Kochherde im Hôtel Royal, ... umgeben von weißbeschürzten Köchen und Kellnern zur Werdung gebracht.« Hahn fuhr fort: »Einfachheit, Genügsamkeit und Unverdorbenheit, sie sind noch heute die Mittel, sich das verlorene Paradies vollkommen wieder zurückzuerobern.« Mit diesen Feststellungen erklärte Hahn die Diätfrage für erledigt und schloss mit dem abgewandelten Bibelzitat: »Was die Natur vereinigte, soll der Mensch nicht trennen und umgekehrt, was die Natur trennt, soll der Mensch nicht vereinigen.«[11]

Mit Hahns Kommentar hatte die Diskussion um die Frage der naturgemäßen Nahrung zunächst einen Schlusspunkt gefunden. Zwei Jahre später nahm Rikli das Thema jedoch unvermittelt in Aufsehen erregender Weise wieder auf. Im *Naturarzt* erschien ein Aufsatz Riklis unter der Überschrift »Meine Erfahrungen, Beobachtungen und Schlüsse über Vegetabildiät nach achtzehnjähriger Praxis«. Dem Text vorangestellt war das Motto »Der Wahrheit die Ehre«. Rikli schrieb, er sei nach neunjähriger, vollständig fleischloser Ernährung von der Wahrheit des Vegetarismus vollständig überzeugt gewesen. Weitere neun Jahre hätten ihn jedoch eines Besseren belehrt. Nach und nach habe er nämlich das Auftreten verschiedener Symptome registriert, darunter Erbrechen, Schwäche, Zittern, Frieren sowie Schlaf- und Antriebslosigkeit. Besonders dramatisch hätten sich die Ereignisse während einer Bergtour zugespitzt. Anders als bei vorherigen Touren überkam ihn diesmal auf dem letzten Anstieg ein Herzklopfen, dass er fürchtete, sein »Herz werde bersten«. Noch vier weitere Jahre wehrte sich Rikli gegen die Einsicht, seine Schwäche könne auf seine Ernährungsgewohnheiten zurückzuführen sein. Dann entschloss er sich, »dreimal wöchentlich eine mäßige Portion Fleisch, nebst einem guten Wein zu genießen«. Wegen der außerordentlich günstigen Wirkung, die sich rasch einstellte, gab Rikli den Vegetarismus endgültig auf.

---

10 Rikli, »Offenes Schreiben an den Herausgeber«, *Der Naturarzt* Jg. 6 (1867), S. 136–137.
11 Hahn, T., »Antwort des Herausgebers«, *Der Naturarzt* Jg. 6 (1867), S. 137–138.

Rikli beschwor die Leser des *Naturarztes*, seine Erfahrungen mit gebührender Sorgfalt zu prüfen. Er verwies auf Beobachtungen anderer Personen, die er bereits 1873 im Vereinsblatt für Vegetarier veröffentlicht hatte und er nannte die Namen bekannter Vegetarier, die trotz ihrer Lebensweise nicht von Krankheit verschont geblieben waren. Schließlich forderte Rikli von den Lesern, einen Irrtum, wenn er denn erkennbar sei, ehrlich einzugestehen. »Eine kindische Thorheit wäre es aber«, schrieb Rikli, »ein Prinzip verbissen durchzuführen, oder dasselbe blindlings durch Dick und Dünn als Steckenpferd zu reiten, blos darum, weil es einmal promulgirt worden ist.«[12]

Diese Ausführungen Riklis hatten eine neue Qualität. Was Rikli vor den Lesern des *Naturarztes* ausbreitete, stellte ein fundamentales Prinzip der Naturheilkunde in Frage. So war es nicht verwunderlich, dass den *Naturarzt* zahlreiche Zuschriften erreichten, die von der Schriftleitung ohne Namensnennung gedruckt wurden. Ein Leser erklärte, die ganze Angelegenheit wäre eine reine Privatsache von Rikli, wenn er »die Grundsätze und die Oeffentlichkeit aus dem Spiele lassen würde«. In einer anderen Zuschrift hieß es: »Der Vegetarianismus beruht auf Naturgesetzen, ... es ist daher ganz ohne Bedeutung, ob ein Einzelner sich einbildet, dieses oder jenes Krankheits- oder Schwächesymptom dem Mangel an Fleisch und Wein zuschreiben zu müssen.« Ein weiterer Leser meinte sogar: »Arnold Rikli ist übergeschnappt. ... Er will beweisen, daß weiß nicht mehr weiß, sondern schwarz ist, daß die Natur lügt.«[13]

Diese Reaktionen machten klar, dass es im Lager der Naturheilbewegung keine Bereitschaft gab, der Bitte Riklis nach vorbehaltloser Prüfung seiner Argumente nachzukommen. Den meisten erschien die ganze Angelegenheit als groteskes Missverständnis. Der Vegetarismus war eine jener unbezweifelbaren Wahrheiten, die sich dem unvoreingenommenen Betrachter unmittelbar erschlossen. Er entsprang dem Bewusstsein, dass Tiermord und Fleischverzehr in einer vollkommenen Welt keinen Platz haben durften. Wer zu dieser Einsicht gelangt war, dem erschienen Riklis Argumente völlig belanglos. Einmal mehr zeigte sich in diesem Punkt die Unfähigkeit zu einem echten Dialog. So wenig die Beschaffenheit des Naturzustands argumentativ geklärt werden konnte, so wenig durften einmal gefundene Überzeugungen immer wieder zur Disposition gestellt werden. In ein vorbehaltloses und offenes Gespräch mit dem Ziel der Verständigung konnten und wollten die Verfechter des Naturheilgedankens nicht eintreten. Entweder die Menschen schlossen sich der Bewegung an und akzeptierten die dort vertretenen Gesetze der Natur, oder aber sie blieben uneinsichtig und verweigerten sich den höheren Wahrheiten.

---

12 Rikli, »Meine Erfahrungen, Beobachtungen und Schlüsse über Vegetabildiät«.
13 Wolbold, »Nachschrift«, *Der Naturarzt* Jg. 18 (1879), S. 88–89, 104–109.

In den Augen seiner ehemaligen Mitstreiter war Rikli zu einem Abtrünnigen geworden. Schriftleiter Wolbold beschloss, Rikli keine Gelegenheit zu weiteren Stellungnahmen im *Naturarzt* einzuräumen. Rikli jedoch ließ nicht locker, wandte sich an andere Zeitschriften und warf den Führern der Naturheilbewegung vor, ihn »todtzuschweigen«.[14] Als Reaktion druckte Wolbold eine weitere Leserzuschrift. Darin hieß es, für die Anhänger der Naturheilkunde sei »die vegetarische Frage abgeschlossen und keine Frage mehr«. Eine »Diskussion mit einem Abgefallenen« mache keinen Sinn und könne nur dazu führen, »Andere in ihrer Ueberzeugung wankend zu machen«. Wolbold selbst fügte hinzu, er habe »diese neueste Provokation von A. R. unbeachtet lassen« wollen, denn »sein Jammerruf, daß ich ihn unter einem Verbrecher behandle, ist mehr wie albern, riecht nach Alkohol und Schweinebraten«.[15] Ein letztes Mal nahm Wolbold 1885 Stellung: Er bleibe aus Überzeugung bei der vegetarischen Lebensweise und selbst wenn »noch zwanzig A. Rikli ... zum Leichenfraß aus Besorgnis für ihr teures Lebens zurückkehren, ich lasse sie immer laufen ...; denn ich weiß, was ich weiß und lasse mir nicht bange machen.«[16] Eine weitere Erörterung der »Affäre Rikli« fand im *Naturarzt* nicht mehr statt.

Der Tod Theodor Hahns

Neben die Krise der Orientierung trat als weitere Belastung eine Krise enttäuschter Erwartungen. Die Naturheilkunde war angetreten zur Verwirklichung einer Utopie. Aus der Besinnung und anschließenden Rückkehr zu einer naturgemäßen Lebensweise sollte ein neues Menschengeschlecht erwachsen, das sich durch vollständige Gesundheit, Friedfertigkeit und Glück auszeichnete. Dabei war den Führern der Naturheilbewegung durchaus bewusst, dass die Herstellung dieser Utopie erst in ferner Zukunft zu erwarten war. Im Vorwort zur zweiten Auflage seines *Praktischen Handbuchs der naturgemäßen Heilweise* erklärte Theodor Hahn unumwunden, mit diesem Werk sei er »der Zeit weit, weit, nicht blos um Jahrzehnte, vielleicht selbst um Jahrhunderte voraus«.[17]

Die Projektion der Utopie in die Zukunft bedeutete allerdings nicht, dass für die Menschen bis dahin jede Hilfe zu spät kommen musste. Auch die aktuell lebende Generation durfte hoffen. Jedem Menschen war die Möglichkeit

---

14 Wolbold, »Meine Antwort auf eine Rikli'sche Erklärung«, *Der Naturarzt* Jg. 19 (1880), S. 31–32.
15 *Der Naturarzt* Jg. 19 (1880), S. 63.
16 *Der Naturarzt* Jg. 24 (1885), S. 47.
17 Hahn, T., *Praktisches Handbuch*, Bd. 1, Vorwort zur 2. Aufl., S. IV.

gegeben, das Glück einer naturgemäßen Lebensweise sofort zu erfahren und für sich zu verwirklichen. Dabei wurde erwartet, dass eine solche Entscheidung weit mehr bewirken konnte als nur eine relative Verbesserung des körperlichen Befindens. Man glaubte vielmehr, dass der naturgemäß lebende Mensch mit unfehlbarer Sicherheit und innerhalb kurzer Zeit einen Zustand vollkommener Gesundheit erlangen würde. Dies garantierte das vielbeschworene Naturgesetz.

Die Realität jedoch verweigerte die Einlösung dieses Versprechens. Von Beginn an mussten die Anhänger der Naturheilkunde die Erfahrung machen, dass sie von Krankheit und frühem Tod keineswegs verschont blieben. Was war hier schief gelaufen? Weshalb wollte sich der paradiesische Naturzustand nicht einstellen? Besonders starke Zweifel kamen auf, wenn das Unglück keinen beliebigen Menschen traf, sondern einen prominenten Vorkämpfer der Naturheilkunde. In dieser Hinsicht existierte großer Erklärungsbedarf, denn von den Personen, die als Gründer der Naturheilbewegung verehrt wurden, hatte kaum jemand ein hohes Alter erreicht. Prießnitz starb mit 52 Jahren, Schroth wurde 60 Jahre alt und Rausse erlebte nicht einmal seinen 43. Geburtstag. Fast sarkastisch stellte der Schreiber eines Leserbriefes 1883 im *Naturarzt* fest, der Sensemann schere sich wohl nicht um das Bekenntnis zur Naturheilkunde, denn über den »Aposteln der natürlichen Heilweise« scheine »ein eigentümliches Verhängnis zu walten«.[18]

Das vorzeitige Ableben der Gründergeneration der Naturheilkunde verlangte nach einer plausiblen Erklärung. Im Fall von Prießnitz wurden die späten Folgen eines schweren Unfalls als Ursache für seinen frühen Tod ausgemacht. Über Schroth hieß es, er habe an einem angeborenen Herzfehler gelitten und die Verfolgungen und Kümmernisse hätten ihm so zugesetzt, dass er auffallend mager wurde und sehr ermattete. Bei Rausse waren es die dauerhaften Schäden, die sich als Folge einer längerfristigen Arzneibehandlung im Kindesalter eingestellt hatten. Allen Erklärungen war gemeinsam, dass sie die Gründe der tragischen Ereignisse außerhalb des Einflussbereichs der Naturheilkunde lokalisierten. Ohnehin hatten die Todesfälle von Prießnitz, Schroth und Rausse in der Öffentlichkeit noch keine große Beachtung gefunden, weil sie in die Anfangsphase der Naturheilkunde fielen. Anders war dies bei Theodor Hahn. Als er erkrankte, stand zu befürchten, dass sein Tod zu einem schweren Rückschlag für die gerade formierte und aufstrebende Naturheilbewegung werden könnte. Als Vollender des Werks von Rausse, Begründer des Vegetarismus, Herausgeber des *Naturarztes* und Gründer mehrerer Naturheilanstalten zählte Theodor Hahn zu den Symbolfiguren der Naturheilkunde.

---

18 *Der Naturarzt* Jg. 22 (1883), S. 29.

Wenn ausgerechnet Hahn zum Opfer einer todbringenden Krankheit wurde, musste dies von seinen Anhängern als verheerendes Signal verstanden werden. Um diese Situation zu entschärfen, ergriff Hahn die Initiative und trat selbst vor die Öffentlichkeit.

1882 ließ Theodor Hahn unter der Überschrift »Meine Krankheitsgeschichte« im *Naturarzt* einen längeren Bericht abdrucken. Darin berichtete er, ihm sei bereits vier Wochen nach seiner Geburt ein »höchst giftiger Impfstoff« injiziert worden. Als Reaktion auf diesen Eingriff hätte sich eine »dickborkige Ausschlagsdecke« gebildet. Die herbeigerufenen Ärzte verordneten »Medikamente, Arzneien, Gifte, innerlich und äußerlich«. Im vierten Lebensjahr trat dann ein Lungenasthma hinzu, das weitere langjährige Arzneibehandlungen nach sich zog. Zahl und Menge der Giftstoffe, die zur Behandlung eingesetzt wurden, blieben nicht ohne Folgen. Bereits im Kindesalter wurde ein Viertel aller Zähne gezogen, während der Lehrjahre ein weiteres Viertel und »der Rest waren Ruinen«. Zudem litt Hahn unter fortdauernden Durchfällen, die mit Schleim- und Blutabgängen einhergingen.

Erst nach der Bekehrung zur Naturheilkunde trat eine Besserung ein, wenngleich viele Symptome fortdauerten. Dieser Zustand der relativen Gesundheit dauerte 35 Jahre, bis Hahn bei einem Treppensturz einen Mastdarmvorfall erlitt, der einen großen Tumor zum Vorschein brachte. Hahn sah auch diese Erkrankung noch als Folge der Arzneivergiftung, die man ihm in seiner Kindes- und Jugendzeit zugefügt hatte. Ohne die Naturheilkunde, so seine feste Überzeugung, hätte ihn dieses Schicksal viel eher ereilt. Hahn schloss seinen Bericht mit einem Appell an seine Weggefährten: »Und nun zum Abschied ein dreimaliges Glückauf! der naturgemäßen Heil- und Lebensweise, ein tausendfaches Wehe aber aller Impf- und Medizinvergifterei!«[19]

Diese Worte blieben nicht der letzte Gruß. Im Dezember 1882 machte Hahn der Redaktion des *Naturarztes* die Mitteilung, dass seine Krankheit »in der Entwicklung zu tödlichem Ausgang raschen Fortschritt« mache. Seine Kräfte schwänden« und seit über vier Wochen könne er sein Bett nicht mehr verlassen. Im Februar 1883 berichtete Hahn, dass er »meist nur noch todähnlich und teilnahmslos daliege«. Wenige Tage später kam die letzte Botschaft mit der fast inständigen Bitte um Erlösung. Nun, so Hahn, sei »des Elends wahrlich genug«. Unmittelbar unter diese abschließende Wortmeldung druckte der *Naturarzt* bereits die Todesanzeige, in der es hieß, dass Theodor Hahn am 3. März nach »langen, unsäglichen Leiden infolge erlittener Impfvergiftung und

---

19 Hahn, T., »Meine Krankengeschichte«.

danach während 23 Jahren von Seiten seiner Ärzte an ihm geübten Medizinvergiftung im 59. Lebensjahre« gestorben sei.[20]

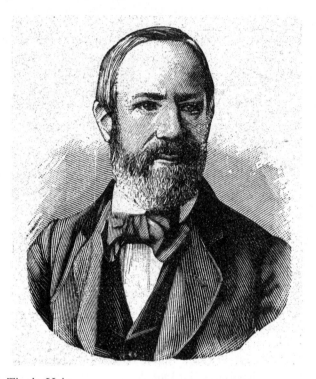

Abb. 21: Theodor Hahn

(Quelle: Canitz, M.: Die Naturheilkunde, *Berlin 1897, S. 6)*

Die wiederholten Botschaften des sterbenden Theodor Hahn an seine Anhänger und Freunde bezeugen die Nöte eines Menschen, der an ein irdisches Paradies geglaubt hatte und nun einem profanen, elenden Tod entgegensah. Aber selbst in dieser Situation fand Hahn die Kraft, für sein Lebenswerk zu kämpfen. Unter allen Umständen wollte er den Eindruck vermeiden, ein Gescheiterter zu sein, der am Ende des Lebens vor den Trümmern seiner Arbeit steht. Dass die Befürchtungen Hahns nicht unberechtigt waren, zeigte sich bald. Wie im *Naturarzt* festgestellt wurde, hatte die Veröffentlichung von

---

20 Hahn, T., »Nachtrag zu meiner Krankheitsgeschichte«, *Der Naturarzt* Jg. 21 (1882), S. 178; »Nachschrift zu meiner Krankheitsgeschichte«, *Der Naturarzt* Jg. 22 (1883), S. 28; »Schluß der Hahn'schen Krankheitsgeschichte«, *Der Naturarzt* Jg. 22 (1883), S. 46.

Hahns Krankengeschichte »viel Staub aufgewirbelt«. Einige stellten die Frage, wozu es nützlich sein könne, »daß man jahrzehntelang gevegetariert habe, wenn man dann doch ein solch miserables Ende nehmen müsse«. Andere merkten an, dass Hahn zwar »drei Jahrzehnte lang über Allöpathie und Homöopathie« geschimpft habe, aber mit »seiner unübertrefflichen Heilmethode« den Krebs auch nicht zu besiegen vermochte.[21]

Weil die Erörterungen der Todesumstände Theodor Hahn nicht nachließen, entschloss sich Gustav Wolbold in seiner Eigenschaft als Schriftleiter zu einer Klarstellung. Demonstrativ lobte er Theodor Hahn als einen »unserer wackersten Vorkämpfer der Naturheilkunde und natürlichen Lebensweise«. Er habe »die Sünden der approbirten Giftheilkunde an seinem eigenen Körper so schmerzvoll verbüßen« müssen. Dieses traurige Ende könne aber »durchaus keinen Schatten auf unsere vegetarische Lebensweise« werfen.[22] In einem gesondert erschienenen Nachruf wurde das mutige und unbeirrte Eintreten Hahns für die Naturheilkunde während seiner letzten Krankheitsphase hervorgehoben. Hahn sei »kein Abtrünniger, keiner, der die Naturheilkunde in Mißkredit bringt, der an ihr in letzter Stunde irre wird; im Gegenteil ein echter, wahrer Freund, der bis zum Tode der guten Sache nützen will.«[23]

Die Vertreibung aus dem Paradies

Die Erfahrung fortdauernder Schutzlosigkeit gegenüber Krankheit und Tod rief nicht allein Enttäuschung und Verunsicherung hervor. Langfristig musste die Diskrepanz zwischen den utopischen Erwartungen und der bitteren Realität die Fundamente der Naturheilkunde untergraben. Vor allem das Gebot der Einfachheit ließ sich nur schwer durchhalten. Der Eindruck unzureichender Hilfe führte nahezu zwangsläufig zu einer immer weiteren Ausgestaltung, Differenzierung und damit auch Verkomplizierung der Regeln des naturgemäßen Lebens. Sofern ein Misserfolg zu verzeichnen war, durfte dieser keinesfalls den Grundsätzen der Naturheilkunde angelastet werden. Fehlschläge waren eher geeignet, Zweifel an der Prinzipienfestigkeit und Zuverlässigkeit des betroffenen Menschen zu wecken. Jeder neue Krankheitsfall bezeugte einen Verstoß gegen die von der Natur vorgegebene Ordnung. Die einzig angemessene Reaktion bestand in der kritischen Selbstausforschung, welche Fehler

---

21 *Der Naturarzt* Jg. 22 (1883), S. 28.
22 Wolbold, »Vorwort zum 22. Jahrgang«, *Der Naturarzt* Jg. 22 (1883), S. 2.
23 *Der Naturarzt* Jg. 22 (1883), S. 91.

man begangen haben mochte, dass der »gestrenge Richter Natur«[24] einen schuldig gesprochen hatte. Zuvor selbstverständliche Tätigkeiten wie das Atmen, Laufen, Sitzen oder Lesen bedurften jetzt der eingehenden Analyse unter dem Gesichtspunkt ihrer naturgemäßen Durchführung. All die vielen, unbewussten Abläufe des Alltags mussten in das Bewusstsein gehoben, überprüft und dann gleichsam neu erlernt werden.

Beim Gehen, so riet ein populärer naturheilkundlicher Ratgeber, »halte deinen Körper aufrecht und gerade, den Kopf hoch, und beuge die Schultern zurück. Schreite lustig aus, banne traurige Gedanken, vermeide ernstes Nachdenken, erquicke Herz und Geist an Gottes schöner Natur und mache ab und zu ein kleines Träbchen«.[25] Die gleiche Sorgfalt verlangte das Sitzen, das nach Darstellung der Zeitschrift *Rückkehr zur Natur* als regelrechte Kunst zu betrachten sei. Wolle man schreiben, »sitze man stets so, daß der linke Arm vollkommen horizontal liege, und mit der Tischkante knapp abschneide«.[26] Beim Lesen müsse das Buch »mit beiden Händen schräg auf dem Tisch« gehalten und ein Abstand von mindestens 35 cm zwischen Auge und Schrift eingehalten werden.[27] Ähnlich detaillierte Handlungsanleitungen existierten zur naturgemäßen Weise des Radfahrens, Tanzens, Badens, Singens, Atmens und Turnens. Auf einem geselligen Abend, den der Dresdner Naturheilverein im Jahr 1866 veranstaltete, wurden vor dem Tanz noch »letzte Regeln« erteilt, die unbedingt zu beachten waren. Dazu gehörten die Anweisungen, ausschließlich durch die Nase zu atmen, nach Beendigung des Tanzes zehn Minuten bis zum Genuss kalter Getränke verstreichen zu lassen und vor Verlassen der Festhalle die Strümpfe zu wechseln.[28] Überall lauerten Gefahren, die der wahre Anhänger der Naturheilkunde kennen musste.

Diese Schilderungen zeigen, wie intensiv die Anhänger des Naturheilgedankens in der Beunruhigung einer steten Gefahr lebten. Nie kam die Sorge um das eigene Wohlbefinden wirklich zur Ruhe. Jede noch so geringe Störung des Befindens löste neue Ängste aus und führte zu einer weiteren Verstärkung von Kontrolle und Überwachung. Letztlich begründete die obsessive Beschäftigung mit den eigenen Körperfunktionen ein Verhalten, das in seiner Zwanghaftigkeit gerade das verfehlte, was beabsichtigt war, nämlich Natürlichkeit. Ähnlich verhielt es sich mit der naturheilkundlichen Krankenbehandlung. Auch hier kam es zu einer fortschreitenden Intensivierung der Aktivitäten. Wenn die ganz einfachen Verfahren ohne Erfolg geblieben waren, begann

---

24 Böhm/Böhm, *Lehrbuch der Naturheilmethode*, Bd. 1, S. 7.
25 Platen, *Die neue Heilmethode*, Bd. 1, S. 468.
26 Herrmann, »Das Sitzen«, *Rückkehr zur Natur* Jg. 3 (1860), S. 6–7.
27 Martin, *Lichtkuren*, S. 95–96.
28 *Der Naturarzt* Jg. 5 (1866), S. 98.

sofort die Suche nach verbesserten oder neuen Anwendungsformen. Dies führte innerhalb kürzester Zeit zu einer derartigen Aufblähung der Therapievorschriften, dass der Laie mit der Durchführung naturheilkundlicher Behandlungen völlig überfordert war. Wilhelm Meinert richtete deshalb als Schriftleiter des *Naturarztes* eine gesonderte Rubrik ein, in der er Leserfragen zum kunstgerechten Einsatz der naturheilkundlichen Behandlungsmethoden beantwortete. Die Zuschriften, die Meinert daraufhin erreichten, vermitteln einen Eindruck, wie weit sich das Naturheilverfahren bereits in den Anfangsjahren von dem Gebot der Einfachheit entfernt hatte.

Im Jahr 1863 meldete sich ein Leser, der die Naturheilkunde in verschiedenen Anstalten kennen und schätzen gelernt hatte. Als sein Bruder im Alter von 25 Jahren an einer kombinierten Gonorrhö und Syphilis erkrankte, versuchte der Schreiber, die weitere Ausbreitung der Infektionen durch eine naturgemäße Heilbehandlung abzuwenden. Nach drei Monaten jedoch war die Erkrankung keineswegs abgeklungen, sondern eher fortgeschritten und hatte zu einem Ausschlag am ganzen Körper, zu Schwellungen der Lymphdrüsen und Blasenbildungen im Mund geführt. Der zu Rate gezogene Arzt erklärte, eine Syphilis in diesem Stadium sei ohne Quecksilber niemals zu heilen und leitete unverzüglich eine Arzneitherapie ein. Der Schreiber des Briefs erklärte, ihm sei ein weiterer Fall von Syphilis bekannt, bei dem die Wasserkur ebenfalls keine Wirkung gezeigt hatte. Angesichts dieser Erfahrungen richtete er an die Redaktion des *Naturarztes* die Forderung, sie möge »ohne jede Rücksicht« erklären, ob die Syphilis mit den Mitteln des Naturheilverfahrens überhaupt zu heilen sei.

Meinert erwiderte mit Nachdruck, dass die Syphilis auch in fortgeschrittenen Stadien auf natürliche Weise »stets ganz geheilt« werden könne. Worauf es ankäme, sei die Auflösung und Ausscheidung der Krankheitsgifte. Beides könne »nur die Naturheilkunde, nicht die Arzneiwissenschaft«. Deshalb liege der Grund für den Misserfolg keinesfalls beim Naturheilverfahren. Die Schuld trage er, der Schreiber des Leserbriefes, ganz allein. Bei genauerer Betrachtung müsse er wohl einsehen, dass er die »Grundprincipien des Naturheilverfahrens« zu wenig durchschaut hatte, um sich selbst die »Behandlungsfähigkeit« zuzutrauen. Zahl, Dauer und Temperaturgrade der Sitzbäder seien völlig falsch angesetzt worden und die »Total-Einschläge« des Körpers hätten gänzlich unterbleiben müssen. »Sie werden uns daher nunmehr wohl Recht geben«, so Meinert, »daß Sie die Umgestaltung des primär-syphilitischen Zustandes Ihres Hrn. Bruders in einen secundären durch den Irrthum in den gewählten Formen der Behandlung geradezu herbeiführen mußten.«[29]

---

29 Meinert, W., »Krankencorrespondenz«, *Der Naturarzt* Jg. 2 (1863), S. 36–39.

Mit dieser Argumentation folgte Meinert dem bekannten Muster, etwaige Fehler allein bei dem Anwender und nicht der Methode zu suchen. Gleichzeitig zeigen seine Ausführungen, wie kompliziert die sachgerechte Durchführung bereits geworden war. Schon kleinere Abweichungen reichten aus, damit aus einem segensreichen Verfahren eine Gefahr für den Kranken erwuchs. Eine geringe Zahl von Sitzbädern zu viel, eine unbedeutende Verminderung der Temperatur oder eine Ganzkörper-Packung zu falscher Zeit – und schon trat das Gegenteil dessen ein, was eigentlich beabsichtigt war. Wie die Behandlung der Syphilis auszusehen habe, machte der *Naturarzt* einige Nummern später klar. Dort wurde die Prozedur über sechs eng gedruckte Seiten hinweg mit zahlreichen Anmerkungen, Hinweisen und Ratschlägen beschrieben. Neben täglich zwölfmaligen Verbandswechseln wurden Vollbäder, Packungen, Sitzbäder, lokale Bäder, Abreibungen und Schwitzprozeduren in genau festgesetzter Abfolge durchgeführt. Allein die verschiedenen Wasseranwendungen nahmen bis zu sechs Stunden des Tages in Anspruch. Hinzu kamen eine spezielle Diät und regelmäßige Stuhlentleerungen durch Gabe von Klistieren. Sofern nach vier Wochen keine Heilung erreicht war, musste die Behandlung weiter fortgesetzt und noch erheblich verstärkt werden. Gleiches galt für alle Fälle, bei denen die Syphilis bereits in ein Sekundärstadium übergegangen war. Hier fügte der *Naturarzt* jedoch die Warnung hinzu, dass die Kur nach Möglichkeit unter der Leitung eines erfahrenen Therapeuten vorgenommen werden sollte.[30]

Solch komplizierte Therapieverläufe waren keinesfalls die Ausnahme. Auch Arnold Rikli ging in ähnlicher Weise vor. Im Jahr 1866 schilderte Rikli seine Behandlungsmaßnahmen bei einem Mann mit »vernachlässigtem Kopfkatarrh«, wobei insgesamt zehn verschiedene Verfahren der Wasserbehandlung innerhalb eines Tages nacheinander zum Einsatz kamen und je nach Ort und Länge der Einwirkung weiter modifiziert wurden. Die zeitliche Dauer und Abfolge der Verfahren waren auf die Minute genau festgelegt, die Temperatur des Wassers bis auf halbe Grade. Nach einer bestimmten Therapiedauer mussten in Abhängigkeit von den erzielten Effekten Pausen eingehalten werden, um die Behandlung in veränderter Form später wieder aufzunehmen. Insgesamt dauerte Riklis Behandlung des Kopfkatarrhs sechs Monate, wobei aber keine absolute Heilung erreicht wurde.[31]

Mit der Entwicklung zu immer ausgefeilteren Therapieabläufen hatte sich die Auseinandersetzung über das Gebot der Einfachheit von selbst erledigt. Zwar entsprach die Position Theodor Hahns nach wie vor dem strengen

---

30 »Beitrag zur Heilung der Syphilis«, *Der Naturarzt* Jg. 2 (1863), S. 135–140.
31 Rikli, »Das passive Wasserheilverfahren«, *Der Naturarzt* Jg. 5 (1866), S. 162–165.

Wortlaut der naturheilkundlichen Lehre. Auch gab es kein neues und überzeugendes Argument, das diesen Standpunkt widerlegte. Aber Fehlschläge und Enttäuschungen drängten die Anhänger der Naturheilkunde mit Macht in die von Arnold Rikli gewiesene Richtung. Erst einmal auf diesem Weg angelangt, gab es kein Halten mehr. Immer neue Abwandlungen, Modifikationen und Erweiterungen der alten Prozeduren wurden üblich. Je verwickelter und komplizierter die Anwendungsweisen wurden, umso dringlicher wurde die Mithilfe von Experten, die alle Gebote genau kannten und ihre Einhaltung überwachten. Dies alles, der Einsatz komplexer Therapieverfahren wie auch die Übertragung der Verantwortung auf einen Fachmann, stand in einem eklatanten Widerspruch zur naturheilkundlichen Programmatik. Anfänglich herrschte die Auffassung, diese Diskrepanz würde sich von selbst verlieren, sobald die Bevölkerung erst besser mit den Methoden der Naturheilkunde vertraut war. Aber im Verlauf der Zeit wurde klar, dass die Tendenz in die genau entgegengesetzte Richtung zeigte, nämlich die Abschaffung der Laientherapie zu Gunsten einer naturheilkundlichen Expertenmedizin.

Hinter diesem Wandel steckte das Eingeständnis, dass sich der ersehnte Naturzustand doch nicht, wie angekündigt, von selbst einstellen werde. Immer mehr Anhänger begannen zu zweifeln, ob es richtig sein konnte, sich auf die »allereinfachsten« Verfahren und Mittel zu beschränken. Angesichts der gemachten Erfahrungen schien es eher angebracht, sich mit rigoroseren und durchgreifenderen Methoden zur Wehr zu setzen. Sobald man aber daran ging, Ursachenforschung zu betreiben, neue Verfahren und Techniken zu ersinnen oder die Zahl und Invasivität therapeutischer Eingriffe zu steigern, begab man sich auf einen Weg, der sich kaum noch von dem der Wissenschaften unterschied. Das Eigentümliche der naturheilkundlichen Utopie lag in dem Umstand, dass sie sich nicht herbeizwingen ließ. Je stärker und hartnäckiger die Eingriffe gerieten, desto weiter entfernte man sich von den ursprünglichen Zielen.

Generationenwechsel

In den ersten Jahrzehnten nach J. H. Rausse, Theodor Hahn und Lorenz Gleich war der organisatorische Ausbau der Naturheilkunde nur langsam vorangekommen. Die Gründung von Naturheilvereinen gestaltete sich schwierig und verlief schleppend. Während in Dresden bereits 1835 ein »Hydro-diätetischer Verein« ins Leben gerufen werden konnte, gelang Gleiches in Chemnitz und Berlin erst in den Jahren 1868 und 1870. Kaum ein Naturheilverein

verfügte über mehr als hundert Mitglieder, beim Berliner Verein waren es 1877 gerade mal 84.[32] Der *Naturarzt* erschien in einer Auflage von wenigen hundert Exemplaren und musste 1886 vorübergehend ganz eingestellt werden.[33]
Ein erster überregionaler Zusammenschluss von Naturheilvereinen wurde am 15. Mai 1883 in Weißenfels verabredet und erhielt den Namen »Deutscher Verein für Naturheilkunde und volksverständliche Gesundheitspflege«. Zum ersten Vorsitzenden wurde der Lehrer Hermann Canitz, ein Schüler Wilhelm Meinerts, bestimmt. Canitz stammte ursprünglich aus Chemnitz, hatte die Stadt aber nach einer Auseinandersetzung mit dem mächtigen Mäzen des dortigen Naturheilvereins, dem Kommerzienrat Johann von Zimmermann, verlassen. Von Zimmermann revanchierte sich, indem er am 26. Dezember 1883 im sächsischen Döbeln einen Konkurrenzverband aus der Taufe hob, den »Centralverband der Vereine für volksverständliche Gesundheitspflege«. Die Folge dieser Spaltung waren lange Jahre des inneren Konflikts und fruchtlosen Streits. Erst 1889 konnte das Zerwürfnis überwunden werden. Der so geschaffene nationale Verband erhielt den Namen »Deutscher Bund der Vereine für Gesundheitspflege und arzneilose Heilweise«.

Nach Gründung des »Deutschen Bundes« kam es zu einem nahezu explosionsartigen Anstieg der Mitgliederzahlen. Ursprünglich ein Zusammenschluss von 142 Vereinen mit insgesamt 19.000 Menschen, vervierfachte sich die Zahl der Mitglieder innerhalb von neun Jahren. »Welch ein Erfolg in wenigen Jahren«, schrieb der *Naturarzt*: »Dem Gebirgsbache gleich ist unsere Bewegung« zu Thale geströmt.«[34] Im Jahr 1900 umfasste der »Deutsche Bund« 776 Vereine mit 96.867 Mitgliedern und erreichte dann vor dem Ersten Weltkrieg seinen Höhepunkt mit fast 900 Vereinen und etwa 150.000 Mitgliedern. Bei Einrechnung der Familienangehörigen dürfte die Zahl der aktiven und organisierten Anhänger der Naturheilkunde zu dieser Zeit etwa 500.000 betragen haben.[35] Wie lässt sich diese erstaunliche Entwicklung erklären? Welche Motive bewirkten den Zustrom neuer Mitglieder? Und vor allem: Spricht der Erfolg der Naturheilbewegung nach Gründung des »Deutschen Bundes« nicht gegen die Annahme einer inneren Krise?

Der scheinbare Widerspruch löst sich auf, wenn die Überzeugungen der alten und neuen Mitglieder betrachtet werden. Im Gegensatz zu den alten Anhängern herrschte bei den Neuankömmlingen eine eher pragmatisch-gemä-

---

32 Regin, *Selbsthilfe und Gesundheitspolitik*, S. 48.
33 Erst 1889 wurde der *Naturarzt* wieder als Mitteilungsblatt des *Deutschen Bundes* gedruckt und konnte dann schnell seine Auflagen steigern. Bis zum Jahr 1901 erreichte der *Naturarzt* eine Auflage von 112.000 Exemplaren; vgl.: *Der Naturarzt* Jg. 29 (1901), S. 1.
34 *Der Naturarzt* Jg. 26 (1898), S. 169.
35 *Der Naturarzt* Jg. 42 (1914), S. 6–7.

ßigte Weltsicht. Der Enthusiasmus der »Naturapostel« und »Schwarmgeister« vom alten Schlage wurde als unpassend oder gar peinlich empfunden. Bei den meisten entsprang der Entschluss zur Mitgliedschaft weniger einem weltanschaulichen Bekenntnis, denn einem Kalkül des persönlichen Nutzens. Was sich die neuen Mitglieder versprachen, waren Dienstleistungen und Angebote, die dem eigenen Wohlergehen zu Gute kamen. In dieser Hinsicht hatten die Naturheilvereine einiges zu bieten. Manche Mitglieder wollten sich in medizinischen Fragen kundig machen, andere schätzten die Einrichtungen der »Luftbadeanstalten« zur Freizeitgestaltung, wieder andere zeigten eine Vorliebe für naturheilkundliche Therapieverfahren. Daneben spielte auch eine diffuse Angst vor den Verfahren der wissenschaftlichen Medizin eine Rolle. Vor allem gegenüber dem Impfen existierten nach wie vor Vorbehalte, die durch kursorisch auftretende Zwischenfälle gestützt wurden. Solche Motive führten die Menschen in die Naturheilvereine, ohne dass sie deshalb zu vorbehaltlosen Verfechtern der alten Lehre wurden. Man machte mit, nutzte die Einrichtungen und profitierte von den Angeboten – verschrieb sich deshalb aber nicht gleich mit Leib und Seele der naturheilkundlichen Weltanschauung.

Von den alten Vorkämpfern der Naturheilkunde wurde diese Entwicklung mit Sorge betrachtet. Dort stieß die »lasche« Einstellung der jüngeren Mitglieder auf reichlich Kritik. Der *Naturarzt* beklagte, in den Luftbadeanstalten treffe man fast überall »auf eine ganz unzulässige Sonnenfaulenzerei«. Viele seien wohl der Ansicht, »je eher man Indianerfarbe habe, desto besser wirke das Luftbad«. So sähe man denn »alt und jung stundenlang in der Sonne liegen«. Dies aber sei eine gänzlich unzulässige Art des Luftbadens. Für den wahren Anhänger der Naturheilkunde hieße es »tätig sein«, also »laufen, springen, spielen, turnen, arbeiten«.[36] In einem weiteren Punkt zeigte sich die Loslösung von alten Vorstellungen. Mehr und mehr Menschen, die sich grundsätzlich der Naturheilkunde verbunden fühlten, hatten nichts mehr daran auszusetzen, gleichzeitig auf andere Heilverfahren oder sogar Medikamente zurückzugreifen. Heinrich Lahmann hatte diese Problematik bereits 1885 angesprochen und im *Naturarzt* beklagt, durch die Naturheilkunde würden zahllose Arzneimittel »spuken«, darunter vor allem solche von homöopathischer Beschaffenheit. Es gäbe sogar Menschen, die meinten, die Homöopathie »als naturgemäße Heilweise gelten lassen« zu können. Vor solchen »Machinationen« könne allerdings nicht genug gewarnt werden.[37]

---

36 *Der Naturarzt* Jg. 38 (1910), S. 177.
37 Lahmann, »Warnung vor den sich in der Naturheilmethode einschleichen wollenden Heilmittellehre«, *Der Naturarzt* Jg. 24 (1885), S. 106–107.

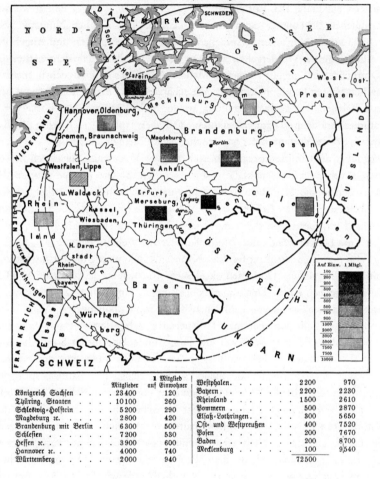

Abb. 22: Verbreitung der Naturheilbewegung im Deutschen Reich 1898

(Quelle: Natur- und Volksarzt *1898, S. 71)*

In diese Entwicklungen fiel der dramatische Auftritt Philo vom Waldes während der Bundesversammlung der Vereine 1896 in Kassel. In seiner Festrede stilisierte er sich als Prophet der naturgemäßen Lebensweise, der von den Bergen Gräfenbergs gekommen sei, um dem Volk die reine Lehre zu bringen. Der zahlenmäßige Aufschwung der Bewegung zu einer »imponierenden, kompakten Majorität« sei kein Grund zur Freude, mahnte vom Walde. Denn die Träume der Bewegung seien einst »viel kühner hinaus in die nächste Zukunft« geflogen, weshalb ihn nun eine »bange Resignation« erfülle. All diejenigen gingen fehl, die da meinten, es käme nur darauf an, den Leuten zu zeigen, »wie etwa ein Leibumschlag zu machen sei« oder »das Tiefatmen gepflegt werden müsse«. Dies sei eine »Froschperspektive«. Man müsse schon »auf den höchsten Berggipfel steigen, wenn man das Machtgebiet unserer Ideen überschauen will«. Viele Mitglieder aber würden ihre »Schuldigkeit nicht thun«. Selbst »unter unseren Brüdern« seien viele, die immer nur nach Ärzten riefen oder Wundermittel verlangten. Diese Menschen, klagte Philo vom Walde, »wollen eben nicht laufen lernen! Man soll sie führen wie die kleinen Kinder.«[38]

Appelle dieser Art waren jedoch nicht dazu angetan, den alten Idealen neues Leben einzuhauchen. Unter dem zersetzenden Einfluss fortwährender Enttäuschungen hatte sich die Glaubwürdigkeit der naturheilkundlichen Utopie weitgehend verbraucht. Das wurde deutlich, als im Jahr 1900 eine Namensänderung des »Deutschen Bundes« vorgenommen wurde. Ohne vorherige Abstimmung hatte eine Bundesversammlung den Beschluss gefasst, den neuen Namen »Deutscher Bund der Vereine für naturgemäße Lebens- und Heilweise« anzunehmen. Dieser Schritt, der wenige Jahre zuvor noch auf ungeteilte Zustimmung gestoßen wäre, löste jetzt Kritik aus. Viele Mitglieder reagierten mit Verständnislosigkeit auf den Umstand, dass nun bereits im Vereinsnamen der Begriff des »Naturgemäßen« auftauchte. Den *Naturarzt* erreichten zahlreiche Zuschriften mit kritischen Anmerkungen. In einem ausführlicheren Beitrag warf der Naturheilanhänger Hermann Wolf-Potschappel der Bundesversammlung vor, »einen grossen Fehler gemacht« zu haben. Denn ehe man der Namensänderung zustimmte, hätte »man sich doch erst über den Begriff ›naturgemäß‹ klar werden« müssen. Hierzu aber gebe es selbst »unter den Anhängern der Naturheilmethode die verschiedensten Ansichten«. Deshalb sei es gar nicht möglich, eine »für alle Menschen und alle Zeiten gültige, sich gleichbleibende, sogenannte naturgemässe Lebens und Heilweise« zu bestimmen. Andere Leserbriefschreiber pflichteten Wolf-Potschappel ausdrücklich bei.

Diese Meinungsäußerungen zeigten, dass die Vorstellung eines ursprünglichen Naturzustands keinen allseits akzeptierten Maßstab zur Bestimmung des richtigen Lebens und Heilens mehr bot. Damit hatten sich die Diskussionen früherer Tage, wie denn der Naturzustand beschaffen sei, was ihn ausmache und wie er sich wiederherstellen ließe, erübrigt. Fragen dieser Art besaßen

---

38 Vom Walde, »Welche Faktoren sind einer rascheren Ausbreitung des Naturheilverfahrens hinderlich?«.

keine Bedeutung mehr. Wie Wolf-Potschappel in seiner Kritik der Namensänderung hervorhob, mussten nun ganz andere Kriterien herhalten, um Entscheidungen zur Angemessenheit naturheilkundlicher Verfahren herbeizuführen. Woher diese Kriterien zu erwarten waren, daran gab es innerhalb der Naturheilbewegung wenig Zweifel. Die neue Orientierung, so viel schien sicher, konnte nur von der wissenschaftlichen Naturforschung kommen. Wolf-Potschappel verwies auf den Umstand, dass die alte Lehre eines unveränderlichen Naturzustands in vollständigem Widerspruch zu den Erkenntnissen der modernen Naturwissenschaft stehe. Danach seien Welt und Mensch »nicht auf einmal so geschaffen, wie sie sich und gegenwärtig darstellen, sondern sie sind nach und nach geworden, sie haben sich entwickelt«. Und damit sei »die Lehre von einer sogenannten naturgemäßen Lebensweise auf immer gerichtet«.[39]

Das Ende der Laientherapie

Unter Anerkennung der neuen Realitäten betrieb die Leitung des »Deutschen Bundes« von Beginn an eine Politik der Neuausrichtung. Da die alten Konzepte nicht mehr trugen, suchte man die Zukunft der Naturheilkunde in einer Professionalisierung und Verwissenschaftlichung des ursprünglichen Ansatzes. Um dies leisten zu können, verfolgte man eine doppelte Strategie. Zum einen wurde versucht, approbierte Ärzte für die Naturheilkunde zu interessieren und für eine Mitarbeit in den Vereinen zu gewinnen. Zum anderen fasste man eine Verbesserung der medizinischen Ausbildung der eigenen Laienbehandler ins Auge. Bereits 1889, dem Jahr des nationalen Zusammenschlusses, wurden Prüfungskommissionen berufen, die das Wissen der Laientherapeuten kontrollieren sollten. Die Prüfungskommissionen waren mit jeweils zwei approbierten Ärzten und nur einem Laientherapeuten besetzt. Von den Prüfungskandidaten wurden eine Beschreibung der bisherigen Ausbildung und der Nachweis einer mindestens zweimonatigen praktischen Tätigkeit in einer Naturheilanstalt verlangt. Die Prüfung selbst bestand aus einer schriftlichen Arbeit und einer nachfolgenden mündlichen Prüfung in den Fächern Anatomie, Physiologie, Pathologie, Naturheilverfahren und erster Hilfe. Nur diejenigen,

---

[39] Wolf-Potschappel, »Giebt es eine für alle Menschen und Zeiten giltige, sogenannte naturgemäße Lebens- und Heilweise?«, *Der Naturarzt* Jg. 28 (1900), S. 230–233; vgl. auch: Securius, »Der Name des Bundes und seiner Vereine«, *Der Naturarzt* Jg. 28 (1900), S. 257–259; Diskussion, *Der Naturarzt* Jg. 28 (1900), S. 307–308, 331–332.

denen eine ausreichende Leistung attestiert werden konnte, sollten im *Naturarzt* als Behandler empfohlen werden.⁴⁰

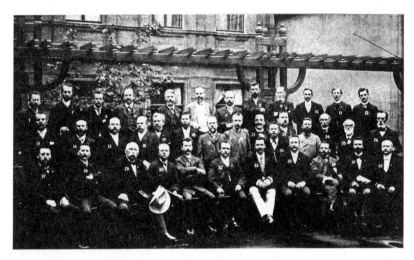

Abb. 23: Vorstand und Beirat des »Deutschen Bundes der Vereine für naturgemäße Lebens- und Heilweise« im Jahr 1903

(Quelle: Gerling, R., Köhler, E.: Praktische Naturheilkunde, *Berlin 1905)*

Von den naturheilkundlichen Laientherapeuten wurden diese Maßnahmen zunächst ausdrücklich begrüßt. Man erhoffte sich die Begründung eines neuen Berufsstandes mit geregelter Ausbildung, eigener Berufsordnung und gesicherter Existenz. 1891 schlossen sich die Laienpraktiker zum »Verein der Vertreter der Naturheilkunde« zusammen, der später in »Deutscher Verein der Naturheilkundigen« umbenannt wurde. Die Zahl von zunächst hundert Mitgliedern im Jahr 1895 stieg bis 1907 auf 274 an.⁴¹ Zur weiteren Strukturierung und Verbesserung der Ausbildung wurde in Zusammenarbeit mit dem »Deutschen Bund« die Schaffung einer eigenen Lehreinrichtung für Naturheilkundige beschlossen. Das 1893 verabschiedete Konzept sah einen sechsmonatigen Ausbildungskursus zur Vermittlung theoretischer und praktischer Kenntnisse vor. Nach Abschluss erhielten die examinierten Naturheilkundigen ein benotetes Zeugnis, das als Voraussetzung für die Einstellung durch einen Naturheilverein galt. Das Projekt des naturheilkundlichen Ausbildungsinstituts stieß jedoch auf zahlreiche Schwierigkeiten. Die Berufsbezeichnung »Naturheilkun-

---

40 Vgl.: Regin, »Naturheilkundige und Naturheilbewegung im Deutschen Kaiserreich«.
41 Ebd., S. 187.

diger« etwa war rechtlich nicht geschützt. Abgrenzungsversuche gegenüber selbsternannten Heilern mit eher dubiosem Hintergrund liefen so ins Leere.

Die größten Probleme bereitete der Versuch, Ärzte zum Unterricht und zur Abnahme von Prüfungen am Ausbildungsinstitut zu bewegen. Die meisten Ärzte fürchteten Sanktionen ihrer Berufsorganisationen. Beispiele hierfür gab es genug. So war der Arzt Dr. Löffler vom Ehrengericht der Provinz Schlesien zu einer hohen Geldbuße verurteilt worden, weil er in einem Naturheilverein einen Vortrag mit anschließender Sprechstunde gehalten hatte.[42] Das Ausbildungsinstitut war in besonderer Weise dazu angetan, den Zorn der Ärzteschaft auf sich zu ziehen. Immerhin steckte dahinter die Absicht, die Laienpraxis aufzuwerten und zu einer dauerhaften Einrichtung zu machen. Dies erschien selbst den wenigen Ärzten, die mit der Naturheilkunde sympathisierten, nicht akzeptabel. Max Böhm erklärte als Repräsentant naturheilkundlich orientierter Ärzte, dass das »blosse Zusehen in einer Naturheilanstalt auf einige Wochen absolut zwecklos« sei. Wer Arzt werden wolle, müsse »unbedingt mehrere Jahre wissenschaftlich einschlägige Studien gemacht haben«. Deshalb bleibe der Naturheilkundige immer eine »Zwittergattung«, von der eine »gefährliche Kurpfuscherei« ausgehe.[43]

Geradezu als Zumutung empfanden Ärzte gelegentliche Meinungsäußerungen im *Naturarzt*, auch von approbierten Medizinern eine erfolgreiche Prüfung vor der Kommission des »Deutschen Bundes« als Qualifikation für eine naturheilkundliche Tätigkeit zu verlangen. Solche Forderungen seien, kommentierte Max Böhm ironisch, »überaus spassig«.[44] Nach und nach entwickelte sich das Ausbildungsinstitut zu einer immer stärkeren Belastung im Verhältnis zwischen Naturheilbewegung und Ärzteschaft. Reinhold Gerling, der als Vorstand des »Deutschen Bundes« und Schriftleiter des *Naturarztes* über viel Einfluss verfügte, erkannte, dass eine grundsätzliche Entscheidung zwischen dem bisherigen Bekenntnis zur Laienpraxis und der angestrebten Zusammenarbeit mit der Ärzteschaft unausweichlich geworden war. Wie viele andere Führer der Naturheilbewegung glaubte Gerling, dass diese Entscheidung zu Gunsten der Ärzte ausfallen müsse, wenn der »Deutsche Bund« weiterhin Erfolg bei der Durchsetzung seiner Interessen haben wollte.

1900 stellte der »Deutsche Bund« seine Beteiligung an der Ausbildung der Naturheilkundigen schlagartig ein. In einem *Naturarzt*-Artikel des Jahres 1906, der später auch als Flugblatt verbreitet wurde, erklärte Reinhold Gerling die

---

42 *Archiv für Physikalisch-diätetische Therapie* Jg. 7 (1905), S. 111.
43 Böhm, M., »Ueber den heutigen Standpunct der Naturheilmethode«, *Naturärztliche Zeitschrift* Jg. 3 (1891/1892), S. 116–121.
44 Böhm, M., »Unsere Stellung zur Versammlung des deutschen Bundes der Naturheilvereine am 5. und 6. Juni d. J. in Dresden«, *Naturärztliche Zeitschrift* Jg. 3 (1891/1892), S. 161–163.

Laienpraktiker zu einer »vorübergehenden Erscheinung«, die ihre Existenz allein dem Fehlen einer ausreichenden Zahl approbierter Ärzte mit naturheilkundlichem Interesse verdankten. Von den Mitgliedern des »Deutschen Vereins der Naturheilkundigen« wurden diese Äußerungen mit Empörung zur Kenntnis genommen. Auf einem eilends in Erfurt zusammengerufenen Treffen verabschiedete man eine Resolution. Darin wurde festgestellt, dass »die Naturheilbewegung mit den Naturheilkundigen steht und fällt und mit dem Fall der Naturheilkundigen aufhören wird, eine Volksbewegung zu sein«. Der Vorstand des »Deutschem Bundes« wurde aufgefordert, der »Agitation gegen den Stand der Naturheilkundigen« entgegenzutreten und deren Aus- und Fortbildung weiterhin zu unterstützen. Der »Deutsche Bund« reagierte mit einer Bundesversammlung, die vom 3. bis 4. Juni 1906 in Weißenfels abgehalten wurde. Reinhold Gerling forderte die Delegierten im Namen des Bundesvorstandes auf, alle Anträge der Naturheilkundigen grundsätzlich abzulehnen. Als Begründung gab er an, »die Ärzte, die zur Naturheilbewegung übertreten möchten, sagten, der Bund sei mit den Naturheilkundigen zu eng liiert«. Mit Verbitterung beobachteten die anwesenden Laienpraktiker, dass jeder Wortbeitrag aus ihren Reihen von Zwischenrufen, allgemeiner Unruhe und anderen Störversuchen begleitet wurde. Als letzter Redner erhielt der Arzt Peter Johann Ziegelroth das Wort. Sein Vortrag wurde von lang anhaltendem Beifall begleitet.[45]

Der Ausgang der Weißenfelser Tagung war für die naturheilkundlichen Laienpraktiker ein Desaster. Max Canitz, ein Neffe von Hermann Canitz, war zu diesem Zeitpunkt Vorsitzender des »Deutschen Vereins der Naturheilkundigen«. Er sah die Gründe des Zerwürfnisses ohne Illusionen. Der Vorstand des »Deutschen Bundes« glaube, erklärte Canitz, die approbierten Ärzte würden in das Lager der Naturheilkunde übergehen, sobald man »mit den Naturheilkundigen nichts mehr zu tun« hat. Canitz verwies in der *Naturärztlichen Zeitschrift*, dem Mitteilungsblatt seines Vereins, noch einmal auf die Verdienste der Laienpraktiker. Diese hätten mehr als die Hälfte aller bestehenden Naturheilvereine gegründet und das Vereinsleben maßgeblich gestaltet. In einem weiteren Kommentar wurde hervorgehoben, dass die Absage an die Laienpraxis die Grundlagen der Naturheilkunde tief greifend verändere. Denn die Übernahme der Verantwortung für die eigene Gesundheit und die Anleitung zur Selbsthilfe seien immer die wichtigsten Elemente der Naturheilbewegung gewesen. Dieses Heilmoment sei »bisher unser Leitstern im Kampfe gewesen;

---

45 Vgl.: Dressler, »Mitteilungen über die Weissenfelser Bundesversammlung«, *Naturärztliche Zeitschrift* Jg. 15 (1906), S. 109–110, 117–120, 137–140.

es ist sozusagen der Kern der Naturheilbewegung«. Wer es zurückdrängen wolle, der bewirke »eine Verflachung der Naturheilbewegung«.[46] Beim sozialistischen Teil der Naturheilbewegung stieß die Ausgrenzung der Laienpraktiker aus politischen Gründen auf vehementen Widerspruch. Weil Hermann Wolf und seine Anhänger die Laienpraxis als Element des proletarischen Klassenkampfes gegen die Vorherrschaft der bürgerlichen Expertenmedizin betrachteten, erschien der Kurswechsel keinesfalls akzeptabel. Bereits 1890 hatten sich dreißig Vereine mit mehrheitlich sozialistischer Mitgliedschaft vom »Deutschen Bund« getrennt und den »Altenburger Verband« gegründet. Nach internen Querelen kehrten Wolf und die ihm nahe stehenden Vereine allerdings wieder zum »Deutschen Bund« zurück. Die Weißenfelser Tagung provozierte nun den endgültigen Bruch. Hermann Wolf, selbst Mitglied des »Vereins der Naturheilkundigen«, erklärte, man sei »schmachvoll« behandelt worden.[47] Zusammen mit zehn Vereinen und etwa 3.000 Mitgliedern erklärte Wolf den erneuten Austritt. Zwar kam es 1907 zu einer Wiederannäherung zwischen Naturheilkundigen und »Deutschem Bund«. Die Bundesleitung aber zeigte keinerlei Bereitschaft, die Beteiligung an der Ausbildungsstätte der Laienpraktiker wieder aufzunehmen. Zudem wurden die Naturheilkundigen gezwungen, zwei ihrer Mitglieder aus ihrem Verband auszuschließen. Eines dieser Mitglieder war Hermann Wolf. Insofern handelte es sich weniger um eine Aussöhnung, denn eine Kapitulation der naturheilkundlichen Laienpraktiker.

Der Kampf gegen Scharlatanerie

Vor der Jahrhundertwende hatten die Ärzte das Treiben in den Naturheilvereinen relativ gelassen zur Kenntnis genommen. Nachdem jedoch die Zahl der Naturheilanhänger rapide gestiegen war, versuchte man sich mit allen Mitteln der unliebsamen Konkurrenz zu erwehren. 1903 erfolgte die Gründung der »Deutschen Gesellschaft zur Bekämpfung der Kurpfuscherei«, deren publizistisches Organ den Titel *Der Gesundheitslehrer* trug. Von der Ärztekammer Berlin-Brandenburg wurde ein Preis von 1.000 Reichsmark für die beste Agitationsschrift gegen die Kurpfuscherei ausgesetzt. Gleichzeitig verfolgte man die Strategie, die naturheilkundlichen Laientherapeuten durch eine Flut von Strafanzeigen und Rechtsklagen zur Aufgabe zu zwingen. Zwar war die Laien-

---

46 Canitz, »Vor und nach Weissenfels«, *Naturärztliche Zeitschrift* Jg. 15 (1906), S. 133–135, 141–144, 147–148; »Unsere Stellung vor und nach der Bundesversammlung zu der neueren Bundestaktik«, *Naturärztliche Zeitschrift* Jg. 15 (1906), S. 105–106.
47 Wolf, H., »Was nun?«, *Naturärztliche Zeitschrift* Jg. 15 (1906), S. 130–132.

praxis durch die Kurierfreiheit gesetzlich garantiert. Aber es blieb die Möglichkeit, mit Hilfe des Strafrechts gegen Behandlungsfehler, Scharlatanerie oder Betrug vorzugehen.

Zu den ersten Opfern dieses Feldzugs gehörte Hermann Canitz. Ihm wurde vorgeworfen, bei einer Behandlung mit Dampfkompressen Brandblasen verursacht zu haben, die sich später entzündeten. Die Anklage im nachfolgenden Prozess lautete auf fahrlässige Körperverletzung. Bitter kommentierte der *Naturarzt*, die ganze Sache sei »zu einer Staatsaction aufgebauscht« worden, nur um dem »angesehenen Canitz oder der verhaßten Naturheilkunde einen Hieb zu versetzen«.[48] Weitere Prozesse dieser Art folgten. Als »Opfer des Kampfes« stellte der *Naturarzt* 1900 den Laienpraktiker Friedrich Kölbel aus Eisleben vor. Kölbel war zunächst wegen »Beleidigung des ärztlichen Standes« zu einer Geldbuße von 600 Reichsmark verurteilt worden und wurde anschließend erneut wegen fahrlässiger Körperverletzung angeklagt. Die Kosten dieser Prozesse brachten Kölbel an den Rand des Ruins.[49]

»Vor wenigen Jahren noch hielt es die medizinische Welt nicht der Mühe wert, der mehr und mehr wachsenden Naturheilbewegung irgend welche Aufmerksamkeit zu schenken«, kommentierte der *Naturarzt* das Vorgehen der Ärzteschaft. Nun aber, wo die Naturheilkunde »zu einem gewaltigen Strom angewachsen« sei, werde sie plötzlich als Feind betrachtet und bekämpft.[50] Als überaus ärgerlich wurde der Versuch gewertet, die Naturheilkunde unterschiedslos in einen Topf mit allen nur möglichen, häufig anrüchigen und skrupellosen Praktiken zu werfen. Die Kurierfreiheit hatte einer Vielzahl von Laienpraktikern das Feld bereitet. Diese standen oft in keiner klaren Beziehung zur Naturheilkunde, sondern vertraten das gesamte Spektrum nicht-wissenschaftlicher Ansätze von der Homöopathie über das Magnetisieren bis hin zur Hypnose oder gänzlich obskuren Methoden.

Für die Naturheilbewegung kam es entscheidend darauf an, ihre Distanz zu solchen Auswüchsen der Laienpraxis unter Beweis zu stellen. Nur so konnte sie ihr eigenständiges Profil wahren und darauf hoffen, zumindest einige Ärzte auf ihre Seite zu ziehen. Deshalb richtete die Leitung des »Deutschen Bundes« die Mahnung an alle Naturheilvereine, sich von fragwürdigen Therapeuten zu trennen. Diese Bemühungen wurden jedoch durch den Umstand unterlaufen, dass sich viele Laienbehandler, obgleich ihre Behandlungen kaum als naturheilkundlich zu erkennen waren, die Bezeichnung »Naturheilkundiger« oder »Naturheiler« zulegten. Regelmäßig wurde im *Naturarzt* über derartige Fälle be-

---

48 Schulze, »Der Fall Canitz«, *Der Naturarzt* Jg. 18 (1890), S. 8–11.
49 *Der Naturarzt* Jg. 28 (1900), S. 254.
50 *Der Naturarzt* Jg. 29 (1901), S. 225.

richtet. Im sächsischen Plauen etwa wurde 1907 ein Laienpraktiker verhaftet, weil er im Verdacht stand, den Tod eines neunjährigen Jungen verschuldet zu haben. Nach Angaben des *Naturarztes* hatte dieser Mann mit den »gröbsten Apothekermitteln« gearbeitet, sich aber dennoch als »weltapprobierter Naturheilkundiger« ausgegeben.[51] In einem anderen Fall hatte ein 72jähriger Laientherapeut durch unsachgemäße Maßnahmen die Erblindung eines 16jährigen Mädchens herbeigeführt. Oskar Mummert wies darauf hin, dass die vermeintliche »Naturheilkunde« dieses Mannes in Besprechungen und »Pfuscherei« mit Salben bestanden habe.[52] Mit Nachdruck beklagte Mummert die Tendenz, dass immer mehr Werbung für vermeintliche »Naturheilpraxen« zu sehen sei. Schaue man sich diese Praxen aber genauer an, so finde man darin »Augendiagnose, Pendeldiagnose, Komplexhomöopathie, Biochemie, Magnetismus und vielleicht auch noch ein wenig Naturheilkunde«. Es sei »wirklich höchste Zeit«, erklärte Mummert, »gegen diesen Unsinn des Mißbrauchs unseres Namens einzuschreiten«.[53]

Schwierig wurde die Situation für die Leitung des »Deutschen Bundes« jedoch dann, wenn Laientherapeuten aus eigenen Vereinen in das Visier der Ärzteschaft gerieten. Auch in solchen Fällen gab es kaum Bereitschaft, einen Konflikt mit der Ärzteschaft zu riskieren. Deshalb fielen die Verteidigungsversuche, wenn sie überhaupt unternommen wurden, eher schwach aus. Im Ernstfall durften die naturheilkundlichen Laientherapeuten keine Hilfe erwarten. Wie sehr man sich allein gelassen fühlte, belegt ein Artikel der *Naturärztlichen Zeitschrift* aus dem Jahr 1912. Dort schrieb ein Laienpraktiker:»Vereinzelt steht jeder von uns im Kampf um die von ihm vertretene Heilmethode und um die Existenz. ... Hier und da wird der eine oder andere von denunziationswütigen Gegnern zur Strecke gebracht. Von den Gerichten werden Urteile gefällt, die selbst unsern ehrlichen Gegnern ein Kopfschütteln abnötigen. ... Und gerade die besten sind es, die man auf diese Weise abschlachtet. ... Ein Heilkundiger ist's, und der muß hängen.«[54]

Friedrich Eduard Bilz: Naturheilkundler und Geschäftsmann

Um die Wende zum 20. Jahrhundert hatte sich die Situation der naturheilkundlichen Laienpraktiker deutlich verändert. Aus der Kampagne der Ärzte-

---

51 *Der Naturarzt* Jg. 35 (1907), S. 96.
52 *Der Naturarzt* Jg. 44 (1916), S. 162.
53 Mummert, »Aus der Zeit«, *Der Naturarzt* Jg. 60 (1932), S. 28.
54 Wilkemann, »Mittel zur Hebung unseres Standes«, *Naturärztliche Zeitschrift* Jg. 21 (1912), S. 1–5.

schaft gegen Scharlatanerie und Kurpfuscherei war eine echte Bedrohung erwachsen. Jeder Laientherapeut musste damit rechnen, zum Opfer von Klagen, Rechtsauseinandersetzungen oder Strafbefehlen zu werden. Andererseits eröffnete die rasch steigende Zahl von Sympathisanten der Naturheilkunde günstige Gewinnaussichten für entsprechende Therapieangebote. Überall in Deutschland entstanden Sanatorien und Heilanstalten. Dabei war die neue Generation der Naturheilanhänger erheblich anspruchsvoller als die ihrer Vorgänger. Zum naturgemäßen Kurverfahren neuen Stils gehörte ein umfassendes Freizeitprogramm, das Elemente der Entspannung, des geselligen Miteinanders und des Zeitvertreibs einschloss.

Dass es möglich war, im Spannungsfeld zwischen hochgesteckten Erwartungen und permanenter Strafandrohung eine Naturheilanstalt mit Erfolg zu leiten, bewies der sächsische Laienbehandler Friedrich Eduard Bilz. 1842 in der kleinen Ortschaft Arnsdorf als Sohn eines Gärtners geboren, musste er nach nur kurzer Schulbildung im Betrieb seines Vaters aushelfen, um mit vierzehn Jahren eine Lehre als Weber anzutreten. Die langen Arbeitszeiten, die Enge des Raums, die schlechte Luft und die Monotonie der Verrichtungen setzten dem Knaben schwer zu. Nach Abschluss seiner Lehrjahre verließ Bilz seine Heimat und begab sich auf Wanderschaft. Schließlich gelangte Bilz in das sächsische Städtchen Meerane, zu dieser Zeit ein Zentrum der Leineweberei. Seine materielle Situation änderte sich grundlegend, nachdem er 1868 die Tochter eines Meeraner Bürgers und Webermeisters geheiratet hatte. Der Schwiegervater kaufte dem Paar ein kleines Haus, in dem Bilz einen Laden für Kolonialwaren eröffnete. Hier bewies Bilz erstmalig seinen Geschäftssinn, der ihm einen bescheidenen Wohlstand bescherte.

Im Jahr 1872 wurde in Meerane ein Verein für »Gesundheitspflege und Naturheilkunde« gegründet. Der Anlass war eine Pockenepidemie, der 389 Bürger des Orts zum Opfer gefallen waren. Bilz trat dem Verein bei und nahm als Mitglied an den Veranstaltungen und Vorträgen teil. Die Ideen, die er auf diese Weise kennen lernte, ergriffen ihn mehr und mehr. In seiner Freizeit las er die naturheilkundliche Literatur und widmete sich autodidaktischen Studien. 1882 erschien sein erstes Buch, *Das menschliche Lebensglück. Ein Wegweiser zu Gesundheit und Wohlstand durch die Rückkehr zur Natur.* In diesem Werk entwickelte Bilz die Vision einer gerechten Gesellschaft ohne Not und Unglück. Als Basis dieser Utopie beschrieb er eine einfache, naturgemäße Lebensweise, die eine Rückführung der Bedürfnisse auf das Lebensnotwendige und eine Absage an jeden überflüssigen Luxus bedeutete.

Das Buch konnte einen bescheidenen Erfolg verzeichnen. Die zweite Auflage, die bereits im Folgejahr erschien, erweiterte Bilz um einen Anhang mit Gesundheitsregeln zur Selbstbehandlung. Der vermögende Mäzen des

Chemnitzer Naturheilvereins, Johann von Zimmermann, erkannte, dass diese Ratschläge einem weit verbreiteten Bedürfnis entgegen kamen. Er überredete Bilz, die beiden Teile des Werks bei der nächsten Ausgabe getrennt herauszugeben. Die überarbeiteten und stark erweiterten Gesundheitsregeln erschienen ab 1888 in einem gesonderten Band und erhielten wenige Auflagen später den Titel *Das neue Naturheilverfahren*. Dieses Buch brachte Bilz den endgültigen Durchbruch. Bereits 1894 waren 200.000 Bilz-Bücher verkauft, bis 1938 stieg die Zahl auf insgesamt 3,5 Millionen. In zwölf Sprachen übersetzt, verbreitete sich der naturheilkundliche Ratgeber auch im Ausland.[55] Diesen gewaltigen Erfolg verdankte das Buch vor allem seiner leicht verständlichen Sprache. Unter alphabetisch gelisteten Stichwörtern waren nicht allein Ratschläge für die Selbstbehandlung im Krankheitsfall zu finden. Auch bei Problemen in der Ehe, zur ersten Hilfe bei Unfällen oder zum Erlernen des Schwimmens bot der *Bilz* Anleitungen und Tipps.

Durch den Verkauf seines Ratgebers erlangte Bilz Wohlstand und eine sichere materielle Grundlage. Bereits im Juli 1888 wurde die »F. E. Bilz Verlags-Buchhandlung GmbH« gegründet. Von Auflage zu Auflage wuchs der Umfang des Werks, weil Bilz unermüdlich an Verbesserungen, Ergänzungen und Zusätzen arbeitete. Darüber hinaus verfasste er weitere Bücher und gab ein *Illustriertes Familienblatt der Naturheilkunde* heraus. Diese schriftstellerische Arbeit reichte Bilz jedoch nicht aus. Er hatte das Bedürfnis, selbst als naturheilkundlicher Therapeut tätig zu werden. 1890 kaufte er ein Anwesen des Wiener Privatiers Richard Strubell in Oberlößnitz in der Nähe Dresdens. Eigenhändig pflanzte Bilz auf dem weitläufigen Gelände 3.000 Obstbäume. Gleichzeitig wurden Einrichtungen zur Unterbringung und Behandlung von Kurgästen geschaffen. Am 24. September 1892 erteilten die zuständigen Behörden Bilz die Genehmigung zum Betrieb einer Heilanstalt.

Von Beginn an lockte das Bilz'sche Sanatorium zahlreiche Kurgäste nach Oberlößnitz. Im Jahr 1895 konnte ein erheblich größeres und komfortableres Haus in Betrieb genommen werden. 1900 verfügte das Sanatorium über 125 Betten, in denen 1.500 Patienten im Jahr behandelt werden konnten.[56] Zusätzlich schuf Bilz für die Dresdner Bevölkerung ein öffentliches »Licht-Luft-Bad«, das im Juni 1905 eröffnet wurde. Einige Jahre später wurde die Anlage durch eine weitere Attraktion bereichert, als Bilz ein Wellenbad erstand, das zuvor auf der Hygieneausstellung in Dresden zu sehen gewesen war. Das »Undosa-Wellenbad« war eine technische Meisterleistung, an dessen Planung und Bau 25 Firmen beteiligt waren. Über eine Antriebsmaschine wurden Wellen er-

---

55 Helfricht, *Friedrich Eduard Bilz*, S. 169.
56 Lienert, *Naturheilkundliches Dresden*, S. 102.

zeugt, die den Badenden den Eindruck vermittelten, sich in einem stürmisch bewegten Meer aufzuhalten.

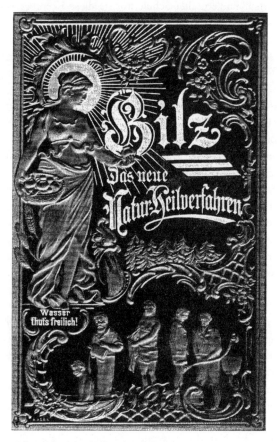

Abb. 24: Fronteinband der 34. Auflage des »Bilz«

(Quelle: Bilz, F.E.: Das neue Naturheilverfahren, 34. Aufl., 1895)

Die Vermarktung der naturheilkundlichen Idee erreichte eine neue Qualität, als Bilz mit dem Verkauf naturgemäßer Nahrungsmittel begann. In Kooperation mit dem Getränkeproduzent Franz Hartmann brachte Bilz 1900 ein Fruchtgetränk aus Südfrüchten und heimischen Obstarten auf den Markt. Bereits zwei Jahre später wurden drei Millionen Liter der »Bilz-Brause« umgesetzt, 1904 waren es 25 Millionen Liter. Ein Jahr später entschloss man sich zu einer Namensänderung. Nach Ausschreibung eines Wettbewerbs wurde der Name »Sinalco« ausgewählt. Angeregt durch den Erfolg der Limonade wurden

in der Folgezeit weitere »Bilz«-Produkte auf den Markt gebracht. Vor allem die »Bilz-Nährsalze« erzielten hohe Verkaufszahlen.[57]
Den Naturheilkundlern alter Schule musste diese Kommerzialisierung widerstreben. Nach ihrer Auffassung blieb die industrielle Verfertigung eines Nahrungsmittels unvereinbar mit dem Anspruch auf Naturgemäßheit. Außerdem bewies Bilz aus naturheilkundlicher Perspektive eine zu große Bereitschaft, den Wünschen seiner Kunden entgegen zu kommen. In seinem Sanatorium wurde den Gästen eine möglichst luxuriöse Ausstattung geboten. Bilz selbst pflegte sein Sanatorium als »Schloss Lößnitz« zu bezeichnen. Geräumige Zimmer mit Balkon und Ausblick, Gesellschaftszimmer für abendliche Veranstaltungen, Billard- und Musikzimmer, ein Damensalon und ein großer, opulent ausgestatteter Speiseraum boten eine angenehme Atmosphäre mit Komfort. Gänzlich undogmatisch zeigte sich Bilz auch bei der Wahl seiner Therapieverfahren. Entgegen naturheilkundlicher Tradition beschränkte er sich nicht auf die Anwendung einfachster Methoden. Seine Behandlungsräume waren mit elektrischen »Influenzmaschinen«, Bestrahlungsapparaten, Diathermiebädern, Lichtkästen und Geräten zur apparativen Massage ausgestattet.

Selbst vor der Gabe von Arzneimitteln schreckte Bilz nicht zurück. In seinem Ratgeber vermerkte er unter dem Stichwort »Homöopathie«, dass die Anwendung der Naturheilmethode die Gabe innerlicher Heilmittel in der Regel »kaum nötig« mache. Gleichwohl wolle er »doch nicht prinzipiell darauf stehen bleiben, daß man Kranken niemals innerliche Mittel reichen dürfe.«[58] In weiteren Kapiteln seines *Neuen Naturheilverfahrens* widmete sich Bilz dem Magnetismus, der Elektrizität und später auch der Kräutertherapie. Was man Bilz in der Naturheilbewegung aber besonders verübelte, war der Name seines populären Ratgebers. Dieser erweckte den Anschein, als seien die von ihm beschriebenen Methoden die eigene Erfindung und etwas völlig Neuartiges. Trotzdem entrichtete Oskar Mummert zum 75. Geburtstag von Bilz die Grüße und den Dank der Naturheilbewegung. Schließlich habe Bilz entscheidend dazu beigetragen, die Naturheilkunde bekannt zu machen und unter den »zwei Millionen Beziehern« seiner Bücher seien »sicher viele Tausende bleibende Anhänger unserer Sache geworden.«[59]

Eindeutig fiel die Ablehnung Bilz' im Lager der wissenschaftlichen Medizin aus. Im März 1911 verfertigte der »Ausschuss zur Bekämpfung der Kurpfuscherei« im Auftrag des »Ärztlichen Bezirksvereins« ein Gutachten über die »Millionen-Jubiläumsausgabe« des *Bilz* von 1902. Darin hieß es, an »zahlrei-

---

57 Helfricht, *Friedrich Eduard Bilz*, S. 178–179.
58 Bilz, *Das neue Naturheilverfahren*, S. 513.
59 Mummert, »F.E. Bilz 75 Jahre«, *Der Naturarzt* Jg. 45 (1917), S. 162–163.

chen Stellen« würde der Leser »in gemeingefährlicher Weise zum Widerstand gegen wichtige Bestimmungen der staatlichen Seuchengesetzgebung, wie auch gegen anerkannte und bewährte ärztliche Grundsätze aufgereizt«.[60] Um dem Treiben von Bilz einen Riegel vorzuschieben, versuchten die Ärzteverbände den Betrieb der Heilanstalt durch juristische Verfahren zum Erliegen zu bringen. Hier bot Bilz jedoch wenig Angriffsfläche. Von Beginn an hatte er alle amtlichen Vorschriften erfüllt und einen approbierten Arzt zur Betreuung seiner Patienten eingestellt. Später erhöhte sich die Zahl der Anstaltsärzte auf drei, was Bilz in seinen Werbeprospekten ausdrücklich hervorhob.

Am 30. Januar 1922 starb Friedrich Eduard Bilz. Bis 1941 wurde das Sanatorium von seinem Sohn Arthur Ewald geleitet. Nach dessen Tod erlosch die Konzession zum Betrieb der Naturheilanstalt. Im Gedenken an Bilz blieb die Naturheilbewegung gespalten. Einigkeit herrschte in der Auffassung, dass Bilz für eine enorme Verbreitung naturheilkundlichen Gedankenguts gesorgt hatte. Insofern schien es durchaus berechtigt, in dem Auftreten von Friedrich Eduard Bilz einen Höhepunkt der Naturheilbewegung zu sehen. Mit seiner Aufgeschlossenheit gegenüber Homöopathie und Kräuterbehandlung, seiner Vorliebe für Technik und der bewussten Einbindung ärztlicher Kompetenz wies Bilz jedoch bereits in eine neue Richtung. Ein Angestellter und enger Mitarbeiter von Bilz, Moritz Platen, ging auf diesem Weg noch weiter voran. Nach seinem Ausscheiden aus dem Oberlößnitzer Sanatorium brachte er ein mehrbändiges Werk heraus, dessen Titel *Die Neue Heilmethode* nicht zufällig an den Welterfolg seines Lehrmeisters erinnerte. Zur Mitarbeit an seinem Werk hatte Platen eine Reihe von Ärzten mit naturheilkundlichem Interesse gewonnen. Umfangreiche Abschnitte waren der Homöopathie, dem Magnetismus und der Kräuterbehandlung gewidmet. Immerhin gelang es Platen, 600.000 Exemplare seines Ratgebers zu verkaufen, was jedoch weit hinter dem Erfolg des *Bilz* zurückblieb.[61]

Der »Betrug« des Louis Kuhne

Im Gegensatz zu Friedrich Eduard Bilz bewies der Leipziger Industrielle und Naturheilkundler Louis Kuhne eine stärkere Verbundenheit mit den Positionen der alten Naturheilkunde. Damit aber bot er den Kampagnen gegen Kurpfuscherei größere Angriffsfläche. Kuhne machte die leidvolle Erfahrung, dass

---

60 Zitiert nach: Helfricht, *Friedrich Eduard Bilz*, S. 167.
61 Lienert, *Naturheilkundliches Dresden*, S. 108–110.

der »Deutsche Bund« keine Bereitschaft mehr zeigte, sich hinter die naturheilkundlichen Laienbehandler zu stellen. Der Werdegang Kuhnes verlief zunächst ähnlich wie der vieler anderer Naturheilkundiger vor ihm. Geboren 1835 in der kleinen Ortschaft Löffen bei Delitzsch hatte er eine Ausbildung zum Tischler durchlaufen und 1861 eine Fabrik für Werkzeugmaschinen in Leipzig eröffnet. Das Unternehmen verlief erfolgreich und machte Kuhne zu einem vermögenden Mann.

Seit seinem 20. Lebensjahr litt Kuhne unter körperlichen Beschwerden, die jeder konventionellen Behandlung trotzten. 1864 besuchte er erstmalig eine Versammlung von Freunden der Naturheilkunde und begann sich für diese Art der Krankenbehandlung zu interessieren. Wenig später erfuhr er von den Kuren Theodor Hahns in St. Gallen. Kuhne erprobte Hahns Behandlungsweisen und ergänzte sie durch eigene Anwendungsformen, deren Erfolge er bei der Behandlung seiner Leiden bestätigt fand. 1883 eröffnete Kuhne eine eigene naturheilkundliche Praxis, die auf dem Gelände seiner Fabrik untergebracht war. Die Zahl der Patienten stieg rasch an, nachdem Kuhnes Buch *Die neue Heilwissenschaft* 1890 erschienen war. Bis 1936 wurde dieses Werk in 123 Auflagen gedruckt und in 24 Sprachen übersetzt. Innerhalb kurzer Zeit hatte Kuhne mehr Patienten, als Prießnitz auf dem Höhepunkt seines Ruhms.[62]

Die Reaktion auf den Erfolg Kuhnes ließ nicht lange auf sich warten. Bereits 1896 nahm die Staatsanwaltschaft Ermittlungen gegen ihn auf. Der gesamte Briefwechsel Kuhnes mit seinen Patienten wurde beschlagnahmt. Fünf Jahre später glaubte man genügend belastendes Material gesammelt zu haben und die Staatsanwaltschaft erhob Anklage. Sie lautete auf »Betrug in mehreren hundert Fällen«.[63] Der Prozess gegen Kuhne war ein viel beachtetes Ereignis. Im Zuhörerraum drängelten sich die Besucher und alle Leipziger Tageszeitungen berichteten in aller Ausführlichkeit. Worin aber bestand der »Betrug« Kuhnes? Eine Eigentümlichkeit seiner Methoden war die so genannte »Gesichtsausdruckskunde«. Dahinter steckte die Vorstellung, allein die Betrachtung der Gesichtszüge einer erkrankten Person könne verlässliche Informationen über die Art und das Stadium ihrer Krankheit liefern. Aus ärztlicher oder wissenschaftlicher Sicht erschien dies »vollkommen unzulänglich und zu großen Irrthümern führend«. Tatsächlich aber handelte es sich bei dieser Form der Diagnostik nur um eine Fortentwicklung bekannter Grundsätze der alten Naturheilkunde. So wie J. H. Rausse, Theodor Hahn und andere Naturheilkundler vor ihm erkannte auch Kuhne in der Existenz von Schlacken die Ursache aller Krankheiten. Er ergänzte diese Vorstellung durch die Annahme,

---

62 Brauchle, *Naturheilkunde in Lebensbildern*, S. 362–363.
63 *Der Naturarzt* Jg. 29 (1901), S. 70.

dass die abgelagerten Fremdstoffe nach einiger Zeit in Gärung übergingen und die so erzeugten Gase im Körper nach oben stiegen. Dort verursachten sie dann Formveränderungen der Gewebe im Gesichts- und Halsbereich, die nach Kuhnes Überzeugung diagnostische Hinweise geben konnten.

Neben der Gesichtsausdruckskunde hatte Kuhne das »Reibesitzbad« neu in die naturheilkundliche Praxis eingeführt. Hierbei saß der Patient auf einem Brett über einer mit Wasser gefüllten Wanne. Anschließend wurde ein grobes Leinentuch in das Wasser getaucht und zur Reinigung der Geschlechtsorgane verwendet. Kuhne betonte, dass die Waschung nur äußerlich und sehr sanft zu erfolgen habe. Den Männern riet Kuhne, die Vorhaut mit zwei Fingern vor die Eichel zu ziehen und nur deren äußersten Teil mit dem Leinentuch zu benetzen. Je nach Alter und Kräftezustand wurde eine Zeit zwischen zehn und sechzig Minuten empfohlen.[64] Von ärztlicher Seite wurde gegen das Reibesitzbad eingewandt, die Selbstmanipulation an den Genitalien müsse als unsittliches Geschehen und Aufforderung zur Masturbation angesehen werden. Der Arzt Max Böhm warnte vor der fortgesetzten sexuellen Stimulation während der »wahnwitzigen Cur«. Diese könne »entsetzliche Folgen« bis hin zum Selbstmord haben. Deshalb könne man den »Reiberhauptmann« und »Klempnermeister« Kuhne unter keinen Umständen anerkennen.[65]

Aber auch hier ist anzumerken, dass die Technik des Reibesitzbades im Kontext naturheilkundlicher Vorstellungen keineswegs gänzlich abwegig war. Bereits Theodor Hahn hatte bei seinen Kuren das Halbbad als nahezu einzige Form der Wasserbehandlung zugelassen. Von Hahn stammte auch die Empfehlung, zur Verstärkung der Wirkung den Unterleib zu reiben. Die Beschränkung der Waschung auf die Geschlechtsorgane bei Kuhne beruhte auf der Ansicht, dass an dieser Stelle die stärkste Umstimmung erreichbar sein müsse. Hier, so Kuhne, liege »gewissermaßen die Wurzel des ganzen Lebensbaumes«. Deshalb könne durch die Waschung der Geschlechtsorgane die Lebenskraft des ganzen Körpers in besonderer Weise angefacht werden.[66]

Obgleich sich also Kuhne nicht allzu weit von alten naturheilkundlichen Positionen entfernt hatte, konnte er bei seiner Verteidigung nicht auf die Unterstützung der organisierten Bewegung hoffen. Die Leitung des »Deutschen Bundes« und die Redaktion des *Naturarztes* schlugen sich unmissverständlich auf die Seite der Ärzteschaft. Bereits zehn Jahre vor dem großen Prozess war im *Naturarzt* ein Artikel über die Kuhne-Kur erschienen, in dem diese als besonders abstoßende Form der Kurpfuscherei angeklagt wurde. Der Autor

---

64 Kuhne, *Die neue Heilwissenschaft*, S. 116–119.
65 Vgl.: Böhm, M., »Die Kuhnekur«, *Naturärztliche Zeitschrift* Jg. 1 (1889/1890), S. 30–31, 60–63; Böhm/Böhm, *Lehrbuch der Naturheilmethode*, Bd. 1, S. 28–29.
66 Kuhne, *Die neue Heilwissenschaft*, S. 120.

schilderte seine persönlichen Erfahrungen, die er als Patient in Kuhnes Heilanstalt gemacht hatte. Schon das erste Sitzreibebad habe bei ihm einen »unsagbaren Widerwillen« hervorgerufen, der sich schließlich »zum Abscheu und tiefen Ekel steigerte«. Die Badetücher seien bei Kuhne nur ganz oberflächlich gereinigt und würden noch Spuren vorheriger »Reibungen« aufweisen. Bei ihm selbst, so der Autor, sei nach den ersten Sitzbädern eine Entzündung »an der Reibestelle aufgetreten«, die sich zu einem Geschwür auswuchs.[67] Als Reaktion auf diesen Artikel erreichten den *Naturarzt* 160 Briefe aus Deutschland, Russland, Österreich, Ungarn, Rumänien und der Schweiz. In fast allen Zuschriften wurde Kuhne gegen die erhobenen Vorwürfe vehement verteidigt. Dies zeigt, wie groß die Zahl seiner Anhänger war. Gleichwohl lehnte es die Schriftleitung des *Naturarztes* ab, die Leserbriefe auch nur auszugsweise abzudrucken. Allen Kuhne-Schwärmern, hieß es in einer Erklärung der Redaktion, lache man ins Gesicht und rufe ihnen zu: »Fanatiker, beschränkte und dünkelhafte Menschen«.[68]

Der Vorwurf der Unsittlichkeit spielte in der Gerichtsverhandlung gegen Kuhne eine entscheidende Rolle. Als Sachverständiger gab der Leiter der psychiatrischen Abteilung der Leipziger Universitätsklinik, Geheimrat Professor Dr. Flechsig, zu Protokoll, er habe schon häufiger Personen behandelt, »die durch die Kuhne-Kur geisteskrank geworden« seien. Der Sachverständige gelangte zu der Schlussfolgerung, Kuhne »empfehle gewissermaßen die Masturbation«. Mittlerweile war das Klima so aufgeladen, dass es nicht mehr ratsam schien, für Kuhne das Wort zu ergreifen. Die Verteidigungsschrift eines »Leipziger Wahrheitsfreundes« erschien deshalb anonym.[69] Umso bemerkenswerter, dass sich das Gericht von dieser Stimmung nicht anstecken ließ. Nach nur sechs Verhandlungstagen sprach es Kuhne 1901 frei, weil sich in keinem einzigen Fall ein konkreter Betrug zum Nachteil einer bestimmten Person nachweisen ließ. Alle vernommenen Zeugen hatten zu Gunsten des Angeklagten ausgesagt.[70] Kuhne, der zu diesem Zeitpunkt seine Tätigkeit als Laienpraktiker längst aufgegeben hatte, starb noch im Jahr der Urteilsverkündung.

---

67 Siegl, »Die Kuhne-Kur«, *Der Naturarzt* Jg. 19 (1891), S. 219–224, 244–246, 266–269.
68 »Zur Kuhne-Kur. Von der Redaktion«, *Der Naturarzt* Jg. 20 (1892), S. 50–51.
69 Anonym, *Hat Kuhne recht?*.
70 *Der Naturarzt* Jg. 29 (1901), S. 70.

Der »Lehmdoktor« Adolf Just

Mit einiger Berechtigung kann Adolf Just als der letzte bedeutende naturheilkundliche Laientherapeut bezeichnet werden. In seinem Werk lebte die Vision einer vollkommenen Natur noch einmal auf. Sein wichtigstes Buch trug den Titel *Kehrt zur Natur zurück!*. In eindringlichen Worten beschwor er die Harmonie und Vollendung, die überall in der Natur und ihren Abläufen erkennbar sei. Sein ganzes Werk war von einer tiefen Frömmigkeit durchzogen. Dabei suchte er, anders als die frühen Naturheilkundler, keine vom Christentum unabhängige Position. Für ihn waren mit der christlichen Lehre die Kernelemente der Naturheilkunde bereits vorweggenommen. Dementsprechend erschienen ihm Jesus und seine Jünger als frühe Apostel der naturgemäßen Lebensweise. Nicht vereinbar mit dieser Darstellung blieb lediglich der Umstand, dass Jesus beim Ostermahl ein Lamm verzehrt hatte. Hierzu wusste Just keine andere Erklärung, als dass es sich um einen »Übersetzungsfehler« handeln müsse.[71]

Adolf Just wurde 1859 in der Provinz Hannover als ältestes Kind von zwölf Geschwistern geboren. Wegen einer Nervenkrankheit konnte er ein geplantes Hochschulstudium nicht antreten. Stattdessen begann er eine Lehre als Buchhändler, die er jedoch krankheitsbedingt abbrechen musste. 1892 lernte er die naturheilkundliche Literatur kennen und vertiefte sich in Beschreibungen der Heilverfahren von Louis Kuhne, Sebastian Kneipp, Vincenz Prießnitz, Johannes Schroth, Arnold Rikli und Heinrich Lahmann. Er konvertierte zum Vegetarier und begann ein naturgemäßes Leben. Von dem Besitzer eines Waldgrundstückes in der Nähe Braunschweigs erhielt Just die Genehmigung, dort eine »Lufthütte« nach dem Vorbild naturheilkundlicher Anstalten zu errichten. In der Folgezeit wohnte Just fast ganzjährig im »Pawel'schen Holz« und ernährte sich vorwiegend von Beeren, Obst und Nüssen. Unter Anleitung der Schriften seiner großen Vorbilder begann Just mit der Durchführung naturheilkundlicher Kuren und erhielt immer mehr Zulauf von Kranken.

Als die vorhandenen Möglichkeiten nicht mehr ausreichten, erstand Just im September 1895 das Gasthaus »Eckerkrug« im Harz und baute dies zu einer Naturheilanstalt aus. Im Sommer 1896 wurde der »Jungborn«, so der Name der neuen Anstalt, eröffnet. In medizinischer Hinsicht folgte Just vor allem Louis Kuhne, dessen Reibesitzbad er in etwas abgewandelter Form übernahm. Sein eigener Beitrag zur Naturheilkunde bestand in der Entdeckung der Erde als weiteres, natürliches Heilmittel. Noch in seiner Braunschweiger Zeit hatte

---

71 Just, A., *Kehrt zur Natur zurück!*, S. 200 - 202.

Just bei einem Besucher in seiner Lufthütte beobachtet, wie dieser von seinem Strohsack gerollt war und den Rest der Nacht unmittelbar auf der Erde verbracht hatte. Gleichwohl wirkte er am nächsten Morgen ausgeruht und wunderbar erfrischt. Für Just war dies der Beweis für eine besondere Heilkraft der Erde. Er beschloss, auch selbst zukünftig nur noch auf dem Boden zu schlafen. Als »Grunderde« identifizierte Adolf Just den Lehm, der nach seiner Ansicht vorrangig als Heilmittel anzuwenden sei. Zum therapeutischen Gebrauch wurden im Jungborn Umschläge, Wickel und Packungen eingesetzt. Eine Besonderheit waren die Lehmbäder, die in Erdgruben mit durchfeuchtetem Lehmboden durchgeführt wurden. Später setzte sich auch die innere Anwendung durch, wobei der Lehm in verflüssigter Form getrunken wurde.

Justs Buch *Kehrt zurück zur Natur!* wurde bis zum Zweiten Weltkrieg 50.000 Mal gedruckt. Seine Heilanstalt besuchten in dieser Zeit etwa 30.000 Patienten.[72] Bei den Funktionären der Naturheilbewegung und den approbierten Naturärzten stieß Just jedoch auf Ablehnung. Sein öffentliches Eintreten für Louis Kuhne machte ihn verdächtig. Nachdem der *Naturarzt* 1894 Kuhne erneut heftig angegriffen hatte, fühlte sich Just verpflichtet, seinem Lehrmeister zur Seite zu springen. Er verfasste eine längere Stellungnahme und schickte diese an den *Naturarzt*. Das Manuskript wurde jedoch kommentarlos zurückgesandt. Ähnlich erging es einem Anhänger Justs, der in einem Artikel den Jungborn lobend besprach. Adolf Damaschke, damaliger Schriftleiter des *Naturarztes*, erklärte in seinem knappen Antwortschreiben, dass er »derartigen Artikeln die Spalten des *Naturarztes* selbstverständlich nicht öffnen« könne.[73]

Justs Entdeckung des Lehms als Heilmittel fand wenig Zuspruch. Selbst Ärzte, die der Naturheilkunde grundsätzlich freundlich gesonnen waren, äußerten sich ablehnend. Max Böhm schrieb, Just lasse »Umschläge mit Erde anwenden, um die kranke Menschheit anzulocken«. Solchem Tun müsse man unbedingt begegnen, denn »wenn Aerzte das lesen, kann man ihnen nicht verdenken, dass sie geringschätzig auf die Naturheilmethode sehen«.[74] Um behördlichen Auflagen zu genügen, hatte Adolf Just für seine Heilanstalt einen Arzt engagiert. Ohne jede Vorwarnung wurde dieser im Jahr 1903 vor die Ärztekammer geladen, wo ihm eröffnet wurde, dass es »unwürdig« sei, mit einem »Kurpfuscher« zusammenzuarbeiten. Unter dem Druck dieser Beschuldigung wurde die bisherige Zusammenarbeit beendet. Just wandte sich daraufhin an die Aufsichtsbehörden, die einen Kreisarzt anwiesen, wöchentlich den Jungborn zu besuchen.

---

72 Just, R., *Heraus aus dem Wirrwarr*, S. 5.
73 Just, A., *Kehrt zur Natur zurück!*, S. VII-VIII, 220.
74 Böhm, M., »Vermischtes«, *Physiatrische Rundschau* Jg. 4 (1897/98), S. 79.

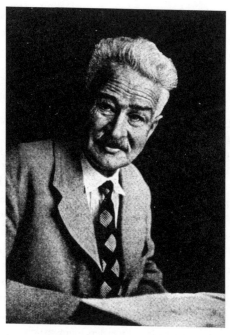

Abb. 25: Adolf Just

(Quelle: Naturärztliche Rundschau *1934, S. 251)*

Bedrohlicher für den Fortbestand des Jungborns war ein Gerichtsverfahren, das 1907 eröffnet wurde. Anlass war die Behandlung eines Diabetikers mit einer Handverletzung. Just hatte die Anwendung von Lehmpackungen im Wundbereich verordnet, was aus ärztlicher Sicht als unverzeihlicher Kunstfehler erschien. Nachdem ein Finger amputiert werden musste, stellte ein eigentlich unbeteiligter Arzt Strafanzeige. Just wurde zu einer Geldstrafe verurteilt. Verbittert gab Just seine Konzession zum Betrieb der Naturheilanstalt zurück. Schließlich zog er sich ganz zurück und übergab seinem Bruder Rudolf die Leitung des Jungborns.

Rudolf Just bewies großes kaufmännisches Geschick. Dank seines Einsatzes überstand das Unternehmen die Einbrüche während des Ersten Weltkrieges und konnte anschließend wieder an frühere Erfolge anknüpfen. Der Fortbestand des Familienbetriebs schien gesichert, nachdem einer der Söhne Rudolfs, Walter Just, die ärztliche Laufbahn eingeschlagen hatte. Alle Pläne wurden jedoch mit einem Schlag zunichte, als Walter Just im Oktober 1936 im Alter von 31 Jahren an den Folgen eines Autounfalls verstarb. Adolf Just starb drei Monate später. Der Zweite Weltkrieg unterbrach erneut den Betrieb und nach 1945 lag das Gelände des Jungborns im Gebiet der sowjetischen Besatzungszone. Die Familie Just wurde enteignet, die Gebäude der Heilanstalt abgerissen. Rudolf Just starb 1947 im Alter von 71 Jahren.[75]

Freie Heilkünstler: Sebastian Kneipp und Emanuel Felke

Die Kirchenmänner Sebastian Kneipp und Emanuel Felke lassen sich nicht mehr der frühen oder »klassischen« Naturheilkunde zurechnen. Obgleich Laien, entwickelten sie eigene Standpunkte, die sich in vielen Punkten von der ursprünglichen naturheilkundlichen Programmatik abhoben. Kneipp und Felke müssen als Erscheinungen des Übergangs gesehen werden. Im Verlauf der Zeit jedoch wuchs ihr Ruhm in einer Weise, dass die Namen Kneipp und Felke heute häufiger mit der Naturheilkunde in Verbindung gebracht werden als die Namen Prießnitz, Rausse oder Rikli.

Sebastian Kneipp wurde 1821 im bayerischen Allgäu geboren. Aus ärmlichen Verhältnissen stammend, forderte es große Anstrengungen, den Beruf des Priesters zu erreichen. Noch während seiner Studienzeit wurde Kneipp von hartnäckigen körperlichen Beschwerden heimgesucht, die jeder ärztlichen Therapie widerstanden. In seinem Buch *Meine Wasser-Kur* berichtete Kneipp später, er habe zur Zerstreuung gern in alten Büchern geblättert. Durch Zufall sei er dabei auf eine Schrift über Wasserheilkunde gestoßen, in der er all seine Krankheitssymptome beschrieben fand. Bei diesem Buch handelte es sich um Johann Siegmund Hahns *Unterricht*, der bereits in Gräfenberg eine wichtige Rolle gespielt hatte. Kneipp begann die beschriebenen Anwendungsformen zu erproben. In der Waschküche seines Wohnhauses nahm er Halbbäder und führte Güsse durch. Mehrfach in der Woche begab er sich zu der nahe gelegenen Donau, um auch hier im Wasser zu baden.

Über verschiedene Zwischenstationen gelangte Kneipp 1855 nach Wörishofen. Mittlerweile zum Priester geweiht, erteilte er immer häufiger Ratschläge in gesundheitlichen Angelegenheiten und behandelte Kranke, die sonst keine Hilfe fanden. Kneipps Ruf als Heilkundiger verbreitete sich rasch über das Umland von Wörishofen hinaus. Eine Eigentümlichkeit seiner Behandlungsweise lag in der Bevorzugung kurzer Güsse. Auch Kneipp war bei seinen Heilversuchen zu der Überzeugung gelangt, dass allzu kalte Anwendungen der Gesundheit nicht zuträglich waren. Kneipp reagierte jedoch nicht mit der Einführung milderer Temperaturgrade, sondern einer Verkürzung der Wirkdauer.

---

75 Zur Geschichte des Jungborn vgl.: Stolzenberg, *Der Just-Jungborn*.

Eine weitere Besonderheit bestand in der Verwendung von Heilkräutern, die entweder als Badezusatz oder als Tees zum inneren Gebrauch eingesetzt wurden.

Der protestantische Pastor Emanuel Felke wurde 1856 in Kläden bei Stendal geboren, also zu einem Zeitpunkt, als Kneipp bereits in Wörishofen tätig war. Felke studierte in Berlin, soll dort aber lieber die medizinischen als die theologischen Vorlesungen besucht haben. Bereits Felkes Vater, von Beruf Schuldirektor, hatte homöopathische Behandlungen durchgeführt und Felke bekannte später, die Homöopathie habe ihn durch ihre »Einfachheit und Einheitlichkeit in der Therapie gewonnen«. Sie sei »das Rückgrat« seiner ganzen Heilmethode.[76] Aber auch für eine Vielzahl weiterer Verfahren und Theorien zeigte sich Felke offen. Von dem ungarischen Arzt und Homöopathen Ignaz von Péczely übernahm Felke die Augendiagnose, der zufolge alle Krankheitsprozesse durch Veränderungen der Regenbogenhaut oder Iris feststellbar sind. 1898 besuchte Felke den »Jungborn« von Adolf Just im Harz und begeisterte sich vor allem für die dort praktizierten Lehmkuren. Im gleichen Jahr eröffnete Felke eine eigene Heilanstalt an seinem Heimatort, der er mit Erlaubnis von Just gleichfalls den Namen »Jungborn« verlieh.

Kneipp und Felke sprachen ein ganz unterschiedliches Publikum an. Zu Kneipp fühlten sich all jene hingezogen, die den natürlichen Heilverfahren grundsätzlich aufgeschlossen gegenüber standen, aber den Fanatismus der Naturheilbewegung ablehnten. Fest auf dem Boden seines katholischen Glaubens stehend, hatte Kneipp kein Verständnis für die weltanschauliche Ausrichtung der Naturheilkunde. Die Opposition zur wissenschaftlichen Schulmedizin, die Ablehnung des Impfens oder das grundsätzliche Verbot jeder Arzneitherapie waren ihm fremd. Ausdrücklich begrüßte Kneipp jede Unterstützung von ärztlicher Seite. Seine eigene Tätigkeit schätzte er lediglich als »kleine Laienarbeit«, die so lange gebraucht werde, bis berufenere »Leute vom Fach« seine Methode studierten und schließlich auch einsetzten.[77] Ende der achtziger Jahre ging Kneipp dazu über, seine öffentlichen Sprechstunden in Anwesenheit eines Arztes abzuhalten. Als erster Assistent von Kneipp kam Franz Kleinschrod nach Wörishofen und erhielt eine Anstellung als Badearzt. 1892 wurde Kleinschrod von Alfred Baumgarten abgelöst, der Kneipp bis zu seinem Tode als ärztlicher Helfer und Schüler zur Seite stand.

Menschen, die einen natürlichen Weg der Selbsthilfe suchten, ohne der konventionellen Medizin deshalb gleich den Rücken zu kehren, fanden bei

---

[76] Brief Felkes an seinen Freund Max Vits aus dem Jahre 1899; zitiert nach: Jütte, *Geschichte der Alternativen Medizin*, S. 140.
[77] Vgl.: Kneipp, *Meine Wasser-Kur*, S. III-IV; Ders., *So sollt ihr leben!*, S. VIII.

Kneipp eine Heimat. Ganz anders sah die Motivlage bei den Anhängern von Felke aus. Hier herrschte eine offen medizinkritische Einstellung. Kranke, die Felke konsultierten, hatten mit der wissenschaftlichen Medizin meist schlechte Erfahrungen gemacht oder lehnten deren Verfahren aus anderen Gründen ab. Sie suchten bewusst nach Behandlungsalternativen aus dem Bereich der unkonventionellen Medizin und wollten sich dabei nicht festlegen lassen. Felke repräsentierte den Typus des ungebundenen Heilbehandlers, der unter rein pragmatischen Gesichtspunkten all das verwandte, was ihm sinnvoll oder nützlich erschien.

Beide Positionen mussten innerhalb der Naturheilbewegung als Herausforderung begriffen werden. Im Fall von Kneipp rief besondere Verbitterung hervor, dass er sein medizinisches Erbe ganz bewusst den Ärzten anvertraute. Bereits 1894 war der »Internationale Verein Kneipp'scher Ärzte« in Anwesenheit Kneipps gegründet worden. 1897, ein Jahr nach dem Tode Kneipps, beschlossen die organisierten Ärzte, dass die Anwendung der Verfahren approbierten Medizinern vorbehalten bleiben müsse. Empört über diesen »famosen Beschluss« warf der *Naturarzt* den Kneipp-Ärzten groben Undank vor. Schließlich seien sie »eines Laien Schüler«. Aber kaum habe »der Meister die Augen geschlossen, schlagen sie ihn noch einmal tot«.[78]

Nicht vereinbar mit den Grundsätzen der Naturheilkunde war zudem die Anwendung von Kräutern. Philo vom Walde beschwerte sich im *Naturarzt* über den »heidenmäßigen Unsinn« und stellte die Frage, wozu Kneipp den ganzen »umständlichen Apparat der Wasseranwendungen« überhaupt nötig habe, wenn doch bereits seine »Heilkräutlein« den Erfolg der Kuren garantierten. Mit Nachdruck verwahrte sich vom Walde gegen die Vorstellung, dass die Kräutermedizin eine unschädliche Alternative zur chemischen Arzneibehandlung darstelle. Solche Differenzen existierten für ihn, der jede Form der »Rezeptmedizin« ablehnte, nicht.[79] Als Vertreter der approbierten Naturärzte bestätigten die Brüder Max und Siegfried Böhm diese Auffassung: Der »Gebrauch von Blumenabkochungen« lasse Kneipp »fast als Medicinmann hinstellen«, was ihn zu einer »Stütze des Arzneiaberglaubens« mache.[80]

Die Ansichten Felkes hatten noch weniger mit der naturheilkundlichen Lehre gemein. Mit Unbehagen beobachtete man in den Reihen der Naturheilkunde die Entstehung von Felke-Vereinen, die zu einer konkurrierenden Laienbewegung auswuchsen. 1905 erschien im *Naturarzt* ein programmatischer Artikel des Naturarztes Dr. C. Diehl, in dem eindringlich vor der Felke-Bewe-

---

78 *Der Naturarzt* Jg. 26 (1898), S. 27–28.
79 Vom Walde, »Ueber Heilkräuter«, *Der Naturarzt* Jg. 27 (1899), S. 67–68.
80 Böhm/Böhm, *Lehrbuch der Naturheilmethode*, Bd. 1, S. 29.

gung gewarnt wurde. »Was ist nun an der Felke-Methode geistiges Eigentum Felkes?«, fragte Diehl und gab als Antwort: »Gar nichts. Er wirft Homöopathie und Naturheilmethode in einen Topf.« Mit diesem »Mischmasch« aber wolle man nichts zu tun haben. Diehl gelangte zu der Schlussfolgerung, dass eine »reinliche Trennung« zwischen Felke- und Naturheilbewegung eingehalten werden müsse und forderte den »Deutschen Bund« zu einer entsprechenden Klarstellung auf.[81]

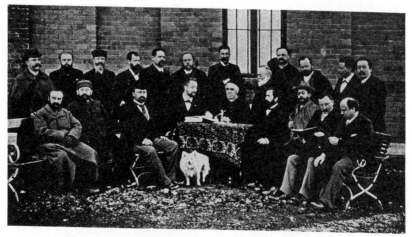

Abb. 26: *Gründung des Internationalen Vereins Kneipp'scher Ärzte 1894; in der Mitte Sebastian Kneipp und Alfred Baumgarten*

(Quelle: Baumgarten, A.: Sebastian Kneipp, Berlin 1898, S. 190)

Solche Appelle konnten jedoch nicht verhindern, dass Felke unter den Mitgliedern der Naturheilbewegung und sogar approbierten Naturärzten Sympathien genoss. Dies zeigte sich im Jahr 1909, als der »große Felkeprozess« unter reger Anteilnahme der Bevölkerung in Krefeld stattfand. Felke war im Mai des Vorjahres von einem Bäckerlehrling konsultiert worden, der über Leibschmerzen geklagt hatte. Mit Hilfe der Augendiagnose stellte Felke eine Leberschwellung fest und verordnete Sitzbäder, Lehmumschläge, vegetarische Kost und homöopathische Mittel. Als sich das Leiden verschlimmerte, wurde zwei Tage später ein Arzt herbeigerufen, der einen Blinddarmdurchbruch feststellte. Trotz sofortiger Operation verstarb der junge Mann wenige Stunden nach dem Eingriff. Felke wurde von der Strafkammer in Kleve zunächst freigesprochen.

---

81 Vgl.: Diehl, »Die Felke-Bewegung in den Rheinlanden«; *Der Naturarzt* Jg. 33 (1905), S. 215.

Das Reichsgericht hob dieses Urteil jedoch auf und verwies die Klage zur erneuten Verhandlung an das Landgericht Krefeld.

Während des anschließenden Prozesses wurden 29 Sachverständige gehört. Außerdem veranlasste das Gericht die Durchführung eines Experiments im Krefelder Krankenhaus. Felke wurden Patienten vorgeführt, deren Erkrankungen er mit Hilfe seiner Augendiagnose feststellen sollte. Der Vergleich mit den wissenschaftlichen Diagnosen des Krankenhauses führte zu der eindeutigen Schlussfolgerung, dass die Augendiagnose Felkes unzuverlässig war. Dennoch ergriffen einige Gutachter Partei für Felke. Hierzu zählten der Naturarzt Dr. Roderich Spohr, der Sohn des legendären Laientherapeuten »Oberst Spohr«, und Emil Klein, der spätere Ordinarius für Naturheilkunde an der Universität Jena. Letztlich entschied das Gericht, dass Felkes Vorgehen als fehlerhaft zu werten sei. Andererseits wurde dem Angeklagten zu Gute gehalten, dass er infolge der Verehrung, die ihm entgegen gebracht wurde, und wegen seiner besonderen Individualität die Unzulänglichkeit seiner Maßnahmen nicht habe erkennen können, weshalb kein schuldhaftes Verhalten vorläge.

Zwar wurde Felke auf diese Weise freigesprochen. Aber es handelte sich um einen »vernichtenden Freispruch«.[82] Die juristisch höchst fragwürdige Konstruktion, trotz nachgewiesenen Kunstfehlers keine Schuld zu erkennen, bewies allenfalls die Unwilligkeit der Richter, den prominenten Angeklagten wie einen beliebigen Scharlatan zu behandeln. Einmal mehr hatte der Ausgang des Prozesses klar gemacht, dass es gefährlich sein konnte, einem Laien seine Gesundheit anzuvertrauen.

---

82 Müller, *Pastor Felke*, Vorwort zur 7–11. Aufl..

7. Ärztliche Naturheilkunde

> »Der Laie hat das grobe Prinzip aufgestellt, hiermit vielfach, wie Priessnitz und Schroth, Schaden angerichtet, wir Aerzte sind auf dem Wege, das Holz zu schnitzen, es wohlgefällig zu gestalten. Wir haben die Irrthümer und überschwänglichen Behauptungen von Laienärzten auf das richtige Maß zu verweisen.«
>
> M. Böhm, 1892

»Stiefschwester Naturheilkunde«

An diesem Punkt der Darstellung ließe sich die Geschichte der alten, vielfach als »klassisch« bezeichneten Naturheilkunde abschließen. Zwar gab es an der Wende zum 20. Jahrhundert in der Naturheilbewegung nach wie vor eine große Zahl vor Menschen, die gegen das Impfen eintraten, das Gebot der Arzneilosigkeit hochhielten und sich um eine naturgemäße Lebensführung bemühten. Aber das ursprüngliche Konzept einer volksverständlichen Gesundheitspflege und Laienpraxis auf der Grundlage von Vorstellungen ursprünglicher Natürlichkeit hatte sich verbraucht. Immer mehr Ärzte übernahmen die medizinische Beratung in den Naturheilvereinen, rückten in maßgebliche Positionen der Bewegung auf und vertraten das Anliegen der Naturheilkunde nach außen. Selbst der *Naturarzt* erhielt 1907 mit Franz Schönenberger einen ärztlichen Schriftleiter. J. H. Rausse hatte etwa 50 Jahre zuvor gewarnt, die Naturheilkunde müsse »ausarten und zuletzt verderben«, wenn sie einem »privilegierten Stand« von Therapeuten unterstellt würde. Wie sah es nun mit dieser Voraussage aus? Konnte der Wandel zur ärztlich geleiteten Fachdisziplin der Naturheilkunde neue Erfolge bescheren oder aber richtete er sie, wie von Rausse prognostiziert, zu Grunde?

Anfänglich bereitete die Liaison zwischen Naturheilkunde und Ärzteschaft noch erhebliche Schwierigkeiten. Häufig zeigten die Mediziner ein vollständiges Unverständnis für die Vorstellungen der Naturheilanhänger. Als der Cottbuser Naturheilverein 1892 in Zeitungsannoncen nach einem approbierten Arzt suchte, der ausschließlich naturheilkundlich behandeln sollte, meldete sich ein Dr. Struve. Dieser allerdings verbot zum Erstaunen der Vereinsmitglieder nicht nur die Durchführung von Massagen und Heilgymnastik, sondern auch den Verzehr von Schrotbrot und jeder Art von Obst. Stattdessen setzte Herr Dr. Struve auf die Verordnung starker Dosen von Rizinusöl. Es kam zur

Trennung im Streit.¹ Nur allmählich brachte das Werben der Naturheilbewegung erste Erfolge. Immerhin bot die Naturheilbewegung mit ihrer rasch steigenden Zahl von Mitgliedern den Ärzten ein attraktives und auch lukratives Tätigkeitsfeld. 1894 gab es 31 approbierte Mediziner, die als Naturärzte bei Vereinen angestellt waren. Diese Zahl stieg bis 1896 auf 89 und lag 1902/03 bei 142.²

Am 28. Dezember 1897 wurde in Berlin der »Ärzteverein für physikalisch-diätetische Therapie« ins Leben gerufen. Bewusst verzichtete man dabei auf den Begriff »Naturheilkunde«. Der Eindruck einer allzu engen Beziehung zur Naturheilbewegung sollte vermieden werden. Insgesamt acht Ärzte zählten zu den Gründungsmitgliedern des Vereins, weitere neunzehn traten noch im Jahr der Gründung bei.³ Zum ersten Vorsitzenden des Vereins wurde Peter Simon Ziegelroth gewählt. Ziegelroth hatte seine naturheilkundliche Ausbildung als Assistenzarzt im Sanatorium »Weißer Hirsch« des Dresdner Naturarztes Heinrich Lahmann erhalten. Später war er in Berlin als dirigierender Arzt des Sanatoriums Zehlendorf tätig. Der Verein gab eine Zeitschrift für ärztliche Naturheilkunde heraus, das *Archiv für physikalisch-diätetische Therapie in der ärztlichen Praxis*, allgemein *Ziegelroths Archiv* genannt. Neben Ziegelroth gehörte auch der Arzt Max Böhm zu den Gründungsmitgliedern. Zusammen mit seinem Bruder Siegfried, der dem Ärzteverein als Kassierer diente, verfasste Max Böhm ein umfangreiches *Lehrbuch der Naturheilmethode*, dessen Bände 1891 und 1894 erschienen.

Die Mitgliederzahlen im Berliner Ärzteverein zeigten nach dem gelungenen Anfang ein eher verhaltenes Wachstum und stagnierten schließlich. 1900 gehörten 70 Ärzte zum Verein, drei Jahre später waren es noch 66.⁴ Im Jahr 1903 erfolgte die Neugründung einer »Vereinigung süddeutscher Ärzte für physikalisch-diätetische Therapie«, die ihren geographischen Schwerpunkt im Südwesten hatte. Diese Gruppierung führte den Begriff »Naturheilverfahren« nun offiziell im Vereinsnamen, allerdings nur als eine in Klammern gesetzte Ergänzung. Bis 1909 brachte es die Vereinigung süddeutscher Naturärzte jedoch nur auf 15 Mitglieder.⁵ Zwischen dem Berliner Verein, der süddeutschen Gruppe und einem mitteldeutschen Verband wurde 1904 die Bildung einer Dachorganisation vereinbart, die jedoch bald wieder aufgelöst wurde. Weiter bestehen

---

1 Koppe, »Die Erfahrungen des Vereins Cottbus mit seinem approbierten Vereinsarzte«, *Der Naturarzt* Jg. 20 (1892), S. 33–34.
2 Regin, »Naturheilkundige und Naturheilbewegung im Deutschen Kaiserreich«, S. 187.
3 *Archiv für physikalisch-diätetische Therapie* Jg. 1 (1899), S. 64.
4 Vgl.: *Archiv für physikalisch-diätetische Therapie* Jg. 3 (1901), S. 2; Jg. 4 (1902), S. 17; Jg. 6 (1904) S. 19.
5 *Mitteilungsblatt naturheilkundlicher Ärzte* Jg. 11 (1909), S. 108.

blieben der Berliner und der süddeutsche Verein, die sich nun »Deutscher Verein für physikalisch-diätetische Therapie (Naturheillehre)« mit dem jeweiligen Zusatz »Nordverein« und »Südverein« nannten.

Die Größe und Entwicklung der Ärztevereine belegt, dass die Zahl naturheilkundlich interessierter Ärzte zunächst auf einem niedrigen Niveau verharrte. Ganz offensichtlich wirkte die Naturheilkunde auf die meisten Mediziner nach wie vor abschreckend. Selbst diejenigen, die grundsätzlich mit naturheilkundlichen Ideen sympathisierten, waren bemüht, nicht durch allzu enge Beziehungen zur Bewegung aufzufallen. Zu groß war die Gefahr, von Kollegen ausgegrenzt oder mit Strafprozessen überzogen zu werden. Die Funktionäre der Naturheilbewegung zeigten sich bemüht, solche Bedenken zu zerstreuen und den Ärzten Mut zu machen. Wo man konnte, wurde der Kontakt zur naturheilkundlich gesinnten Ärzteschaft gesucht und die günstigen Perspektiven der weiteren Zusammenarbeit herausgestellt. Auf ärztlicher Seite wurden solche Offerten mit erkennbarer Zurückhaltung aufgenommen. Es bleibe festzuhalten, schrieb ein Autor in einer ärztlich-naturheilkundlichen Zeitschrift, dass in »Polemiken und Vorträgen« aus den Kreisen der Naturheilbewegung häufig ein »beleidigender, höhnischer Ton gegen die Schulmedicin angeschlagen wird«. Dies aber, so der Verfasser des Beitrags, müsse unterbleiben und eine »rein sachliche Kritik an dem wissenschaftlichen Gegner« an die Stelle der bisherigen Denunziation treten.[6]

Weit mehr noch stand die Laienpraxis einer Zusammenarbeit im Weg. Die approbierten Naturärzte wollten nicht auf eine Stufe gestellt werden mit selbsternannten Therapeuten ohne Hochschulabschluss. Peter Simon Ziegelroth erklärte, selbst die besten Laienbehandler seien »höchstens als Lückenbüßer anzusehen überall dort, wo Ärzte für physikalisch-diätetische Therapie nicht aufzutreiben sind«.[7] Max Böhm merkte außerdem an, in der Naturheilbewegung habe man oft die Ansicht gehört, dem Arzt werde durch die Universität nur der Blick getrübt. Dies sei ein genau so großer »Unsinn« wie der Satz: »Je gelehrter, desto verkehrter«. Denn, so Max Böhm, »nur durch ein umfassendes Wissen kann die Naturheilmethode practisch und theoretisch vervollkommt werden«.[8]

Eindeutig fiel das Votum der approbierten Naturärzten auch im Hinblick auf ein weiteres Prinzip der alten Naturheilkunde aus: der Entbehrlichkeit von Diagnosen. In einem Grundsatzartikel über »Wesen und Werth der Diagnose

---

6 Kästner, »Kunst- und andere Fehler im Lager der Naturheilkunde«, *Physiatrische Rundschau* Jg. 4 (1897/1898), S. 181–186.

7 Ziegelroth, »Die physikalisch-diätetische Therapie und die Naturheilkunde«, *Archiv für physikalisch-diätetische Therapie* Jg. 3 (1901), S. 2–7.

8 Böhm, M., »Zusammenstellung der wichtigsten Anschauungen der Naturheilkunde«, S. 87.

in der Naturheilkunde« erklärte Siegfried Böhm 1890 die Haltung der frühen Naturheilkundler für überholt. Das Wesen der Diagnose bestehe darin, »möglichst viele und sichere Anhaltspunkte für unsere Heilmaßnahmen zu finden«. Dazu allerdings sei es erforderlich, »zu wissen, welches Organ ergriffen, welcher Art der Process, welcher Ursache er entsprossen ist«, um an Hand dieser Erkenntnisse therapeutisch zu handeln. Weil aber die Naturheilmethode »eine durchweg physiologische ist, wie wohl kein anderes Heilverfahren neben ihr«, folgerte Siegfried Böhm, dass »der Glaube an die Unnöthigkeit einer Diagnosestellung« grundverkehrt sei. Vielmehr bedürfe kein anderes Verfahren »in dem Grade der Diagnostik als die Naturheilmethode«.[9]

Größere Probleme bereitete es den approbierten Naturärzten hingegen, eine gemeinsame Position in der Frage der Arzneitherapie zu finden. Eine strikte Ablehnung jeglicher Gabe von Medikamenten hätte nicht nur das Verhältnis zur Schulmedizin belastet. Sie war vor allem in der Praxis schwer durchzuhalten. Viele Naturärzte erkannten durchaus an, dass die Anwendung von Morphium oder herzstärkender Digitalispräparate in bestimmten Situationen hilfreich sein konnte. Wie aber ließ sich dies mit dem naturheilkundlichen Standpunkt vereinbaren? Diese Frage sorgte auf einer Sitzung des Berliner Nordvereins am 7. September 1905 für »lebhafte Diskussionen«. Eine Einigung wurde nicht erreicht. Zu erneuten Kontroversen kam es auf einer Zusammenkunft des Ärztevereins im April 1909. Die Meinungsäußerung eines Kollegen, auch »im Falle der Not« verstoße die Gabe eines Medikaments gegen die Grundsätze der Naturheilkunde, wurde von anderen Teilnehmern zurückgewiesen. Emil Klein, Mitglied des Berliner Ärztevereins, erklärte dezidiert, es könne nicht darum gehen, »eine grundsätzlich amedikamentöse Therapie zu vertreten«.[10] Franz Schönenberger fragte, welcher »fühlende Arzt« wohl »einem Kranken, der von unerträglichen Schmerzen geplagt wird, eine Dosis Morphium versagen« wolle?[11]

Auch in der Frage des Impfens distanzierten sich viele studierte Naturärzte von der kompromisslosen Haltung der alten Naturheilkunde. Aktualität erhielt die Impfproblematik im Jahr 1911 durch einen Vorfall, der sich in Frankfurt a. M. ereignete. Der Arzt Roderich Spohr, Sohn des bekannten naturheilkundlichen Laientherapeuten »Oberst Spohr« und ausgewiesener Impfgegner, hatte einen Pockenkranken behandelt, ohne diesen Fall den zuständigen Behörden zu melden und ohne die Kontaktpersonen einer Impfung zuzuführen. In der Folge entstand eine kleinere Pockenepidemie, von der nicht nur Spohr selbst,

---

9 Böhm, S., »Wesen und Werth der Diagnose in der Naturheilmethode«, *Naturärztliche Zeitschrift* Jg. 2 (1890/1891), S. 3–6.
10 *Archiv für physikalisch-diätetische Therapie* Jg. 7 (1905), S. 276; Jg. 11 (1909), S. 138–139.
11 Schönenberger, *Der Naturarzt*, Bd. 2, S. 40.

sondern auch seine vierjährige Tochter, eine Kusine und fünf weitere Personen aus der Nachbarschaft erfasst wurden. Eine 55jährige Frau starb an den Folgen der Infektion. Im nachfolgenden Gerichtsverfahren wurde Roderich Spohr wegen fahrlässiger Körperverletzung und Verstoß gegen das Reichsseuchengesetz zu der höchsten zulässigen Geldstrafe von 1.950 Mark verurteilt.[12] Unter dem Eindruck dieser Geschehnisse erklärte eine Konferenz des Südvereins: »Die prinzipiell verneinende Anschauung, wie sie von den alten Impfgegnern vertreten wurde, lässt sich eben nicht mehr aufrecht erhalten. Auf jeden Fall ist der allergrösste Teil der ... Ärzte, die unbedingt für die Naturheilkunde eintreten, davon überzeugt, dass die Impfung einen gewissen Wert hat.«[13]

Derartig kompromissbereit gegenüber den Methoden der wissenschaftlichen Medizin glaubten die approbierten Naturärzte eine Basis für ein gedeihliches Miteinander von Schulmedizin und Naturheilkunde geschaffen zu haben. Dabei wurde die Absage an die alten Prinzipien nicht als Abweichen vom Pfad der Naturheilkunde empfunden. Vielmehr herrschte die Auffassung, dass man lediglich den weltanschaulichen Ballast abgeworfen habe, um so den medizinischen Kern des naturheilkundlichen Ansatzes freizulegen. In diesem Sinne wurde von den Ärzten der Begriff des »Naturheilverfahrens« bevorzugt und dem utopisch überfrachteten Begriff der »Naturheilkunde« entgegen gesetzt. Peter Simon Ziegelroth bezeichnete den »vielbesprochene Gegensatz« zwischen Naturheilkunde und Schulmedizin gar als unfruchtbare Scheindebatte. Ein wirklicher, medizinisch begründeter Konflikt habe »nie bestanden«.[14]

Auf der Ebene der sachbezogenen Auseinandersetzung wollte man nun in einen konstruktiven Dialog mit den schulmedizinischen Kollegen eintreten. In dieser Hinsicht wurde Ziegelroths *Archiv* eine besondere Bedeutung zuerkannt, weil dieses als ärztlich-naturheilkundliche Zeitschrift ein Medium für den erhofften Austausch darstellen konnte. Der Arzt Hermann Weyl, Mitglied des Berliner Vereins der Naturärzte, kommentierte das Erscheinen des ersten Hefts mit den Worten, dies sei das »bedeutendste Ereignis der Heilkunde im Jahr 1899«. Damit sei die »Stiefschwester Naturheilkunde« von der Medizin endlich »legitim angenommen«. Mit Blick auf die zukünftige Entwicklung

---

12 Vgl.: »Die Sache der Impfgegner in Gefahr?«, *Der Naturarzt* Jg. 39 (1911), S. 267; Silber, »Kritische Nachlese zu den Frankfurter Pockenfällen«, *Der Naturarzt* Jg. 40 (1912), S. 309–316; »Das Urteil im Prozeß Spohr«, *Der Naturarzt* Jg. 41 (1913), S. 225; »Aus der Zeit«, *Der Naturarzt* Jg. 42 (1914), S. 189.

13 Strünckmann, »Impfgegnerschaft und Naturheilkunde«, *Archiv für physikalisch-diätetische Therapie* Jg. 15 (1913), S. 27–45; dieser Erklärung wurde von Erwin Silber widersprochen (Ders., »Impffreundschaft und Naturheilkunde«, *Archiv für physikalisch-diätetische Therapie* Jg. 15 (1913), S. 129–137).

14 Ziegelroth, »Die physikalisch-diätetische Therapie und die Naturheilmethode«, *Archiv für physikalisch-diätetische Therapie* Jg. 3 (1901), S. 2–7.

äußerte Weyl die Hoffnung, dass nunmehr die Versöhnung zwischen Schulmedizin und der »wissenschaftlichen, ehrlichen Naturheilkunde nur noch eine Frage der Zeit« sein könne.[15]

»Schweningers Sieg«

Mit dem Wandel zur ärztlichen Naturheilkunde rückte ein Projekt erneut in das Zentrum der Bemühungen, an dem sich bereits Wilhelm Meinert fünfzig Jahre zuvor vergeblich versucht hatte: die Errichtung eines naturheilkundlichen Krankenhauses. Zwar gab es eine ganze Reihe von Naturheilanstalten, die Kuren durchführten und chronisch Kranke behandelten. Um aber zu einer vollwertigen medizinischen Disziplin zu reifen, musste die Naturheilkunde die Wirksamkeit ihrer Verfahren bei akuten Erkrankungen unter Beweis stellen. Zudem war ein Krankenhaus zur Ausbildung naturheilkundlich interessierter Ärzte unerlässlich.

Der Umstand, dass bereits 1900 eine eigenständige naturheilkundliche Krankenhausabteilung eröffnet wurde, verdankte sich dem Wirken eines Mannes, der mehr Außenseiter denn Vertreter der Naturheilbewegung war: Johann Baptist Ernst Schweninger. Dieser war als Sohn eines praktischen Arztes 1850 zur Welt gekommen und verlebte seine Jugend in der Oberpfalz. Während seiner Studienjahre deutete alles auf eine glanzvolle Medizinerlaufbahn hin. Mit 17 Jahren bereits Abiturient, mit 22 Promotion, mit 23 bester Absolvent der medizinischen Staatsprüfung an der Münchener Universität und mit 25 Hochschuldozent: dies waren die Stationen in Schweningers steiler Karriere. Als Schweninger 1879 jedoch mit einer Patientin eine Liebesbeziehung einging, die durch eine Anzeige öffentlich wurde, endete seine akademische Karriere abrupt. Er bat die Fakultät von sich aus um Enthebung von allen Verpflichtungen.

Schweninger ließ sich daraufhin in München als praktischer Arzt nieder. Dabei profilierte er sich mit einem Verfahren, das ursprünglich auf Max Joseph Oertel, Professor an der Münchener Universität, zurückging. Oertel hatte zur Behandlung von Kreislaufschwäche eine Kur entwickelt, die aus einer Kombination von Diät und Training bestand. Schweninger modifizierte dieses Verfahren und machte sich bald einen Namen als »Entfettungsdoktor«. Als äußerst hilfreich für das weitere Fortkommen Schweningers erwies sich der Kontakt zur Familie des Reichskanzlers Otto von Bismarck. Schweninger

---

15 Weyl, »Naturheilkunde«, *Archiv für physikalisch-diätetische Therapie* Jg. 1 (1899), S. 285–287.

behandelte zunächst dessen Sohn, Graf Wilhelm von Bismarck, der an Übergewicht, Gicht und Gallensteinen litt. Beeindruckt von den erstaunlichen Resultaten ließ sich auch der Reichskanzler von Schweninger behandeln. Auch in diesem Fall hatte Schweninger Erfolg.

Bismarck revanchierte sich, indem er Schweninger die ersehnte Professur an der königlichen Friedrich-Wilhelms-Universität in Berlin verschaffte. Zugleich wurde er mit der Leitung der Hautklinik der Charité betraut. Das Fach Dermatologie stellte nur eine Verlegenheitslösung dar, weil eine andere Position zunächst nicht frei war. 1902 erhielt Schweninger schließlich einen neuen Lehrauftrag für Geschichte der Medizin sowie für Allgemeine Pathologie und Therapie. In seiner Zeit als Universitätsdozent begann Schweninger, wöchentliche Kolloquien in seiner Berliner Wohnung abzuhalten, auf denen er seine Ideen und Konzepte ausbreitete. Dabei bewies er eine immer stärkere Verbundenheit mit naturheilkundlichen Vorstellungen.

1900 übernahm Schweninger die Leitung des Kreiskrankenhauses in Groß-Lichterfelde. Diese Klinik sollte nach Schweningers Willen zum Testfall für die Tauglichkeit naturheilkundlicher Methoden im Krankenhaus werden. Bereits beim äußeren Erscheinungsbild wurde darauf geachtet, eine Atmosphäre zu schaffen, die der Gesundung zuträglich war. Dies bedeutete zum einen, dass äußerste Ruhe eingehalten werden musste. Zum anderen sollten die Zimmer frei von unangenehmen Gerüchen sein. Aus diesem Grund wurde die übliche Desinfektion verboten. Die Mitteilung der Diagnose an die Kranken hielt Schweninger für eher schädlich, so dass sie den Patienten »so lange er im Hause ist, tunlichst verschwiegen« wurde.[16]

Zur Behandlung wurden alle Methoden eingesetzt, die geeignet schienen, »die Widerstands- und die Akkomodations- wie Leistungsfähigkeit zu heben.« Dabei bevorzugte Schweninger die »einfachen, natürlichen Verfahren, wie Atmen, Freiübungen, Massage, Sonnenbestrahlungen«. Der Aufenthalt in der freien Luft wurde so weit als möglich ausgedehnt. Bettlägerige Kranke wurden zu diesem Zweck ins Freie gefahren. Bis in den November hinein schliefen die Patienten nachts auf den Veranden. Die hydrotherapeutischen Maßnahmen bestanden bevorzugt aus heißen Anwendungen wie Umschläge, Teilbäder, Schwitz-, Licht-, Heißluft- und Dampfbäder. Chemische Arzneimittel wie Salizylsäure, Chinin und Quecksilber lehnte Schweninger ab. Auch das Diphtherie-Serum wurde nur mit äußerster Zurückhaltung in besonders schweren Krankheitsfällen eingesetzt. Vor einer Operation sollten erst alle anderen Behandlungsmöglichkeiten ausgeschöpft werden. Schweninger behielt

---

16 Gerling, »Schweningers Sieg«, *Der Naturarzt* Jg. 31 (1903), S. 116–118.

sich vor, die Indikation für den Eingriff selbst zu stellen und nicht den Chirurgen zu überlassen.

Sämtliche Krankheitsfälle wurden genau dokumentiert und später statistisch ausgewertet. Schweninger versuchte bei möglichst allen Verstorbenen eine Einwilligung der Angehörigen zur Obduktion zu erhalten, um die Diagnosen überprüfen zu können. In den Anfangsjahren wurden ausführliche Berichte mit statistischen Angaben zur Zahl der Patienten, den Diagnosen und Behandlungserfolgen veröffentlicht. Diesen Berichten ist zu entnehmen, dass vor allem Störungen der Atmungsorgane, der Verdauungsorgane und der Bewegungsorgane behandelt wurden. Die Zahl der Todesfälle sank von anfänglich 11,7 auf 8,7 Prozent, was Schweninger als großen Erfolg interpretierte, da gerade im Krankenhaus Groß-Lichterfelde viele Schwerkranke und Sterbende eingeliefert worden seien.

Diese Zahlen waren für Schweninger der Beweis, dass die weitgehende Ablehnung von Arzneimitteln und Operationen keineswegs einen Anstieg der Sterblichkeit zur Folge haben musste. Immerhin wurden im Krankenhaus Groß-Lichterfelde pro Tag und Patient nur elf Pfennige für Arzneimittel ausgegeben und die Apothekerrechnung eines ganzen Jahres lag fast 10.000 Reichsmark unter der vergleichbarer Häuser. Ausgesprochen niedrig war in Groß-Lichterfeld auch die Zahl chirurgischer Eingriffe. In anderen Berliner Krankenhäusern wurde fünfmal mehr operiert als bei Schweninger. Auch in seiner Zurückhaltung beim Einsatz des Diptherie-Serums konnte sich Schweninger durch seine Therapieerfolge bestätigt fühlen. Von 65 Diphtheriekranken, die zwischen Juni 1900 und Januar 1902 in Groß-Lichterfelde behandelt worden waren, hatten acht bereits vor der stationären Aufnahme eine Seruminjektion erhalten. Bei weiteren zwanzig Fällen wurde im Krankenhaus eine Injektion durchgeführt. Schweninger stellte fest, dass von den serumbehandelten Patienten sechzig Prozent verstarben, wohingegen aus der Gruppe, die kein Serum erhalten hatte, nur 51 Prozent zu Tode kam. Ermutigt von diesem Ergebnis führte Schweninger im Folgejahr gar keine Seruminjektion mehr durch, mit dem Erfolg, dass die Sterblichkeit auf 21,4 Prozent absank.[17]

Bei einem Teil der Ärzteschaft stieß das Projekt eines naturheilkundlichen Krankenhauses auf Interesse. In seinem Bericht aus dem Jahr 1902 stellte Schweninger zufrieden fest, es habe sich »ein ersprießlicher Verkehr« mit einer großen Reihe von Berliner und auswärtigen Ärzten angebahnt«.[18] Weitaus häufiger aber bestanden die Reaktionen der Mediziner in Ablehnung oder

---

17 Schweninger, *Ärztlicher Bericht*, Bd. 1+2.
18 Schweninger, *Ärztlicher Bericht*, Bd. 2, S. 5.

offenem Widerstand. In der *Deutschen Medizinischen Wochenschrift* erschien 1902 ein Artikel, in dem Schweninger der unterlassenen Hilfeleistung durch Verzicht auf Operationen und Serumbehandlungen bezichtigt wurde.[19] Die Ärzte aus der Umgebung organisierten einen Boykott und überwiesen keine Patienten mehr. Auch innerhalb des Krankenhauses kam es zu Konflikten. Der angesehene Leiter der Chirurgie, Ludwig Schleich, wollte sich von Schweninger nicht länger vorschreiben lassen, wann er zu operieren habe und kündigte seine Stellung.

Als sein Vertrag im Jahr 1906 auslief, räumte Schweninger seine Position als Klinikdirektor. Schweningers Nachfolger als Leiter der Inneren Abteilung, Kurt Brandenburg, ließ sich sofort 30.000 Reichsmark über den bereits verabschiedeten Etat hinaus bewilligen, um mit der Anschaffung von Medikamenten den »wissenschaftlichen Betrieb im Krankenhaus« wieder herzustellen.[20] Nach und nach gab Schweninger auch seine übrigen Positionen in Berlin auf und zog sich in seine bayerische Heimat zurück, wo er 1924 mit 73 Jahren an den Folgen einer Lungenentzündung starb.

Schweninger erwies sich für die Naturheilkunde als ausgesprochener Glücksfall. Zwar gehörte er nicht zum engeren Kreis der Naturheilbewegung. Er suchte keinen Kontakt zu den Vereinen und verwendete die naturheilkundlichen Verfahren eher freizügig und nach eigenem Gutdünken. Trotzdem gelang es ihm, die Naturheilkunde einen entscheidenden Schritt voranzubringen. Er bewies, dass es möglich war, naturheilkundliche Verfahren in einem Akutkrankenhaus erfolgreich einzusetzen. Dies war, wie der *Naturarzt* 1903 in der Überschrift eines Artikels feststellte, »Schweningers Sieg« und dies sicherte ihm ein ehrenvolles Andenken in der Naturheilbewegung.

Zwei Lehrstühle und ein Bundeskrankenhaus

Mit dem Rückzug Schweningers ging die einzige naturheilkundliche Abteilung in einem Akutkrankenhaus wieder verloren. Die Ärzte mit naturheilkundlicher Ausrichtung verstärkten daraufhin ihre Aktivitäten, um einen gleichwertigen Ersatz zu schaffen. Zum Leiter einer neu gegründeten Krankenhauskommission wurde Emil Klein bestimmt, der als Assistenzarzt zu Schweningers engsten Mitarbeitern gezählt hatte. Nach Kleins Überzeugung sollten die Natur-

---

19 Heyl, »Das Krankenhaus Groß-Lichterfelde«, *Deutsche Medizinische Wochenschrift* Jg. 28 (1902), S. 157–159.
20 *Der Naturarzt* Jg. 52 (1924), S. 14.

heilvereine die Trägerschaft für das geplante naturheilkundliche Krankenhaus übernehmen, um auf diese Weise jede Einmischung von außen zu vermeiden. Zugleich schienen die Vereine mit ihren zahlreichen Mitgliedern finanzstark genug, eine solche Aufgabe zu bewältigen. Schließlich beschloss 1909 eine Versammlung des »Deutschen Bundes«, dass die Errichtung einer Stätte für naturgemäße Krankenhausbehandlung eine »Ehrenpflicht der deutschen Naturheilbewegung« sei.[21]

Unterdessen hatte der Berliner Ärzteverein bereits Fakten geschaffen. Zwar reichte das Geld nicht für eine Klinik. Aber auf der Generalversammlung der naturheilkundlichen Ärzte wurde 1908 beschlossen, eine Ambulanz zu Unterrichtszwecken und zur Propagierung des eigenen Standpunkts zu gründen. Für dieses Unterfangen wurde das gesamte Vereinsvermögen zur Verfügung gestellt. Die Funktion des ärztlichen Leiters übernahm Emil Klein. Im Februar 1909 waren geeignete Räumlichkeiten gefunden und die Ambulanz konnte ihren Betrieb aufnehmen. Jeder Kranke, der die Ambulanz aufsuchte, musste den relativ bescheidenen Betrag von 50 Pfennigen entrichten.[22]

Die naturheilkundliche Ambulanz bestand bis zum Ersten Weltkrieg. Zu diesem Zeitpunkt waren in den Naturheilvereinen bereits Spenden in einem Umfang von 270.000 Reichsmark für die Errichtung eines naturheilkundlichen Krankenhauses gesammelt worden.[23] Kriegsbedingt verzögerten sich dann aber die weiteren Aktivitäten. Zudem verlor der »Deutsche Bund« durch Wirtschaftskrise und Inflation einen Teil seines Vermögens. In dieser Situation trat eine für die Naturheilkunde glückliche Wendung ein, als der Lehrstuhl für allgemeine Therapie an der Berliner Friedrich-Wilhelms-Universität frei wurde. Zu diesem Lehrstuhl gehörten eine kleine hydrotherapeutische Abteilung und eine Ambulanz. Nach Eingaben beim zuständigen Kultusminister Hänisch erreichten Vertreter der Naturheilbewegung, dass Franz Schönenberger auf den Lehrstuhl berufen wurde.[24] In der medizinischen Fakultät stieß dieses Vorgehen auf massiven Widerstand.

Schönenberger war ein umfassend gebildeter und überzeugter Vertreter der Naturheilkunde. Zunächst als Volksschullehrer tätig, entwickelte er bald ein großes Interesse für die Medizin und vor allem die Naturheilkunde. Schließlich zog er sich aus dem Schuldienst zurück und eröffnete eine naturheilkundliche

---

21 *Archiv für physikalisch-diätetische Therapie* Jg. 11 (1909), S. 197.
22 Vgl.: *Archiv für physikalisch-diätetische Therapie* Jg. 11 (1909), S. 21, 45; Klein, »Über Zwecke und Ziele der vom Berliner Ärzteverein zu errichtenden Poliklinik«, *Archiv für physikalisch-diätetische Therapie* Jg. 11 (1909), S. 33–39.
23 Jütte, *Geschichte der Alternativen Medizin*, S. 133.
24 Vgl.: Werner, »Zu den Auseinandersetzungen um die Institutionalisierung von Naturheilkunde und Homöopathie«.

Laienpraxis in Dresden-Potschappel. 1894 hatte er genügend Geldmittel angesammelt, um ein Medizinstudium aufzunehmen. In Berlin lernte er einige bedeutende Persönlichkeiten aus der Naturheilbewegung kennen, darunter Philo vom Walde und den bekannten Laientherapeuten Wilhelm Siegert. Nach Abschluss seines Studiums arbeitete er zunächst in Bremerhaven und Bremen, bevor er 1907 endgültig nach Berlin übersiedelte. Im gleichen Jahr übernahm Schönenberger die Schriftleitung des *Naturarztes*.

Als Schönenberger am 10. Mai 1920 seine Antrittsvorlesung an der Berliner Universität hielt, kommentierte Oskar Mummert dieses Ereignis im *Naturarzt* mit den Worten, nun sei die »Naturheillehre zum erstenmal als wissenschaftliche Disziplin anerkannt«.[25] Allerdings erwiesen sich die Arbeitsbedingungen, die Schönenberger vorfand, als schwierig. Die kleine hydrotherapeutische Abteilung verfügte über 18 Betten, die im fünften Stockwerk des Gebäudes untergebracht waren. Demgegenüber lagen die Baderäume im Erdgeschoss. Zudem war die Ausstattung der Behandlungsräume höchst unzureichend. Am problematischsten aber war die Krankenkost, die in keiner Weise den Erwartungen an eine naturheilkundliche Diät entsprach. Nach »argen Kämpfen« erreichte Schönenberger, dass zumindest mehr Gemüse und Salate angeboten wurden.[26]

Ungeachtet dieser Schwierigkeiten fiel die Bilanz, die Schönenberger nach den ersten fünf Jahren zog, positiv aus. Mittlerweile waren die Therapiemöglichkeiten so ausgebaut, dass alle naturheilkundlichen und physikalischen Verfahren eingesetzt werden konnten. Insgesamt 329 weibliche und 248 männliche Patienten waren stationär behandelt worden. In der angeschlossenen Ambulanz hatten sich 12.705 Frauen und 6.707 Männer vorgestellt. Auch in Lehre und Wissenschaft ließen sich Erfolge vorweisen. In den ersten zehn Semestern hatten sich 260 Hörer bei den Vorlesungen von Schönenberger eingeschrieben. 21 Medizinalpraktikanten, 25 Volontärärzte und 89 Gastärzte waren unterrichtet und ausgebildet worden. Zudem konnten 16 Dissertationen abgeschlossen und neun wissenschaftliche Arbeiten publiziert werden.[27]

Zusätzlich gestärkt wurde die Naturheilbewegung durch einen zweiten Lehrstuhl, der in Jena entstand. Nach jahrelangen Bemühungen bewilligte der Thüringer Landtag gegen den Widerstand der medizinischen Fakultät die Einrichtung einer Professur für klinische Pathologie und Therapie. Auf den Lehrstuhl wurde Emil Klein berufen, der im März 1924 seine Amtsgeschäfte antrat. Mit der Professur war die Leitung einer neu geschaffenen Poliklinik zur Be-

---

25 Mummert, »Die erste Professur für Naturheillehre«, *Der Naturarzt* Jg. 48 (1920), S. 91–93.
26 *Der Naturarzt* Jg. 51 (1923), S. 23.
27 Schönenberger, »Rückblick über die ersten zehn Semester«, *Der Naturarzt* Jg. 53 (1925), S. 51–55.

handlung ambulanter Patienten verbunden. Eine stationär-klinische Abteilung war zwar geplant und auch bereits bewilligt, wurde aber nicht mehr eingerichtet. Um hier einen Ausgleich zu schaffen, ließ Klein in mehreren Privathäusern behelfsmäßige Krankenstationen einrichten. Dennoch blieben, wie auch in Berlin, die Bedingungen für eine klinische Naturheilkunde eher bescheiden. So hatte die Berufung von zwei ausgewiesenen Naturheilkundlern auf universitäre Lehrstühle wohl Ansehen und Position der Naturheilkunde nachhaltig gestärkt. Ein vollwertiger Ersatz für das Krankenhaus Groß-Lichterfelde aber war nach wie vor nicht verfügbar. Das Projekt eines eigenständigen Krankenhauses blieb deshalb weiterhin aktuell.

Bereits 1907 hatte der »Deutsche Bund« in Mahlow im Kreis Teltow bei Berlin ein Grundstück von 100.000 Quadratmetern erstanden. 1926 erfolgte dort die Grundsteinlegung und am 7. September 1927 konnte endlich der erste Patient im neuen »Prießnitz-Krankenhaus« aufgenommen werden – fast 40 Jahre nach Gründung des »Deutschen Bundes« und 20 Jahre nach dem Rückzug Schweningers. Der *Naturarzt* kommentierte, damit habe die Naturheilbewegung einen »Gipfelpunkt« erreicht. Für viele der älteren Teilnehmer bedeute dieser Tag »die Erfüllung eines jahrzehntelangen Wunsches«.[28] Das Krankenhaus befand sich in der Mitte einer weitläufigen Gartenanlage mit dichtem Baumbestand. Alle Zimmer hatten einen Zugang zu breiten Sonnenterassen und Veranden, die es erlaubten, die bettlägerigen Patienten ins Freie zu schieben. Zudem konnte das flache Dach für Ruhe- und Sonnenkuren genutzt werden.

Zum Leiter der Einrichtung wurde Franz Schönenberger bestimmt, der diese Tätigkeit zusätzlich zu seiner Verpflichtung an der Universität übernahm. Das Prießnitz-Krankenhaus verfügte über 53 Betten sowie weitere zehn Betten für ansteckende Kranke in einem Sonderbau. Alle modernen diagnostischen Verfahren einschließlich Röntgen und Labor konnten eingesetzt werden. Demgegenüber nahm sich die Einrichtung der Behandlungsräume eher bescheiden aus. Die gesamte Ausstattung bestand aus zwei Badewannen, zwei Sitzbadewannen, zwei Brausen und einigen Wasserhähnen mit Gummischläuchen.[29] Bereits im ersten Betriebsjahr wurden 421 Patienten stationär behandelt. Diese Zahl konnte innerhalb von drei Jahren auf etwa 600 Patienten gesteigert werden.[30] Alfred Brauchle, Oberarzt am Prießnitz-Krankenhaus, veröffentlichte – ganz in der Tradition Schweningers – jährliche Rechenschaftsberichte. Darin war zu lesen, dass von den Patienten des ersten Jahres

---

28 *Der Naturarzt* Jg. 55 (1927), S. 171.
29 Ockel, »Aerztetagung im Prießnitzhaus«, *Der Naturarzt* Jg. 59 (1931), S. 179–181.
30 Schirrmeister, »Das Prießnitzhaus 1927–1931«, *Der Naturarzt* Jg. 60 (1932), S. 286–289.

39 »ungeheilt«, 110 »gebessert«, 159 »nahezu geheilt« und 95 »völlig geheilt« entlassen wurden. Brauchle wertete dies als Beweis, »daß eine Behandlung mit den Mitteln der Naturheilweise in den meisten klinischen Fällen den schnellsten und sichersten Weg zur Heilung darstellt«.[31] Mit dieser Bilanz schienen sich die Ziele zu erfüllen, die der *Naturarzt* bereits 1909 vorgegeben hatte: »Das Bundeskrankenhaus soll und wird uns das Material liefern, das die Gegner überzeugt; es wird und soll die Schule sein, in der sich die neue Ärztegeneration heranbildet.«[32]

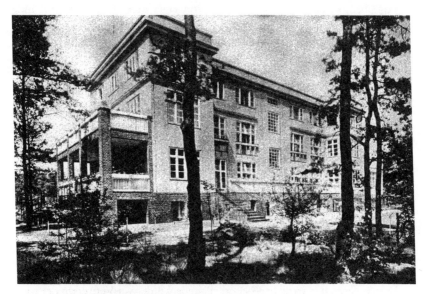

Abb. 27: Die Gartenseite des Prießnitzhauses

(*Quelle:* Der Naturarzt *1939, S. 3*)

»Jeder Arzt ist Naturarzt«

Ungeachtet aller Erfolge war man in der erhofften Kooperation mit der wissenschaftlichen Schulmedizin jedoch keinen entscheidenden Schritt vorangekommen. Alle Durchbrüche waren ohne Mithilfe der Ärzteschaft, teilweise

---

31 Brauchle, »Ein Jahr Naturheilkrankenhaus«, *Der Naturarzt* Jg. 57 (1929), S. 63–67.
32 *Der Naturarzt* Jg. 37 (1909), S. 3.

sogar gegen deren erbitterten Widerstand errungen worden. Häufig bedurfte es massiver Interventionen aus den Reihen der Politik, um die Interessen der Naturheilkunde durchzusetzen. Nach wie vor herrschte in der wissenschaftlichen Medizin ein tiefes Misstrauen gegenüber allen naturheilkundlichen Ansätzen. Wollte man den Anspruch der naturheilkundlich orientierten Ärzte ernst nehmen, stellte sich aus wissenschaftlicher Sicht die Frage, worin denn das Besondere oder Neuartige ihres Ansatzes lag. Hatte die Physikalische Therapie die natürlichen Heilfaktoren nicht längst entdeckt und in die wissenschaftliche Praxis übernommen? Was also konnte von einer ärztlichen Naturheilkunde zusätzlich erwartet werden?

Diese Frage stellte sich umso dringlicher, als auch die approbierten Naturärzte eine Vorliebe für den Einsatz technischer Verfahren erkennen ließen. Ohne weiteres hätte das von Peter Simon Ziegelroth verfasste *Handbuch der physikalisch-diätetischen Therapie in der ärztlichen Praxis* auch von einem Vertreter der Physikalischen Therapie stammen können. Die Elektrotherapie wurde von Ziegelroth ebenso wie die therapeutische Anwendung von Röntgen- oder Radiumstrahlen ausführlich erörtert. Zur Vorstellung »technischer Neuheiten« richtete er in seinem *Archiv* eine gesonderte Rubrik ein, die den Leser über neue Apparaturen und Verfahren unterrichtete. Solche Aktivitäten bestärkten die wissenschaftlichen Mediziner in ihrer Überzeugung, dass die approbierten Naturärzte einen Etikettenschwindel betrieben. So weit sie mit den Naturheilverbänden gemeinsame Sache machten, leisteten sie der Laienpraxis und Scharlatanerie Vorschub. Wenn sie sich hingegen als Vertreter einer ärztlichen Naturheilkunde verstanden, folgten sie den bereits bekannten und gesicherten Pfaden der Physikalischen Therapie.

Das Anliegen der ärztlichen Naturheilkunde wurde von Vertretern der wissenschaftlichen Schulmedizin deshalb als gänzlich unbegründet zurückgewiesen. Was die therapeutische Praxis und die Berücksichtigung natürlicher Heilfaktoren anbelangte, waren nach ihrer Auffassung alle Forderungen längst erfüllt. Im Grunde, so die vorherrschende Meinung, war jeder Arzt Naturarzt. Auch der vermeintliche Schulmediziner akzeptierte natürliche Heilmittel, kannte ihre Wirkungen und setzte diese indikationsgerecht ein. Diese Form der Argumentation diente nicht zuletzt dazu, naturheilkundliche Ansprüche auf eine verstärkte Präsenz an den Hochschulen abzuwehren. Teilweise wurden an den Universitäten ganz bewusst neue Einrichtungen für Physikalische Therapie geschaffen, um so das Vordringen der Naturheilkunde zu verhindern.

Die Universität Wien konnte in dieser Hinsicht als beispielhaft gelten, weil hier die Besetzung des Lehrstuhls mit Wilhelm Winternitz alle naturheilkundlichen Ambitionen nachhaltig blockierte. In Berlin hatte man eine ähnliche Lösung angestrebt. Nach dem Weggang Schweningers war der Lehrstuhl für allgemeine Pathologie lange Zeit unbesetzt geblieben. Schließlich wurde Professor Ludwig Brieger, ein ausgewiesener Schulmediziner, zum Nachfolger ernannt. In der Naturheilkunde wurde gespottet, Brieger habe erst nach Wien zu Winternitz reisen müssen, um dort »als alter Mann die Technik des Verfahrens zu erlernen«. Erst nach dem Ausscheiden Briegers gelang es der Naturheilkunde, den Berliner Lehrstuhl mit der Ernennung Franz Schönenbergers zurückzuerobern. Auch in Jena hatte man den Versuch unternommen, den neu geschaffenen Lehrstuhl mit einem Vertreter der physikalischen Therapie zu besetzen, war jedoch am Einspruch der Behörden gescheitert.[33] In Leipzig und München hingegen hatten die Bemühungen der medizinischen Fakultäten mehr Erfolg. Dort waren frühzeitig Lehrstühle für Physikalische Therapie geschaffen worden, die alle naturheilkundlichen Bemühungen zunichte machten.[34]

Auf ähnliche Weise wurde versucht, den Naturheilvereinen durch wissenschaftliche Konkurrenz den Boden zu entziehen. 1899 erfolgte die Gründung des »Deutschen Vereins für Volkshygiene«, der sich der Aufklärung der Bevölkerung in gesundheitlichen Fragen widmen sollte. Ganz gezielt sollten damit jene Menschen angesprochen werden, die bislang die Vortragsveranstaltungen der Naturheilvereine besucht hatten. Allerdings blieb die Zahl der Interessenten bescheiden.[35] Neuen Schub sollte das Unternehmen durch eine »Internationale Hygiene-Ausstellung« erhalten, die von Mai bis Oktober 1911 in Dresden stattfand und von dem »Odol«-Hersteller Karl August Lindner unterstützt wurde. Für große Empörung innerhalb der Naturheilbewegung sorgte die Entscheidung, naturheilkundlich ausgerichteten Vereinen, Personen und Organisationen keinen Raum innerhalb der Hygiene-Ausstellung zu geben. Man beschloss, als Gegenveranstaltung einen »Kongreß für Naturheilkunde und Volkswohlfahrt« abzuhalten, um daran zu erinnern, dass die Naturheilvereine schon lange vor der offiziellen Medizin in Fragen der Hygiene tätig gewesen waren.

Die Vertreter der ärztlichen Naturheilkunde mussten erkennen, dass sie sich in einer strategisch schwierigen Position befanden. Zu den Anfängen der naturheilkundlichen Laienpraxis konnte und wollte niemand mehr zurück.

---

33 Graaz, »Fanfare zu einer neuen Ärzteschaft«, *Naturärztliche Rundschau* Jg. 5 (1933), S. 157–158.
34 Vgl.: Lienert, »Naturheilkunde ist keine Wissenschaft!‹ Naturheilvereine, Ortskrankenkassen und Parteien in den Auseinandersetzungen um die Errichtung eines Lehrstuhls für Naturheilkunde an der Universität Leipzig (1894–1924)«, in: Dinges, *Medizinkritische Bewegungen im Deutschen Reich (ca. 1870–ca.1933)*, S. 59–78.
35 Vgl.: Regin, »Zwischen Angriff und Abwehr: Die Naturheilbewegung als medizinkritische Öffentlichkeit im deutschen Kaiserreich«, in: Dinges, *Medizinkritische Bewegungen im Deutschen Reich (ca. 1870–ca.1933)*, S. 39–58.

Erklärte man jedoch die Wissenschaft zum Maßstab der naturheilkundlichen Medizin, tauchte sofort die Frage nach der Unterscheidbarkeit auf. Jeder Erfolg der Physikalischen Therapie bedeutete unter diesen Voraussetzungen einen Rückschlag für die Naturheilkunde. Peter Simon Ziegelroth zeigte sich deshalb angesichts der steigenden Zahl von Instituten für Physikalische Therapie skeptisch. Durch diese Entwicklung sei »eine gewisse Verwirrung geschaffen. Nicht selten hört man uns die Existenzberechtigung absprechen, weil die Schule nun ja auch die Physik. Diät. Therapie ihrem Heilschatz einverleibt habe. In diesem ›auch‹ liegt die Gefahr«.[36]

Wie bedrohlich die Entwicklung für die ärztliche Naturheilkunde bereits geworden war, zeigte sich 1911 auf der Generalversammlung der Berliner Naturärzte. Ein Teil der Mitglieder äußerte die Ansicht, der Ärzteverein habe seine Mission erfüllt, weil »heute in der sogenannten Schulmedizin die physikalisch-diätetischen Heilfaktoren ohne weiteres Bürgerrecht erhalten haben«.[37] Franz Kleinschrod, ein Mitglied des Südvereins, merkte hierzu an, freilich sei heute überall der Satz zu hören »Jeder Arzt ist Naturarzt«. Dies sei »ein bemerkenswertes Symptom«. Untersuche man dieses aber genauer, stelle man fest, dass die Schulmedizin »der Naturheilmethode gleichsam ihren Rock ausgezogen und denselben sich selbst angelegt« hat. Dabei frage sie »nicht danach, ob ihr der Rock auch auf den Leib zugeschnitten ist«, sie lässt ihn kurzerhand »ein wenig modernisieren«. Jedoch »um das Wesentliche, um den Kern der Sache, ... da drückt sie sich noch verlegen und scheu herum wie die Katze um den heißen Brei«.[38]

Für die naturheilkundliche Medizin kam es darauf an, diesen Punkt verständlich zu machen. Die Menschen mussten verstehen, was die Naturheilkunde über die einfache Anwendung ihrer Verfahren hinaus anzubieten hatte. Dieses »Mehr«, von Kleinschrod als »Kern der Sache« bezeichnet, bedurfte der Klarstellung. In der alten Naturheilkunde war das Besondere des Ansatzes noch als Angebot einer Lebenslehre auf der Basis naturgegebener Gesetze zu erkennen gewesen. Nach Preisgabe der alten Naturutopie hatte die ärztliche Naturheilkunde nichts Vergleichbares mehr vorzuweisen. Damit aber stand die Naturheilkunde insgesamt zur Disposition. Worum es jetzt ging, war die Beantwortung der scheinbar einfachen, aber tatsächlich ungeheuer schwierigen Frage: »Was ist Naturheilkunde?«

Das Ringen der ärztlichen Naturheilkunde um die eigene Identität artikulierte sich in zahlreichen Grundsatzartikeln, die in der ersten Hälfte des 20.

---

36 *Archiv für physikalisch-diätetische Therapie* Jg. 5 (1903), S. 18.
37 *Archiv für physikalisch-diätetische Therapie* Jg. 13 (1911), S. 9.
38 Kleinschrod, » Ein Blick in die Zukunft«, *Der Naturarzt* Jg. 33 (1905), S. 78–80.

Jahrhunderts in *Ziegelroths Archiv* und teilweise auch im *Naturarzt* erschienen. Zu den approbierten Naturärzten, die am hartnäckigsten der Frage nach der Sonderstellung der Naturheilkunde nachgingen, gehörte Emil Klein. Wegen seiner rhetorischen Begabung wurde er gern als Redner zu naturheilkundlichen Versammlungen geladen. Am 26. Mai 1912 hielt er vor den Teilnehmern der Bundesversammlung der deutschen Naturheilvereine in Frankfurt a. M. ein Grundsatzreferat, in dem er sich erneut mit dem Vorwurf auseinandersetzte, die Naturheilbewegung habe »sich heute längst überlebt«. Klein führte aus, das stückweise Eindringen einzelner Naturheilverfahren in die Praxis der klinisch ausgebildeten Ärzte bedeute nur einen vordergründigen Erfolg. Tatsächlich würde diese Entwicklung die von der Naturheilkunde geleistete Arbeit sogar »auf das schwerste gefährden«. Es sei ein »verhängnisvoller Irrtum« zu glauben, das Anliegen der Naturheilkunde sei erfüllt, sobald man ihre Methoden dem Heilschatz der Klinik einverleibt habe.

Solchen Missverständnissen setzte Klein die Auffassung entgegen, die Naturheilbewegung habe als »Trägerin eines Zeitgedankens« eine besondere »Mission« zu erfüllen. Die Naturheilkunde, so Klein, wolle »die Menschen zurückführen zur Besinnung auf Fragen des Lebens, auf die Frage etwa: Wie beschaffen ist das Leben? Wo stehe ich im Leben, in der Natur?« Mit anderen Worten: Die Naturheilkunde verlangt »eine besondere Anschauung des kranken Menschen.«[39] Wie aber ließ sich dieses Verständnis herstellen – und zwar als ein in den Grundlagen der Heilkunde gesichertes Postulat? Welcher von der wissenschaftlichen Medizin abweichende Ansatz konnte diese Art des Zugangs gewährleisten? Dies waren die Fragen, zu denen die ärztliche Naturheilkunde Antworten finden mussten. Klein selbst legte ein besonderes Konzept vor, das den Schlüssel zum naturheilkundlichen Verständnis von Krankheit nicht in bestimmten Vorstellungen, Konzepten oder Methoden erkannte, sondern allein in der Persönlichkeit des Arztes.

Emil Klein: Die Intuition des Künstlerarztes

Wie die meisten approbierten Naturärzte lehnte auch Emil Klein die naive »Naturschwärmerei« der alten Naturheilbewegung als »kindliche Frömmigkeit« ab.[40] »Bitter notwendig« sei es, sich »mit diesem Naturheilverfahren wissen-

---

39 Klein »Die deutsche Naturheilbewegung und das Reformkrankenhaus«, *Der Naturarzt* Jg. 40 (1912), S. 269–277.
40 Klein, *Zum Naturheilverfahren*, S. 7.

schaftlich zu beschäftigen, es unter Durchsicht und in Aufsicht zu nehmen«.[41] Die Grundzüge seines Ansatzes hatte Klein bereits in dem Buch *Der Arzt* entwickelt, das er noch in seiner Zeit als Assistenzarzt bei Schweninger geschrieben hatte. Zur Verärgerung Kleins veröffentlichte Schweninger diese Arbeit unter seinem eigenen Namen, ohne den wirklichen Autor zu nennen. Rückblickend bemerkte Klein später, dieses Buch sei seine »Abschiedsgabe« an Schweninger gewesen, bevor die Zuneigung bald darauf erlosch.[42] Als Professor in Jena fand Klein die Zeit, seine Ansichten umfassender darzulegen. Von dem in zwei Bänden konzipierten Werk *Das Naturheilverfahren* erschien jedoch nur der erste Teil. Die Schriften Kleins waren in einer bedeutungsschweren, teilweise dunklen Sprache verfasst. Ungewöhnlich war auch die Tatsache, dass eigene Erlebnisse und Empfindungen angesprochen wurden. Kleins Schriften waren, wie er selbst feststellte, ein »Bekenntnis«.[43]

Ausgangspunkt der theoretischen Überlegungen war die Tatsache, dass jeder Krankheitsfall als einmaliges Ereignis zu gelten hatte. Deshalb konnte das wissenschaftliche Vorgehen, die unendliche Vielfalt der Einzelfälle in diagnostische Kategorien zu pressen, um sie dann nach feststehenden Regeln zu behandeln, nicht richtig sein. Wonach aber sollte sich der Arzt dann richten? Emil Kleins Antwort war: auf seine Intuition. Über aller Wissenschaft existiere ein »Denken aus dem Einzelfall«, das so etwas wie »eine innere Anschauung« darstelle. Wenn dieses Erlebnis einen Menschen in großer Heftigkeit einnehme, dann würde dies »empfunden als ein inneres Gesicht« und die betroffene Person fühle »sich befallen von der Vision«.[44]

Indem der Arzt in solchen Visionen eigene Wirklichkeiten schuf, glich er weniger einem Naturwissenschaftler, denn einem Künstler. Kategorisch erklärte Klein: »Der Arzt ist ein Künstler, genauer: der taugliche Arzt kann nur Künstler sein.« Nach Ansicht Kleins ließ sich die gelungene Therapie am ehesten als Schöpfungsakt begreifen, vergleichbar mit der Arbeit des Bildhauers an einer Skulptur. Unter den Händen des Arztes erhielt das zuvor beschädigte, gestörte Leben eine neue Form. Ganzes erwuchs aus Bruchstücken, Heiles aus Zerstörtem. Die Fähigkeit zu solchen Heilungen besaß keineswegs jeder, der sich zum Arzt berufen fühlte. Auch ein ausgiebiges Studium vermochte dies nicht zu gewährleisten. Vielmehr musste die Berufung zum Arzt als »seltenes Geschenk« gelten, das »nur gutgelaunte Götter ihren Lieblingen in

---

41 Klein, *Naturheilverfahren*, S. 37.
42 Vgl.: Silber, »Prof. Dr. Emil Klein, Jena: Naturheilverfahren«, *Der Arzt* Jg. 1 (1929), S. 127–128; Rothschuh, »Das Buch ›Der Arzt‹ (1906) stammt nicht von Ernst Schweninger!«.
43 Klein, *Naturheilverfahren*, S. 51.
44 Ebd., S. 106–107.

die Wiege legen«. Wer allerdings diese Fähigkeit besaß, der konnte wahre Wunderdinge vollbringen.⁴⁵

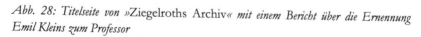

Abb. 28: Titelseite von »Ziegelroths Archiv« mit einem Bericht über die Ernennung Emil Kleins zum Professor

(Quelle: Archiv für Physikalisch-diätetische Therapie 1909, S. 226)

Mit diesen Beschreibungen bezog Klein eine Position, die wissenschaftlichem Verständnis diametral entgegen stand. Klein verschärfte den Gegensatz noch, indem er den gelehrten Mediziner als eine Figur karikierte, die sich ohne eigene

---

45 Klein (Schweninger), *Der Arzt*, S. 28, 39, 50.

Inspiration lediglich als »Vollzugsbeamter gebuchter Verwaltungsvorschriften« verstand. Was habe man nicht alles »für einen feierlichen Unsinn aufgestellt mit dem vieldeutigen Spießerwort ›exakt-wissenschaftlich‹«, klagte Klein und fügte hinzu, der »ins Erhabene aufgedunsene Wortsinn« diene lediglich dazu, damit »der Pfahlbürger des Standesgemäßen sein Vereinsabzeichen für wissenschaftliche Gesinnung vorgeknöpft tragen« könne. Tatsächlich aber sei diese Gesinnung eine gänzlich unärztliche, weil sie keinen Bezug mehr zum Leiden, zu den Ängsten und den Sorgen des Erkrankten aufweise.[46] Wissenschaft und wahres Arzttum müssten als unversöhnliche Gegensätze gesehen werden, denn »die Wissenschaft des Arztes tötet seine Humanität«.[47]

Woher aber nahm der Künstlerarzt die Gewissheit, das Richtige zu tun? Kleins Antwort war, die »Gläubigen des Naturheilgedankens« schöpften »ihre Zuversicht aus dem unerschütterlichen Vertrauen in die Naturheilkraft«. Zwar enthalte diese Einstellung »einen großen Rest von niemals ausdeutbaren Gewissheiten«. Gleichwohl führe der »Verlaß auf die Kraft eines beweislosen Glaubens« zu Heilerfolgen, die aus der Naturheilkunde die »zuverlässigste Behandlungsart« machten und so indirekt die »naturheilerische Einstellung« bestätigten.[48] Mit dieser Beschwörung des Gottvertrauens kam Klein dem Naturoptimismus der frühen Naturheilkundler überraschend nahe. Auch in seiner Kritik der wissenschaftlichen Medizin und seiner Ablehnung von Arzneimitteln erwies sich Klein als Traditionalist. Zudem ließ er die Laientherapie zumindest als denkbare Option zu, indem er die Befähigung zum Arztberuf einzig von einer seltenen Begabung abhängig machte.

Was Klein damit zu Papier brachte, erschien als eine recht eigenwillige Antwort auf die Forderung nach Professionalisierung. Folgte man seiner Version, blieben alle Ansätze zur Ausbildung und Schulung von nachrangiger Bedeutung. Der großen Mehrheit der approbierten Naturärzte gingen solche Überlegungen erheblich zu weit. Nur wenige vermochten sich in der Beschreibung des Künstlerarztes wiederzuerkennen. Klein selbst räumte ein, kaum einer seiner Freunde und Kollegen habe ihn »irgendwie verständlich finden« können. Immerzu sei er gezwungen gewesen, die Erwartungen seiner Mitmenschen zu zerstören, »selbst die besten Meinungen der Bestgesinnten«.[49] Kleins Konzept blieb für die weitere Entwicklung der Naturheilkunde deshalb von nachgeordneter Bedeutung. Was der Mehrzahl der approbierten Naturärzte vorschwebte, war eine Naturheilkunde, die dem Vorbild der wissenschaftlichen Medizin folgte, dabei aber zu eigenen Resultaten gelangte. Wegweisende

---

46 Klein, *Naturheilverfahren*, S. 329, 391.
47 Klein (Schweninger), *Der Arzt*, S. 46.
48 Klein, *Naturheilverfahren*, S. 108.
49 Ebd., S. 23–24.

Versuche in diese Richtung unternahmen Heinrich Lahmann und Maximilian Bircher-Benner, die mit ihrer Begründung einer »wissenschaftlichen Naturheilkunde« viel Anerkennung fanden.

Heinrich Lahmann: Der erste »wissenschaftliche Naturarzt«

Heinrich Lahmann entstammte einer Bremer Kaufmannsfamilie und hatte sich nach einem abgebrochenen Bauingenieurstudium für die Medizin entschieden. Bereits während seiner Studienjahre entwickelte er ein großes Interesse für die Naturheilkunde und widmete sich der Lektüre vegetarischer Schriften. Ein Besuch in der Heilanstalt von Arnold Rikli überzeugte ihn von der Heilwirkung des Sonnenlichts. 1887 erhielt er eine Anstellung als leitender Arzt an der »Von Zimmermann'schen Heilanstalt« in Chemnitz. Auf der Suche nach geeigneten Örtlichkeiten für eine eigene Naturheilanstalt stieß Lahmann im Dresdner Villenvorort »Weißer Hirsch« auf eine Badeanstalt. Dort eröffnete er ein »Physiatrisches Sanatorium«, das bereits 1890 von 506 Patienten besucht wurde. Bis 1905 stieg die Zahl kontinuierlich an und betrug zuletzt fast 4.000 im Jahr.[50] Für den Erfolg Lahmanns dürfte neben seiner ärztlichen Begabung auch ein sicheres Gespür für kaufmännische Aspekte ausschlaggebend gewesen sein. Schon als Student hatte er eine »vegetabile Pflanzenmilch« entwickelt, die als Ersatz für Muttermilch verwendet werden sollte und von der Kölner Firma »Hewel & Veithen« erfolgreich vertrieben wurde. Einträgliche Geschäfte machte Lahmann später auch mit der von ihm entworfenen »Reformwäsche« und speziellen »Nährsalz«-Präparaten zur Nahrungsergänzung.

Seinen bedeutendsten wissenschaftlichen Beitrag zur Naturheilkunde leistete Lahmann mit dem Buch *Die diätetische Blutentmischung (Dysämie) als Grundursache aller Krankheiten*, das 1891 erschien. Zentral für die naturheilkundliche Theorie war stets die Annahme gewesen, dass sich die Entstehung der zivilisationsbedingten Leiden auf einen einheitlichen Mechanismus zurückführen ließ. Dieser Prozess war mit der Annahme von Heterogen- oder Krankheitsstoffen nach Überzeugung der approbierten Naturärzte nur unzureichend erklärt. Lahmann unternahm deshalb den Versuch, die Entstehung der Zivilisationskrankheiten mit den Mitteln wissenschaftlicher Forschung neu zu ergründen. Nach seiner Überzeugung hatten die Ernährungsforscher bislang zu einseitig den Energiegehalt der Nahrung hervorgehoben. Die Folge war,

---

50 Lienert, *Naturheilkundliches Dresden*, S. 39.

dass pflanzliche Nahrungsmittel wie Obst, Salate und Gemüse als weitgehend verzichtbare Beigaben höherwertiger Speisen galten.

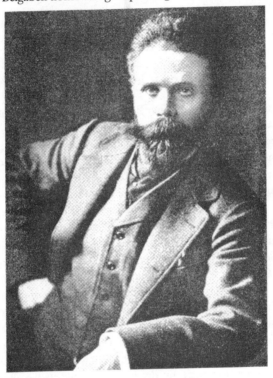

Abb. 29: Heinrich Lahmann

(*Quelle:* Hippokrates *1938, S. 321*)

Lahmann verwies nun darauf, dass die Nahrung nicht allein der Energiezufuhr, sondern auch dem Ersatz verlorener Körpersubstanz diente. In dieser Hinsicht kam den Mineralien eine besondere Bedeutung zu. Nach Lahmanns Theorie war die ausgewogene Versorgung mit Mineralien entscheidend für das gesundheitliche Wohlbefinden. Kam es zu einem Absinken der Konzentration, trat eine krankhafte Veränderung oder »Dysämie« des Blutes ein. Dies führte zu Organdefekten und Fehlfunktionen, die als chronische Krankheiten in Erscheinung traten. Mit dieser Theorie ließ sich erklären, warum es in den entwickelten Ländern ernährungsbedingte Gesundheitsschäden geben konnte, obgleich das Nahrungsangebot im Hinblick auf den reinen Kaloriengehalt sogar überreichlich war.

Zur weiteren Ausarbeitung seiner Ernährungslehre gründete Lahmann im Herbst 1895 ein physiologisch-chemisches Laboratorium. Als vordringlich erschien ihm die Bestimmung des Mineraliengehalts der verschiedenen Nahrungsmittel, um auf diese Weise zu wohlfundierten Ernährungsempfehlungen zu gelangen. Wegen seines frühen Todes im Alter von nur 45 Jahren blieb dieses Vorhaben zunächst unvollendet. Lahmann starb an einer Infektion, die zu einer Entzündung der Herzklappen geführt hatte. Vier Jahre später übernahm der Chemiker Ragnar Berg die Leitung des physiologisch-chemischen Laboratoriums. Berg war Schwede und hatte in seinem Heimatland Chemie studiert, bevor er nach Deutschland kam. Er setzte das von Heinrich Lahmann begründete Forschungsprojekt fort. Mit akribischer Genauigkeit analysierte Berg die Inhaltsstoffe von mehr als hundert Nahrungsmitteln. Darüber hinaus erweitere er die Lahmann'sche Theorie um einen bedeutsamen Aspekt, wobei er Erkenntnisse des Berliner Physiologen Ernst Salkowski aufgriff. Dieser hatte festgestellt, dass die mit der Nahrung aufgenommenen Mineralstoffe nach Verstoffwechselung im menschlichen Körper als Säuren oder Basen in Erscheinung traten. Zur Ausscheidung über die Nieren mussten die freigesetzten Säuren durch Bindung an Basen neutralisiert werden. Gab es einen Überschuss an Säuren, schaltete der Körper den Stoffwechsel um und produzierte Ammoniak, um auf diese Weise die Säuren zu neutralisieren. Nach Überzeugung Bergs war diese Stoffwechsellage allerdings schädlich und trug wesentlich zur Ausbildung einer »Dysämie« bei. Deshalb reichte es nicht aus, auf einen hohen Anteil von Mineralien zu achten. Zusätzlich musste für eine ausreichende Versorgung mit basischen Nahrungsanteilen gesorgt werden.

Die Forschungsarbeiten von Heinrich Lahmann und Ragnar Berg führten zu einer ganzen Reihe wegweisender Erkenntnisse. Indem sie die Fixierung auf den reinen Kalorienwert überwanden, lenkten sie die Aufmerksamkeit auf die übrigen Nahrungsbestandteile, darunter in erster Linie die Mineralien. Auf diese Weise entstand eine neue Perspektive, aus der – ganz im Sinne der naturheilkundlichen Diätetik – der Wert einer pflanzlichen Ernährung mit hohem Mineralienanteil einsichtig wurde. Andererseits konnte nicht übersehen werden, dass Lahmann seine selbstgesteckten Ziele nicht erreicht hatte. Der Nachweis einer »Dysämie« als einheitliche Ursache aller Zivilisationsleiden war nicht gelungen. Noch viel weniger taugten seine Forschungen, das Besondere der Naturheilkunde einsichtig zu machen. Im methodischen Vorgehen ließen sich keine nennenswerten Unterschiede zwischen Lahmanns Analysen der mineralischen Bestandteile der Nahrung und ähnlich gelagerten Forschungsansätzen in der wissenschaftlichen Medizin ausmachen. Zur Frage »Was ist Naturheilkunde?« konnten seine Untersuchungen deshalb keinen Beitrag leisten. Hierzu bedurfte es offensichtlich eines erheblich weiter gefassten Ansatzes.

Eine Lösung dieses Problems schlug der Schweizer Arzt Maximilian Bircher-Benner vor, der damit als »Vollender des Naturheilverfahrens« gefeiert wurde.[51]

Maximilian Bircher-Benner: Der Lichtwert der Nahrung

Maximilian Bircher wurde 1867 im schweizerischen Aarau geboren. Bei seiner Eheschließung mit Elisabeth Benner nahm er den Doppelnamen an, unter dem er später bekannt wurde. Der Vater Bircher-Benners hatte sich vom Bauernjungen zum Notar hochgearbeitet, verlor aber über Nacht sein Vermögen, nachdem er für Freunde gebürgt hatte, die sich als zahlungsunfähig erwiesen. Trotz ständiger Geldsorgen gelang es dem jungen Maximilian, ein Medizinstudium aufzunehmen. Allerdings plagten ihn Schlafstörungen, Herzbeschwerden und Verdauungsprobleme, die auf keine der üblichen Therapieverfahren ansprachen. Auf Anraten eines Freundes versuchte Bircher-Benner es schließlich mit naturheilkundlichen Methoden und erzielte auf diese Weise endlich eine Besserung.

Nach Abschluss seiner Studien ließ sich Bircher-Benner 1891 als Arzt in einer Züricher Arbeitersiedlung nieder. Im dritten Jahr seiner Tätigkeit erkrankte Bircher-Benner an einer schweren Gelbsucht. Ermattet und appetitlos stellte er fest, dass nur frisches Obst seinen Zustand bessern konnte, und er ernährte sich bis zu seiner Genesung ausschließlich von Früchten. Als er kurze Zeit später von einer Patientin konsultiert wurde, die an einer scheinbar unheilbaren Magenkrankheit litt, verordnete er eine Diät aus Rohkost, obgleich dies den damals gültigen Regeln der Therapie gänzlich widersprach. Zu seinem Erstaunen genas die Frau innerhalb weniger Tage. 1897 gab Bircher-Benner seine Züricher Praxis mit dem Vorsatz auf, sich ganz der Naturheilkunde zu widmen. Zur Ausbildung besuchte er Wilhelm Winternitz in Wien und Heinrich Lahmann in Dresden. Schließlich gründete er eine Privatklinik mit sieben Betten in Zürich-Hottingen. Bereits im Frühjahr 1904 konnte ein Neubau auf dem Zürichberg bezogen werden, der nun über 20 Krankenbetten und eine eigene physiotherapeutische Abteilung verfügte. Bircher-Benner gab der neuen Klinik den programmatischen Namen »Lebendige Kraft«. Bis 1933 behandelte er dort mehr als 10.000 Patienten, darunter prominente Persönlichkeiten wie Hermann Hesse, Thomas Mann, Karl Furtwängler und Otto Klemperer. Zu-

---

51 Väth, »Unserem Ehrenmitglied Bircher-Benner zum Gedächtnis«, *Naturärztliche Rundschau* Jg. 11 (1939), S. 67–68.

dem gründete er eine eigene Zeitschrift, die in Erinnerung an ein Gespräch mit Rainer Maria Rilke den Namen *Der Wendepunkt im Leben und im Leiden* erhielt. Der Ausgangspunkt der theoretischen Arbeit Bircher-Benners war der gleiche wie der Heinrich Lahmanns. Wie kam es, fragte Bircher-Benner, dass »pflanzliche Rohnahrung einen belebenden und heilsamen Einfluß auf den kranken Organismus« ausübte, obgleich der Kaloriengehalt nicht höher lag als der von Fleischnahrung oder gekochter Speise? Lahmanns Annahme einer Dysämie reichte nach Bircher-Benners Überzeugung zur Klärung dieser Frage nicht aus. Erst nach längeren Studien glaubte er, eine »Lücke im Lehrgebäude« gefunden zu haben. Nach seiner Auffassung war es bislang versäumt worden, den zweiten Hauptsatz der Thermodynamik in die Ernährungswissenschaften einzubeziehen.[52]

Einfach ausgedrückt folgte aus diesem Theorem, dass jede Energieumwandlung mit einem Energieverlust verbunden war. Die Bedeutung für die Ernährung ergab sich für Bircher-Benner aus dem Umstand, dass nur Pflanzen in der Lage waren, die Energie des Sonnenlichts aufzunehmen und als Kohlenhydrate, Fette und Eiweiße zu speichern. Demgegenüber konnten Tiere und Menschen das Sonnenlicht nicht verwerten und mussten zu ihrer Ernährung auf die pflanzlichen Energiespeicher zurückgreifen. Daraus ließ sich ableiten, dass pflanzliche Nahrung die Sonnenenergie in ursprünglicher, unmittelbar gespeicherter Form enthielt, während Fleischnahrung lediglich umgewandelte Energie bot. Wenn aber jede Umwandlung gemäß dem zweiten Hauptsatz der Thermodynamik mit einem Energieverlust verbunden war, musste pflanzliche Kost in energetischer Hinsicht erheblich wertvoller sein als Fleischnahrung. Bircher-Benner schloss deshalb auf die Existenz eines »Nahrungspotenzials«, das in vegetarischen Speisen am höchsten war und bei jedem Umwandlungsprozess geringer wurde.

Von der Kalorienzahl her existierte jedoch keine Differenz zwischen pflanzlichem und tierischem Protein. Das gleiche galt für Fette und Kohlenhydrate. Wo also zeigte sich der Potenzialabfall? Um diesen scheinbaren Widerspruch aufzuklären, postulierte Bircher-Benner die Existenz einer Energie, die keine Beziehung zum Brennwert aufwies. Kalorienwert und »Energiewert« mussten zwei Begriffe sein, »die sich unmöglich decken konnten«.[53] Diese bislang unbekannte Energie fand Bircher-Benner im Sonnenlicht. Weil das Sonnenlicht am Anfang des gesamten Energiekreislaufs stand, lag es nahe, dass die gesuchten »hochkomplizierten Energien der Nahrung immer noch jene Sonnenlichtenergien« waren, die »im Pflanzenreich beim Aufbau der lebendi-

---

52 Bircher-Benner, *Vom Wesen und der Organisation der Nahrungsenergie*, Vorwort S. 5.
53 Bircher-Benner, *Eine neue Ernährungslehre*, S. 46.

gen Substanz als Lichtquanten aufgespeichert werden«.[54] Die Pflanzen nutzten das Sonnenlicht also nicht allein zum Aufbau von Kalorienspeichern, sondern lagerten einen Teil des Lichts in bislang unbekannten Depots ab. »Auf die Lichtenergie … kommt es dem Leben an«, schrieb Bircher-Benner, »nicht auf Eiweiße, Kohlenhydrate, Fette …«[55]

In Bezug auf die Höhe des Lichtwerts unterschied Bircher-Benner »Akkumulatoren« erster bis dritter Ordnung. Als Akkumulatoren erster Ordnung galten Lebensmittel, bei denen nur eine minimale Energieverschlechterung eingetreten war. Hierzu zählten Früchte, Salate, Nüsse, Milch und Vogeleier. Für die Akkumulatoren zweiter Ordnung wie Brot, gekochtes Gemüse, Käse oder Butter musste bereits ein bedeutsamer Energieverlust angenommen werden. Den geringsten Energie- oder Lichtwert wiesen die Akkumulatoren dritter Ordnung auf. Darunter fielen alle Arten von Fleisch. Der menschliche Körper benötige nach Bircher-Benners Überzeugung zur Energieversorgung eine ausreichende Menge von Akkumulatoren erster Ordnung. Unter solchen Bedingungen bahnte sich der Energiestrom des Organismus »mit Wucht … seinen Weg«. Ernährte man sich demgegenüber mit energetisch minderwertigen Speisen, reduzierten sich die Stoffwechselreaktionen und der Energiestrom wälzte sich »wie die trägen Fluten des Mündungsstromes dahin«.[56]

In der »Energetik« lag nach Bircher-Benners Überzeugung der Schlüssel für eine einheitliche Pathogenese aller chronischen Leiden und Zivilisationskrankheiten. Bei dieser Grundlegung einer neuen Ernährungslehre wollte es Bircher-Benner jedoch nicht belassen. Weit über dieses Ziel hinausgreifend suchte er die Ordnung und Zweckmäßigkeit der ganzen Natur im Sinne der älteren Naturheilkunde wissenschaftlich nachzuweisen. Dass die Natur sinnvollen Gesetzen folgte, stand für Bircher-Benner außer Frage. »Wir können ja keine bessere Lehrmeisterin finden als die Natur«, bekannte er und verdeutlichte dies am Beispiel der Muttermilch. Denn gerade dort gab »die Natur ihre Zweckmäßigkeit bei der Nahrungswahl am besten zu erkennen«, indem sie alle Stoffe in der für den Säugling optimalen Zusammensetzung vorhielt.[57]

Das Ideal der guten Natur, die ihre Geschöpfe umsorgt und beschützt, behielt bei Bircher-Benner seine wegweisende Funktion. Auch das Bild des einfachen Naturmenschen, der instinktiv die Ordnung der Natur erkannte, war noch nicht verblasst. Gern erzählte Bircher-Benner im Freundeskreis die Geschichte, wie er bei einer Bergwanderung auf einer Alm eingekehrt war und die Sennerin ihm ein »recht seltsames Essen« servierte. Bircher-Benner verstand

---

54 Bircher-Benner, *Vom Sinn einer therapeutischen Organisation*, S. 15.
55 Bircher-Benner, *Eine neue Ernährungslehre*, S. 78.
56 Bircher-Benner, *Grundzüge der Ernährungstherapie*, S. 85–86.
57 Ebd., S. 19–20.

die Speise aus zermahlenem Korn, Obst, Milch und zerkleinerten Nüssen als Inbegriff einer ursprünglichen, naturgemäßen Nahrung und wählte sie als Vorlage für die Zubereitung seines berühmten »Bircher-Müslis«.[58]

Wie aber ließ sich die Zweckmäßigkeit der Natur wissenschaftlich erklären? Bircher-Benners Antwort war, dass die Quelle der Ordnung nicht in der sichtbaren, materiellen Welt zu suchen war, sondern in der energetischen Welt des akkumulierten Sonnenlichts. »Da ist nur ein großer Weltenstrom des Sonnenlichtes«, schrieb Bircher-Benner, »der vom Leben in der Pflanze gefangen in den Elektronengebilden der pflanzlichen Organe weiterschwingt, bis er im Innern des menschlichen Organismus in die Phänomene des ... Energieverbrauchs übergeht. Was unser Verstand in vielen wesensverschiedenen, zusammenhanglosen Verstückelungen sieht, es ist nur eines: Sonnenlicht, Urnahrung, Lebenserscheinung!«[59] Im kosmischen Strom des Sonnenlichts erkannte Bircher-Benner also das ordnende Element, das alle Einrichtungen der Natur umschloss und zu einem zweckmäßigen Ganzen verband. Dies geschah, indem die Übertragung der Lichtenergie eine Harmonisierung der energetischen Schwingungen bewirkte. Letztendlich entstand auf diese Weise ein kosmischer Gleichklang der Energieströme, den Bircher-Benner mit Begriffen der Musik zu erklären suchte. Die gesamte Natur erschien ihm als ein »in riesigen Akkorden aufgebautes Kunstwerk der Schöpfung, als eine grandiose Symphonie«.[60]

Ausgehend von dieser Einsicht formulierte Bircher-Benner die Regeln einer neuen »Ordnungstherapie«, die den Kranken »die Heilernährung mit hochorganisierten Nahrungsenergien« lehrte. Darüber hinaus regelte die Ordnungstherapie »die Beziehung zu Luft, Licht, Sonne, Temperaturwechsel« und den »Lebensrhythmus zwischen Tag und Nacht, zwischen Arbeit und Ruhe«. War erst einmal »auf allen Gebieten die Ordnung wieder hergestellt«, dann setzten »die Selbstheilungskräfte des Organismus mit erstarkender Kraft ein« und verhalfen »der Gesundheitsordnung im Innern wieder zur Herrschaft.«[61]

Mit Bircher-Benners Theorie des Lichtwerts schien der Anspruch einer wissenschaftlich fundierten Naturheilkunde eingelöst. Er habe, bekundete Bircher-Benner, »über alle materiellen Begriffe hinaus gleichsam in eine neue Welt der Elektronen und der strahlenden Energien vordringen« müssen, um das »Geheimnis der Nahrung und Ernährung zu finden«.[62] Von seinen Freunden und Kollegen für diese Leistung bewundert, erntete Bircher-Benner im

---

58 Wirtz, *Die Moral auf dem Teller*, S. 72.
59 Bircher-Benner, *Eine neue Ernährungslehre*, S. 89.
60 Bircher-Benner, *Fragen des Lebens und der Gesundheit*, S. 17.
61 Ebd., S. 124.
62 Bircher-Benner, *Eine neue Ernährungslehre*, S. 100.

Lager der wissenschaftlichen Mediziner harsche Kritik. Als er 1902 seine neuen Konzepte vor der Ärztlichen Gesellschaft Zürichs vorstellte, wurde ihm vorgehalten, »die Grenzen der Wissenschaft verlassen« zu haben.[63] Aus wissenschaftlicher Sicht erschien vor allem Bircher-Benners Anwendung des zweiten Hauptsatzes der Thermodynamik völlig inakzeptabel. Zudem entzog sich die postulierte Größe des Lichtwerts jedem experimentellen Nachweis. Bircher-Benner selbst musste diesen Umstand einräumen und beklagte, nur weil man die in der Nahrung akkumulierten Lichtquanten nicht messen könne, werde seine »wissenschaftlich-logische und für das Ernährungsproblem außerordentlich wichtige Schlußfolgerung nicht verstanden und ›als Mystik‹ der Beachtung nicht für würdig befunden«.[64]

Diese Reaktionen zeigten, dass Bircher-Benner die Grenzen dessen, was innerhalb der Wissenschaften als zulässig galt, überschritten hatte. In seinem Bemühen, die sinnhafte Ordnung der Welt nachzuweisen, hatte er die verfügbaren Erkenntnisse so lange mit Interpretationen und Sinnzuweisungen überfrachtet, bis er das gesicherte Wissen hinter sich gelassen und den Bereich des Hypothetischen betreten hatte. Genau darin lag das Dilemma der Naturheilkunde: Blieb man auf dem Boden der reinen Wissenschaft, reichte es nur für Teilerkenntnisse. Versuchte man hingegen, den utopischen Kern der Naturheilkunde mit den Mitteln der Wissenschaft zu ergründen, geriet man schnell in den Verdacht der Mutmaßung, des Regelverstoßes und der Spekulation.

Unter den approbierten Naturärzten setzte sich die Überzeugung durch, dass es keinen Sinn machte, sich auf das Terrain der fortgeschrittenen Naturwissenschaften zu begeben. Das Beispiel Bircher-Benners hatte zur Genüge gezeigt, wie mühsam, riskant und letztendlich vergeblich ein solches Unterfangen sein konnte. Die Abgrenzung zur wissenschaftlichen Medizin musste auf andere Weise gesucht werden. Es galt, einen gänzlich neuen Weg zu finden, der sich weder in der Intuition des Künstlerarztes erschöpfte, noch die Beschränkungen der wissenschaftlichen Methodik akzeptierte. Innerhalb einer solchen Wissenschaft sollten andere Gesetze und Axiome gelten, um so den Blick für das bislang Unbekannte zu öffnen. Die Perspektive einer solchen Wissenschaft fanden die Naturärzte in einer Strömung, die sich seit der Wende zum 20. Jahrhundert unter dem Begriff der »Lebensreform« formierte. Im Kontext diese Bewegung hatten sich Ärzte zusammengefunden, die eine »Biologische Medizin« betreiben wollten.

---

63 Brauchle, »Bircher-Benner zum siebzigsten Geburtstag« *Der Naturarzt* Jg. 65 (1937), S. 185.
64 Bircher-Benner, *Vom Sinn einer therapeutischen Organisation*, S. 15.

8. Biologische Medizin

> »Keine dogmatische Bindung. Den Standpunkt der Erfahrung vor allem wahren. ... Annehmen der Wahrheit, von welcher Seite sie auch kommen mag. Nicht auf die Hand, sondern auf die Gabe schauen, sofern sie nur eine Wahrheit reicht, die sich in der Erfahrung bestätigt.«
>
> *F. Kleinschrod, 1916*

Die Rückkehr des Hippokratismus

In der historischen Literatur wird die Lebensreformbewegung vielfach als einfache Fortsetzung der älteren Naturheilkunde und Vegetarierbewegung gesehen. Die Betonung dieser Kontinuität verdeckt jedoch wesentliche Differenzen. Für die Anhänger der Naturheilkunde lag das Ziel ihrer Bestrebungen in der Wiederherstellung einer naturgebenen Ordnung. Die zeitliche Ausrichtung der Naturheilkunde war also rückwärts gewandt. Demgegenüber ging es der Lebensreformbewegung um die Fortentwicklung der menschlichen Gesellschaft. Der Prozess der Zivilisation wurde nicht als falsch, sondern als einseitig, unvollständig und deshalb korrekturbedürftig empfunden. Das Ziel ihrer Anstrengungen sahen die Vertreter der Lebensreform in einer fernen Zukunft, wobei etwas Neuartiges entstehen sollte, dessen Konturen erst undeutlich zu erkennen waren.

Diese Neuorientierung bedeutete keinen vollständigen Bruch. Viele Ideen der Naturheilkunde wurden von der Lebensreformbewegung aufgegriffen. Hierzu zählten beispielsweise die diätetischen Konzepte des Vegetarismus und der Rohkost, die Nacktkultur, die Alkoholabstinenz, die Kleidungsreform, die Idee der systematischen körperlichen Ertüchtigung oder auch die Betonung von Einfachheit und Mäßigung. Diese Ansätze wurden in der Lebensreform durch eine Reihe neuer Konzepte ergänzt. Dabei reichten die Bestrebungen weit über den Bereich der Medizin hinaus und schlossen soziale und politische Motive ein. Innerhalb der Lebensreform waren gleichermaßen anarchistische, sozialistische und völkisch-nationale Gruppierungen vertreten. Besonderen Einfluss gewannen Programme der »Rassenpflege« und »Zuchtauswahl«, die unter Berufung auf Darwins Evolutionstheorie eine Verbesserung der genetischen Ausstattung der Menschheit zum Ziel hatten.

Bei genauer Betrachtung zerfiel die Lebensreformbewegung in eine kaum zu überschauende Zahl von Vereinen, Gruppierungen und Zusammenschlüssen, die oft wenig miteinander gemein hatten. Um die neuen Lebensweisen zu erproben und ihnen eine erste Heimstätte zu geben, wurden »Kolonien« gegründet. Neben dem »Monte Veritá« bei Ascona am Lago Maggiore erwies sich die Obstsiedlung »Eden« als erfolgreichstes Projekt dieser Art. 1893 hatte eine Gruppe von Vegetariern eine Fläche von 150 Morgen weitgehend unfruchtbaren Landes in Oranienburg nahe Berlin erworben und dort mit der Kultivierung von Obstplantagen begonnen. Relativ rasch wuchs die Siedlung, so dass der Zukauf neuen Landes erforderlich wurde. Im Jahr 1933 wohnten in »Eden« 950 Siedler in 230 Häusern.[1] Der Obstanbau hatte sich auch in wirtschaftlicher Hinsicht als erfolgreich erwiesen und legte die Grundlage für die Vermarktung weiterer »Reformprodukte«, von deren Erlös die Siedlung lebte.

In enger Verbindung mit den Vorstellungen der Lebensreform entwickelte sich eine neue medizinische Strömung: die Biologische Medizin. Der erste und zugleich wichtigste Zusammenschluss, die »Freie Vereinigung biologisch denkender Ärzte«, gründete sich 1905 auf eine Initiative des Medizinalrats Franz Bachmann. Bis 1908 stieg die Zahl der Mitglieder auf 108. Im gleichen Jahr erfolgte die Umbenennung des Vereins in »Medizinisch-Biologische Gesellschaft«.[2] Zur Popularisierung der Biologischen Medizin veranstaltete die Gesellschaft 1912 den ersten »Kongreß für Biologische Hygiene« in Hamburg. Wider Erwarten geriet der Kongress zu einem beachtlichen Erfolg. Unter den 700 Besuchern befanden sich Repräsentanten der Naturheilbewegung, der approbierten Naturärzte, viele homöopathische Ärzte sowie zahlreiche Schriftsteller und Künstler. Die Kongressbeiträge wurden im Folgejahr als Sammelband gedruckt.[3]

Für die Biologische Medizin trifft zu, was für die Naturheilkunde oft fälschlich angenommen wird: Ihre Entstehung lässt sich als unmittelbare Reaktion auf das Erstarken der wissenschaftlichen Medizin begreifen. Das Neuartige der wissenschaftlichen Medizin lag in dem Versuch, die Krankheitsursache in definierten Läsionen des Organsystems aufzusuchen. Mit dieser Fixierung auf die Anatomie der Krankheit traten jedoch all jene Sachverhalte in den Hintergrund, die mit der Persönlichkeit des Patienten und seiner besonderen, individuellen Situation zusammenhingen. Der Kranke wurde zum »Fall«, dessen Behandlung ohne Ansehen der Person allein auf der Basis der nachweisbaren körperlichen Diagnosen erfolgte. Das Aufkommen dieser medizinischen Praxis war eng mit der Entstehung des modernen Krankenhauses verbunden.

---

1 Bartes, »40 Jahre im Dienste der Reform«, *Die Lebenskunst* Jg. 28 (1933), S. 106–107.
2 Vgl.: *Mitteilungen der Medizinisch-Biologischen Gesellschaft* Jg. 3 (1915), Nr. 19, S. 73; Bachmann, »Wie die psycho-biologische Medizin entstand. Meine Lebensarbeit in den gröbsten Umrissen«.
3 Erdmann, *1. Kongreß für Biologische Hygiene*.

Denn erst die Bedingungen des Krankenhauses schufen eine Situation, die den objektivierenden Zugriff auf den kranken Menschen möglich machte. Allein die schiere Zahl von Patienten ließ den einzelnen in der gesichtslosen Masse des »Patientengutes« oder »Menschenmaterials« untergehen. Zugleich konnten sich die Kranken, die zu Beginn der Krankenhausmedizin fast ausschließlich den ärmsten Bevölkerungsgruppen entstammten, nur schwer den Anordnungen der Ärzte und des Krankenhauspersonals widersetzen. Niedrige soziale Herkunft, Hilfsbedürftigkeit und Unwissenheit erzwangen den Gehorsam. In der privaten Praxis waren all diese Voraussetzungen nicht gegeben. Der niedergelassene Arzt musste, um gegenüber der Konkurrenz zu bestehen, seine Patienten weiterhin als Kunden sehen und ihren Wünschen Rechnung tragen. Die Reduzierung des Kranken auf eine organische Diagnose und deren therapeutische Abwicklung als »Fall« konnte sich ein Hausarzt gar nicht leisten. Mit anderen Worten: In der freien Praxis stand weiterhin der Mensch und nicht der Organdefekt im Vordergrund.

Vielfach erwiesen sich die Perspektive des Hausarztes und die des wissenschaftlich orientierten Krankenhausarztes als unvereinbar. Was beispielsweise sollte mit den Menschen geschehen, die sich krank fühlten, ohne dass ein organisches Leiden feststellbar war? In der wissenschaftlichen Medizin wurde für solche Zustände der Begriff der »Simulation« üblich. Für den Arzt in freier Praxis kam es jedoch darauf an, in allen Situationen medizinische Erklärungen anzubieten, die seine Patienten zufrieden stellten. Wenn wissenschaftliche Theorien dies nicht hergaben, griffen viele Ärzte auf alternative, nicht-wissenschaftliche Konzepte zurück. Eine ähnliche Situation bestand bei der Wahl der Therapieverfahren. Von wissenschaftlicher Seite wurden objektive Standards zum Nachweis der Wirksamkeit verlangt. Folgte man dieser Vorgabe, schränkte sich die Zahl der anwendbaren Therapieverfahren dramatisch ein und viele Kranke mussten ohne Hilfe bleiben. Auch dies erschien vielen Ärzten als gänzlich inakzeptabel. Sie empfanden es geradezu als Verpflichtung, ihren Patienten auch dann noch beizustehen, wenn dies die Überschreitung oder Missachtung wissenschaftlicher Standards bedeutete.

Bei vielen niedergelassenen Medizinern setzte sich die Überzeugung durch, dass die Verwissenschaftlichung der Medizin mehr Nachteile als Vorteile gebracht hatte. Der Lösungsvorschlag, den die Biologische Medizin vorbrachte, bestand in der Rückkehr zur alten, hippokratischen Heilkunde. Damals, so die Argumentation, habe der Arzt noch selbst entscheiden können, wie er eine Erkrankung diagnostisch einzuordnen und zu therapieren habe. Es sei beabsichtigt, erklärte Franz Bachmann zum Programm der »Biologisch-Medizinischen Gesellschaft«, die alten Bezüge wieder aufzunehmen und an den »vorexakten Hippokratismus« anzuknüpfen, dessen Zurückdrängung man »als den größten Irrtum der Medizin des 19. Jahrhunderts« betrachte.[4] Der Eintritt in das Zeitalter der wissenschaftlichen Medizin wurde nun als folgenschwerer Irrtum erkannt. Das, was auf diese Weise zerschlagen wurde, müsse nun mühsam wiedergewonnen werden, weil, so Bachmann, es »nie ein fruchtbareres System geben« könne als »die viele Jahrtausende alte Humoralpathologie«.[5]

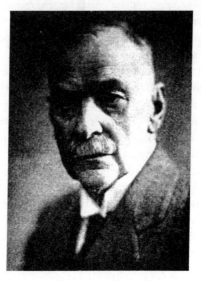

Abb. 30: Franz Bachmann, Gründer der »Medizinisch-Biologischen Gesellschaft«

(*Quelle:* Blätter für Biologische Medizin *1926, S. 165)*

Der praktisch tätige Arzt sollte nach dem Willen der biologischen Mediziner wieder in das Zentrum der Heilkunde rücken. Ihm musste die vollständige »Therapiefreiheit« zuerkannt werden. Was sich nach seiner Überzeugung in der Krankenbehandlung als nützlich oder hilfreich erwiesen hatte, das durfte nicht mit Hinweis auf vermeintlich bessere Erkenntnisse der Wissenschaften abgetan werden. Denn vor aller Wissenschaft war die Medizin zunächst eine praktische Disziplin und deshalb zählten die Resultate der Behandlung mehr als die Wahrheit irgendwelcher Theorien. Nach wie vor, so die Auffassung der biologischen Ärzte, müsse in der Medizin gelten, was früher noch unstreitig gewesen war: »Wer heilt, hat recht.«

---

4 Bachmann, »Die große Umkehr«, *Blätter für Biologische Medizin* Jg. 4 (1916), S. 1–6.
5 Bachmann, »Die alte und die neue Heilkunde«, *Blätter für Biologische Medizin* Jg. 4 (1916), S. 372–380.

»Prüfet alles und das Gute behaltet«

Die von der Biologischen Medizin geforderte Rückbesinnung schloss die Wiederbelebung der humoralpathologischen Heilverfahren der hippokratischen Medizin ein. Solche Prozeduren bezweckten eine Veränderung des Mischungsverhältnisses der Körpersäfte, vorzugsweise durch Entziehung von Körperflüssigkeiten oder Krankheitssekreten. So kam es zu einer Renaissance des Aderlasses, der Blutegel, Schröpfköpfe, blasenziehenden Pflaster, Brechmittel und Laxantien. All diese, fast in Vergessenheit geratenen Verfahren, galten nun wieder als Erfolg versprechende Mittel in der Krankenbehandlung.

Bernhard Aschner, ein Wiener Gynäkologe mit Sympathien für die Biologische Medizin, verfasste ein außerordentlich erfolgreiches Buch, in dem er die humoralpathologischen Behandlungsformen in einer zeitgemäßen Form darstellte, neu systematisierte und unter dem Begriff der »Konstitutionstherapie« zusammenfasste. Bis heute erschienen zehn überarbeitete und erweiterte Auflagen von Aschners *Lehrbuch der Konstitutionstherapie*, zuletzt im Jahr 2000.

Die Neubelebung hippokratischer Therapieverfahren konnte für den biologisch eingestellten Arzt jedoch keinesfalls bedeuten, seine Praxis nun ausschließlich mit diesen therapeutischen Mitteln zu bestreiten. Ausgehend von der Forderung nach Therapiefreiheit sollte ein möglichst breit gefächertes Spektrum von Methoden zur Verfügung stehen, um für jeden Einzelfall eine passende Lösung zu finden. Bereits in den Leitsätzen der »Medizinisch-Biologischen Gesellschaft« wurde klargestellt, dass sich der biologisch denkende Arzt zu »einem gewissen Eklektizismus« bekennen müsse.[6] Neben den humoralpathologischen Verfahren bildete die Homöopathie einen weiteren Schwerpunkt. Viele Mitglieder der »Medizinisch-Biologischen Gesellschaft« waren erst über die Homöopathie zur Biologischen Medizin gelangt. Der Arzt Heinz Bottenberg, der mit zahlreichen Schriften zur Biologischen Medizin in Erscheinung trat, betrachtete die Homöopathie sogar als exemplarisch für alle biologischen Verfahren, weil sie sich »grundsätzlich biologischen Gedankengängen einfügt«.[7] Von den Naturheilverfahren erfuhr vor allem das Fasten neue Aufmerksamkeit. Maßgeblichen Anteil an dieser Entwicklung hatten die Ärzte Gustav Riedlin, Richard Kapferer und später Otto Buchinger, die alle eine biologische Ausrichtung erkennen ließen.

Darüber hinaus stimulierte die Biologische Medizin in geringerem Umfang auch die Entwicklung neuartiger therapeutischer Ansätze. Häufig handelte es sich dabei um Ideen, die innerhalb der wissenschaftlichen Medizin keine Aner-

---

6 *Blätter für Biologische Medizin* Jg. 14 (1926), S. 189–190.
7 Bottenberg, *Biologische Therapie des praktischen Arztes*, S. 70.

kennung gefunden hatten und deshalb in den Graubereich nicht-konventioneller Verfahren abgedrängt wurden. Eine solche Entwicklung war dem Verfahren der künstlichen Hyperämie beschieden, das von dem Berliner Chirurgen August Bier entwickelt worden war. Bier war von der naturheilkundlichen Vorstellung ausgegangen, dass eine Entzündung als Heilvorgang aufzufassen sei. Deshalb müssten Entzündungszeichen gefördert oder sogar künstlich hervorgebracht werden. Biers Augenmerk galt der Blutfülle oder Hyperämie, die jede Entzündung begleitet. Um einen vermehrten Bluteinstrom zu erzeugen, verwendete er Hitze und hautreizende chemische Substanzen wie Jod, Äther, Krotonöl, Quecksilber oder Ammoniak. Zur passiven Erzeugung einer Hyperämie konstruierte Bier besondere Saugapparate und Stauvorrichtungen. Später experimentierte Bier mit Ansätzen der systemischen Fieberbehandlung. Zu diesem Zweck injizierte er seinen Patienten Zubereitungen aus tierischem Blut oder Tierorganen. Nicht selten traten bei den Patienten allergische Schockreaktionen, Erstickungsanfälle und Ohnmachten auf. Ein anderes Verfahren entwickelte der Wuppertaler Internist Heinrich Röder. Als Alternative zur operativen Entfernung der Gaumenmandeln empfahl er die Absaugung des Eiters aus den Vertiefungen des geschwollenen und entzündeten Organs. Hierzu konstruierte er ein gebogenes Gerät mit Öffnungen an beiden Enden, das der Arzt auf die erkrankte Mandel aufsetzte, während gleichzeitig ein Unterdruck erzeugt wurde. Zur Unterstützung dieser Behandlung konnte vor dem »Rödern« eine Massage der Mandeln durchgeführt werden.

Mit den genannten Methoden hatte es jedoch keineswegs sein Bewenden. Zahl und Art therapeutischer Verfahren schienen in der Biologischen Medizin nahezu unbegrenzt zu sein. Als »biologisch« konnte fast jede Behandlungsmethode gelten, gleichgültig, ob sie der Naturheilkunde, der Kräutertherapie, der Volksmedizin oder auch den Heilsystemen fremder Kulturen entstammte. Das Spektrum biologischer Behandlungen reichte von Entwicklungen aus dem Grenzbereich der wissenschaftlichen Medizin bis hin zu Ansätzen und Praktiken mit eher esoterischen Qualitäten. So scheute man sich nicht, in den Publikationsorganen der Biologischen Medizin auch über Hypnose, Suggestion, Telepathie, siderische Pendel, Wünschelruten oder Tischerücken zu berichten. »Prüfet alles und das Gute behaltet«, wurde zum viel zitierten Leitsatz der Bewegung. In diesem Bekenntnis lag die inhaltliche Verbindung zwischen Biologischer Medizin und Lebensreform. Beide verstanden sich als Neuerungsbewegungen, die alles Wertvolle vereinigen und zu einer besseren Synthese bringen wollten.

Um diese Absicht zu verwirklichen, mussten zunächst die Kämpfe der Vergangenheit beendet werden. Alle Heilmethoden waren aufgefordert, zu einem gedeihlichen Miteinander zu finden. »Wir sollten uns gegenseitig ängstlich absperren von Heilmethoden, die im Grundprinzip alle übereinstimmen und nur in der Art der Behandlung auseinandergehen?«, fragte Moritz Platen in seinem vierbändigen Werk zur *Neuen Heilmethode* und gab selbst zur Antwort: »Wenn wir das tun wollten, dann hätten wir kein Recht mehr zum Kampf gegen eine einzelne, sich souverän dünkende Wissenschaft, dann wären wir selbst autoritätsgläubig und gerade so intolerant wie die Mediziner und Medizinanhänger.«[8]

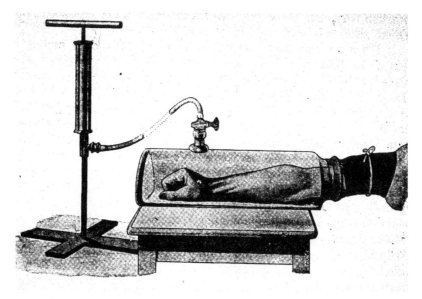

Abb. 31: Apparat zur Erzeugung einer Hyperämie durch Unterdruck nach A. Bier

(Quelle: Bier, A.: Hyperämie als Heilmittel, 6. Aufl., Leipzig 1907, S. 95)

Franz Bachmann ergänzte diese Einsicht mit der Feststellung, allein schon der Gesichtspunkt der Gerechtigkeit begründe die unparteiische Prüfung »aller Heilmethoden, die irgend Erfolg versprechen«.[9] Gelänge es, diese Form der Toleranz allgemein durchzusetzen, dann müssten die Grenzen zwischen den verschiedenen Heilformen wie von selbst verschwinden. Letztendlich, so die Erwartung der biologischen Ärzte, könne sich auch die Schulmedizin einer solchen Entwicklung nicht dauerhaft verschließen. Am Ende stünde dann eine einheitliche Medizin, die sich einzig dem Wohl des Patienten verpflichtet

---

8 Platen, *Die neue Heilmethode*, Bd. 1, S. 137.
9 Bachmann, »Lebenslehre, Hygiene, Völkerschicksal«, *Blätter für Biologische Medizin* Jg. 6 (1918), S. 141–149.

fühlte. Es sei an der Zeit, der »Synthese in der Heilkunde vorwärts zu helfen«, schrieb Bottenberg über die Aufgaben der Zukunft. Jetzt ginge es »nicht mehr um das Feldgeschrei: hie Naturheilkunde! – hie Schulmedizin!, sondern um ihre Vereinigung in der Persönlichkeit des überschauenden Arztes zu einer Biologischen Medizin«.[10]

Das Bündnis zwischen Naturärzten und Biologischer Medizin

Die Beziehungen zwischen Biologischer Medizin und Naturheilkunde waren von Beginn an durch vielschichtige, teilweise widersprüchliche Tendenzen geprägt. Zwar wurden von biologischer Seite die naturheilkundlichen Verfahren als wertvolle Heilmittel anerkannt, die man gerne dem eigenen Bestand hinzufügte. Andererseits aber wollte man die von der Naturheilkunde geforderten Beschränkungen nicht akzeptieren, weil dies der Therapiefreiheit widersprach. Ganz ausdrücklich wurde 1929 der Zusatz in die Leitsätze der »Medizinisch-Biologischen Gesellschaft« aufgenommen, man halte die Naturheilkunde »für eine wertvolle, jedoch einseitige Methode, sofern sie eine ›arzneilose‹ Therapie lehrt«. Die Biologische Medizin hingegen trete »für sämtliche Zweige der Arznei-Therapie ein«.[11]

Die Anerkennung der naturheilkundlichen Lehre kam für die biologischen Mediziner demnach nicht in Betracht. Mit Nachdruck forderte Franz Bachmann von der Naturheilkunde, sich endlich von den alten »Schlacken« zu befreien, die sie angesetzt habe, weil sie »bisher fast ausschließlich von Nichtärzten betrieben worden« sei.[12] Hier lag ein weiteres Hindernis: Die Biologische Medizin verstand sich als eine rein ärztliche Bewegung, in der Laientherapeuten nichts zu suchen hatten. Die Bekämpfung von Scharlatanerie und Kurpfuscherei wurde als eine Selbstverständlichkeit betrachtet. Schon in den Leitsätzen der »Medizinisch-Biologischen Gesellschaft« war festgehalten, dass man die »schweren, schädlichen Auswirkungen durch die heutige Kurierfreiheit als bestehend« anerkenne und bestrebt sei, diese »nach Möglichkeit zu beseitigen«.[13]

---

10 Bottenberg, *Biologische Therapie des praktischen Arztes*, S. 7–8.
11 Bachmann, »Für die Mitglieder der Medizinisch-Biologischen Gesellschaft«, *Die Reinheit* Jg. 4 (1929), S. 7.
12 Bachmann, »Ärzteschaft und Naturheilbewegung«, *Mitteilungen der Medizinisch-Biologischen Gesellschaft*, Nr. 5/6 (1920), S. 21–26.
13 Bachmann, *Abbruch der Schulmedizin*, S. 63–64.

Im Grunde also handelte es sich bei Biologischer Medizin und Naturheilkunde um zwei gegensätzliche Konzeptionen. Auch die Rückbesinnung auf die alten Heilverfahren der hippokratischen Medizin musste für Irritationen sorgen. Schließlich handelte es sich um genau jene Methoden, gegen die man sich in der Frühzeit der Naturheilkunde zur Wehr gesetzt hatte. In den Reihen der naturheilkundlichen Laienbewegung wurden die Differenzen deutlich gesehen. Oskar Mummert beispielsweise bemerkte, einige Ärzte würden »von einer Versöhnung zwischen der alten Schule und Naturheilkunde schwärmen«. Allerdings, so Mummert, müsse man sich bei solchen Angeboten doch ernsthaft fragen, »ob die Naturheilbewegung nach einem knapp halbhundertjährigen Kampf es nötig hat, mit solchen Kompromissangeboten ihre einfache, schlichte Lehre zu verwässern. ... Eine Bewegung, die nach allen Seiten greift, um sich anzubiedern, einen faulen Frieden zu schließen, würde sich selbst aufgeben.«[14]

Ganz anders sahen dies die approbierten Naturärzte. Innerhalb der ärztlichen Naturheilkunde betrachtete man viele der alten Grundsätze ohnehin kritischer. Was die Zurückweisung der Laienpraxis und den Wunsch nach Vereinigung aller Heilformen unter Einschluss der Schulmedizin anbelangte, existierten erheblich größere Übereinstimmungen mit der Biologischen Medizin als mit der naturheilkundlichen Laienbewegung. Vor allem ein Umstand trug dazu bei, von vornherein eine Nähe zwischen biologischen Ärzten und Naturärzten herbeizuführen: Beide Gruppierungen wurden überwiegend von niedergelassenen Medizinern in freier Praxis getragen. Der Wunsch, allen Patienten eine probate und willkommene Therapie anbieten zu können, einte biologische Ärzte und Naturärzte.

Im Januar und April 1911 besuchten mehrere Mitglieder der »Medizinisch-Biologischen Gesellschaft« die Versammlungen der süddeutschen Gruppe des »Ärztevereins für Physikalisch-diätetische Therapie«. Auf der ordentlichen Jahresversammlung der »Medizinisch-Biologischen Gesellschaft« im Jahr 1915 kam es dann zu einer zweistündigen Aussprache zwischen biologischen Ärzten und Vertretern der approbierten Naturärzte mit dem Ziel einer engeren Arbeitsgemeinschaft. Regelrechte Verhandlungen zur Verschmelzung der naturheilkundlichen und biologischen Ärzteorganisationen wurden erst fünf Jahre später anlässlich der Jahresversammlung der »Medizinisch-Biologischen Gesellschaft« aufgenommen. Der zeitgleich in Frankfurt tagende Südverein der Naturärzte machte einstimmig den Vorschlag, durch Eintritt von Süd- und Nordverein in die »Medizinisch-Biologische Gesellschaft« eine einheitliche

---

14 Mummert, »Heilkunde mit dem Kompromiß«, *Der Naturarzt* Jg. 56 (1928), S. 276–277.

Organisation zu schaffen. Dieser Vorstoß scheiterte am Nordverein, der sich nicht zu diesem Schritt durchringen konnte.[15] Auch wenn der endgültige Zusammenschluss ausblieb, kam es doch zu einer engen Verflechtung beider Bewegungen. Viele Ärzte besaßen eine doppelte Mitgliedschaft in den Organisationen der Biologischen Medizin und der ärztlichen Naturheilkunde. Hierzu zählten auch prominente Vertreter der Naturheilkunde wie Franz Schönenberger und Maximilian Bircher-Benner. Wie eng die Verbindungen tatsächlich geworden waren, musste Emil Klein nach einer kontroversen Bemerkung erfahren. Klein hatte öffentlich erklärt, in der freien Vereinigung der biologischen Mediziner sei »ein Brei zusammengerührt worden aus altbackenen humoralpathologischen Hypothesen«. Nach wütenden Protesten aus den Reihen des Berliner Nordvereins sah sich Klein zu einer Klarstellung in *Ziegelroths Archiv* genötigt. Darin bemerkte Klein fast entschuldigend, er sei sich durchaus bewusst, mit seiner »Auffassung vom biologischen Denken« nur einen »geringen Teil des Berliner Ärztevereins auf meiner Seite zu haben, gehören ja zahlreiche der Herren selbst der freien Vereinigung an«.[16]

Ärztliche Naturheilkunde und Biologische Medizin betrachteten sich als »Schwesterbestrebungen«.[17] Der endgültige organisatorische Zusammenschluss schien gar nicht so wichtig, so lange die Aktionen und Initiativen untereinander koordiniert wurden. »Getrennt marschieren – vereint schlagen!« geriet zum Leitspruch der beiden Ärztebewegungen. Mit dieser Bündelung der Kräfte glaubte man, gegenüber der übermächtigen Schulmedizin bestehen zu können. Um aber dauerhaft erfolgreich zu bleiben, erschien es unabdingbar, die eigenen Forderungen in plausibler Weise theoretisch zu untermauern. Es bedurfte einer neuen Wissenschaft, in deren Licht sich das gemeinsame Anliegen von Biologischer Medizin und ärztlicher Naturheilkunde als berechtigt erwies. Franz Bachmann hatte in den Blättern seiner »Biologisch-Medizinischen Gesellschaft« eine neue Theorie ausgebreitet, die von den Ärzten mit naturheilkundlicher Orientierung zustimmend aufgenommen wurde. Erwies sich diese Theorie als tragfähig, konnte sich die Hoffnung doch erfüllen, dass die Naturheilkunde zur Wissenschaft würde – wenn auch im Fahrwasser der Biologischen Medizin.

---

15 Vgl.: *Mitteilungen der Medizinisch-Biologischen Gesellschaft* Jg. 3 (1915), Nr.19, S. 73; Nr. 21, S. 84; *Blätter für Biologische Medizin* Jg. 8 (1920), S. 29, 50; *Blätter für Biologische Medizin* Jg. 9 (1921), S. 104.
16 Klein, »Erklärung an die Freie Vereinigung biologisch denkender Ärzte«, *Archiv für physikalisch-diätetische Therapie* Jg. 10 (1908), S. 13–15.
17 *Mitteilungen der Medizinisch-Biologischen Gesellschaft* Jg. 3 (1915), Nr. 1, S. 1.

Die vitalistische Wende

Seinen theoretischen Betrachtungen stellte Franz Bachmann die Frage voraus, wie sich die Differenz zwischen biologischer und wissenschaftlicher Medizin erklären ließe. Was verstellte den Blick für das Anliegen der jeweils anderen Seite? Die Antwort Bachmanns war, dass sich die wissenschaftliche Medizin in einem grundlegenden Irrtum befand, weil sie die Erscheinungen des gesunden und des kranken Lebens auf die Gesetzmäßigkeiten von Physik und Chemie reduzierte. Ein solcher »mechanistischer« oder »materialistischer« Ansatz aber sei völlig unangemessen, weil auf diese Weise »kein eigentlicher Lebensvorgang« erklärt werden könne.[18] Deshalb, so Bachmann, kämen die exakten Naturwissenschaften als Grundlage der Medizin gar nicht in Betracht. Vielmehr müssten die Ärzte ihre Orientierung aus jener Wissenschaft gewinnen, die das Leben selbst zum Gegenstand hatte, also der Biologie. In diesem Sinne konnte wahre Heilkunde nur eine »Biologische Medizin« sein.

Bachmann forderte die Neuorientierung ärztlichen Denkens im Sinne »vitalistisch-biologischer Anschauungen«. Das Leben müsse als Resultat eines »seiner Natur nach noch völlig dunklen, mit unseren Sinnen unfassbaren Prinzips« verstanden werden. Dieses Prinzip ließ sich zunächst nur als Negation beschreiben. Auf keinen Fall handelte es sich um eine mit den Mitteln konventioneller Wissenschaft bestimmbare Größe. Zwar erkannte Bachmann durchaus an, dass in jedem lebenden Organismus unablässig Prozesse physikalischer und chemischer Natur abliefen. Aber diese materiellen Aspekte blieben von nachgeordneter Bedeutung. Das Leben bediente sich solcher Kräfte lediglich »als Mittel zur Erreichung seiner vorbedachten Zwecke«. Was das Leben ausmachte, waren geistige »Urkräfte«, die sich von der physikalischen Welt abhoben, diese überlagerten und steuerten.[19]

Indem Bachmann hinter der gegenständlichen Welt eine zweite, geistige Welt annahm, konnte er zur Annahme der Zweckmäßigkeit aller Naturvorgänge zurückzukehren. Das Versagen, eine sinnhafte Ordnung in der materiellen Wirklichkeit zu entdecken, ließ sich nun als Folge einer falschen Blickrichtung erklären. Denn nicht die Materie, sondern der Geist garantierte den Sinn und dort musste er gesucht werden. Was die Welt der Physik und Materie nicht hergab, sollte nun eine kosmische Weltseele erfüllen. »Die Zielsetzung, die Zweckmäßigkeit, die Zielstrebigkeit, das ist das Wesen der Seele«, schrieb

---

18 Bachmann, »Lebenslehre, Hygiene, Völkerschicksal«, *Blätter für Biologische Medizin* Jg. 6 (1918), S. 141–149.

19 Bachmann, »Dekadenz der Medizin«, *Blätter für Biologische Medizin* Jg. 14 (1926), S. 48–53; »Stimmen zum Biologischen Hygiene-Kongreß«, in: Erdmann, *1. Kongreß für Biologische Hygiene*, S. 23–24.

Franz Bachmann und setzte hinzu: »Dieser Zweck ist nichts anderes als der Wille der Gottheit.«[20] Nicht zufällig ähnelte dieses Vorgehen dem Ansatz Bircher-Benners, bei dem das Universum der Lichtquanten jene Funktion übernommen hatte, die Bachmann nun der geistigen Welt zuwies.

Ließ sich dieser Standpunkt überhaupt mit den Begriffen der Naturheilkunde vereinbaren? Fraglos bedeutete die Annahme eines geistigen Lebensprinzips für die Naturheilkunde eine gravierende Verschiebung bisheriger Überzeugungen. Immerhin hatte die naturheilkundliche Krankheitslehre in der Ablagerung von Heterogenstoffen die alleinige Ursache aller Leiden erkannt und musste deshalb als durchweg »materialistisch« gelten. Aber jenseits dieser theoretischen Differenz wies der Vitalismus einige Aspekte auf, die ihn für die naturheilkundliche Ärzteschaft interessant machten. An den utopischen Gehalt der alten Naturheilkunde anknüpfend, konnte nun wieder nach dem Sinn hinter den Erscheinungen von Krankheit und Gesundheit gefragt werden und zwar ohne in die als naiv empfundenen Erklärungsmuster der frühen Naturheilkunde zurückzufallen. Der Vitalismus schuf ein tragfähiges Fundament mit wissenschaftlichem Anspruch, das der ärztlichen Naturheilkunde die Überwindung ihres eklatanten Theoriedefizits in Aussicht stellte und zugleich das Verhältnis zur etablierten Schulmedizin neu definierte. Der Gegensatz von Wissenschaft und Nicht-Wissenschaft löste sich auf in der Entgegensetzung von Materialismus und Vitalismus. Damit lief der Vorwurf der Unwissenschaftlichkeit ins Leere. Die Anhänger des Vitalismus glaubten sogar, eine gegenüber der Schulmedizin überlegene Position zu vertreten. Denn die Überwindung des einseitigen Materialismus bedeutete aus vitalistischer Perspektive eine Erweiterung des Blickfelds und musste daher als echter Fortschritt begriffen werden.

Angesichts dieser Vorteile konnte es nicht verwundern, dass der Vitalismus innerhalb der ärztlichen Naturheilkunde auf fruchtbaren Boden fiel. Bereits bei Gründung der Ärztevereine für physikalisch-diätetische Therapie trat der Einfluss biologischen Gedankenguts so deutlich in Erscheinung, dass sich vielfach kaum entscheiden ließ, welche Bindung für die approbierten Naturärzte bedeutsamer war: die zur Naturheilkunde oder die zur Biologischen Medizin. Diese Feststellung traf vor allem für die Südgruppe der Naturärzte zu, wo der Anschluss an die Biologische Medizin traditionell besonders eng war. Als 1911 im Reichstag bei der Lesung des Gesetzentwurfs gegen die Missbräuche im Heilgewerbe ein Redner fragte, ob es möglich sei, »in irgendeiner Weise ir-

---

20 Bachmann, »Dekadenz der Medizin«, *Blätter für Biologische Medizin* Jg. 14 (1926), S. 48–53.

gendeine Definition der Naturheilkunde« zu liefern[21], beschloss die Südgruppe, ein Gutachten in Auftrag zu geben, das den zuständigen Ausschüssen des Reichstags vorgelegt werden konnte. Mit der Erstellung der Schrift wurde der Arzt Franz Kleinschrod beauftragt, der selbst zur Südgruppe der Naturärzte zählte. Kleinschrod war von 1888 bis 1892 der erste approbierte Badearzt bei Sebastian Kneipp gewesen. Über verschiedene Stationen fand er später wieder nach Bad Wörishofen zurück und gründete dort 1909 eine eigene Praxis. Bereits in einer ersten Studie, die zum Programm der Südgruppe werden sollte, hatte Kleinschrod die Idee einer vitalistischen Naturheilkunde formuliert. In seiner zweiten Schrift für die Abgeordneten des deutschen Reichtags knüpfte er daran an: Wollte sich die Naturheilkunde »wirklich prinzipiell von der medizinischen Schule« unterscheiden, dann müsse sie »eine vitalistische Lehre vom Leben, von der Krankheit und von der Heilung sein«. Dieser Prämisse folgend, unterzog Kleinschrod die Konzepte der Naturheillehre einer eingehenden Betrachtung, um letztendlich seine Auffassung bestätigt zu finden, dass alle naturheilkundlichen Standpunkte tatsächlich »samt und sonders vitalistischer Natur« sind.[22]

Kleinschrod setzte seine schriftstellerische Tätigkeit auch nach Abschluss seiner Auftragsarbeiten für die Südgruppe fort. 1928 erschien sein zweibändiges Hauptwerk *Die Übermechanik des Lebens*. Unter »Übermechanik« verstand Kleinschrod all jene Gesetzmäßigkeiten, die – im Unterschied zur Mechanik der unbelebten Natur – für die Steuerung der Prozesse in lebenden Organismen maßgeblich waren. Dabei kontrollierte die Übermechanik die Mechanik. Alle Lebewesen besäßen die »wunderbare Fähigkeit«, schrieb Kleinschrod, »die tote Welt in ihren materiellen Grundgesetzen für die Zwecke ihres Daseins, der Selbsterhaltung und der Fortpflanzung zu beherrschen«. Der Vogel »könne nicht fliegen, das Auge nicht sehen, das Blut nicht zirkulieren«, ohne sich die Materie untertan zu machen. Wirkliche Wissenschaft, so Kleinschrod, müsse deshalb begreiflich machen, wie es dem Leben gelänge, die Gesetze der Schwerkraft, der Optik und der Bewegung in den Dienst der eigenen Sache zu stellen.[23]

Damit war die Naturheilkunde als eine Wissenschaft neu begründet, die sich der Erforschung der geistigen Prinzipien des Lebens widmete. Kein anderer als er selbst, erklärte Kleinschrod, habe »die wahren Grundgesetze des Lebens« entdeckt. Seine Übermechanik sei »die allererste Lebenslehre«, welche

---

21 Strünckmann, »Wissenschaftliche Begründung der Naturheilkunde«, *Der Naturarzt* Jg. 39 (1911), S. 153–157.
22 Kleinschrod, *Wissenschaftliche Begründung der Naturheilkunde*, S. 99.
23 Kleinschrod, *Die Übermechanik des Lebens*, Bd. 1, S. XIX-XX.

»das jahrtausendalte Lebensrätsel zu lösen« vermocht habe.[24] Nicht alle in der Naturheilbewegung teilten diese Überzeugung. Vor allem den einfachen Mitgliedern der Naturheilvereine waren die Ideen Kleinschrods schwer zu vermitteln. Zwar wurde im *Naturarzt* verschiedentlich die Lektüre von Kleinschrods Schriften empfohlen. Aber man äußerte sich eher zurückhaltend. Nach Erscheinen der *Übermechanik* wurde jedoch eine ungewöhnlich scharfe Kritik in den Reihen der Naturheilbewegung laut. Der *Naturarzt* druckte eine Rezension, in der Kleinschrod vorgeworfen wurde, er vermenge philosophische und wissenschaftliche Betrachtungen. Direkt an Kleinschrod gewandt erklärte der Verfasser: »Nein, Herr Dr. Kleinschrod, in aller Hochachtung und Bescheidenheit muß es gesagt sein: Das ist nicht der Weg, um Leben und Tod, Gesundheit, Krankheit und Heilung verstehen zu lernen.«[25]

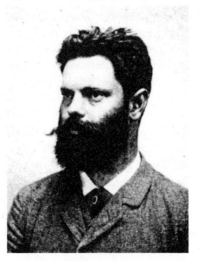

Abb. 32: Franz Kleinschrod

(*Quelle: Baumgarten, A.:* Sebastian Kneipp, *Berlin 1898, S. 190*)

Aus dem Lager der approbierten Naturärzte hingegen brauchte Kleinschrod keine derartigen Kritiken zu fürchten. Dort herrschte übereinstimmend die Auffassung, dass ihm eine große wissenschaftliche Tat gelungen sei. Bereits die erste, im Auftrag der Südgruppe erstellte Schrift war auf begeisterte

---

24 Ebd., S. 289.
25 Hildebrand, »Mechanistische oder antimechanistische Lebenslehre?«, *Der Naturarzt* Jg. 57 (1929), S. 77–80; Ders., »Was ist Krankheit? Was ist Heilung?«, *Der Naturarzt* Jg. 57 (1929), S. 116–117.

Zustimmung gestoßen. In *Ziegelroths Archiv* erklärte ein Vertreter der Südgruppe, man nehme Kleinschrods Buch als »unser Heidelberger Programm« entgegen und wolle es fortan wie ein »Evangelium« in Ehren halten.[26] Auch die nachfolgenden Veröffentlichungen Kleinschrods lösten ähnlich enthusiastische Reaktionen aus. Als Kleinschrod 1934 im Alter von 74 Jahren starb, ehrten ihn die approbierten Naturärzte als Wegbereiter einer neuen Naturheilkunde. Ein Nachruf der *Naturärztlichen Rundschau* würdigte Kleinschrod als den »geistesgewaltigen Schöpfer der wissenschaftlichen Begründung der Naturheillehre und der Naturheilkunst«. Seine *Übermechanik* habe den Naturärzten die »wuchtigste und schärfste Waffe im Kampfe der Naturheillehre gegen die materialistisch-mechanistische Lehre der Schulmedizin« in die Hand gegeben. Deshalb müsse Kleinschrod »für alle Zeiten zu den bedeutendsten Denkern der Menschheit gezählt werden«.[27]

Die »Krise der Medizin«

Bis zum Ende der 1920er Jahre blieb die Biologische Medizin eine relativ begrenzte Erscheinung. Der Schwung der ersten Jahre erlahmte zusehends und die Mitgliedszahlen der biologischen Zusammenschlüsse stagnierten. Ein zweiter »Kongreß für Biologische Hygiene«, der 1924 in Dresden ausgerichtet wurde, konnte den Erfolg des Hamburger Kongresses nicht wiederholen. Bachmann beklagte eine »mangelnde Teilnahme« und machte dafür die »Mutlosigkeit der alten Mitkämpfer« verantwortlich.[28] Nicht besser sah es bei den »Schwesterorganisationen« der approbierten Naturärzte aus, deren Mitgliederzahlen noch deutlich unter denen der »Medizinisch-Biologischen Gesellschaft« lagen. Der Südverein verfügte gar nur über eine Hand voll aktiver Mitglieder. Nach dem Ende des Ersten Weltkriegs dauerte es ganze elf Jahre, bis er sich zu einer ersten konstituierenden Sitzung im Jahr 1929 zusammenfand.[29]

Eine Aufwertung erfuhr die Biologische Medizin durch eine Diskussion, die eine »Krise der Medizin« zum Thema machte. Innerhalb der Ärzteschaft hatte sich das Empfinden eingestellt, die Grundlagen der eigenen Existenz seien in Gefahr. Neben die Einschränkung der Therapiefreiheit durch wissenschaftliche Vorgaben war eine weitere Bedrohung getreten. Seit Einführung

---

26 Selss, »Besprechungen«, *Archiv für physikalisch-diätetische Therapie* Jg. 6 (1904), S. 123–125.
27 Silber, »Franz Kleinschrod zum Gedächtnis«, *Naturärztliche Rundschau* Jg. 6 (1934), S. 193–202.
28 Bachmann, *Abbruch der Schulmedizin*, S. 53.
29 *Der Arzt* Jg. 1 (1929), S. 219.

der gesetzlichen Krankenkassen im Jahr 1883 waren immer größere Teile der Bevölkerung in dieses System einbezogen worden. Damit hatten die Krankenkassen eine gewichtige Position im Gesundheitswesen errungen, die es ihnen erlaubte, sowohl die Erbringung ärztlicher Leistungen wie auch deren Entlohnung zu reglementieren.

Diese Art des bürokratischen Zugriffs ließ sich nur schwer mit dem ärztlichen Selbstverständnis einer freien Heiltätigkeit vereinbaren. Aus Sicht der Ärzte drohte die Freiheit ihres Berufs im Zangengriff von Wissenschaftlichkeit und Kassentätigkeit zerrieben zu werden. Steigender Konkurrenzdruck bei sinkenden Einkommen komplettierte das Szenario der Krise. Innerhalb der vielstimmigen und häufig aufgeregten Debatten, die jetzt einsetzten, ließen prominente Persönlichkeiten in hohen akademischen Positionen erstmals Sympathien für biologische Ansätze erkennen. In diesem Sinn äußerten sich beispielsweise Wilhelm His, Dekan der Berliner Medizinischen Fakultät und später Rektor der Universität, Ludolf von Krehl, Direktor der Medizinischen Klinik der Universität Heidelberg, Hans Much, Schüler Emil von Behrings und Leiter des Hamburger Instituts für Tuberkuloseforschung, und Georg Honigmann, Internist und Medizinhistoriker aus Gießen.[30]

Solche Bekenntnisse stärkten die Position der zuvor kaum beachteten Biologischen Medizin. Offensichtlich bewirkte die Krisendiskussion eine Popularisierung unkonventioneller Ansätze, die weit in die akademische Ärzteschaft hineinreichte. Ganz auf dieser Linie lag ein Vorstoß August Biers, der unter wissenschaftlich orientierten Ärzten heftige Reaktionen auslöste. Bier verfasste 1925 einen Beitrag für die *Münchener Medizinische Wochenschrift* unter der Überschrift »Wie sollen wir uns zur Homöopathie stellen?«. Einleitend erklärte Bier, er sei sich der Tatsache wohl bewusst, in ein »Wespennest« zu stoßen. Aber es sei Zeit anzuerkennen, dass in der »Homöopathie ein guter Kern steckt und dass wir von ihr viel lernen und unsere Heilmittel verbessern und vermehren können«. Aus diesem Grund müsste die medizinische Wissenschaft »auch noch Platz für die Homöopathie haben«. In der Biologischen Medizin wurden die Worte Biers mit offener Freude aufgenommen. Franz Bachmann drückte die Hoffnung aus, der Artikel Biers könne den Bann gebrochen haben für »eine Aufnahme der Homöopathie in Äskulaps Tempel«.[31]

Ein weiterer Schwerpunkt der Krisendiskussion betraf die biologische Forderung nach größerer Autonomie des praktischen Arztes. In diesem Zusammenhang erschien Emil Kleins Vision des Künstlerarztes in neuem Licht. Denn der Künstlerarzt, der sich einzig seiner besonderen Begabung verpflich-

---

30 Vgl.: Klasen, *Die Diskussion um eine Krise der Medizin*.
31 Bachmann, »Dekadenz der Medizin«, *Blätter für Biologische Medizin* Jg. 14 (1926), S. 48–53.

tet fühlte, konnte als direkter Gegenentwurf zum Mediziner verstanden werden, der unter der Knechtschaft von Wissenschaft und Kassenbürokratie litt. Kleins Buch *Der Arzt* erlebte ein Comeback, wobei jedoch allgemein Ernst Schweninger als Autor angenommen wurde. Noch größere Wirkungen erzielte das Buch *Der Arzt und seine Sendung* des Danziger Chirurgen Erwin Liek, das 1926 erschien und zu einem regelrechten Bestseller geriet. Für eine medizintheoretische Darstellung war dieser Erfolg beispiellos und machte aus dem Autor eine bekannte Persönlichkeit.

Liek verhehlte nicht, wem er seine wichtigsten Ideen zu verdanken hatte. Ernst Schweninger sei der Mann, erklärte Liek, auf »dessen Schultern wir heutigen Ärzte alle stehen« und erwies damit Emil Klein unwissentlich seine Referenz.[32] Dessen Unterscheidung zwischen Heilkünstler und Wissenschaftler übernahm Liek in der Entgegensetzung von Arzt und Mediziner. Den Arzt stellte Liek als eine umfassend gebildete Persönlichkeit vor, dessen besondere Begabung ihn zum Heilen befähigte. »Zum Arzt wird man geboren«, glaubte Liek, »oder man ist es nie. Gütige Götter legen ihm Gaben in die Wiege, die nur geschenkt, niemals aber erworben werden können.« Demgegenüber folgte der Mediziner einem angelernten Wissen, das Liek als »Verflachung des ärztlichen Denkens« und »Pflege einer grob mechanisch-materialistischen Auffassung des gesunden und kranken Lebens« betrachtete. Um aus der augenblicklichen Krise herauszukommen, forderte Liek seine Kollegen auf: »Geben wir das Medizinertum ... auf und werden wir wieder Ärzte, Priester der Heilkunde.«[33]

Die Überhöhung der Arztrolle ging bei Liek einher mit einer radikalen Ablehnung der gesellschaftlichen Zustände der Weimarer Republik. Nicht allein die Krankenkassen und übrigen Systeme der sozialen Sicherung, sondern die Institutionen der jungen Demokratie insgesamt betrachtete er als Auswüchse einer maßlosen Bürokratie. Niemals sei er Demokrat gewesen, erklärte Liek, denn er habe nicht zu glauben vermocht, dass »dem Urteil der Masse ein Wert beizumessen ist«. In Renten- und Krankenversicherungen erkannte Liek ein Übel, das nur den Faulen und Arbeitsscheuen nutze. Es sei falsch, den Menschen die Sorge um den Erhalt ihrer Gesundheit abzunehmen. Auf diese Weise untergrabe die Krankenkasse »die Mannhaftigkeit« und führe »notwendig zu körperlicher und seelischer Verweichlichung«. Den Ärzten könne es unter den gegebenen Umständen nicht zugemutet werden, sich unter das Joch

---

32 Wiesing, »Die Persönlichkeit des Arztes und das geschichtliche Selbstverständnis der Medizin«, S. 188.
33 Liek, *Der Arzt und seine Sendung*, S. 79, 109, 127, 136.

einer Kassenzulassung zu begeben: »Lieber Steine klopfen, als das Sklavenbrot der Kassen essen.«[34]

Das, was sich bei Klein noch als Ringen um die Wahrheit der Heilkunst begreifen ließ, geriet in der Darstellung Lieks zum reinen Ressentiment gegen die vermeintlichen Nutznießer und Schmarotzer des staatlichen Systems der sozialen Sicherung. Damit traf Liek fraglos eine Stimmung, die bei den in freier Praxis tätigen Ärzten weit verbreitet war. Für die Biologische Medizin weitaus wichtiger, sprach sich Liek in seinen Schriften für die stärkere Berücksichtigung unkonventioneller Verfahren aus. Zur Naturheilkunde merkte er an, dass in dieser »sehr viel Gutes und Brauchbares steckt, ungehobene Schätze, an denen wir nicht achtlos vorübergehen sollten«.[35] Vor allem im Fall der Krebstherapie, die nach Auffassung Lieks in eine Sackgasse geraten war, erkannte er die Notwendigkeit der breiteren Anwendung biologischer Methoden. In diesem Sinne argumentierte er in seinen beiden Büchern zur Krebsfrage, die 1932 und 1934 erschienen und wiederum hohe Verkaufszahlen erreichten.

Als Ergebnis der Krisendiskussion war es der Biologischen Medizin Ende der 1920er Jahre gelungen, weite Teile der Ärzteschaft mit ihren Themen zu erreichen. Zwar hatte sich die organisatorische Basis der Biologischen Medizin noch nicht merklich verbreitert, aber der Tabubruch von August Bier und die Bekenntnisse zahlreicher prominenter Mediziner hatten der Biologischen Medizin Türen geöffnet. Spürbar wurde der Aufwind an einem verstärkten Interesse an Hippokrates und seinem Werk. Unter den deutschen Ärzten entstand ein regelrechter »Hippokrates-Kult«, der nunmehr weit über den engen Kreis biologischer Ärzte hinausreichte. Wilhelm His gab in seiner Eigenschaft als Rektor der Berliner Universität die Losung vor: »Zurück zu Hippokrates!«[36]

Im Jahr 1925 wurde der »Hippokrates-Verlag« gegründet. Als erstes Werk erschien das dreibändige *Ärztliche Volksbuch*. Es ging auf ein Projekt des Homöopathen und Psychoanalytikers Heinrich Meng zurück, der einen Überblick aller verfügbaren biologischen Heilmethoden in leicht verständlicher Form darbieten wollte. Mehr als fünfzig Autoren wurden zur Mitarbeit gewonnen. Ab 1928 wurde vom Verlag eine Zeitschrift herausgegeben, die ebenfalls den Namen *Hippokrates* erhielt. Als Herausgeber fungierte der Internist und Medizinhistoriker Georg Honigmann. Schon im Jahr 1930 schien das Interesse an Hippokrates und der Biologischen Medizin jedoch bereits wieder abzuflauen. Der weitere Vertrieb der Zeitschrift *Hippokrates* musste zunächst eingestellt

---

34 Ebd., S. 9, 49, 54–55, 63, 66.
35 Ebd., S. 110.
36 His, »Die Krise der Medizin«, *Die Woche* Jg. 32 (1930), S. 789–790.

werden. Bei einer Auflage von 800 Exemplaren waren im Durchschnitt nur 350 Hefte verkauft worden.[37]

Von der heilenden zur ausmerzenden Natur

Neben naturheilkundlichen Ansätzen fanden vor allem solche Ideen Eingang in die Lebensreformbewegung, die sich aus Darwins Evolutionstheorie herleiteten. Die Übertragung evolutionärer Prinzipien auf das Zusammenleben der Menschen begründete die Eugenik, die eine bewusste Förderung der natürlichen Selektion zur Verbesserung des menschlichen Erbguts zum Ziel hatte. Von Beginn an gab es auch innerhalb der Biologischen Medizin starke eugenische Tendenzen. Bereits 1912 auf dem ersten Kongress für biologische Hygiene in Hamburg hatten Vorstellungen der »Aufartung« und »Rassenverbesserung« die Themenauswahl bestimmt. Der Schriftsteller Heinrich Driesmans, der mit zahlreichen Veröffentlichungen völkischen und eugenischen Inhalts hervorgetreten war, hatte sich an den Vorbereitungen zum Kongress beteiligt und dabei die genetische »Aufartung« des deutschen Volkes zum »Problem der Probleme« erklärt. Bestätigung erhielt er von einer Kongressteilnehmerin aus Coburg, Klara Ebert, die einen Vortrag zur »Mission der Frau bei der Rasseverbesserung« hielt. Darin stellte sie fest, die anthropologische Forschung fordere »dringend eine zuchtwählerische Rassenveredelung«, denn die »Zukunft des Menschengeschlechtes« hänge von einer »zweckentsprechenden sexuellen Auslese« ab. Aus diesem Grund müsse die »bewusste Rassenveredelung« des Volkes zu einem festen Bestandteil der biologischen Bewegung werden.[38]

Aber auch die Selektion und »Ausmerze« unerwünschter Merkmale wurde auf dem Hamburger Kongress angesprochen. Der Arzt Dr. Kost erklärte hierzu, Rettung sei nur noch in der »Hingabe an die Zwecke der Allgemeinheit« zu finden. Deshalb sei es an der Zeit, sich von einer »überspannten Mitleidsmoral« zu verabschieden. Klara Ebert stimmte mit der Bemerkung zu, niemandem sei gedient, wenn Siechtum verlängert wird. Die Lehre des Darwinismus zeige, dass »viel von dem menschlichen Elend, das wir immerzu pflegen und hegen, niedergehendes Leben sei, das von der Natur dazu bestimmt ist, unterzugehen und kräftigerem, gesünderem Platz zu machen«. Aber diese Erkenntnis habe sich noch nicht durchgesetzt und deshalb pflege man »Krüp-

---

37 Vgl.: Bothe, *Neue Deutsche Heilkunde 1933–1945*, S. 57–63.
38 Vgl.: Erdmann, *1. Kongreß für Biologische Hygiene*, S. 58, 183–184.

pel, Lahme und Idioten«. Heinrich Driesmans forderte gar den »bio-hygienischen Gandenstoß« für solche »Elemente«, die nicht für sich selbst sorgen konnten. Die »Kultur des Humanismus großen Stils« ruiniere die Rassekraft. Deshalb sei es nicht zu bedauern, wenn widrige Verhältnisse »wohl ungezählte Individuen hinwegrafften«. Denn dies »entlaste die Volkskraft« und verschaffe »Spielraum für gesunden Nachwuchs«.[39]

Unter der Ägide Bachmanns verpflichtete sich die »Medizinisch-Biologische Gesellschaft« auf eine streng eugenische Programmatik. In die Leitsätze der Gesellschaft wurde die Bestimmung aufgenommen, dass »die ärztliche Tätigkeit nicht bloß mit dem Einzelwesen, sondern auch mit der menschlichen Gattung zu tun« habe, weshalb man »das größte Gewicht auf Eugenik und Rassenhygiene« lege.[40] Bachmann beklagte in den *Blättern für Biologische Medizin*, die »christlich-kirchliche Lehre und Lebensauffassung« habe das Augenmerk »allzu ausschließlich auf die Schwachen, Kranken und Minderwertigen« gelenkt. Demgegenüber fehle es fast vollständig an »Veranstaltungen zur Auslese und Förderung der Begabten, Starken und Tüchtigen«. Dies sei eine »falsch verstandene, übertriebene Humanität«.[41]

In welcher Beziehung standen solche Äußerungen zu den Vorstellungen der Naturheilkunde? Auf den ersten Blick spricht viel für eine inhaltliche Kontinuität. Naturheilkunde und Biologische Medizin teilten die Annahme eines schleichenden Prozesses körperlicher Degeneration, der das weitere Überleben der zivilisierten Völker in Frage stellte. Gemeinsam propagierte man eine enthaltsame und anspruchslose Lebensweise mit dem Ziel der Ertüchtigung und Abhärtung. Schließlich gab es eine Reihe von Äußerungen führender Persönlichkeiten aus dem Umfeld der Naturheilbewegung, die ähnlich mitleidlos klangen wie die Forderungen der Eugeniker nach Selektion und Ausmerze. Philo vom Walde etwa hatte 1896 im *Naturarzt* apodiktisch klargestellt, die Natur kenne »weder Gnade noch Erbarmen«.[42] Vom Walde machte auch klar, dass ihn das Schicksal derjenigen, welche die Natur strafte, nicht kümmerte. Solche Menschen, schrieb er, sollen »bleiben wo sie sind, mögen sie zu Grunde gehen. Was liegt an solchen physisch und moralisch entarteten Existenzen?«[43]

Philo vom Walde begrüßte also das »Strafgericht der Natur« als eine notwendige und zugleich unbestechliche Instanz. Wer sich den Forderungen der Natur verschloss und damit das Angebot der Rettung zurückwies, der lud

---

39 Ebd., S. 94–95, 179–180, 271.
40 Bachmann, *Abbruch der Schulmedizin*, S. 63–64.
41 *Blätter für Biologische Medizin* Jg. 4 (1916), S. 250.
42 Vom Walde, »Welche Faktoren sind einer rascheren Ausbreitung des Naturheilverfahrens hinderlich?«, S. 213.
43 Vom Walde, »Ueber Heilkräuter«, *Der Naturarzt* Jg. 27 (1899), S. 67–68.

Schuld auf sich und dem war nicht zu helfen. Die Abscheu, mit der vom Walde solches Verhalten bedachte, galt dem Starrsinn, der Verblendung und der Borniertheit, mit der die Menschen in ihr eigenes Verderben rannten. Dabei stand die Möglichkeit der Heilung allen Menschen offen – und zwar ohne Unterschiede und bis zur letzten Minute. So war die Natur wohl streng und ohne Nachsicht, zugleich aber auch freigiebig und großzügig gegenüber denjenigen, die sich ihr aus Überzeugung anschlossen. Bei aller Rigorosität seiner Auffassung blieb vom Walde damit dem Ideal einer guten, heilsamen Natur verpflichtet.

Hier lag die grundlegende Differenz zur Position der Eugenik. Wer das Stigma der »Minderwertigkeit« ererbt hatte, besaß nach eugenischer Auffassung keine Mittel, dieses Geschehen mit eigenen Anstrengungen rückgängig oder ungeschehen zu machen Deshalb traf die ganze Härte der Natur völlig Unschuldige, die für ihr Schicksal keine Verantwortung trugen. Wollte man aber der Natur in die Arme fallen, geriet die Menschheit insgesamt in einen Strudel von Erbschwäche, Krankheit und Untergang. Mitleidlosigkeit war aus dieser Perspektive weniger eine Frage der inneren Zustimmung, denn der Einsicht in das Unvermeidbare. Was die Natur ausmachte, war ein steter Kampf ums Überleben, dem die Kranken, Schwachen und Hilflosen anheim fallen mussten. Selektion und Ausmerze – das waren nach eugenischer Überzeugung die Grundprinzipien des Lebens. Deshalb schien es an der Zeit, den Illusionen einer heilenden Natur endgültig zu entsagen.

Zwar konnte sich auch die Naturheilbewegung der Überzeugungskraft der neuen Ideen nicht gänzlich entziehen. Nach der Jahrhundertwende erschienen in der »Bücherschau« des *Naturarztes* immer wieder Besprechungen eugenischer Schriften.[44] Eine breite Zustimmung fanden solche Ansätze aber nicht. Von den meisten Mitgliedern der Naturheilvereine wurde deutlich gesehen, dass ihre Vorstellungen wenig mit dem Bild der kämpferischen, ausmerzenden Natur gemein hatten. Gegenüber dem lebensbejahenden Optimismus, den das Naturideal der frühen Naturheilkunde noch vermitteln konnte, nahmen sich die Versprechungen der Eugenik eher trostlos aus. Als gänzlich unakzeptabel aber wurden Forderungen empfunden, die Kranken und Schwachen im Sinne der natürlichen Selektion ihrem Schicksal zu überlassen. Dies entsprach in keiner Weise dem Selbstverständnis der Naturheilbewegung, in der sich eine Kultur der gegenseitigen Hilfeleistung entwickelt hatte.

Oskar Mummert besuchte 1912 als Delegierter der Naturheilbewegung den Hamburger Kongress für Biologische Hygiene. Im Anschluss an den Vortrag von Klara Ebert meldete er sich zu Wort und erklärte, die Referentin habe mit

---

44 Vgl.: *Der Naturarzt* Jg. 36 (1908), S. 16; Jg. 39 (1911), S. 221; Jg. 56 (1928), S. 280.

ihrer Vision des genetisch hochwertigen Menschen ein »herrliches Ideal« beschworen. Aber solche Gedankenspiele dürften nicht das Anliegen eines Hygienekongresses sein. Schließlich sei man zusammengekommen, um den kranken Menschen eine »Mithilfe« zu bieten. All jenen, die »hereditär belastet« oder »stiefmütterlich bedacht sind an der Gesundheit«, wolle er zurufen: »Ihr habt Hoffnung!« Denn auch der Spross kranker Eltern könne »der Ahn einer gesunden Generation werden«, wenn er nur die Regeln des naturgemäßen Lebens beachte. Mummert schloss: »Also Hoffnung wollte ich pflanzen. Das war der Sinn meiner paar Worte.«[45] Eine ganze Reihe ähnlicher Äußerungen belegen, dass Mummert mit seiner Auffassung nicht allein stand. Reinhold Gerling etwa erklärte, die »eigentliche Wirkung der Vererbung« komme erst durch »die Macht der äußeren Verhältnisse« zum Tragen.[46] Auch in dem gemeinsam von Franz Schönenberger und Wilhelm Siegert verfassten Ratgeber *Lebenskunst – Heilkunst* wurde klargestellt, ererbte Eigenschaften seien »nicht unveränderlich«. Eine »von Jugend auf vollständig geübte Gesundheitspflege« wäre in der Lage, die Konstitution derartig zu kräftigen, dass »trotz erblicher Belastung üble Folgen nicht zu befürchten sind«.[47]

Ganz anders sah dies die Mehrzahl der Vertreter der ärztlichen Naturheilkunde. Dort gewannen eugenische Vorstellungen rasch an Boden. Immerhin konnte die Eugenik als exakte Wissenschaft gelten, die durch die Resultate der Naturforschung vielfach bewiesen schien. Selbst wenn die Vorstellung eines fortwährenden Kampfes weniger erhebend wirkte als die Idee der heilenden Natur, lag in dem Ziel des genetisch hochwertigen Menschen immer noch genügend Überzeugungskraft. Die Forderung nach zielgerichteter Selektion menschlichen Lebens geriet auf diese Weise zu einem integralen Bestandteil der naturärztlichen Programmatik. Ein Widerspruch zur vitalistischen Grundlegung der Naturheilkunde wurde darin nicht gesehen. Franz Kleinschrod selbst hatte klargestellt, dass die Auswahl der Stärksten und Tüchtigsten im fortwährenden Kampf ums Überleben eine Gesetzmäßigkeit des Lebens darstellte, die unmittelbar aus den Grundsätzen des Vitalismus abzuleiten sei. »Der zureichende Grund, warum ein Kampf ums Dasein existiert«, schrieb Kleinschrod, »ist das übermechanische Gesetz.« Denn um die materielle Welt zu beherrschen, sei Kampf notwendig. »Wo Herrschaft, da Kampf.« Erweise sich das Leben in diesem »schrecklichen Kampf« als zu schwach, »bricht es unter dieser Last zusammen und wird krank und stirbt«. Aber, so fügte

---

45 Erdmann, *1. Kongreß für Biologische Hygiene*, S. 199–202.
46 Gerling, *Der vollendete Mensch*, S. 118.
47 Schönenberger/Siegert, *Lebenskunst - Heilkunst*, Bd. 1, S. 10.

Kleinschrod hinzu, das Einzelleben sei »für die Gesamtheit der Entwicklung« ohnehin nur ein »Durchgangspunkt« und folgerichtig entbehrlich.[48]

Der Weg zur Neuen Deutschen Heilkunde

In die eugenischen Strömungen der Biologischen Medizin mischten sich im Verlauf der Zeit immer deutlicher deutschnationale Stimmen. Man betonte anfangs vor allem, dass die Naturheilkunde, die Homöopathie und andere biologische Heilverfahren ausnahmslos ihren Ursprung in Deutschland hatten, weshalb diesen Richtungen eine spezifisch deutsche Eigenart zukommen müsse. Als unter den approbierten Naturärzten eine Diskussion aufkam, ob der Begriff »Naturheilkunde« nicht besser durch einen Terminus lateinischen oder griechischen Ursprungs zu ersetzen sei, setzte sich Peter Simon Ziegelroth heftig zur Wehr. Der deutsche Name sei nötig, erklärte er 1905, um »im Gegensatz zur Schulmedizin eine Heilmethode zu bezeichnen, die deutsch von ihrem Anbeginn, von einem deutschen Bauern erfunden, im deutschen Volke groß geworden ist und tief im deutschen Volke Wurzel gefasst hat«.[49]

Der Ausbruch des Ersten Weltkrieges bewirkte eine Radikalisierung der nationalistischen Tendenzen innerhalb der biologischen und naturheilkundlichen Ärzteschaft. Dabei war der Beginn der Kampfhandlungen noch nahezu einhellig begrüßt worden. Auch die kriegsbedingte Verschlechterung der Versorgungslage erschien keineswegs als Unglück. Ganz im Gegenteil: Die Verknappung von Nahrungsmitteln führte lediglich zu einer zwangsweisen Einschränkung der Lebensführung auf ein Maß, das von biologischen und naturheilkundlichen Medizinern ohnehin für erstrebenswert erachtet wurde. Man war deshalb der Auffassung, dass der Krieg den eigenen Zielen und Absichten nur nutzen konnte. »Wir wissen recht gut«, schrieb Franz Bachmann in den *Blättern für Biologische Medizin*, dass »die Abänderung tief eingewurzelter Lebensgewohnheiten, eingefressener Schäden, in Zeiten der Ruhe ... kaum möglich ist, besonders beim schwerbeweglichen Deutschen. Jetzt hingegen, wo die harte Zeit die Menschheit aufrüttelt, die Not Lehrmeisterin geworden ist, sehen wir unsere Reformbewegung von dem Strome der Zeit selbst getragen.«[50]

Der Dresdner Fastenarzt Siegfried Möller schloss sich dieser Auffassung ausdrücklich an und ergänzte, erst die »bittere, durch den Krieg geschaffene

---

48 Kleinschrod, *Die Übermechanik des Lebens*, Bd. 1, S. 153–154, 201.
49 Ziegelroth, *Was muss der Arzt von der Naturheilmethode wissen?*, S. 11.
50 Bachmann, »Was haben wir bisher erreicht?«, *Blätter für Biologische Medizin* Jg. 4 (1916), S. 353–354.

Zwangslage« habe das »deutsche Volk vor die Notwendigkeit gesetzt, die frühere üppige Lebensweise bedeutend einzuschränken«. Auf diese Weise sei ein »überzeugendes Fastenexperiment im großen Stil« entstanden.[51] Wenn überhaupt, dann musste aus biologischer Sicht eher ein Übermaß als ein Mangel an Lebensmitteln konstatiert werden. Dies galt nach Feststellung Bachmanns nicht zuletzt für die kämpfenden Truppenverbände. Noch im Jahr 1916 beklagte er sich in einem Artikel über das »Wohlleben hinter der Front« und führte als Begründung an, die »aus Belgien und Polen auf Urlaub weilenden Landstürmer« würden durch ihr »mehr als üppiges Aussehen« verraten, dass die dortige Verpflegung »noch in keiner Hinsicht etwas zu wünschen übrig« lasse. Manche Erscheinung deute sogar »auf eine gewisse Ueppichkeit, um nicht zu sagen: Völlerei hin, die uns – Gott sei Dank – daheim abhanden gekommen ist«.[52]

Für die Katastrophe der militärischen Niederlage fanden biologische Mediziner ganz eigene Erklärungen. Nicht die Überlegenheit des Gegners oder die Not an der Heimatfront sollten daran Schuld tragen. Auch dem grassierenden Hunger wurde keine Bedeutung zuerkannt. Soldaten und Bevölkerung hätten nicht zu wenig Nahrung erhalten, sondern, so die Meinung der biologischen Ärzte, die falsche. Der Zahnarzt Carl Röse, der sich mit Nahrungsexperimenten zur Ermittlung des Eiweißminimums in der Biologischen Medizin einen Namen gemacht hatte, erklärte, das »berüchtigte Hungerödem in der Kriegszeit hat mit eigentlichem Hunger, das heißt mit ungenügender Kalorienzufuhr gar nichts zu schaffen«. Es sei ausschließlich die Folge eines »Mangels an Basen- und Ergänzungsstoffen«. Röse warf der Heeresleitung vor, sie habe den Lehren der medizinischen Wissenschaft zu sehr vertraut und deshalb auf abwegige Ernährungskonzepte gesetzt. Ihr einziges Augenmerk habe immer nur der Bereitstellung von Fleisch gegolten. Dies aber sei gleichermaßen ökonomisch wie medizinisch falsch gewesen und habe die Niederlage herbeigeführt. »Das deutsche Schwein hat uns besiegt«, folgerte Röse. Mit »reichlich erzeugbaren Kartoffeln und Öl hätten wir den Weltkrieg glänzend gewonnen«.[53]

Unter Ärzten mit biologischer und naturheilkundlicher Orientierung waren solche Ansichten weit verbreitet. Immerhin hatte man bei Kriegsausbruch eine gemeinsame Petition an den Reichskanzler Theobald von Bethmann-Hollweg gesandt, die von der »Medizinisch-Biologischen Gesellschaft«, dem Nord- und Südverein der Naturärzte und dem »Deutschen Bund der Vereine für natur-

---

51 Möller, *Das Fasten als Heil- und Verjüngungsmittel*, S. 3, 106.
52 Bachmann, »Wohlleben hinter der Front«, *Blätter für Biologische Medizin* Jg. 4 (1916), S. 274–275.
53 Röse, *Eiweiß-Überfütterung und Basen-Unterernährung*, S. 62–64.

gemäße Lebens- und Heilweise« gemeinsam unterzeichnet worden war. Darin hatte man ein Verbot für die Verwendung von Getreide als Viehfutter gefordert. Außerdem sollten die Mühlen des Deutschen Reiches ausschließlich Vollkornmehl produzieren.[54] Nichts davon war umgesetzt worden und die schlimmen Folgen dieser verfehlten Politik trugen letztendlich zur »deutschen Aushungerungs-Niederlage« bei.[55] Als beispielhaft galt das Schicksal des Kreuzers »Kronprinz Wilhelm«. Nach Darstellung Carl Röses lebten die Matrosen des Schiffes »wahrhaft schlemmerhaft« mit einer täglichen Ration von drei Pfund Fleisch, Weißbrot und Büchsengemüse. Aber weil das Gemüse abgebrüht war und sonst keine pflanzliche Nahrung gereicht wurde, sei ein Viertel der Mannschaft an vermeintlichen »Hungerödemen« erkrankt und bettlägerig geworden, so dass man die Flagge habe streichen und einen amerikanischen Hafen anlaufen müssen.[56]

Die deutschen Truppen waren also nicht auf dem Schlachtfeld besiegt worden, sondern in der Küche. Dahinter aber stand niemand anders als die wissenschaftliche Medizin. Jetzt zeigte sich, dass der Materialismus nicht allein die Wissenschaft in die Irre führte, sondern zudem die Moral untergrub. Schließlich hatten es die Vertreter der materialistischen Ernährungslehre zugelassen, dass die deutschen Soldaten ins Verderben liefen. Aus biologischer Perspektive bewies dies, dass der Materialismus für Egoismus, Gewinnsucht und Verrat stand. Dabei fiel nicht allein die wissenschaftliche Medizin unter das Verdikt des moralisch verkommenen Materialismus. Alle Kräfte im Innern wie im Äußern, die das deutsche Volk in seinem Überlebenskampf bedrohten, ließen sich dieser Geisteshaltung zurechnen. Auf diese Weise entstand das Bild einer materialistischen Konspiration von globalem Ausmaß. Der gemeinsame Feind der Deutschen sei, so Franz Bachmann 1919, die »materialistische Weltanschauung mit ihren unausbleiblichen praktischen Folgerungen der nacktesten Selbstsucht«.[57]

Für Bachmann und seine Mitstreiter existierten nur »zwei grundverschiedene Weltanschauungen«, nämlich »Materialismus und Idealismus, die sich wie Wasser und Feuer verhalten«.[58] Auf der einen Seite versammelten sich die Siegermächte, der Völkerbund, das Kapital, die Sozialdemokratie, der Bolschewismus, das Judentum und die Wissenschaften, auf der anderen Seite standen das deutsche Volk, die Biologische Medizin und Teile der Lebensreform. Bachmann konstatierte eine »Vergiftung der deutschen Volksseele«

---

54 *Archiv für Physikalisch-Diätetische Therapie* Jg. 16 (1914), S. 316–317.
55 *Blätter für Biologische Medizin* Jg. 11 (1923), S. 42.
56 Röse, *Eiweiß-Überfütterung und Basen-Unterernährung*, S. 64–65.
57 *Blätter für Biologische Medizin* Jg. 7 (1919), S. 26.
58 Bachmann, »Die psycho-biologische Medizin«, *Die Reinheit* Jg. 4 (1929), S. 102–104.

durch »Fremdideen der französischen Revolution«, die wie »eine Seuche« über Deutschland hinweggegangen seien.[59] In den Großstädten und vor allem in Berlin seien diese Ideen auf fruchtbaren Boden gefallen. Jetzt sähe man »die unheilvolle Ernte« in Form eines wissenschaftlich verbrämten Materialismus heranwachsen, der alle kulturellen Leistungen des deutschen Volkes untergrabe.

Innerhalb dieses Geschehens kam der Medizin nach Überzeugung Bachmanns eine Schlüsselstellung zu. Denn gerade die Ärzte hätten sich »am zahlreichsten vor dem Götzenaltar der materialistischen Wissenschaft versammelt«.[60] Als Hauptverantwortlichen für den Durchbruch materialistischer Strömungen sah Bachmann den Berliner Pathologen Rudolf Virchow. Dieser habe mit seinen Theorien wesentlich zur Zurückdrängung des Vitalismus beigetragen. Zudem sei es Virchow gelungen, das Vertrauen der preußischen Reichsregierung zu erwerben, um so mit Hilfe einer »kleinen Berliner Gelehrtengruppe« jahrelang das »gesamte Kulturleben« zu beherrschen. In Allianz mit »der Tages- und wissenschaftlichen Presse, der Ärzteschaft und der chemischen Großindustrie« habe diese Gruppe erreicht, dass alle Reformbestrebungen aus dem Volke und der Biologischen Medizin unterdrückt wurden.[61]

Noch ein weiterer Personenkreis hatte laut Bachmann zur Förderung des materialistischen Denkens beigetragen: die jüdischen Ärzte. In den Mitteilungen der Medizinisch-Biologischen Gesellschaft führte Bachmann 1920 aus, dass »die Wesensverschiedenheit zwischen deutscher und nicht-deutscher Art es mit sich bringen muß, dass der Fremdrassige in Fragen der Ernährung ... und auf vielen anderen Seiten der Medizin nicht das volle Verständnis für die wahren Bedürfnisse des Deutschen hat. Er kann es nicht haben!« Bei dem jüdischen Arzt sei es so, dass dieser »mit den bekannten Fähigkeiten seiner Rasse auf der ›exakten‹ Forschung im Geiste von Mechanismus und Materialismus ... besteht, jeden Neuvitalismus aber ablehnt«.[62] Sechs Jahre später wurde Bachmann noch deutlicher und erklärte den »jüdischen Geist« unumwunden zur »Quelle der Entartung der Medizin«.[63]

Was also war zu tun? Franz Bachmann gab die Antwort: Nach seiner Überzeugung lag die Zukunft Deutschlands in der besonderen Eigenart seiner

---

59 Bachmann, *Abbruch der Schulmedizin*, S. 10.
60 Bachmann, »Lebenslehre und Weltgeschichte«, *Blätter für Biologische Medizin* Jg. 7 (1919), S. 25–28.
61 Bachmann, »Lebenslehre, Hygiene, Völkerschicksal«, *Blätter für Biologische Medizin* Jg. 6 (1918), 141–149.
62 Bachmann, »Ärzteschaft und Naturheilbewegung«, *Mitteilungen der Medizinisch-Biologischen Gesellschaft* Nr. 5/6 (1920), S. 21–26.
63 Bachmann, »Dekadenz der Medizin«, *Blätter für Biologische Medizin* Jg. 14 (1926), S. 48–53.

Bewohner, dem deutschen Wesen. »Erhalte deine Eigenart«, rief Bachmann allen Deutschen zu, »wenn auch selbstsüchtige Interessenkreise aller Art sie dir durch die Machtmittel des Staates zu rauben suchen.«[64] Der einzige Weg aus dieser Krise bestand in der Rettung des deutschen Menschen durch Abwehr und Zurückdrängung aller fremden Einflüsse. Diesen Kampf fasste Bachmann unter den Oberbegriff der Reinigung. Alle Bemühungen der biologischen Medizin liefen letztlich, so Bachmann, auf das eine Ziel der Reinheit hinaus – und zwar in einem dreifachen Sinn: als äußere Reinheit oder Reinlichkeit des Körpers, als innere Reinheit der Körpersäfte gemäß hippokratischer Grundsätze und als kollektive Reinheit zur Verbesserung der Rasse. »Dreifach rein«, das sei die Losung der biologischen Medizin, die man »selbst mit vollem Recht als Reinheitslehre bezeichnen könnte«.[65]

5. Jahrgang · Preis 50 Pfg. postfrei · Jan./Febr. 1930

Die Reinheit

Zweimonatsschrift für
eine neue deutsche Volks-Heilkunde

Zeitweiliges Organ der Medizinisch-Biologischen Gesellschaft anstelle der seit Ende 1927 unterbrochenen Blätter für Biologische Medizin.

Herausgeber und Schriftleiter: Medizinalrat Dr. Franz Bachmann, Berlin-Charlottenburg, Kurfürstenallee 40. Verlag: Liga-Verlag, ebendort. Postscheckkonto Berlin 163319. Für die Schweiz: Postscheckrechnung Nr. VIII. 16593, Zürich. Druck: Eden-Druckerei, Oranienburg-Eden

Aus dem Inhalt: Deutsch-Schweizerische Kultur- und Wirtschaftsgemeinschaft „Sonne des Südens". — An die Paneuropäische Union Deutschland. — Für unser Neugeistiges Locarno. — Tuberkulose und ihre Heilung. — Feiertagsfolgen. — Brotreform und Landwirtschaft. — Vierte Mitgliederversammlung der Spagyrischen Gesellschaft Berlin. — Berichte über die Blankenburger Biologische Doppelwoche „Lichtkräfte des Lebens." — Besprechung von Büchern. — Allerlei.

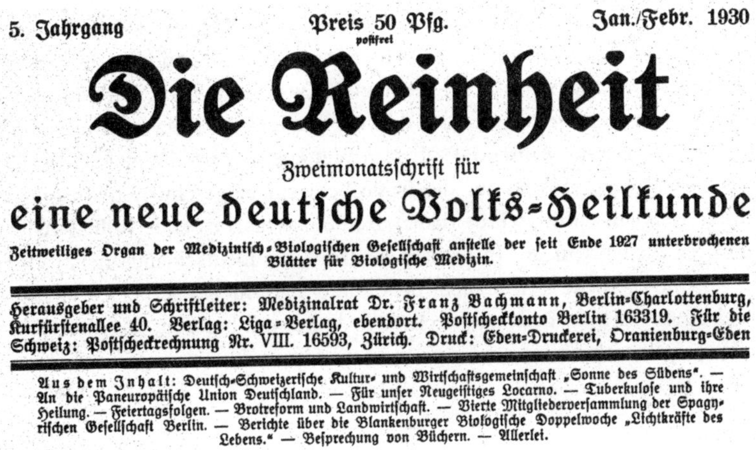

Abb. 33: Kopf der Titelseite der »Reinheit«

(Quelle: Die Reinheit *1930)*

Bachmanns Reinheits-Ideal schuf eine Orientierung, die alle Bereiche des gesellschaftlichen Lebens in den Dienst der völkischen Idee stellte. Für diese kollektive Ausrichtung wurde im Mitteilungsblatt der »Medizinisch-Biologischen Gesellschaft« der Begriff der »biologischen Kultur« geprägt. Ab 1928 er-

64 Bachmann, »Sehet, das Himmelreich ist inwendig in Euch!«, *Naturocultura* Jg. 1 (1926), S. 25–26.

65 »Vorbesprechungen über den Biologischen Hygiene-Kongreß im Preußischen Abgeordnetenhause«, in: Erdmann, *1. Kongreß für Biologische Hygiene*, S. 55.

schien das Blatt unter dem Titel *Die Reinheit* mit dem Zusatz *Zweimonatsschrift für eine neue deutsche Volks-Heilkunde*. Dieses Blatt sollte dem Bestreben der Verwissenschaftlichung einen »neuen Kulturkampf« entgegensetzen, der zur Herstellung einer »wiedergeborenen deutschen Heilkunde« führte.[66] Als »völkischer Zeuge« und Propagandist dieser Richtung trat Karl Strünckmann hervor, langjähriges Mitglied der »Medizinisch-Biologischen Gesellschaft« und leitender Arzt des Sanatoriums Soden-Salmünster. Strünckmann kündigte »eine gewaltige Umgestaltung in den Fragen der Krankheitslehre und der Heilkunst« an. Er glaube fest daran, »dass das deutsche Volk berufen ist, eine ganz neue, rein deutsche Heilkunst zu entwickeln«.[67]

Ende der 1920er Jahre existierte eine gefestigte Gruppierung biologischer und naturheilkundlicher Ärzte, die von der Vision einer Neuen Deutschen Heilkunde auf der Basis völkisch-nationalen Gedankenguts durchdrungen war. Nachdem Franz Bachmann 1931 verstarb und die »Medizinisch-Biologische Gesellschaft« damit führungslos geworden war, geriet die Südgruppe der Naturärzte zum Sammelpunkt dieser Mediziner. Zwar verfügte die Südgruppe nur über eine vergleichsweise geringe Zahl von Mitgliedern. Aber man hoffte auf die neue Zeit. Bereits während des Ersten Weltkrieges hatte Franz Kleinschrod seine Gesinnungsgenossen auf die finale Schlacht eingeschworen. In diesem Kampf, so Kleinschrod, würde den Ärzten eine entscheidende Rolle zufallen: »Die neue Zeit bricht an. In grellem Blutrot geht Deutschlands neue Sonne auf. ... Und die neue Zeit braucht neue Menschen mit stählerner Gesundheit, mit eiserner Kraft an Leib und Seele. Wir Ärzte sind berufen, der Menschheit die Fackel der wahren Lebensgesetze voranzutragen.«[68]

---

66 Bachmann, »An unsere Leser«, *Die Reinheit* Jg. 3 (1928), S. 1–2.
67 Strünckmann, »Die große biologische Volksströmung«, *Die Reinheit* Jg. 4 (1929), S. 96–102.
68 Kleinschrod, »Rückblick und Ausblick«, *Blätter für Biologische Medizin* Jg. 4 (1916), S. 17–20, 33–36.

9. Neue Deutsche Heilkunde

»Nationalsozialistisch denken und biologisch denken aber sind eins. Wir finden in der biologischen Medizin wieder die Natur- und Volksverbundenheit des Nationalsozialismus, ebenso finden wir in beiden das ganzheitliche Denken und die Ablehnung mechanistischer Erklärungen und Zerstückelungen.«

K. Kötschau, 1936

Der Aufruf des Reichsärzteführers

Die Ernennung Adolf Hitlers zum Reichskanzler am 30. Januar 1933 wurde von weiten Teilen der Naturheilbewegung begrüßt. Man verband mit dem Machtwechsel die Hoffnung, dass es zu einer Aufwertung der eigenen Bewegung kommen würde. Im Mai 1933 erschien im *Naturarzt* eine gemeinsame Erklärung des Deutschen Bundes, Felke-Verbandes, Kneipp-Bundes, Reichsverbandes für Homöopathie und des Biochemischen Bundes. Darin hieß es, man vertraue darauf, dass die Arbeit der Vereine »grundsätzlich anerkannt und gefördert wird«. Zugleich wurde versichert, dass sich alle Mitglieder »zur rückhaltlosen Zusammenarbeit an den Aufgaben der nationalen Regierung« bereit erklärten.[1] Deutlich enthusiastischer klangen die Bekundungen aus dem Lager der Biologischen Medizin und der naturheilkundlichen Ärzteschaft. Die *Naturärztliche Rundschau* pries die approbierten Naturärzte als »Mitarbeiter Adolf Hitlers beim Aufbau eines neuen Deutschland, das biologisch fest gegründet allen Stürmen der Zeit trotzen kann«.[2] Die größten Erwartungen herrschten in der Südgruppe der organisierten Naturärzte. Dort hoffte man, nun für die Kämpfe der Vergangenheit entlohnt zu werden. Am 26. März 1933 trat der Südverein zu einer Tagung in Karlsruhe zusammen. Karl Strünckmann schlug vor, dass alle versammelten Ärzte geschlossen dem nationalsozialistischen Ärztebund beitreten sollten. Einstimmig wurde beschlossen, eine bereits vorbereitete Denkschrift Hitler und Goebbels zu überreichen.[3]

Die ersten administrativen Maßnahmen der nationalsozialistischen Führung zur Neuordnung des Gesundheitswesens gaben den Hoffnungen Auftrieb. Für die Leitung der Ärzteschaft wurde ein Mediziner mit ausgewiesen

---

1 *Der Naturarzt* Jg. 61 (1933), S. 115.
2 Tegtmeyer, »Der Deutsche Arzt im Dritten Reich«, *Naturärztliche Rundschau* Jg. 5 (1933), S. 215.
3 *Naturärztliche Rundschau* Jg. 5 (1933), S. 123.

biologischer Orientierung gesucht. Angeblich soll Hitler bereits vor der Machtübernahme an Erwin Liek herangetreten sein, der jedoch aus gesundheitlichen Gründen ablehnen musste.[4] Das Amt des ersten Reichsärzteführers trat schließlich Gerhard Wagner an, ein Anhänger der Ideen Lieks und Günstling von Rudolf Heß. Gerhard Wagner handelte zügig und ließ im Oktober 1933 auf der Frontseite des *Deutschen Ärzteblattes* einen Aufruf drucken, der an »alle Ärzte Deutschlands, die sich mit biologischen Heilverfahren befassen«, gerichtet war. In dem Aufruf hieß es, die Heilkunde umfasse ein »weit größeres Gebiet und mehr Methoden, ... als wir Ärzte im allgemeinen gelernt haben«. Dabei sei nicht zu bestreiten, dass »auch Heilmethoden, die nicht im Einklang mit der Schule stehen, Erfolge aufzuweisen haben«. Wagner beklagte, dass die »ärztlichen Vertreter der biologischen Heilmethoden in ihren Einzelverbänden« säßen und deshalb nicht zu einem koordinierten Handeln fähig seien. Dies müsse geändert werden. Geplant sei die Schaffung eines Zusammenschlusses, der alle biologischen Ärzte jeder Richtung vereine. Wenn dies geschafft sei, so Wagner, könne man beginnen, alle biologischen Heilverfahren einer Prüfung zu unterziehen, »zum Wohle aller Kranken, die unserer Hilfe bedürfen«.[5]

Der Aufruf Gerhard Wagners sorgte für ein lebhaftes Echo.[6] Im aktuellen Heft der *Naturärztliche Rundschau* wurde der Text nachgedruckt, ergänzt durch eine Anmerkung der Schriftleitung. Darin hieß es, man erwarte, dass »sich ein jeder rückhaltlos an der neuen Aufbauarbeit beteiligt und damit der bisherigen opfervollen Arbeit unserer Bewegung und des Verlages die langersehnte Krönung verleiht«. Eine Woche nach Erscheinen von Wagners Aufruf im Ärzteblatt fand eine Trauerfeier zum Gedenken an Franz Schönenberger statt, der vier Monate zuvor verstorben war. Von den anwesenden Naturärzten wurde diese Gelegenheit genutzt, ein gemeinsames Schreiben an den Reichsärzteführer zu richten. Darin verpflichteten sich die Unterzeichner, »ihre Erfahrungen in den Dienst der ... umrissenen Aufgaben zu stellen und im Kreise ihrer Mitkämpfer dafür zu wirken«. Zu den Unterzeichnern zählten Alfred Brauchle, der Nachfolger Schönenbergers am Prießnitz-Krankenhaus, Hans Graaz, Vorsitzender des Nordvereins der Naturärzte, Fritz Hube, Schriftleiter der *Naturärztlichen Rundschau* und Paul Schirrmacher, Vorsitzender des Deutschen Bundes.

---

4 Vgl.: Zabel, »Erwin Liek zum Gedächtnis«, in: Liek, *Im Bannkreis des Arztes*, S. 166.
5 Wagner, »Aufruf an alle Ärzte Deutschlands, die sich mit biologischen Heilverfahren befassen«, *Deutsches Ärzteblatt* Jg. 63 (1933), S. 421.
6 Vgl.: *Naturärztliche Rundschau* Jg. 6 (1934), S. 20–27, 95, 152–159, 218, 290–291, 317–318, 367–373.

Etwa eine Woche später trafen sich die süddeutschen Naturärzte erneut in Karlsruhe. Im Anschluss an die wissenschaftlichen Vorträge wurde erörtert, wie man auf die Initiative Wagners reagieren solle. Hanns Kusche, der unter Emil Klein in Jena gearbeitet hatte, gab zu bedenken, dass mit der Eingliederung in eine große Organisation die Eigenständigkeit der Naturheilkunde verloren gehen könnte. Diesen Befürchtungen wollte sich jedoch keiner der übrigen Anwesenden anschließen. Nach Meinung der Mehrheit kam es darauf an, die Gunst der Stunde zu nutzen und schnell auf das Angebot des Reichsärzteführers zu reagieren. Oskar Väth, der Vorsitzende des Südvereins, äußerte die Hoffnung, der Aufruf Wagners könne den Naturärzten einen Zustrom neuer Mitglieder bescheren. In diesem Sinne betonte auch der Ehrenvorsitzende Erwin Silber die »unbedingte Notwendigkeit auf Wagners Aufruf einzugehen und alle Kräfte zur Mitarbeit zur Verfügung zu stellen«.

Anfang 1934 erschien in der *Naturärztlichen Rundschau* die Meldung, die süddeutsche Gruppe des Ärzteverbandes für physikalisch-diätetische Behandlungen sei in die Reichsarbeitsgemeinschaft der biologischen und Naturheilärzte eingegliedert. Diese Mitteilung erwies sich allerdings als verfrüht. Auf der Tagung der süddeutschen Naturärzte im März 1934 erklärte Dr. Griesbeck, der Beauftragte des Reichsärzteführers, die »Sache sei noch nicht so weit«. Da man aber in der Zwischenzeit nicht untätig bleiben wollte, entschlossen sich die Tagungsteilnehmer, einen »Deutschen Verband der Ärzte für physikalische und diätetische Behandlung (Naturheillehre)« zu gründen, der Nord- und Südgruppe umfassen sollte. Zum Leiter wurde der bisherige Vorsitzende des Südvereins, Oskar Väth, bestimmt. Von der Nordgruppe allerdings war kein Delegierter anwesend. Deren Vorsitzender hatte lediglich ausrichten lassen, man wolle sich den Zusammenschluss noch mal überlegen.

Die Zurückhaltung des Nordvereins erklärte sich zum einen durch ihre traditionell stärkere Orientierung an den Verfahren der alten Naturheilkunde. Deshalb stand man der Forderung nach schrankenloser Therapiefreiheit eher skeptisch gegenüber. Zudem hatte man viel zu verlieren. Im Vergleich zu ihren süddeutschen Kollegen konnte die Berliner Ärztegruppe auf eine lange und weitaus bedeutendere Tradition zurückblicken. In Berlin existierten ein naturheilkundlicher Lehrstuhl, eine universitäre Abteilung und ein Verbandskrankenhaus. Die Eingliederung in eine einheitliche Organisation hätte bedeutet, die Kontrolle über diese Einrichtungen zumindest zu teilen. Im Protokoll einer Sitzung des Nordvereins von Oktober 1934 wurde festgehalten, die Gruppe lege »besonderen Wert auf die Mitgliedschaft alter ärztlicher Vorkämpfer« und verzichte deshalb »bewusst auf eine Aufblähung ihres Mitgliederstandes durch unerfahrene Interessenten«.

Einen Monat nach dem Beschluss des Nordvereins veranstaltete der mittlerweile als »Deutscher Verband« auftretende Südverein eine große Tagung in Dresden. Das Interesse war überwältigend. Etwa 500 Teilnehmer besuchten die Veranstaltung. Im Verlauf der Tagung wurden Grußtelegramme an Adolf Hitler, Rudolf Heß und an den Reichsärzteführer Gerhard Wagner verlesen. Maximilian Bircher-Benner und Ragnar Berg wurden zu Ehrenmitgliedern ernannt. Abgeschlossen wurde die Tagung mit einem dreifachen »Sieg Heil« auf den Führer. Was die Entwicklung der Mitgliederzahlen anbelangte, schien das Kalkül des Südvereins aufzugehen. Mitte 1934 stellte der Vorsitzende des »Deutschen Verbandes«, Oskar Väth, fest, dass man die Nordgruppe sogar in ihrem eigenen Verbreitungsgebiet zahlenmäßig hinter sich gelassen hatte.

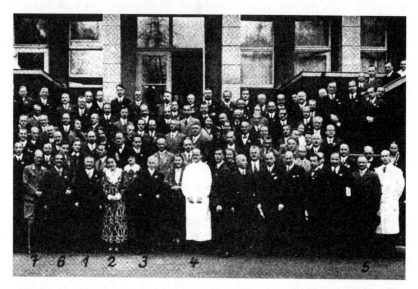

Abb. 34: Hauptversammlung der deutschen Naturärzte 1934 in Dresden mit Oskar Väth (1), Erwin Silber (3) und Alfred Brauchle (4)

(*Quelle:* Deutsche Volksgesundheit aus Blut und Boden *1934, Heft 23, S. 21*)

Im Mai 1935 wurde die vom Reichsärzteführer initiierte Gründung der »Reichsarbeitsgemeinschaft für eine Neue Deutsche Heilkunde« als Dachorganisation der biologischen Mediziner endlich vollzogen. Zum offiziellen Mitteilungsblatt der Organisation bestimmte man den *Hippokrates*, der seit 1933 wieder erschien. Bernhard Aschner war jedoch wegen seiner jüdischen Herkunft aus der Redaktion gedrängt worden. Er emigrierte in die Vereinigten Staaten, wo er eine Praxis gründete und weiter nach hippokratischen Grundsätzen arbeitete. Zur neuen Schriftleitung gehörten Erwin Liek und der Reichsärzteführer persönlich. Als festlicher Rahmen für die offizielle Ausrufung der Reichsarbeitsgemeinschaft wurde ein großes Treffen der Naturheilbewegung gewählt, das unter der Schirmherrschaft des Gauleiters Julius Streicher in Nürnberg stattfand. Am Tag nach der Gründungsversammlung trafen sich die Naturärzte zu einer gesonderten Tagung. Man beschloss, den »Deutschen Verband«, der nunmehr als Untergliederung der Reichsarbeitsgemeinschaft fungierte, in »Reichsverband der Naturärzte« umzubenennen. Oskar Väth, der als Vorsitzender des Verbandes bestätigt worden war, dankte Wagner und versprach eine enge Zusammenarbeit.[7]

In einem Artikel resümierte Väth später die erstaunliche Entwicklung des Südvereins der Naturärzte. Aus einer unbedeutenden Gruppierung war innerhalb kurzer Zeit ein einflussreicher Ärzteverband geworden. Wem man diesen Erfolg verdankte, darüber war sich Väth durchaus im Klaren: »Als der nationalsozialistische Aufbruch ein veraltetes System stürzte, begann eine neue Zeit auch für unsere Südgruppe. Sie hat ihre Bereitwilligkeit zur Eingliederung in die Reichsarbeitsgemeinschaft der biologischen Ärzte sofort zugesagt, als der Reichsärzteführer dazu aufrief. Die Saat der alten Kämpfer sollte nun reif werden. … Wenn heute unsere Tagungen eine Bedeutung erhalten haben, die keiner Tagung anderer wissenschaftlicher Körperschaften nachsteht, so danken wir dies dem von unserem Führer und Reichskanzler geschaffenen politischen und kulturellen Umschwung.«[8]

»Nationalsozialistisch denken heißt biologisch-ganzheitlich denken«

Zum Leiter der »Reichsarbeitsgemeinschaft für eine Neue Deutsche Heilkunde« bestimmte Gerhard Wagner den Arzt Karl Kötschau. Wie viele biologische Ärzte war Kötschau kein Naturheilkundler, sondern Homöopath. Nach Rückkehr aus dem Ersten Weltkrieg hatte er für kurze Zeit als Landarzt in Ostpreußen gearbeitet. In Leipzig lernte er den Leiter der homöopathischen Poliklinik, Hans Wapler, kennen. Kötschau studierte in der Folgezeit intensiv die Grundlagen der Homöopathie. 1932 trat Kötschau der NSDAP bei. Dank

---

7 Väth, »Reichsarbeitsgemeinschaft für eine Neue Deutsche Heilkunde«, *Deutsches Ärzteblatt* Jg. 65 (1933), S. 591–594.
8 Väth, »Die Entstehung des Deutschen Verbandes der Ärzte für physikalische und diätetische Behandlung«, *Deutsches Ärzteblatt* Jg. 65 (1933), S. 618–619.

seiner guten Verbindungen zur neuen Führung erhielt Kötschau 1934 den Lehrstuhl für Naturheilverfahren an der Universität Jena. Emil Klein war zuvor wegen seiner jüdischen Herkunft entlassen worden. Ungeachtet der Verfolgungen blieb Klein in Jena und wurde 1942 in das Konzentrationslager Theresienstadt verschleppt. Auf Betreiben Kötschaus widmete die Jenaer Universität die Professur für Naturheilkunde in einen Lehrstuhl für Biologische Medizin um. Die angeschlossene Naturheilklinik erhielt den Namen »Klinik und Poliklinik für Biologische Medizin«.

Kötschau verschrieb sich dem Projekt einer wissenschaftlichen Grundlegung der Biologischen Medizin. Als außerordentlich fruchtbar erwies sich dabei die Verbindung mit dem Hamburger Philosophen Adolf Meyer. Meyer, der später den Doppelnamen Meyer-Abich trug, war ein Vertreter des Holismus. Das Anliegen dieser Richtung bestand in dem Versuch, dem naturwissenschaftlichen Weltbild eine holistische, also »ganzheitliche« Form der Betrachtung entgegen zu setzen. Kötschau erkannte in dem philosophischen Konzept Meyers eine interessante Perspektive, aus der heraus sich das Verhältnis der Biologischen Medizin zur wissenschaftlichen Heilkunde neu definieren ließ. 1936 veröffentlichten Kötschau und Meyer ein gemeinsames Buch unter dem programmatischen Titel *Theoretische Grundlagen zum Aufbau einer biologischen Medizin*.

In diesem Werk unterteilten die Autoren die Welt in hierarchisch geordnete Ebenen von abfallender Komplexität. Die höchste Komplexität wies die Ebene des Geistes oder der Psyche auf. Es folgten die Ebenen des Organischen und der unbelebten Materie. Auf jeder Stufe der Wirklichkeit ließen sich spezifische Gesetzmäßigkeiten ausmachen, weshalb die einzelnen Bereichsdisziplinen – die Psychologie, die Biologie und die Physik – streng voneinander zu trennen waren. Ausgehend von dieser Einteilung musste die Medizin der Ebene des Organischen oder der Biologie zugeordnet werden. Unter dieser Voraussetzung erwies sich der vitalistische Ansatz als ebenso unhaltbar wie der materialistische Standpunkt. Nach Überzeugung von Kötschau und Meyer konnte die Medizin nur Bestand haben, wenn sie auf biologischen Erkenntnissen aufbaute. Hierzu musste die Biologie jedoch als autonome Wissenschaft vom Lebendigen mit eigenen Erkenntnismitteln, Begriffen und Konzepten neu begründet werden.

Grundvoraussetzung für eine derartige theoretische Erneuerung der Biologie war die Anerkennung der weitaus höheren Komplexität des organischen Geschehens im Vergleich zum anorganischen. Anders als in der unbelebten Natur waren bei lebenden Organismen niemals nur einzelne Ursachen als Auslöser bestimmter Prozesse zu erkennen. Immer handelte es sich um ein Geflecht vielfältiger Faktoren. Diese Erkenntnis veranlasste Kötschau und

Meyer zu der Folgerung, dass die Biologie von einem anderen Begriff der Kausalität auszugehen habe als die Physik oder Chemie. Angesichts des unentwirrbaren Zusammenspiels von Teilursachen bestand der einzig gangbare Weg in der weitestgehenden Erfassung aller Ausgangsbedingungen, um dann bestimmte Folgen und Reaktionen gemäß den verfügbaren Erfahrungen als wahrscheinlich zu beschreiben.

Kötschau und Meyer bezeichneten diese Form der komplexen Vernetzung von Wirkfaktoren als »Ganzheitskausalität«. Alles, was die Biologie leisten konnte, war die Formulierung von Regeln, denen keine strenge Notwendigkeit anhaftete. Für die Biologie ergaben sich zwei bedeutsame Konsequenzen. Zum einen ließ sich eine Regel nicht widerlegen, weil Ausnahmen immer denkbar blieben. Zum anderen bot eine Regel eine Beschreibung, ohne etwas zu erklären. Die biologische Methode, konstatierte Kötschau, sucht erst gar nicht nach Ursachen, weil sie »die Unmöglichkeit, diese zu finden, erkannt hat«.[9] Damit bestand die Hoffnung, nun über plausible Begründungen für Therapieverfahren zu verfügen, die bislang keine wissenschaftliche Anerkennung erfahren hatten. Indem die Erkenntnisse der Medizin den Charakter einer biologischen Regel annahmen, ließen sie Raum für Verfahren jenseits der konventionellen Naturwissenschaft. Als »klassisches Beispiel« nannte Kötschau die Grundsätze der Homöopathie. Diese seien zwar innerhalb des mechanistischen Denkens »sinnleer«, könnten aber als biologische Regel gegen alle Kritik bestehen.[10] Einwände, die auf physikalischen und chemischen Erkenntnissen beruhten, ließen sich unter den theoretischen Prämissen der Ganzheitlichkeit leicht zurückweisen, weil sie auf den Bereich des Lebendigen nicht anwendbar waren. Wer so argumentierte, dem glaubten Kötschau und Meyer entgegnen zu können: »Wenn du aber chemische Ergebnisse mit biologischen Lebenserscheinungen gleichsetzt, so hast du zwar deiner Verachtung für theoretische Überlegungen Ausdruck verliehen, wir müssen dich dann aber eines logischen Fehlers bezichtigen und dir ein entschiedenes Halt zurufen.«[11]

Letztendlich lief die ganzheitliche Position darauf hinaus, den Bereich der Biologischen Medizin strikt von dem der Naturwissenschaften zu trennen. Nicht auf exakte Naturforschung, Experimente oder Statistiken kam es an, sondern einzig auf die Erfahrung des praktisch tätigen Mediziners. Dieser, so der Standpunkt Kötschaus und Meyers, vereinte in seiner Person die Rolle des Forschers und die des Praktikers. Während er Krankenbehandlungen durchführte, formulierte er gleichzeitig die dabei gewonnenen Einsichten als Regeln

---

9 Kötschau, *Zum Aufbau einer biologischen Medizin*, S. 127.
10 Ebd., S. 53.
11 Kötschau/Meyer, *Theoretische Grundlagen*, Vorwort S. IX.

für spätere Eingriffe. Durch Kooperation aller Ärzte entstand auf diese Weise ein immer umfassenderes Regelwerk, das sich als Grundlage der Biologischen Medizin nutzen ließ.

Das Konzept der Ganzheitlichkeit ergänzte Karl Kötschau durch einen weiteren Ansatz, für den er das Motto »Vorsorge statt Fürsorge« fand. Dabei griff er den alten naturheilkundlichen Gedanken der »Abhärtung« wieder auf. Dieser wurde jetzt allerdings in den Kontext einer auf Selektion beruhenden Rassenideologie gerückt. Nachdrücklich bekannte sich Kötschau zum »Ausleseprinzip der Natur« und beklagte im *Deutschen Ärzteblatt*, dass die bisherige Medizin eine systematische »Gegenauslese« betrieben habe. Sollte diese Entwicklung weiter voranschreiten, dann führe dies zum »Untergang der auslesefähigen Menschheit«. Den Ärzten empfahl Kötschau, sich nicht länger mit Befunden zu beschäftigen, die bei Menschen mit ererbten Leiden anzutreffen waren. Solche klinischen Erscheinungen seien nicht von praktischem Belang. Die Operation eines Wolfsrachens etwa mache keinen Sinn, weil dies lediglich die äußerliche Beseitigung eines genetisch unbeeinflussbaren Krankheitsbildes bedeute. Gerade die Deutschen seien aufgerufen, mit den falschen Grundsätzen der Fürsorge zu brechen, verfügten sie doch über die »besten Erbanlagen der Welt«. Deshalb forderte Kötschau, die bisher praktizierte Fürsorge durch eine planmäßige Vorsorge zu ersetzen. Damit war gemeint, das »Ausleseprinzip der Natur« wieder uneingeschränkt zur Geltung zu bringen. Schließlich war es die Natur selbst, die den Starken noch stärker machte und den Schwachen untergehen ließ.[12]

»Training an der Natur« war das Motto, unter dem die Vorsorge der Bevölkerung nahe gebracht werden sollte. Übertragen auf die klinische Praxis bedeutete dies, dass auch dem Kranken keine Schonung mehr erlaubt werden durfte.[13] Kötschau entwickelte die Idee von »Gesundungshäusern«, die an die Stelle der konventionellen Krankenhäuser treten sollten. Außerhalb der Städte in der freien Natur gelegen, sollten diese Häuser über einen großen, baumreichen Park verfügen, in dem die Patienten Luft- und Sonnenbäder durchführen konnten. Außerdem musste die Möglichkeit zur Anwendung von Bäder-, Lehm- und Bewegungsbehandlungen geschaffen werden. Je primitiver, umso naturverbundener war das »Gesundungshaus« und umso besser erfüllte es seine Aufgabe. Menschen, die »nicht mehr über jenes notwendige Maß von Eigenkraft verfügen, die nun einmal Voraussetzung für die Wiederherstellung

---

12 Kötschau, »Der neue deutsche Arzt«, *Deutsches Ärzteblatt*, Jg. 72 (1942), S. 60–65.
13 Kötschau, »Überwindung der Schonung durch Übung. Vorsorge statt Fürsorge«, *Hippokrates* Jg. 9 (1938), S. 837–841.

der Gesundheit ist«, durften von den Institutionen der neuen Medizin keinen Beistand mehr erwarten.[14]

Auf den ersten Blick fällt es schwer, einen direkten Zusammenhang zwischen dem theoretischen Ansatz der Ganzheitlichkeit und der praktischen Maxime der Vorsorge zu entdecken. Wenn jedoch Kötschaus Bestimmung der Ganzheitlichkeit als biologische Regellehre beachtet wird, zeigt sich, dass auch der Grundsatz »Vorsorge statt Fürsorge« ganzheitlich begründet war. Denn letztendlich stellte das Prinzip der natürlichen Auslese nichts anderes als eine biologische Regel dar. Weit über die Medizin hinausgreifend, konnte die Ganzheitlichkeit nach Kötschaus Überzeugung sogar ein Erklärungsmodell für die Politik und das Weltgeschehen insgesamt bieten. Auf diese Weise wurde sichtbar, dass Biologische Medizin und Nationalsozialismus das gleiche Prinzip vertraten, jeder auf seine Art und in seinem Bereich. So gesehen gewann alles, was die Biologische Medizin anstrebte, eine politische Dimension wie auch umgekehrt das Handeln des nationalsozialistischen Staates unter medizinischen Gesichtspunkten Zustimmung verlangte. Die nationalsozialistischen Massenorganisationen und Kampfverbände etwa dienten zunächst der staatlichen Organisation der Kriegsfähigkeit, leisteten darüber hinaus aber auch, wie Kötschau anmerkte, einen höchst bedeutsamen Beitrag zur medizinisch erwünschten »Übung an der Natur«. Es sei, so Kötschau, nichts anderes als »praktische Biologische Medizin«, wenn die Jugend im Verbund mit SA, SS, HJ, BDM und Arbeitsdienst »in der freien Natur ihre Kräfte tummeln und üben« lernt.[15]

Wenn Kötschau also die Biologische Medizin als »ausgesprochenes Kind der nationalsozialistischen Weltanschauung« bezeichnete, so war dies weder aufgesetzt noch der Versuch einer Anbiederung. Vielmehr konnte er zu Recht darauf verweisen, dass die Identität von Biologischer Medizin und Nationalsozialismus fest in den theoretischen Grundsätzen der Ganzheitlichkeit verankert war. »Nationalsozialistisch denken heißt in der Medizin biologisch-ganzheitlich denken«, konstatierte Kötschau. Was der nationalsozialistische Staat durch Erziehung, militärische Disziplin und Gehorsam zu erreichen suchte, das konnte die Medizin durch Erbpflege und Vorsorge unterstützen. Am Ende all dieser Anstrengungen stand der rassebewusste, leistungsfähige Deutsche, der sein Schicksal dem Kampf und dem Überleben seines Volkes widmete. Nicht zuletzt diese Zielsetzung unterstrich ein weiteres Mal die Übereinstimmung von Nationalsozialismus und Biologischer Medizin, denn, so Kötschau, »der

---

14 Kötschau, »Krankenhaus und Gesundungshaus«, *Deutsches Ärzteblatt*, Jg. 66 (1936), S. 805–809.
15 Kötschau, *Zum nationalsozialistischen Umbruch*, S. 57.

heroische Mensch des Nationalsozialismus und der biologisch vollwertige Rassenmensch, das ist ein und derselbe«.[16] Heroisch hatte der deutsche Herrenmensch zu sein, weil der Kampf um das Recht des Stärkeren niemals einen Abschluss finden konnte. Das Krankhafte und Fremdrassige wuchs überall nach und deshalb wartete nach jedem Sieg der nächste Feind. Ein Ort der Ruhe, der Erfüllung und des Friedens durfte nicht einmal erhofft werden, denn die Hingabe an solche Träume hätte bereits den ersten Schritt zum Untergang bedeutet. Blickte man auf die Geschichte der Naturheilkunde zurück, ließ sich kaum ein größerer Gegensatz vorstellen, als der Kontrast zwischen der düsteren Perspektive des ewigen Krieges und der hellen Vision des ursprünglichen Naturzustands. Auf dem langen Weg von Prießnitz, Rausse und Hahn über die ärztliche Naturheilkunde zur Neuen Deutschen Heilkunde hatte sich die alte Utopie in einer Weise verdunkelt, dass sie kaum mehr wiederzuerkennen war.

Innerhalb der biologischen und naturheilkundlichen Ärzteschaft fiel die Standortbestimmung Kötschaus trotzdem auf fruchtbaren Boden. Die *Naturärztliche Rundschau* schrieb, Professor Kötschau habe mit Recht hervorgehoben, dass die Biologische Medizin nichts anderes sei als »Nationalsozialismus auf ärztlichem Gebiet«.[17] Kötschau selbst beschwor seine Kollegen, man stehe jetzt »dicht vor der Erfüllung des alten Traumes aller biologischen und insbesondere der homöopathischen Vorkämpfer«.[18] Der Aufbau der Biologischen Medizin werde »einst die größte revolutionäre Tat sein, die je in der Geschichte der Medizin mitgeteilt ist. Wir deutschen Ärzte werden dann stolz sein dürfen, ... dass wir durch die Rückkehr zur Natur und zum naturnahen Leben den Wiederaufstieg unseres Volkes mitzimmern durften.«[19]

Die Wiesbadener Ärztetagung

Während Karl Kötschau die theoretische Ausgestaltung seiner Fachrichtung vorantrieb, kümmerte sich der Reichsärzteführer Gerhard Wagner um die praktischen Belange der Biologischen Medizin. Sein Hauptaugenmerk galt dabei dem Verlangen nach Therapiefreiheit. In aggressiver Rhetorik machte Wagner der wissenschaftlichen Medizin klar, dass die Zeiten des Beharrens auf

---

16 Ebd., S. 37, 40 und 48.
17 Neu, »Das Haus der Heilkunst im Dienste von Volksgesundung und Aufartung, Krankheitsverhütung und -bekämpfung«, *Naturärztliche Rundschau* Jg. 7 (1935), S. 128–136.
18 Kötschau, »Über biologische Reaktionsweisen«, *Hippokrates* Jg. 7 (1936), S. 237–242.
19 Kötschau, *Zum nationalsozialistischen Umbruch*, S. 59.

wissenschaftlichen Standards vorbei seien. Nachdem eine Rede von Rudolf Heß im November 1933 für Unruhe in der Ärzteschaft gesorgt hatte, ließ Wagner eine persönliche Erklärung auf dem Titelblatt des *Deutschen Ärzteblattes* abdrucken. Darin verbat er sich jede Kritik von Leuten, die durch ihre Haltung klar bewiesen, dass sie »es bislang überhaupt nicht für nötig erachtet haben, sich mit der hier zur Debatte stehenden Frage auch nur oberflächlich zu befassen«. Dies sei insbesondere »gewissen Hochschullehrerkreisen gesagt, die ... sogar die junge Medizinerschaft für ihre reaktionären und damit staatsfeindlichen Pläne vor ihren Wagen« zu spannen versuchten.[20]

Der deutsche Arzt, konstatierte Wagner, müsse sich in der neuen Zeit auch »mit den Methoden der Naturheillehre, der Homöopathie und der Volksmedizin beschäftigen und diese Methoden beherrschen«.[21] Im *Deutschen Ärzteblatt* richtete er an die Schulmediziner die Forderung, von der »dünkelhaften Selbstgenügsamkeit einer rein naturwissenschaftlichen Forschung« abzurücken.[22] Später wiederholte Wagner diesen Appell und stellte ergänzend fest, die nationalsozialistische Führung wolle »alles das für unsere Volksgesundheit nehmen, was wir als richtig und zweckmäßig erkannt haben«. Dabei sei es ihm »durchaus gleichgültig, ob das von einem hochgelehrten Universitätsprofessor oder einem Kräuterweiblein kommt«.[23] Um auch die organisatorische Basis des Widerstands der wissenschaftlichen Medizin gegen Außenseitermethoden zu beseitigen, wurde die »Deutsche Gesellschaft zur Bekämpfung der Kurpfuscherei« dem »Sachverständigenrat für Volksgesundheit bei der Reichsleitung der NSDAP« unterstellt, was einer Auflösung gleichkam.

Zum Testfall geriet das Buch der Innsbrucker Hausfrau und Mutter Maria Schlenz. Angeregt von Kneipp hatte sie bei Erkrankungen ihrer Kinder heiße Wickel und Bäder angewendet und ihre Erfahrungen später in einer kurzen Schrift zusammengefasst, die 1932 unter dem Titel *So heilt man unheilbar scheinende Krankheiten* erschienen war. Dieses Buch war überraschend erfolgreich. Deshalb sah sich die Schriftleitung des *Hippokrates* veranlasst, Stellung zu nehmen. Frau Schlenz sei zwar keine Ärztin und ihre Darstellung des Verfahrens gäbe wohl auch »zu recht erheblichen Bedenken Anlaß«. Aber im Sinne der Neuen Deutschen Heilkunde begreife man es als Verpflichtung, »unbeschadet solcher berechtigter Hemmungen zu einer sachlichen Prüfung derartiger Verfahren anzuregen«. Man beschloss, die ausführliche Bewertung eines sachver-

---

20 *Deutsches Ärzteblatt* Jg. 63 (1933), S. 685.
21 Wagner, »Die Stellung des deutschen Arztes im neuen Deutschland«, *Ziel und Weg* Jg. 7 (1937), S. 394–397.
22 Wagner, »Neue Deutsche Heilkunde«, *Deutsches Ärzteblatt* Jg. 66 (1936), S. 419–420.
23 Wagner, »Rede des Reichsärzteführers Pg. Dr. Wagner auf der ersten Reichstagung der deutschen Volksgesundheitsbewegung«, *Deutsches Ärzteblatt* Jg. 67 (1937), S. 769–776.

ständigen Arztes einzuholen.[24] Eine weitere Prüfung der »Schlenzkur« wurde während des Krieges unternommen und ging auf eine Initiative von Bernhard Hörmann, dem Leiter der Abteilung Volksgesundheit der NSDAP, zurück. Der biologische Arzt Werner Zabel gab die Schrift von Maria Schlenz 1944 erneut heraus und fügte eine längere gutachterliche Stellungnahme hinzu. Alle Experten kamen zu positiven Bewertung der »Schlenzkur«. Gemäß den Grundsätzen der Biologischen Medizin basierte die Einschätzung der Gutachter einzig auf den Erfahrungen der verschiedenen Anwender. Der Versuch einer klinischen Prüfung nach wissenschaftlichen Prinzipien wurde nicht unternommen. So zeigte sich am Beispiel der »Schlenzkur«, wie sich die biologischen Ärzte den Umgang mit neuen Verfahren wünschten. Von der Schriftleitung des *Hippokrates* wurde diese Vorgabe bei der Auswahl neuer Beiträge konsequent eingehalten. Dabei scheute man sich nicht, auch Artikel zu drucken, deren Inhalte aus wissenschaftlicher Perspektive eher dubios erschienen. Ein solches Thema waren die »Erdstrahlen«, über deren »Entdeckung« der Wünschelrutenforscher Gustav Freiherr von Pohl 1932 berichtet hatte. Von Pohl hatte bei einer Begehung der niederbayerischen Ortschaft Vilsbiburg gefunden, dass sich unter den Häusern sämtlicher Bewohner, die an Krebs verstorben waren, unterirdische Wasserläufe und damit Quellen von Erdstrahlen befanden. Dem *Hippokrates* erschien dieser Sachverhalt so bedeutsam, dass er einen als »besonders kritisch bekannten Sachverständigen« mit der Abfassung eines Gutachtens beauftragte. Bei diesem Sachverständigen handelte es sich nicht etwa um einen Naturwissenschaftler oder Universitätsangehörigen, sondern einen niedergelassenen Arzt aus Gera-Ernsee. Das Gutachten geriet zu einem vehementen Plädoyer für die weitere Erprobung der Wünschelrute zu medizinischen Zwecken. Der Sachverständige führte aus, die Zeit sei reif, »diese hochwichtigen Erkenntnisse nicht mehr kritiklos als Schwindel, Volksbetrug oder Phantasterei abzulehnen, sondern endlich das von der praktischen Wünschelrutenforschung zusammengetragene positive Material einer Prüfung zu unterziehen«.[25]

Angesichts der Akzeptanz umstrittener Verfahren war das Erscheinungsbild der Biologischen Medizin nicht dazu angetan, die Zustimmung der wissenschaftlichen Ärzteschaft zu finden. Deshalb musste der Reichsärzteführer seinen ganzen Einfluss geltend machen, damit im April 1936 die jährliche Versammlung der Internisten als gemeinsame Tagung der »Deutschen Gesellschaft für Innere Medizin« und der »Reichsarbeitsgemeinschaft für eine Neue

---

24 *Hippokrates* Jg. 9 (1938), S. 85.
25 Rothacker/Degler, »Das magische Reis und seine Probleme«, *Hippokrates* Jg. 8 (1937), S. 308–313, 331–338, 351–358.

Deutsche Heilkunde« ausgerichtet wurde. Für das Projekt der Neuen Deutschen Heilkunde bedeutete die Ärztetagung in Wiesbaden den ersten greifbaren Erfolg auf dem Weg zur Anerkennung. Mit entsprechendem Aufwand wurde das Ereignis inszeniert. Etwa 1.800 Ärzte waren erschienen, dazu auch Repräsentanten nationalsozialistischer Parteiverbände und der Reichsärzteführer. In seiner Begrüßungsansprache erklärte Gerhard Wagner, in Zukunft solle es keinen Unterschied mehr geben »zwischen dem biologischen Arzte und dem Schulmediziner«. Jeder Arzt werde »verpflichtet sein, neben den schulmedizinischen Heilverfahren auch diejenigen anzuwenden, die sich der Kräfte und Heilmittel der Natur bedienen«.[26] Deutlich reservierter äußerte sich der Vorsitzende der Internisten, Professor Alfred Schwenkenbecher. Man sei »auf Wunsch des Reichsärzteführers« zusammen gekommen, um sich über »Geist und Wesen einer neuen deutschen Heilkunde« zu unterrichten. Es »soll Gelegenheit gegeben werden, einander kennen zu lernen«. Wo allerdings eine »Einigung nicht zustande kommt, wird auch die einfache Nebeneinanderstellung ungelöst bleibender Verschiedenheiten von Nutzen sein«.[27]

Von der Presse wurde die Wiesbadener Ärztetagung als großer Erfolg gefeiert. Das *Deutsche Ärzteblatt* druckte auf dem Titelblatt eine Grußadresse aus Wiesbaden und stellte in einem Kommentar zu den Ereignissen fest, der Ablauf der Tagung hätte bewiesen, dass »der vom Reichsärzteführer eingeschlagene Weg der richtige war«.[28] Auch das Organ der nationalsozialistischen Ärztevereinigung, *Ziel und Weg*, würdigte die Tagung als »Meilenstein« in der Entwicklung der deutschen Medizin. Man habe es geschafft, die Gegensätze aus der Vergangenheit zu versöhnen und der Medizin auf diese Weise eine neue Zukunft zu eröffnen.[29] Tatsächlich hatte der Verlauf der gemeinsamen Sitzung das Trennende jedoch eher verstärkt denn beseitigt. Den anwesenden »Schulmedizinern« mussten die Ausführungen Wagners und Kötschaus – ungeachtet aller rhetorischen Beschwörungen des Ausgleichs – als Kampfansage erscheinen.

Im September 1936 unternahm Wagner einen erneuten Anlauf. Auf seinen Wunsch hin wurde die 94. Versammlung der »Gesellschaft deutscher Naturforscher« in Dresden abgehalten. Dort war mittlerweile mit dem Rudolf-Heß-Krankenhaus eine klinische Stätte geschaffen worden, die der praktischen Synthese von Schulmedizin und biologischer Heilkunde dienen sollte. Wagner hegte die Hoffnung, den anwesenden Naturforschern dieses Renommierprojekt der Neuen Deutschen Heilkunde vorstellen zu können. In seiner Eigen-

---

26 *Ziel und Weg* Jg. 6 (1936), S. 238–240.
27 *Ziel und Weg* Jg. 6 (1936), S. 231–237.
28 *Deutsches Ärzteblatt* Jg. 66 (1936), S. 439–440.
29 *Ziel und Weg* Jg. 6 (1936), S. 230.

schaft als Präsident der Tagung verhinderte jedoch Ferdinand Sauerbruch den Auftritt Alfred Brauchles, der als Leiter der naturheilkundlichen Abteilung des Rudolf-Heß-Krankenhauses vor der Versammlung sprechen sollte.[30] Es ist davon auszugehen, dass die meisten Naturwissenschaftler und Schulmediziner auf der Seite Sauerbruchs standen, ohne dies offen zu äußern. Für Wagner bedeutete dies einen herben Rückschlag in seinem Kampf für die Durchsetzung einer Medizin, die Raum für alle Verfahren, Ansätze und Methoden lassen sollte.

»Extremisten, Monomane und Dogmatiker«

Die gleiche Entschiedenheit, mit der Gerhard Wagner von der Schulmedizin die Öffnung für biologische Verfahren forderte, legte er gegenüber Vertretern unkonventioneller Ansätze an den Tag, wenn es um die Anerkennung der Leistungen der wissenschaftlichen Heilkunde ging. Eine wirkliche Synthese konnte nach seinem Verständnis nur gelingen, wenn gegenseitiger Respekt und allseitige Toleranz herrschten. Wer unter Berufung auf seine jeweils eigenen Theorien andere Therapieansätze ablehnte, stand einer Einigung im Weg und musste nach Wagners Auffassung in die Schranken verwiesen werden. »Extremisten, Monomane und Dogmatiker«, erklärte Wagner, könne er beim Aufbau der Neuen Deutschen Heilkunde nicht brauchen.[31] Damit geriet vor allem die Naturheilkunde traditioneller Prägung in das Visier des Reichsärzteführers. Das Postulat der Laientherapie, die Gegnerschaft zum Impfen oder das Gebot der strikten Arzneilosigkeit standen in einem allzu offensichtlichen Widerspruch zu den Positionen der wissenschaftlichen Medizin. Wiederholt machte der Reichsärzteführer klar, dass er nicht bereit sei, solche Standpunkte länger hinzunehmen. Auf der konstituierenden Versammlung des »Reichsverbands der Naturärzte« am 25. Mai 1935 in Nürnberg forderte er, die »Eigenbrötelei« zu beenden. Vor allem müsse die »Beachtung der Regierungsmaßnahmen verlangt werden mit Einschluß des Impfgesetzes«.[32] Wenn der Führer sage, es müsse geimpft werden, so habe jeder zu »parieren«![33] Wagner ordnete an, »dass sämtliche Erörterungen der Impffrage in ärztlichen und ähnlichen Fachzeitschriften zu unterbleiben haben«.[34]

---

30 Haug, *Die Reichsarbeitsgemeinschaft für eine Neue Deutsche Heilkunde (1935/36)*, S. 130.
31 Zitiert nach: Klare, *Neue Wege der Heilkunde*, S. 9.
32 *Deutsches Ärzteblatt* Jg. 65 (1935), S. 592.
33 *Naturärztliche Rundschau* Jg. 7 (1935), S. 185.
34 Wagner, »Veröffentlichungen über die Impffrage«, *Deutsches Ärzteblatt* Jg. 65 (1935), S. 591.

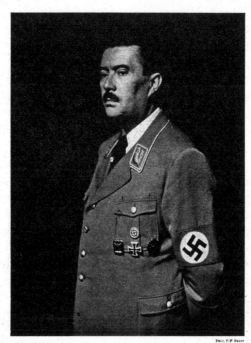

*Abb. 35: Titelseite des »*Hippokrates« *zum 50. Geburtstag von Gerhard Wagner*
(Quelle: Hippokrates *1938, Heft 33)*

Auch Kurierfreiheit und Laienpraxis waren Wagner ein Dorn im Auge. Bereits 1933 hatte der Reichsärzteführer erklärt, dass es nicht angehe, wenn »jeder, der dazu lustig ist, als Heilbehandler auf die Menschheit losgelassen wird, ohne die nötigen Vorbedingungen dazu mitzubringen«.[35] Drei Jahre später wiederholte er im *Hippokrates* seine Auffassung: Der »schrankenlosen Kurierfreiheit muss

---

35 Wagner, »Die Aufhebung der Kurierfreiheit«, *Deutsches Ärzteblatt* Jg. 63 (1933), S. 650–651.

und wird baldigst eine Ende gemacht werden«.[36] Tatsächlich aber verzögerten sich die Bemühungen um eine gesetzliche Regelung, weil die Laientherapeuten in Rudolf Heß, dem Stellvertreter des Führers, einen mächtigen Fürsprecher gefunden hatten. Die Kurierfreiheit hatte deshalb noch im Folgejahr Bestand und Wagner stellte auf der Reichstagung der Volksgesundheitsbewegung 1937 in Düsseldorf enttäuscht fest, derzeit könne sich jeder, »der dazu Lust hat, ganz egal, ob er von dem Kram etwas versteht oder nicht, ob er ein Schwein und schon vorbestraft ist, an der nächsten Ecke niederlassen und einen Laden als Heilgewerbetreibender aufmachen«.[37]

Das Verdikt des Reichsärzteführers gegen »Extremisten, Monomane und Dogmatiker« führte letztendlich dazu, dass die Naturheilkunde weiter ins Abseits gedrängt wurde, während die Anwender von Hypnose, Telepathie, siderischen Pendeln, Wünschelruten oder energetischen Heilverfahren eine ausgesprochen wohlwollende Förderung erfuhren, sofern sie nur keine offen medizinkritischen Überzeugungen zu erkennen gaben. Zusätzlich erschwert wurde der Standpunkt der Naturheilkunde durch den Umstand, dass sie nach wie vor der Schulmedizin als Hauptzielscheibe ihres Abwehrkampfes gegen Außenseitermethoden diente. Der Würzburger Ordinarius und Kinderarzt Johannes Rietschel etwa berichtete 1938 im *Hippokrates* über einen Fall, bei dem ein Laientherapeut ein Kind mit einer Halsentzündung über längere Zeit behandelt hatte. Erst nach acht Wochen wurde das Kind weiter an einen Arzt verwiesen, der eine Diphtherie diagnostizierte. Trotz sofort eingeleiteter Serumbehandlung verstarb der junge Patient innerhalb von zehn Tagen an den Folgen einer Entzündung des Herzmuskels.

Rietschel erinnerte mit diesem Fall daran, dass die Naturheilkunde der Serumbehandlung stets ablehnend gegenüber gestanden hatte. Namentlich beschuldigte Rietschel den leitenden Arzt des Prießnitz-Hauses, Alfred Brauchle, sich »scharf gegen die Serumbehandlung ausgesprochen« zu haben.[38] Die Attacke gegen Brauchle dürfte kein Zufall gewesen sein. Als Schüler Franz Schönenbergers stand Brauchle den ursprünglichen Ideen der Naturheilkunde noch recht nahe und favorisierte eine Behandlung ohne chemische Arzneien und technische Verfahren. Seine Überzeugungen und Ideen hatte er in verschiedenen populären Büchern zur Naturheilkunde dargelegt. Zudem verfügte er in seiner Eigenschaft als Leiter des Bundeskrankenhauses über gute Bezie-

---

36 Wagner, »Begrüßungsansprache des Reichsärzteführers Dr. Wagner bei der gemeinsamen Tagung am 20. April 1936«, *Hippokrates* Jg. 7 (1936), S. 371–375.
37 Wagner, »Rede des Reichsärzteführers Pg. Dr. Wagner auf der 1. Reichstagung der deutschen Volksgesundheitsbewegung«, *Deutsches Ärzteblatt,* Jg. 67 (1937), S. 769–776.
38 Rietschel, »Die Stellung der Naturheilkunde zur aktiven und passiven Immunisierung«, *Hippokrates* Jg. 9 (1938), S. 281–289.

hungen zu den Verbänden der Laienbewegung und hatte sich so zu einem Hoffnungsträger der Naturheilkunde emporgearbeitet. Sichtlich bemüht, jeder Kontroverse aus dem Weg zu gehen, erwiderte Brauchle, es sei ihm nicht erinnerlich, sich jemals gegen die Serumbehandlung oder das Impfen ausgesprochen zu haben. In seinem *Handbuch der Naturheilkunde* habe er diese Frage vielmehr »offengelassen«.[39]

Einen weiteren Angriff gegen die Naturheilkunde trug der Oberstabsarzt a. D. Hermann Berger gleich in mehreren Zeitschriften vor. Wiederum ging es um die Frage der Serumtherapie. Einem Arzt, der in Frankfurt a. M. vor Gericht stand, wurde zur Last gelegt, den Tod von drei Menschen verschuldet zu haben, weil er kein Diphtherie-Serum verabreicht hatte. Berger wies in diesem Zusammenhang darauf hin, dass die Naturheilkunde die wissenschaftliche Diagnose einer »Diphtherie« gar nicht kenne. Berger schrieb, es könne kein Zweifel daran geben, dass die »naturheilkundliche Lehre von der Gleichgültigkeit der Differentialdiagnose« die »geistige Schuld« an dem Frankfurter Vorkommnis trage. Es sei deshalb Zeit, die Naturheilkunde mit der Frage zu konfrontieren, ob sie nicht endlich ihre »Theorie der Diagnoseablehnung« aufgeben wolle, bevor »weiteres, schweres Unheil angerichtet« wird.[40]

Diesmal antwortete nicht Alfred Brauchle, sondern, stellvertretend für die gesamte naturheilkundliche und biologische Ärzteschaft, Martin Vogel. Vogel hatte seine Position als Direktor des Hygienemuseums in Dresden nach dem Machtwechsel wegen seiner Mitgliedschaft in der sozialdemokratischen Partei verloren. Dennoch gelang es ihm, in die Schriftleitung des *Hippokrates* aufzurücken. In seiner Antwort auf Berger gestand Vogel zu, dass die Naturheilkunde ursprünglich auf anderen diagnostischen Grundlagen beruht habe als die wissenschaftliche Schulmedizin. Aber dies gehöre der Vergangenheit an. Kategorisch beschied Vogel, dass eine »Theorie der Diagnoseablehnung« unter biologisch denkenden und arbeitenden Ärzten nicht mehr anzutreffen sei.[41]

Diese Debatten bewiesen, dass die Ideen der alten Naturheilkunde innerhalb der Neuen Deutschen Heilkunde nicht mehr diskussionsfähig waren. Allen Ansätzen, die den grundsätzlichen Ausschluss bestimmter Methoden verlangten, hatte der Reichsärzteführer mit seinem Diktum den Boden entzogen. Angesichts dieser massiven Einflussnahme aus der Politik geriet der Zwang zum Ausgleich übermächtig. Vertreter der Schulmedizin wie Rietschel

---

39 Brauchle, »Entgegnung zu dem Aufsatz von Rietschel«, *Hippokrates* Jg. 9 (1938), S. 289–292.
40 Berger, »Krankheitserkennung, Krankheitsunterscheidung, Krankheitsbenennung«, *Hippokrates* Jg. 8 (1937), S. 715–720); Ders., »Die Pflicht zur Differentialdiagnose«, *Zeitschrift für ärztliche Fortbildung* Jg. 31 (1937), S. 29–30; Ders., »Eine Frage an die Naturheilkunde«, *Münchener Medizinische Wochenschrift* Jg. 84 (1937), S. 143–145.
41 Vogel, »Wie steht der biologische Arzt zur Diagnose?«, *Hippokrates* Jg. 8 (1937), S. 743–748.

und Berger erhöhten von ihrer Seite aus den Druck, indem sie Bekundungen der Anerkennung gegenüber wissenschaftlichen Verfahren einforderten. Dadurch geriet die naturheilkundliche Ärzteschaft unter einen Rechtfertigungszwang, der sie von allen Vorstellungen abschwören ließ, die unter Wagners Definition des »Extremismus« fallen konnten. Auf diese Weise wurden der Neuen Deutschen Heilkunde die letzten Reste der alten Naturheilkunde ausgetrieben. Die verbliebenen Naturärzte mit traditioneller Ausrichtung mussten zu ihrer Bestürzung feststellen, dass man es zwar geschafft hatte, unter dem Schutz der nationalsozialistischen Führung eine gesicherte Position zu erringen. Der Preis für diesen Erfolg aber war enorm. Ihrer ureigensten Überzeugungen beraubt, drohte die Naturheilkunde im breiten Strom biologischer Verfahren und Heilformen unterzugehen.

Zu den wenigen, die öffentlich auf diese Gefahr hinwiesen, gehörte Erwin Silber. Seine Position als Schriftleiter der *Naturärztlichen Rundschau* nutzte er, um in dieser Zeitschrift 1935 einen flammenden Mahnruf zu veröffentlichen. Darin stellte er fest, es ginge »aus Gründen der Denklehre, des Geistes der Sprache und der – Ehrlichkeit nicht an, eine Reihe von Heilverfahren schlechterdings ›biologisch‹ zu nennen, unbekümmert ihrer grundsätzlichen Verschiedenheiten, ja sogar ausgesprochenen Gegensätzlichkeiten«. Silber beklagte, dass man alle nur möglichen Behandlungsmethoden in einen großen Topf werfe. Auf diese Weise sei »ein ungeheurer Mischmasch vielfach ganz ungleichartiger Anschauungen von Krankheit und Heilung, ein unerträgliches Kunterbunt unvergleichbarer Behandlungsverfahren« entstanden. Wohl könne man solch verschiedenartige Methoden »mit Gewalt zusammenkoppeln«, niemals aber würde sich daraus »ein einheitliches Gebild gestalten«.[42]

Silbers Mahnung blieb eine seltene Ausnahme und verhallte ungehört. Möglicherweise war auch der Zeitpunkt bereits verpasst, an dem solche Kritiken den Verlauf der Ereignisse noch hätten beeinflussen können. Inzwischen waren Fakten geschaffen worden und die Erosion der Naturheilkunde ließ sich nicht mehr aufhalten. Erwin Silber und die verbliebenen Naturärzte mit ähnlichen Überzeugungen mussten erkennen, dass die Zeit ihrer Heilform abgelaufen war. Zwar ließ sich die Anwendung von Naturheilverfahren nach wie vor begründen. Aber dies galt nur für den Einsatz im Kontext einer umfassenden Biologischen Medizin. Eine eigenständige Naturheilkunde, die den ausschließlichen Gebrauch natürlicher Heilfaktoren befürwortete, hatte unter den gegebenen Verhältnissen keine Berechtigung mehr.

---

42 Silber, »Unser Arbeitsplan«, *Naturärztliche Rundschau* Jg. 7 (1935), S. 1–12.

Das »große Experiment« am Rudolf-Heß-Krankenhaus

Ungeachtet des Widerstands der wissenschaftlichen Ärzteschaft sollte die Biologische Medizin nach dem Willen der nationalsozialistischen Führung einen festen Platz in der klinischen Medizin erhalten. Neue Abteilungen für Homöopathie oder Naturheilverfahren entstanden in Berlin, Bremen, Hamburg, Köln, München, Nürnberg, Recklinghausen, Stuttgart und Wuppertal.[43] Es existierte ein Plan, mehrere Hochschulen für biologische Methoden in Deutschland zu gründen.[44] Als »Paradeprojekt« der Neuen Deutschen Heilkunde galt die Umwandlung des Dresdner Johannstädter Krankenhauses in eine biologische Klinik, die den Namen »Rudolf-Heß-Krankenhaus« erhielt. Zum Klinikleiter und Chefarzt der chirurgischen Abteilung wurde Hermann Jensen berufen. Jensen war Träger des Goldenen Parteiabzeichens, Sanitäts-Gruppenführer der SA und Gründer der nationalsozialistischen »braunen Schwesternschaft«, die in Dresden ihr neues Mutterhaus bezog.

Am 5. Juni 1934 wurde Jensen in einem feierlichen Festakt in sein neues Amt als Leiter des Rudolf-Heß-Krankenhauses eingeführt. Neben dem Reichsärzteführer waren der Präsident des Reichsgesundheitsamtes und Delegierte verschiedener Berliner Reichsministerien erschienen. In seiner Ansprache erklärte Gerhard Wagner, das neue Krankenhaus sei ein »großes und gewaltiges Werk«, das »bis jetzt noch nicht seinesgleichen hat und Aufsehen erregen wird«.[45] Im Rudolf-Heß-Krankenhaus sollte die Vision einer Neuen Deutschen Heilkunde Wirklichkeit werden. Nach Überzeugung der Initiatoren des Projekts bedeutete dies, dass Ausbildung, Forschung und klinische Praxis vollkommen auf dem Boden der nationalsozialistischen Weltanschauung zu stehen hatten. Spürbar wurde dies vor allem bei den Ärzteschulungen, die am Rudolf-Heß-Krankenhaus abgehalten wurden.

Im *Deutschen Ärzteblatt* berichtete ein Teilnehmer, man merke sofort, dass in Dresden ein anderer Geist herrsche. Hier werde »in echt nationalsozialistischem Sinne gearbeitet«. Alle Kursteilnehmer waren in einer einfachen Gemeinschaftsunterkunft in der Nähe des Krankenhauses untergebracht. Zwischen ihnen herrschte das vertrauliche »Du«. Morgens um 6.30 Uhr brachen die Ärzte unter Aufsicht des »Sportlehrers und Kameradschaftsführers Hamann« zu einem gemeinsamen Lauf auf. Auf diese Weise, so das *Deutsche Ärzteblatt*, bringe der Kurs das Leben der Teilnehmer auf den einfachsten

---

[43] Jütte, *Geschichte der Alternativen Medizin*, S. 53.
[44] Schröder/Kratz/Kratz, »Ein gescheitertes Reformkonzept – Naturheilkunde, ›Neue deutsche Heilkunde‹ und Laientherapie in der faschistischen Gesundheitspolitik«, S. 257.
[45] Silber, »Der Nürnberger Tagung zum Gruß und Geleit!«, *Naturärztliche Rundschau* Jg. 7 (1935), S. 115–121.

Nenner, »so wie es der Führer vom deutschen Mann und Kameraden will«. Schließlich ginge auch dem Letzten der Sinn der Veranstaltung auf, nämlich die Bereitschaft, im »Geiste treuer Kameradschaft« für ein »neues Arzttum zu kämpfen«.[46]

Im Zentrum der klinischen Initiativen am Rudolf-Heß-Krankenhaus stand die Begründung einer Medizin, die Gerhard Wagners Vorstellung einer Synthese entsprechen konnte. Bereits beim Festakt teilte Wagner mit, welche Persönlichkeiten er für die große Aufgabe ausgewählt hatte. Maximilian Bircher-Benner sollte eine eigene Ernährungsabteilung bekommen. Ragnar Berg war die Leitung eines Labors zur Ernährungsforschung angetragen worden. Für die hydrotherapeutische Abteilung hatte Wagner Georg Hauffe, einen Schüler Ernst Schweningers, auserkoren. Schließlich war daran gedacht, Erwin Liek zu Gastvorlesungen eingeladen. Denn, so Wagner, der Name Lieks stehe für ein Programm, »das mit dem des Nationalsozialismus weitgehend übereinstimmt«.[47]

Diese ambitionierten Pläne ließen sich jedoch nur teilweise verwirklichen. Bircher-Benner konnte die angebotene Stellung wegen gesundheitlicher Probleme nicht antreten. Aus gleichem Grund mussten die Gastvorlesungen Erwin Lieks abgesagt werden. Als Ersatz für Bircher-Benner holte Wagner schließlich den Düsseldorfer Augenarzt Werner Zabel nach Dresden. Dieser überwarf sich jedoch nach kurzer Zeit mit einem der Oberärzte. Während einer gemeinsamen Visite war es zu einer Auseinandersetzung vor den Patienten gekommen. Daraufhin fand eine Art Ehrengericht unter dem Vorsitz des Klinikleiters Hermann Jensen statt, der eine Entschuldigung verlangte. Zabel jedoch zog es vor, das Dresdner Krankenhaus wieder zu verlassen. Georg Hauffe, der neue Leiter der hydrotherapeutischen Abteilung, erlitt nach wenigen Monaten in Dresden einen schweren Herzinfarkt mit tödlichem Ausgang.

Angesichts dieser Rückschläge standen für die Aufgabe der Synthese nur noch die Leiter der internistischen und naturheilkundlichen Abteilungen, Louis Radcliff Grote und Alfred Brauchle, bereit. Grote war ungeachtet seiner universitären Ausbildung keineswegs ein reiner Schulmediziner. Bereits seine vorherige Tätigkeit als ärztlicher Leiter von Lahmanns Sanatorium und seine Mitarbeit in der ersten Schriftleitung des *Hippokrates* von 1928 ließen eine eher biologische Ausrichtung erkennen. In verschiedenen Publikationen vertrat er Positionen, die Kötschaus Grundsätzen der »Ganzheitlichkeit« und der »Vorsorge« recht nahe kamen. Brauchle brachte demgegenüber als Schüler Schönenbergers und ehemaliger Leiter des Prießnitz-Krankenhauses vor allem

---

46 *Deutsches Ärzteblatt* Jg. 66 (1936), S. 25–26.
47 Schirrmeister, »Das Rudolf-Heß-Krankenhaus«, *Der Naturarzt* Jg. 62 (1934), S. 201–204.

praktische Erfahrungen mit, die seit Ernst Schweninger zum festen Bestandteil der klinischen Naturheilkunde gehörten.

Um die persönlichen Beziehungen zu festigen, hatten sich Grote und Brauchle im Mai 1935 zu einer gemeinsamen Reise nach Brückenberg im Riesengebirge verabredet. Der Ort war mit Bedacht wegen der Symbolkraft seines Namens gewählt worden. Die Gespräche zwischen Grote und Brauchle wurden von einem mitgereisten Freund stenographisch aufgezeichnet und später als Buch veröffentlicht. Beide Gesprächsteilnehmer hatten das Empfinden, mit ersten, vorsichtigen Schritten das Neuland der Synthese zu betreten. Man erwies einander großen Respekt und bezeugte die gegenseitige Verbundenheit, indem man sich mit »Lieber Grote« oder »Mein lieber Brauchle« anredete. Grote versuchte die Vorzüge seines biologischen Ansatzes aufzuzeigen. Er erklärte seinem Gegenüber, es bedürfe lediglich einer anderen Fassung des naturheilkundlichen Erfahrungsschatzes, damit sich dieser sofort auf einer Begriffsebene mit der Schulmedizin befinde. Den Bezug auf bestimmte Vorstellungen von »Natur« oder »Natürlichkeit« erachtete Grote hingegen als unbrauchbar, da sich die Natur jeder Definition entziehe. Deshalb seien auch alle Diskussionen um Arzneilosigkeit oder Impfverbot sinnlose »Scheingefechte«. Brauchle seinerseits argumentierte außerordentlich vorsichtig. Er zeigte sich zurückhaltend gegenüber chemischen Arzneimitteln, Impfungen und Serumtherapie, ohne sich auf eine konsequente Ablehnung dieser Therapieformen festzulegen. Fachkundig erläuterte er die Grundsätze der Naturheilkunde, wich aber jeder Konfrontation mit seinem Gegenüber aus. Nachdrücklich betonte Brauchle seine Bereitschaft zur Zusammenarbeit und pflichtete Grote in vielen Punkten bei. In seinem Fazit wählte Brauchle dann Worte, die bereits ein Bekenntnis zur Biologischen Medizin signalisierten: »Wir wollen weiterarbeiten und forschen und das Gute nehmen, woher es auch kommen mag.«[48]

Um das Projekt der Synthese voranzutreiben, wurde eine Gemeinschaftsstation gegründet, auf der die wissenschaftliche Prüfung der Naturheilverfahren vonstatten gehen sollte. Formal war die Gemeinschaftsstation der naturheilkundlichen Abteilung Alfred Brauchles zugeordnet. Dem Stationsarzt wurde jedoch ein erfahrener Assistent aus der internistischen Abteilung Grotes zur Seite gestellt, der das Tun seines Kollegen beaufsichtigen und notfalls korrigieren sollte. Schließlich galt Brauchle, was die Arznei- und Serumbehandlung anbelangte, als »therapeutischer Nihilist«.[49] So weit als irgend möglich

---

48 Brauchle/Grote, *Gespräche über Schulmedizin und Naturheilkunde*, S. 73, 127–128.
49 Otto, »Das Dresdner Experiment: Naturheilmethoden sollen überprüft werden«, *Deutsches Ärzteblatt* Jg 90 (1993), S. B948–951.

versuchte Brauchle, ohne Arzneimittel auszukommen. Anfänglich wurden in seiner Abteilung nur indifferente Mittel wie Heilerde oder »Henkenhagener Meerwasser« eingesetzt. Akupunktur, Homöopathie, Biochemie, Pflanzenheilkunde oder andere Verfahren aus dem Spektrum unkonventioneller Heilformen lehnte Brauchle ebenfalls ab. Seinen eigenen Bereich organisierte er nach dem Vorbild der bekannten naturheilkundlichen Kliniken. Hierzu ließ er vier große Luft- und Sonnenbäder herrichten, in die sich die gehfähigen und transportablen Patienten bei gutem Wetter begaben. Während sich die Patienten im Parkbereich vollständig unbekleidet aufhielten, war den Bewegungstherapeuten und Masseuren das Tragen von leichter Badekleidung gestattet. Nur die Ärzte erschienen zu ihren täglichen Visiten in regulärer Kleidung und mit weißem Kittel.

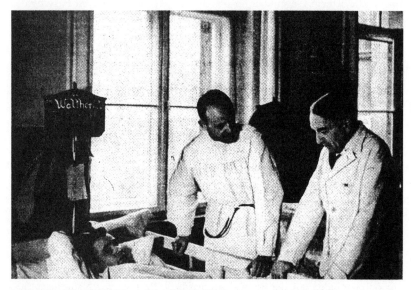

Abb. 36: Alfred Brauchle und Louis Radcliff Grote auf gemeinsamer Visite im Dresdner »Rudolf-Heß-Krankenhaus«

(Quelle: Deutsches Ärzteblatt *1937, S. 38)*

Bei Brauchles Forschungen ging es vornehmlich um die Entbehrlichkeit chemischer oder künstlicher Heilmittel. Ein Assistent Brauchles veröffentlichte 1940 eine wissenschaftliche Arbeit zur Insulintherapie des Zuckerkranken. Darin wurde ausgeführt, der erhöhte Blutzucker an sich stelle kein Unglück dar und bedürfe nicht unbedingt der Behandlung. Als gleichermaßen unproblematisch erachtete der Autor die Ausscheidung von Zucker mit dem Urin.

Ein »kleiner Verlust an Zucker« sei »sowohl für den Patienten als auch das Volksvermögen erträglicher, als unnötiger Verbrauch von teurem Insulin«. Als Konsequenz dieser Erkenntnis wurde die Wahl einer möglichst geringen Insulindosis empfohlen. Weitaus wichtiger sei die »Alkalisierung« des Bluts durch Verordnung einer basenüberschüssigen Rohkost.[50] In einer weiteren Arbeit aus Brauchles Abteilung wurden die Ergebnisse der naturheilkundlichen Behandlung von 156 Patienten mit Kreislaufversagen mitgeteilt. Keiner der Patienten erhielt ein herzwirksames Digitalispräparat. In 69 Fällen gelang keine vollständige Wiederherstellung der Kreislauffunktion, 29 Patienten verstarben. Diese eher ernüchternden Resultate veranlassten den Autor zur Schlussfolgerung, es sei nicht möglich, ein abschließendes Urteil über den Wert der naturheilkundlichen Behandlung zu treffen.[51] Brauchle wollte diesen Ausgang der Untersuchung nicht recht anerkennen und mutmaßte später, »genaue Parallelkontrollen an Hunderten von Fällen« würden sicherlich die Überlegenheit der naturheilkundlichen Fastentherapie gegenüber dem Strophanthin bestätigen.[52]

Brauchle musste die Erfahrung machen, dass die konsequente Umsetzung des naturheilkundlichen Standpunkts der Arzneilosigkeit kaum mehr möglich war. Zu Zeiten Rausses, Hahns und Schweningers konnte die Ablehnung chemischer Heilmittel noch eine Berechtigung für sich reklamieren. Damals hatte es tatsächlich keine Spezifika mit eindeutiger Wirksamkeit gegeben. Aber diese Zeiten hatten sich grundlegend geändert. Jetzt gab es das Insulin, mit dem Zuckerkranke vor dem sicheren Tod bewahrt werden konnten. Herzstärkende Glykoside wie das Strophanthin gestatteten in zahlreichen Fällen die Rekompensation schwerst Herzkranker und die Entdeckung der Sufonamide durch Gerhard Domagk 1932 hatte die Ära der Antibiotikatherapie eingeleitet. Die Zeit war über die Naturheilkunde hinweggegangen. Wer jetzt noch seinen Patienten jegliche Arzneitherapie verweigern wollte, erwies sich nicht allein als hoffnungslos rückständig, er riskierte sogar den Vorwurf der unterlassenen Hilfeleistung. Brauchle musste einsehen, dass sich die Anwendung von Naturheilverfahren nur noch im Verbund mit anderen Therapien rechtfertigen ließ. Wiederholte Interventionen von internistischer Seite rangen ihm schließlich die Zustimmung ab, dass Insulin, Strophanthin und andere lebenswichtige Medi-

---

50 Sander, »Über die Bedeutung und Messung der compensierten Acidose des Diabetikers«, in: Brauchle/Grote, *Ergebnisse der Gemeinschaftsarbeit*, Bd. 3, S. 55–127.
51 Kruse, »Naturärztliche Behandlung der Kreislaufdekompensation«, in: Brauchle/Grote, *Ergebnisse der Gemeinschaftsarbeit*, Bd. 2, S. 72–129.
52 Brauchle, *Naturheilkunde des praktischen Arztes*, S. 19.

kamente in der naturheilkundlichen Abteilung des Rudolf-Heß-Krankenhauses eingesetzt werden durften.[53] Auch in der internistischen Klinik Grotes waren zahlreiche Forschungsarbeiten begonnen worden. Auf der gemeinsamen Tagung der Internisten und biologischen Ärzte im April 1936 in Wiesbaden berichtete Grote über Erfolge bei Lungenentzündungen, Gelenkrheumatismus, Asthma bronchiale, Magen- und Darmgeschwüren sowie Leberzirrhose. Aussagekräftige Resultate lagen jedoch nur für die Behandlung von Lungenentzündungen vor. Hier war eine Studie mit 50 Patienten durchgeführt worden. Die Therapie erfolgte nach den bekannten Grundsätzen, die bereits früher an naturheilkundlichen Krankenhäusern entwickelt worden waren. Vier der naturheilkundlich behandelten Patienten starben, was Grote als Erfolg wertete.[54]

Für alle übrigen Indikationen existierten keine vorzeigbaren Ergebnisse. Grote verwies 1938 auf die geringe Bettenzahl der Gemeinschaftsstation und erklärte, dass noch einige Zeit vonnöten sei, bis verlässliche Auswertungen der Behandlungsergebnisse vorlägen. Um belastbare statistische Beweise für die Gleichwertigkeit oder Überlegenheit biologisch-naturheilkundlicher Methoden zu erhalten, sei die jahrelange Zusammenarbeit vieler Kliniken erforderlich.[55] Der baldige Kriegseintritt brachte die Forschungen jedoch zum Erliegen. Brauchle reagierte tief enttäuscht auf das Ende des »großen Experiments« und sah darin eine vertane Chance von ungeheuren Ausmaßen. »Nur ein einziges Mal in der Geschichte der Heilkunde«, schrieb Brauchle, habe sich »ein Staat bereit gefunden, das Geld zur Erforschung der uneigennützigen Wahrheit auszugeben.«[56] Später, nach Kriegsende, äußerte Brauchle die Hoffnung, dass »an einem anderen Orte zu gegebener Zeit dieser sachliche Kampf um eine friedliche Wahrheit wieder aufgenommen« werden könne.[57]

---

53 Otto, »Das Dresdner Experiment: Naturheilmethoden sollten überprüft werden«, *Deutsches Ärzteblatt* Jg. 90 (1993), S. B948–951.
54 Grote, »Die Arbeit im Rudolf-Heß-Krankenhaus«, in: Brauchle/Grote, *Ergebnisse der Gemeinschaftsarbeit*, Bd. 1, S. 23–36; siehe auch: Habicht, »Die naturärztliche Behandlung der Pneumonie«, in: Brauchle/Grote, *Ergebnisse der Gemeinschaftsarbeit*, Bd. 1, S. 264–277.
55 Grote, »Die Bereicherung der klinischen Therapie durch die Verfahren der Naturheilkunde«, in: Brauchle/Grote, *Ergebnisse der Gemeinschaftsarbeit*, Bd. 1, S. 101–159.
56 Brauchle, *Naturheilkunde des praktischen Arztes*, S. 116.
57 Brauchle, »Das große Experiment«, *Hippokrates* Jg. 20 (1949), 401–403.

Das Heilkräuterprogramm der SS

Während das Projekt der »Neuen Deutschen Heilkunde« den Niedergang der alten Naturheilkunde beschleunigte, erhielten andere therapeutische Richtungen unverhofften Aufwind. Bis 1933 hatte die Pflanzenheilkunde oder Phytotherapie in der Naturheilkunde keine Rolle gespielt. Den alten Naturheilkundlern galten auch pflanzliche Mittel als unnatürliche Arzneien. Erst Sebastian Kneipp hatte mit diesem Grundsatz gebrochen. Ende des 19. Jahrhunderts veröffentlichte der Medizinstudent Martin Glünicke eine Schrift über *Eine neue Cellular-Therapie mittelst giftfreier Pflanzensäfte*. Glünicke hatte zunächst Rechtswissenschaften studiert, war aber schwer erkrankt. Alle ärztlichen Bemühungen hatten keinen Erfolg gezeigt. Ein amerikanisches Arzneibuch brachte Glünicke schließlich auf den Weg der Kräuterbehandlung. 1891, im Alter von 40 Jahren, nahm Glünicke ein Medizinstudium in Berlin auf. Kurz darauf erschien sein Buch zur Kräutertherapie, das ein unerhoffter Erfolg wurde. Rudolf Virchow, der in dem Begriff der »Cellular-Therapie« eine ungebührliche Anleihe bei seiner Zellularpathologie sah, sorgte dafür, dass Glünicke nach nur drei Studienjahren von der Universität verwiesen wurde. Danach betrieb Glünicke eine florierende Praxis als nicht-approbierter Heilkundiger am Berliner Alexanderplatz.

Kneipp und Glünicke hatten dafür gesorgt, das Interesse für die medizinischen Wirkungen von Heilkräutern neu zu beleben. Anerkannte Wissenschaftler, darunter der Stabsarzt Karl Kahnt und der Apotheker Ludwig Kroeber, begannen, sich mit pflanzlichen Arzneimitteln zu beschäftigen. Aber erst der Eintritt Deutschlands in den Ersten Weltkrieg bewirkte, dass die Phytotherapie endgültig aus ihrem bisherigen Schattendasein heraustreten konnte. Die Kampfhandlungen schnitten das Deutsche Reich von wichtigen Importen ab, die zur Arzneimittelherstellung erforderlich waren. Um hier einen Ersatz zu schaffen, besannen sich staatliche Dienststellen auf die verstärkte Nutzung einheimischer Arzneipflanzen. Im Juli 1915 wies das Preußische Ministerium des Innern die Apothekenkammern an, das Einsammeln von Heilkräutern zu befördern. Zwei Jahre später wurde in München die »Hortus-Gesellschaft« gegründet, deren Zielsetzung in der Erschließung des Arzneischatzes der heimischen Pflanzenwelt für die Medizin lag.[58] In der Naturheilkunde erzeugten diese Aktivitäten jedoch nur ein geringes Interesse. Nach wie vor bestand ein kaum überwindbarer Vorbehalt gegen alle Formen der Arzneitherapie.

Die Machtübernahme der Nationalsozialisten bewirkte eine erneute Verstärkung der staatlichen Förderung für die Pflanzenheilkunde. Hierfür war ein

---

58 Vgl.: Jütte, *Geschichte der Alternativen Medizin*, S. 164–178.

Gemenge verschiedener Motive und Überzeugungen verantwortlich. Die Phytotherapie kam dem Bemühen der Biologischen Medizin um eine größtmögliche Vielfalt von Verfahren entgegen. Außerdem ließ sich die Besinnung auf die heimischen Kräuter als Rückgewinnung deutscher Lebensart darstellen. Schließlich ging es wiederum um die Sicherung der Arzneimittelversorgung angesichts des drohenden Kriegsausbruchs. Die bedeutsamste Initiative entstand 1934 an der Heidelberger Universitätsklinik unter der Bezeichnung »Arbeitsgemeinschaft für Heilpflanzenkunde an der Ludolf-Krehl-Klinik«. Leiter der Gruppe war Ernst Günther Schenck. Seit 1933 Mitglied der SA brachte es Schenck später bis zum SS-Standartenführer. Unterstützung erhielt Schenck durch Rudolf Lucass, der an der Universitätsklinik als Gartenbaumeister beschäftigt war. Lucass wurde 1938 zum »Sachbearbeiter für Heilpflanzen in der Volksgesundheitsbewegung« ernannt und rückte später zum »Referenten für Heil- und Gewürzpflanzen in der Reichsführung SS« auf. Schenck und Lucass legten zunächst einen Heilpflanzengarten an der Ludolf-Krehl-Klinik an. Weiterer Pflanzungen an anderen Krankenhäusern folgten. Der Reichsärzteführer beauftragte Lucass zudem mit der Einrichtung eines Schaugartens für Heilpflanzen an der »Führerschule der deutschen Ärzteschaft« in Alt-Rhese.

1935 gründete Gerhard Wagner die »Reichsarbeitsgemeinschaft für Heilpflanzenkunde und Heilpflanzenbeschaffung« (RfH). Zum Geschäftsführer wurde Georg Gustav Wegener ernannt. Die Reichsarbeitsgemeinschaft erfuhr eine erhebliche Aufwertung, als 1937 der Vierjahresplan verkündet wurde, mit dem die deutsche Wirtschaft kriegstauglich gemacht werden sollte. Im Rahmen dieser Planungen erhielt die Reichsarbeitsgemeinschaft den offiziellen Auftrag, durch die Produktion heimischer Heilkräuter den Import ausländischer Grundstoffe überflüssig zu machen. Als größtes Problem für die Ausweitung der Heilpflanzenproduktion erwies sich die hohe Arbeitsintensität. Der Anreiz für das Sammeln, schrieben Schenck, Lucass und Wegener in einem gemeinsamen Werk, sei »von der Verdienstseite gering«. Selbst im »allergünstigsten Fall« ergäbe sich kaum ein Stundenlohn von einer halben Reichsmark.[59] Unter diesen Voraussetzungen erschien es notwendig, freiwillige Helfer zu gewinnen. Besonders erfolgreich verliefen die Kampagnen an Schulen. Unterstützung kam auch von der Reichswehr, der Hitlerjugend und dem Reichsarbeitsdienst. In ihrer Gesamtheit bewirkten die Aktivitäten, dass 1938 ein Trockengewicht von insgesamt 280.000 Tonnen Heilpflanzen ersammelt werden konnte, 1941 waren es sogar zwei Millionen Tonnen.[60]

---

59 Schenck/Lucass/Wegener, *Allgemeine Heilpflanzenkunde*, S. 121.
60 Jacobeit/Kopke, *Die biologisch-dynamische Wirtschaftsweise im KZ*, S. 101–102.

Neben der Sammlung wildwachsender Kräuter versuchte die Reichsarbeitsgemeinschaft den kleinbäuerlichen Anbau von Heilpflanzen zu fördern. Dies aber ließ sich kaum in profitabler Weise gestalten. Aus diesem Grund trat Georg Gustav Wegener 1937 an den Reichsführer SS, Heinrich Himmler, mit der Bitte heran, den Heilpflanzenanbau durch den Einsatz von Zwangsarbeitern aus Konzentrationslagern zu unterstützen. Himmler ordnete umgehend die Anlage von Heilkräuterplantagen im Lager Schleißheim an. Den Auftrag zur Leitung dieser Arbeiten erhielt Rudolf Lucass. Ermutigt von den anfänglichen Erfolgen wurde im Folgejahr die Erschließung weiterer, erheblich größerer Anbauflächen im Dachauer Moor durch Gefangene des nahe gelegenen Konzentrationslagers beschlossen.

Im Sommer arbeiteten auf den Dachauer Plantagen 1.300 bis 1.400 Gefangene, im Winter wurde die Zahl auf 350 vermindert. Wegen der schweren körperlichen Arbeit bei häufig widrigen Wetterbedingungen und anhaltender Unterernährung waren unter den Kommandos hohe Opferzahlen zu beklagen. Bereits im ersten Jahr starben 100 Menschen, bis 1940 waren es 429.[61] Ab April 1942 wurden auf den Heilkräuterpflanzungen hauptsächlich inhaftierte Geistliche eingesetzt. Ein Geistlicher berichtete später: Die Gefangenen »starben auf dem Felde, auf der Plantage, nachts auf dem Block. Wer bis zum Morgen lebte, ging nach dem Appell wieder zur Arbeit, auch wenn er dort zu leiden hatte und langsam dahinsiechte.«[62] Der Dachauer Plantage angegliedert war ein Heilpflanzenforschungszentrum, wo inhaftierte Ärzte, Apotheker und Laborantinnen arbeiteten. Hinzu kamen Dolmetscher für insgesamt zwölf Sprachen, die mittelalterliche Kräuterbücher übersetzen sollten. Schließlich gehörte zum Forschungsinstitut ein »Kommando der botanischen Maler«, das auf Wunsch Himmlers Zeichnungen der verschiedenen Heilpflanzen erstellte.

Die Dachauer Heilkräuterplantage entwickelte sich zum Kern eines profitablen Wirtschaftsunternehmens. Im Jahr 1941 erzielte die Anlage einen Gewinn von 181.000 Reichsmark. Zum Dachauer Unternehmen gesellten sich eine Reihe weiterer Wirtschaftsbetriebe, die bereits seit Mitte der dreißiger Jahre von der SS übernommen oder aufgebaut worden waren. Im Januar 1939 wurde die »Deutsche Versuchsanstalt für Ernährung und Verpflegung« als Dachorganisation gegründet. Neben den Dachauer Anlagen zählten zu diesem Verband über zwanzig landwirtschaftliche Betriebe, Fischzuchtanlagen sowie Güter in den besetzten Gebieten der Tschechoslowakei, Polens und der Sowjetunion. Im Jahr 1943 wies die »Deutsche Versuchsanstalt« bei einem Umsatz von 4,7 Millionen Reichsmark ein Bilanzvolumen von neun Millionen Reichs-

---

61 Ebd., S. 93–97.
62 Sigel, »Heilkräuterkulturen im KZ. Die Plantage in Dachau«, S. 170–171.

mark aus.⁶³ Die Ambitionen Heinrich Himmlers reichten jedoch erheblich weiter. Ihm schwebte die Schaffung eines Ausbildungszentrums für Volks- und Naturheilkunde mit dem Ziel der Förderung aller naturheilkundlichen oder biologischen Methoden vor. Auf diese Weise sollte die SS zum wissenschaftlichen und wirtschaftlichen Zentrum der natürlichen Heilverfahren werden. Diese Aufgabenstellung schloss nach Auffassung Himmlers auch die Prüfung biologischer Arzneimittel ein. Mehrfach intervenierte er persönlich, damit biologische Mittel in die Menschenversuche an KZ-Gefangenen einbezogen wurden. Der wohl größte Versuch dieser Art fand im Konzentrationslager Dachau statt und diente der Prüfung der Wirksamkeit biochemischer Arzneien. Unter der Bezeichnung Biochemie hatte sich eine Heilform gebildet, die auf der Anwendung mineralischer Salze in homöopathischen Verdünnungen beruhte. In einer ersten Versuchsreihe erhielten vierzig Gefangene mit eitrig-phlegmonösen Entzündungen eine Behandlung mit biochemischen Mitteln. Keiner der Gefangenen überlebte die Experimente. Himmler zeigte jedoch keine Bereitschaft, dieses Ergebnis zu akzeptieren und forderte weitere Versuche. Aus diesem Grund mussten ab November 1942 zwei weitere Versuchsreihen an jeweils zwanzig Gefangenen durchgeführt werden. Auch diesmal zeigte die biochemische Therapie keine Wirksamkeit und ein großer Teil der Gefangenen verstarb.⁶⁴

Ernst Günther Schenck leitete im Konzentrationslager Mauthausen Menschenversuche mit anderer Zielsetzung. Schenck war 1938 zum »Referenten für Ernährung beim Hauptamt für Volksgesundheit der NSDAP« ernannt worden und 1940 zum »Ernährungsinspektor der Waffen-SS« aufgestiegen. Als solcher suchte er nach alternativen Möglichkeiten zur Verbesserung der Nahrungsversorgung. Als Nahrungsmittel erprobt wurde die »Biosyn-Vegetabil-Wurst«, die aus Abfallprodukten der Zelluloseherstellung durch Zusatz eines Bakteriums gewonnen wurde. Die Würste, die Unmengen von Zellulosepartikel enthielten, führten bei den ohnehin unterernährten Gefangenen zu einer Vielzahl schwerer Darmerkrankungen, die vielfach tödlich verliefen. In weiteren Ernährungsversuchen, für die Schenck verantwortlich war, wurden im Konzentrationslager Mauthausen verschiedene Kostformen an mehreren hundert Gefangenen verglichen. Die Sterblichkeit unter den Versuchspersonen lag, je nach erhaltener Kost, zwischen 33 und 52 Prozent.⁶⁵

---

63 Vgl.: Wuttke, »›Deutsche Heilkunde‹ und ›Jüdische Fabrikmedizin‹«, S. 45–46; Sigel, »Heilkräuterkulturen im KZ. Die Plantage in Dachau«, S. 166–167.
64 Klee, *Auschwitz, die NS-Medizin und ihre Opfer*, S. 144–150.
65 Ebd., S. 179–189.

Im Fall der Kräuterbehandlung traf die ideologisch begründete Bevorzugung einer bestimmten Heilform mit den Erfordernissen der Arzneiversorgung unter den Bedingungen der Kriegswirtschaft zusammen. Einzig dieses Zusammenwirken schuf die Voraussetzungen für die breit angelegten und aufwändigen Kampagnen, die fast bis Kriegsende fortdauerten. *Die deutsche Heilpflanze*, das offizielle Organ der »Reichsarbeitsgemeinschaft für Heilpflanzenkunde und Heilpflanzenbeschaffung«, erschien noch bis Anfang 1945, als der Krieg bereits in seine Endphase eingetreten war. Bislang ungeklärt ist, ob die staatlichen Programme zur vermehrten Sammlung und Produktion von Heilkräutern tatsächlich zu einer Verbesserung der Arzneiversorgung der Truppen oder der Bevölkerung beitragen konnten. Sicher ist hingegen, dass die fortgesetzten Kampagnen eine Veränderung in der Wahrnehmung von Heilpflanzen bewirkt hatten. Zuvor eher als Mittel zweiter Wahl gewertet und vielfach belächelt, galt die pflanzliche Arznei nun als heilkräftiges Therapeutikum mit ausgesprochen günstigen Effekten. Mit Genugtuung stellte der Apotheker und Gausachbearbeiter der »Reicharbeitsgemeinschaft für Heilpflanzenkunde«, W. Ripperger, im Jahr 1939 fest, der Wandel »im Denken um die Heilpflanze« sei »erst im Dritten Reich richtig erkannt und gefördert worden«.[66]

»Deutsche Volksgesundheit aus Blut und Boden«

Neben Wagner und Himmler gab es in den nationalsozialistischen Führungsriegen eine weitere prominente Persönlichkeit, die sich der Förderung der natürlichen Heilweisen verschrieben hatte: der Nürnberger Gauleiter und selbsternannte »Frankenführer« Julius Streicher. Ihm war vor allem an den Laienverbänden mit ihren Tausenden von Mitgliedern gelegen. Zur Stärkung seiner medizinischen Kompetenz sicherte sich Streicher die Mitarbeit des Arztes und Homöopathen Heinrich Will. Seit 1931 Mitglied von NSDAP und SS stieg Will nach der Machtübernahme zum Leiter des Rassenpolitischen Amtes in Franken auf. Gemeinsam mit Streicher gründete Will 1933 den »Deutschen Bund für Volksgesundheit und Rassenpflege«, der wenig später in »Kampfbund für Deutsche Gesundheits- und Rassenpflege« umbenannt wurde.

---

66 Ripperger, »Die Heilpflanze in der neuen deutschen Heilkunde«, *Ziel und Weg* Jg. 9 (1939), S. 11–17.

Streicher und Will zeigten offen ihre Unzufriedenheit mit dem von Gerhard Wagner vertretenen Kurs. Was dem Reichsärzteführer verübelt wurde, war das entschiedene Eintreten für Impfung, Serum- und Arzneibehandlung, während gleichzeitig die Laientherapie bekämpft wurde. Dies, so die Überzeugung von Streicher und Will, müsse »jeden ernsten Lebens- und Heilreformer mit Sorge und Verzweiflung erfüllen«. Will gründete die Zeitschrift *Deutsche Volksgesundheit aus Blut und Boden*, die als Plattform für Auffassungen gedacht war, die von der offiziellen Linie der »Neuen Deutschen Heilkunde« abwichen und sich stärker an der alten, wissenschaftskritischen Position der Naturheilkunde orientierten. Darüber hinaus kündigte Will an, eine »Deutsche Rassen-Heilkunst« als neue Form der Volksheilkunde zu entwickeln.

Das Ergebnis dieser Überlegungen bestand in einer völkisch gewendeten Naturheilkunde auf der Basis eines aggressiven Antisemitismus. Wills Hauptinteresse galt der Erbmasse des deutschen Herrenvolkes, wobei der Begriff der »Erbmasse« weit über die Tatsache einer bestimmten Abfolge von Nukleinsäuren im Chromosom der Körperzellen hinausreichte. Für Will handelte es sich um ein Mysterium, das in einem unmittelbaren Zusammenhang mit der göttlichen Schöpfung stand und sich als »ebenso unfassbar, unsichtbar, unfühlbar« erwies, »wie etwa eine homöopathische Arzneipotenz«. Ihr materielles Korrelat fand die Erbmasse nach Wills Überzeugung im Blut des Menschen, dessen Reinheit ein direkter Gradmesser für die rassischen Qualitäten war. Eine Verunreinigung des Blutes konnte gleichermaßen von Innen als Folge eines defekten Erbguts wie auch von Außen durch Umwelt- und Zivilisationsgifte eintreten. War das Blut erst einmal belastet, wirkte dies in das Körperinnere zurück und führte dort zu weiteren Zerstörungen der Erbanlagen.[67]

Will beschwor das Bild einer »offenen und geheimen Erbvergiftung des deutschen Volkskörpers in größtem Ausmaß«.[68] Von überall her strömten Giftstoffe auf die Menschen ein. Neben den Produkten der chemischen und pharmazeutischen Industrie existierte jedoch, so Wills Überzeugung, ein weit bösartigeres Gift: das »artfremde Eiweiß«. Darunter fielen zunächst alle Heilmittel, die aus tierischen Materialen hergestellt wurden, also Impfstoffe und Seren. »Artfremdes Eiweiß« konnte aber auch der »Same eines Mannes von anderer Rasse« sein. Streicher selbst entwickelte hierzu eine besondere Theorie, für die er den Begriff der »Imprägnation« fand. Der männliche Samen, so Streicher in der *Deutschen Volksgesundheit*, werde »bei der Begattung ganz oder teilweise von dem weiblichen Mutterboden aufgesaugt« und gehe so in das

---

67 *Deutsche Volksgesundheit aus Blut und Boden*, 1933, Heft 3, S. 3.
68 *Deutsche Volksgesundheit aus Blut und Boden*, 1933, Heft 1, S. 10–11.

Blut über. Deshalb genüge »ein einziger Beischlaf eines Juden mit einer arischen Frau ..., um deren Blut für immer zu vergiften.«[69] Von der wissenschaftlichen Medizin war im Kampf gegen die Erbvergiftung keine Unterstützung zu erwarten. Ganz im Gegenteil: Es gäbe keine Wissenschaft, stellte Will fest, die »so volksfremd, so pharisäerhaft entartet ist, wie die medizinische«. Nicht nur, dass sie Krankheiten mit Giften, Chemie und Stahl zu Leibe rückte. Zugleich verschmutzen Bluttransfusionen, Serumbehandlungen und Impfungen die deutsche Seele und das deutsche Blut. Als ursächlich für das Verhalten der Ärzteschaft erkannten Streicher und Will den unseligen Einfluss einer materialistisch-mechanistischen Verschwörung unter jüdischer Leitung. Wie bereits in den Schriften Bachmanns wurde auch jetzt wieder Rudolf Virchow als Hauptverantwortlicher dieser Abirrungen identifiziert. In ihm habe die »Judenschaft einen Deutschen von höchster Intelligenz und erbärmlichem Charakter« gefunden, der sich »von ihr vorschieben ließ, um das Gebäude der Medizin auf der falschen materiell-liberalistischen Grundlage der Zellularpathologie aufzubauen«.[70]

Im Kontrast hierzu standen Naturheilkunde, Homöopathie, Biochemie und Heilmagnetismus, die, so Heinrich Will, »seit ihrer Begründung stets in engstem Einvernehmen mit dem Volk aufgebaut worden« seien.[71] Vor allem der Homöopathie wurde eine herausragende Rolle zugesprochen. Heinrich Will zeigte sich überzeugt, dass sie zur wichtigsten Heilweise im Dritten Reich aufsteigen werde. Als vorbildhaft galt zudem der »Gesundheitslehrer« Sebastian Kneipp, der als »Bahnbrecher für eine deutsche Heilkunde« vorgestellt wurde.[72] Schließlich konnten auch Praktiken mit eher esoterischen Qualitäten, wie die Irisdiagnostik, das Pendeln oder der therapeutische Gebrauch von Wünschelruten auf ihre Anerkennung als volksheilkundliche Verfahren hoffen. Im Heft 17 des Jahrgangs 1935 der *Deutschen Volksgesundheit* erschien ein Artikel, in dem ausgeführt wurde, man könne mit Hilfe eines Pendels jüdisches Blut und damit die jüdische Abstammung einer Person erkennen. Heinrich Will verfasste eine Anmerkung, in der er die Leser aufforderte, weitere Berichte und Mitteilungen zu diesem Thema einzuschicken. Die Sache sei »zu bedeutungsvoll, um an ihr vorbeizugehen«.[73]

---

69 Streicher, »Der Kampf geht weiter«, *Deutsche Volksgesundheit aus Blut und Boden* 1935, Heft 1, S. 1–3.
70 *Deutsche Volksgesundheit aus Blut und Boden*, 1933, Heft 2, S. 4; 1934, Heft 3/4, S. 2.
71 *Deutsche Volksgesundheit aus Blut und Boden*, 1934, Heft 3/4, S. 3.
72 *Deutsche Volksgesundheit aus Blut und Boden*, 1933, Heft 1, S. 5.
73 Schmitz, »Kann man Judenblut feststellen? Erfahrungen mit dem Pendel«, *Deutsche Volksgesundheit aus Blut und Boden*, 1935, Heft 17, S. 6.

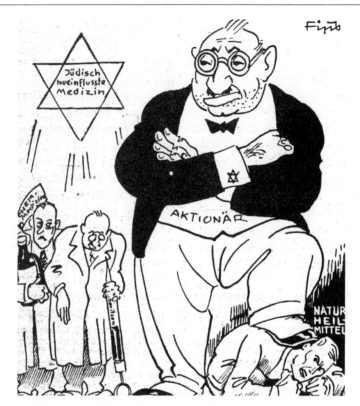

Abb. 37: »Wie lange noch darf jüdischer Geist die Deutsche Reform knebeln?«, Karikatur der »Deutschen Volksgesundheit aus Blut und Boden«

(*Quelle:* Deutsche Volksgesundheit aus Blut und Boden *1933, Heft 4)*

Eine zusätzliche Beglaubigung sollte die Idee der deutschen Volksheilkunde durch den Bezug auf Theophrast Bombast von Hohenheim, genannt Paracelsus, erhalten. Dabei spielte es keine Rolle, dass sich Paracelsus zu Lebzeiten reichlich aus der mittelalterlichen »Giftapotheke« bedient hatte. Weitaus bedeutsamer erschien, dass er bei großzügiger Umdeutung historischer Zusammenhänge als Vorkämpfer der deutschen Heilkunde erscheinen konnte. Die gleiche Legitimität, die Hippokrates der Biologischen Medizin verlieh, sollte Paracelsus für die deutsche Volksheilkunde herstellen. Heinrich Will feierte Paracelsus als einen der größten »Heil-Reformatoren« überhaupt und erkannte in ihm den »Vorläufer jener großen Wende in der Heilkunde«, welche nach 1800 die Homöopathie und die Naturheilkunde hervorbrachte.[74]

---

74 Will, »Medizin und Volk«, *Deutsche Volksgesundheit aus Blut und Boden* 1935, Heft 18, S. 1–4.

In der Folge entstand ein regelrechter Paracelsus-Kult, der seinen Höhepunkt 1941 in aufwändig inszenierten Feierlichkeiten zum vierhundertsten Jahrestag seines Todes fand.[75]

Ungeachtet Streichers aggressiver Rhetorik und seiner häufig bizarren Ideen stieß das Projekt einer Deutschen Volksheilkunde innerhalb der naturheilkundlichen Laienbewegung auf Unterstützung. Der Grund war, dass Streicher Positionen vertrat, die andernorts bereits als staatsfeindlich gebrandmarkt waren. Viele Anhänger der Naturheilbewegung, die noch den alten Überzeugungen anhingen und die Arzneibehandlung ebenso wie das Impfen ablehnten, fanden in der deutschen Volksheilkunde eine neue Heimat. Dabei wurden die radikalen Ideen der Rassenreinheit entweder hingenommen oder gar als Ausdruck einer zeitgemäßen Wendung der Naturheilkunde begrüßt. Auch innerhalb der naturheilkundlichen Ärzteschaft wurde Streichers Initiative teilweise wohlwollend verfolgt. Eine Reihe von Ärzten fand sich bereit, Textbeiträge zur *Deutschen Volksgesundheit aus Blut und Boden* beizusteuern. Zu den Ärzten, die als regelmäßige Autoren in Erscheinung traten, gehörten Erwin Silber und Wilhelm Winsch, beide ausgewiesene Impfgegner.

Streichers größter Erfolg war die Ausrichtung des Treffens der deutschen Volksheilvereine im Mai 1935 in Nürnberg. Bei dieser Zusammenkunft vertreten waren der Deutsche Bund für naturgemäße Lebens- und Heilweise (Prießnitz-Bund), der Biochemische Bund Deutschlands, der Reichsbund für Homöopathie und Gesundheitspflege, der Kneipp-Bund, der Bund der Felke-Vereine und die Deutsche Gesellschaft für Lebensreform. Begleitet wurde die Tagung von einer großen Ausstellung zur »Deutschen Volksgesundheit«. Am Abend des 25. Mai fand die Eröffnungsveranstaltung im Nürnberger Velodrom statt. Der *Naturarzt* berichtete, der Tag habe einen Massenbesuch gebracht, »wie er selbst in diesem Riesensaal selten zu sehen war«. Am Vormittag des Folgetags fanden sich die Besucher zu einem Festakt im Ufa-Palast ein, wo der Zusammenschluss der Laienverbände zur »Reichsarbeitsgemeinschaft der Verbände für naturgemäße Lebens- und Heilweise« feierlich verkündet wurde. Streicher nutzte die Gelegenheit für einen großen Auftritt. Er versprach, die Tagung werde erst der Anfang eines neuen Aufstiegs der Volksgesundheit sein. »Aus Not und Unnatur zurückzufinden zu sich selbst und den Quellen seiner Kraft in der Natur«, das werde das deutsche Volk wieder zu neuer Größe führen.

In verschiedenen Artikeln, die nach der Nürnberger Kundgebung erschienen, signalisierten die medizinischen Laienverbände ihre Bereitschaft, sich hinter Streicher zu sammeln und seinen Ideen zu folgen. Paul Schirrmeister

---

75 Hörmann, »Paracelsus und unsere Zeit«, *Natur und Gesundheit* Jg. 2 (1930), S. 253–261.

versprach als Vorsitzender des »Deutschen Bundes«, die Mitglieder der Naturheilvereine würden mit ganzer Kraft an die neue Aufgabe herangehen. So wie die Vereine früher Schrittmacher des Naturheilgedankens gewesen seien, müssten sie sich nun als »Vortrupp auf dem Wege zu neuer Volksgesundheit fühlen und danach handeln«. In Julius Streicher erblickte Schirrmeister den Schutzpatron der Naturheilbewegung, dem es gelingen konnte, den Durchbruch der Volksheilkunde zu bewerkstelligen. Was noch »vor zwei Jahren unmöglich erschienen wäre«, schwärmte Schirrmacher, »in Nürnberg wurde es zur Tat«. Er fügte hinzu, man müsse schon die »Fülle und Größe der Eindrücke jener Tage« selbst erlebt haben, um sie ganz zu begreifen.[76]

Das Ende der Naturheilbewegung

Streichers Bemühungen, die medizinischen Laienverbände seiner Führung zu unterstellen, fanden in Gerhard Wagner einen entschiedenen Gegner. Bereits 1934 hatte er eine Auflösung des »Kampfbundes für deutsche Gesundheits- und Rassenpflege« erwirkt. Verbote verhinderten das weitere Erscheinen der *Deutschen Volksgesundheit aus Blut und Boden*. Im Kampf um die Vorherrschaft in der Gesundheitspolitik befand sich Streicher in der klar unterlegenen Position. Innerhalb der nationalsozialistischen Führung blieb der Nürnberger Gauleiter weitgehend isoliert. 1940 fiel er in Ungnade und wurde von allen Parteiämtern entbunden. Sein Helfer Heinrich Will verschwand ebenfalls von der Bühne der Politik. Einen ersten Eklat hatte Will verursacht, als er eine Neuauflage des Buchs *Die Natur als Arzt und Helfer* besorgte. Der Autor des Buchs, der kommunistische Schriftsteller und Arzt Friedrich Wolf, war 1933 aus Deutschland geflohen. Obgleich Will einige Kapitel völlig umschrieb und dem nationalsozialistischem Denken anpasste, musste er sich als Parteimitglied in einem Schiedsverfahren verantworten. 1940 wurde Will zunächst aus der NSDAP, 1941 auch aus der SS ausgeschlossen. Der Grund war diesmal die Verurteilung zu einem Jahr Gefängnis wegen Beihilfe zur Abtreibung. Eine kurze Tätigkeit als Lagerarzt im Konzentrationslager Mauthausen im Oktober 1939 hatte ihm nicht die erhoffte Rehabilitation gebracht.[77]

Gerhard Wagner erreichte, dass die medizinischen Laienverbände dem Hauptamt für Volksgesundheit der NSDAP und damit seinem persönlichen

---

76 Schirrmeister, »Kundgebung der deutschen Volksheilbewegung«, *Der Naturarzt* Jg. 63 (1935), S. 177–183.
77 Projektgruppe »Volk und Gesundheit«, *Begleitbuch zur Ausstellung*, S. 50.

Einfluss unterstellt blieben. Dabei lag es jedoch nicht in seinem Interesse, die Laienverbände in ihrer bisherigen Form zu erhalten oder ihnen gar eine ungestörte Agitation für ihre jeweiligen Ziele zu gestatten. Für ihn besaßen einzig Ärzte die erforderliche Fachkompetenz, Kranke zu behandeln und Ratschläge in gesundheitlichen Angelegenheiten zu erteilen. Wagner ernannte seinen Vertrauten Gustav Wegener zum Leiter der Reichsarbeitsgemeinschaft der Verbände. Seine vordringlichste Aufgabe bestand darin, die vereinzelten Verbände in eine einheitliche Organisation zu überführen. Dies könne nur gelingen, erklärte Wegener, indem alle »Monomanen und Pharisäer ausgemerzt« und »jeder Ansatz eines Dogmas der Methoden beseitigt« werde.[78] In einem ersten Schritt wurden die kleineren, »wilden« Gesundheitsvereine verboten oder zum Zusammenschluss mit den größeren Verbänden gezwungen. Anschließend wurden die verbliebenen Gruppierungen der Dachorganisation der Reichsarbeitsgemeinschaft unterstellt. Insgesamt fiel der Widerstand eher verhalten aus. Zwar habe er sich, so Wegener, mehr als einmal »den heimlichen Vorwurf« gefallen lassen müssen, dass er »vielleicht doch im Dienste der Medizin alles Naturheilerische abzuwürgen hätte«. Aber die Führung der Verbände hätte ihm seine Arbeit leichter gemacht, »als wir uns das alle im Hauptamt für Volksgesundheit vorgestellt hatten«.[79]

Im Anschluss an das zweite Reichstreffen der Volksgesundheitsbewegung 1939 in Stuttgart erteilte Leonardo Conti, der nach Gerhard Wagners plötzlichem Tod zum Reichsärzteführer aufgerückt war, den Auftrag zu einer noch stärkeren organisatorischen Zusammenfassung der Gesundheitsverbände. Wegener führte diese Order durch, indem er aus den Vereinen vier große Blöcke bildete, den Prießnitz-Kneipp-Bund, den Homöopathischen Block, den Biochemischen Block und die Deutsche Gesellschaft für Lebensreform. Die Leitung der Blöcke und der Verbände übernahm zunächst wieder Wegener. Im Juli 1941 wurde er jedoch unvermittelt von seinen Aufgaben entbunden. Der Grund war, dass seine Wirtschaftsführung zu den »allerstärksten Beanstandungen« Anlass gegeben hatte.[80] Zum Nachfolger wurde Karl-Heinz Franke bestellt. Unter seiner Leitung fanden die endgültige Auflösung der Einzelverbände und ihre Eingliederung in den neu geschaffenen »Deutschen Volksgesundheitsbund« (DVB) statt. Die Notwendigkeit der Neuorganisation begründete Franke mit dem Hinweis, nur »bei Vermeidung aller Eifersüchteleien und aller Konkurrenzkämpfe sind wir stark genug, um Hindernisse beiseite zu

---

78 Wegener, »Arzt und Volk in gemeinsamer Arbeit an der Volksgesundheit«, *Hippokrates* Jg. 10 (1939), S. 625–626.
79 Wegener, »Zweck und Sinn der Neuorganisation aller Gesundheitsverbände und die Zukunftsaufgaben der Reichsarbeitsgemeinschaft«, *Natur und Gesundheit* Jg. 1 (1940), S. 3–10.
80 Projektgruppe »Volk und Gesundheit«, *Begleitbuch zur Ausstellung*, S. 53.

räumen und die Tore für eine weitere erfolgversprechende Arbeit zu öffnen«.[81] Im Mai 1944 konnte Franke seinem Reichsärzteführer auf der Arbeitstagung des »Deutschen Volksgesundheitsbundes« den endgültigen Abschluss des organisatorischen Umbaus vermelden. Nunmehr, so Franke, seien alle Verbände »zu einer untrennbaren Einheit verschmolzen«.[82]

Vor allem eine Person hatte sich bei der Zusammenführung der Vereine verdient gemacht: Paul Schirrmeister. Der ehemalige Vorsitzende des »Deutschen Bundes der Vereine für naturgemäße Lebens- und Heilweise« hatte dafür gesorgt, dass der größte Laienverband mit über 100.000 Mitgliedern reibungslos in die neuen Strukturen überführt werden konnte. Als NSDAP-Mitglied war Schirrmeister davon überzeugt, dass es für die Naturheilkunde außerhalb der nationalsozialistischen Organisationen keine Zukunft geben konnte. Schirrmeister blieb auch nach der formellen Auflösung des »Deutschen Bundes« den Volksheilverbänden verbunden und avancierte zum stellvertretenden Leiter des Volksgesundheitsbundes. Zum 75. Geburtstag von Schirrmeister erschien in der Zeitschrift *Volk und Gesundheit* ein ehrender Artikel, in dem ausgeführt wurde, ihm sei es zu verdanken, dass »die ehemaligen Naturheilvereine heute das Rückgrat und Hirn des Deutschen Volksgesundheitsbundes bilden«.[83]

Tatsächlich aber hatte die Naturheilbewegung aufgehört zu existieren. Das weitere Werben für ihre Ziele wurde ausdrücklich als unerwünscht angesehen. Mahnend hieß es in der Zeitschrift *Natur und Gesundheit*, man könne jetzt »nicht müßig dasitzen und vielleicht nutzlose Debatten über den Wert oder Unwert irgendwelcher Heilmethoden führen«. Das Volk würde »kein Verständnis aufbringen für ein solches Verhalten in einer Zeit, in der es um Sein oder Nichtsein des deutschen Volkes geht«.[84] Als einzige und letzte Aufgabe des »Deutschen Volksgesundheitsbundes« blieben die Stärkung der Disziplin und die Mobilisierung aller Kräfte für die Erfordernisse der totalen Kriegsführung. Selbstsicher erklärte Franke 1943, wenn der Volksgesundheitsbund im Gegensatz zu anderen Verbänden seine Tätigkeit noch nicht eingestellt habe, so liege dies daran, dass »wir kriegswichtige Aufgaben zu erfüllen haben«.[85]

Der propagandistischen Unterweisung der Mitglieder dienten die Verbandszeitschriften. Neben Natur und Gesundheit, dem offiziellen Mitteilungsblatt des Volksgesundheitsbundes, erschien ab 1942 die Zeitschrift *Volk und*

---

81 Franke, »Der deutsche Volksgesundheitsbund«, *Natur und Gesundheit* Jg. 2 (1941), S. 320–325.
82 *Natur und Gesundheit* Jg. 5 (1944), S. 17.
83 *Volk und Gesundheit* Jg. 3 (1944), S. 8.
84 *Natur und Gesundheit* Jg. 4 (1943), S. 72.
85 Franke, »Grundsätzliches zur Zielsetzung und zur Arbeit des DVB im totalen Kriegseinsatz«, *Volk und Gesundheit* Jg. 2 (1943), S. 49–50.

Gesundheit, die mehr auf Laien zugeschnitten war. In diesen Blättern rief Franke die Mitglieder auf, sich als »nationalsozialistische Kämpfer für die Gesundheitspflicht« zu bewähren.[86] Mit düsteren Endzeitvisionen beschwor er den Durchhaltewillen der Bevölkerung. Schließlich reichten die Ressourcen nicht mehr aus und in der Zeitschrift *Natur und Gesundheit* musste im September 1944 das Ende verkündet werden. In einem letzten Appell wandte sich die Leitung noch einmal an ihre Mitglieder: »Unsere Arbeit gilt nur noch dem Sieg. ... Wir sind da, wir lassen uns durch nichts beirren, der Führer ... kann auf uns zählen, wenn es zur letzten, entscheidenden Runde geht!«[87]

Durchhalten für den Endsieg

Relativ früh war bereits die Unterstützung für die Projekte der Neuen Deutschen Heilkunde zurückgefahren worden. Ein Konflikt mit der wissenschaftlichen Schulmedizin durfte nicht länger riskiert werden, weil deren Mitarbeit bei den Kriegsvorbereitungen dringend erforderlich schien. So kam es, dass bereits 1936 mit der Verkündung des Vierjahresplans die hochfliegenden Pläne des Reichsärzteführers zu den Akten gelegt wurden. Im Januar 1937 musste Wagner in einer kurzen Mitteilung des *Deutschen Ärzteblatts* die Auflösung der »Reichsarbeitsgemeinschaft für eine Neue Deutsche Heilkunde« verkünden, also nur eineinhalb Jahre nach deren Proklamation. Wagner dankte Karl Kötschau für seine »aufopferungsvolle, manchmal schwierige und dornenreiche Arbeit« und schloss die Mitteilung mit den Worten: »Die Reichsarbeitsgemeinschaft ist ... verschwunden. Ihre Aufgaben und Ziele aber bestehen weiter.«[88]

Kötschau, der damit seine Funktion als Leiter der Reichsarbeitsgemeinschaft verlor, musste kurze Zeit später auch seinen Posten an der Universität Jena räumen. Sein Versuch, aus der Medizinischen Fakultät ein Zentrum der Biologischen Medizin zu formen, hatte für erhebliche Unruhe gesorgt. Zu seinem Verhängnis geriet jedoch eine Intrige des NS-Chefideologen Alfred Rosenberg. Dieser hatte Anstoß an der Position der Ganzheitlichkeit genommen. In einer vertraulichen Mitteilung des Amts Rosenberg von November 1936 hieß es, der Holismus bekämpfe jede Tatsachenforschung als zweitrangig. Überhaupt liebe es der Holismus, sich in »unverständlichen Fremdworten zu

---

86 Franke, »Die Parole für 1944«, *Natur und Gesundheit* Jg. 4 (1943), S. 81–82.
87 *Natur und Gesundheit* Jg. 5 (1944), S. 33–34.
88 Wagner, »Auflösung der Reichsarbeitsgemeinschaft für eine Neue deutsche Heilkunde«, *Deutsches Ärzteblatt* Jg. 67 (1937), S. 1.

ergehen«. Anfang 1937 informierte Wagner seinen Schützling Kötschau in einem Telefongespräch, dass er Jena verlassen müsse.[89]

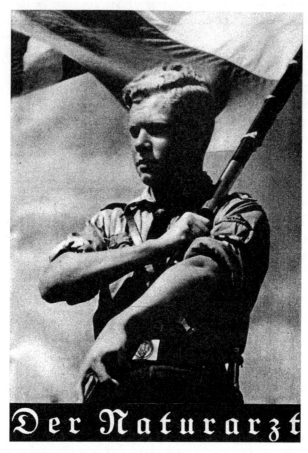

Abb. 38: Titelbild des »Naturarztes« im Jahr 1939

(Quelle: Der Naturarzt 1939, Heft 9)

Die Rücknahme der staatlichen Förderung hatte auch für das Rudolf-Heß-Krankenhaus weitreichende Folgen. Alle Forschungsaktivitäten und Fortbildungsmaßnahmen mussten erheblich reduziert werden. Zwar war im Juli 1939 noch der Grundstein für eine »Gerhard-Wagner-Akademie für eine Neue

---

89 Vgl.: Projektgruppe »Volk und Gesundheit«, Begleitbuch zur Ausstellung, S. 41–43, 48; Haug, Die Reichsarbeitsgemeinschaft für eine Neue Deutsche Heilkunde (1935/36), S. 94.

Deutsche Heilkunde« gelegt worden. Mit Kriegseintritt wurden die Baumaßnahmen jedoch gestoppt. Der jährliche Bericht über die Resultate der wissenschaftlichen Arbeiten am Rudolf-Heß-Krankenhaus erschien letztmalig 1940. Im Jahr 1943 wurde Alfred Brauchles Naturheilklinik endgültig aufgelöst und der internistischen Abteilung von Louis Radcliff Grote angegliedert. Ungeachtet dieser Rückschläge blieb die Biologische Medizin in ihrem Bestand ungefährdet. Ein Absturz in die Bedeutungslosigkeit des Zustands vor 1933 drohte nicht. Der Fortfall der Reichsarbeitsgemeinschaft ließ sich verschmerzen, weil die Ärzteorganisationen, die als Untergliederungen den Zusammenschluss gebildet hatten, erhalten blieben. Dazu gehörte als wichtigste Formation der »Reichsverband der Naturärzte«, die Nachfolgeorganisation der Südgruppe der Ärztevereinigung. Als außerordentlich hilfreich erwies sich der Umstand, dass der *Hippokrates* als Medium des Austauschs unverändert zur Verfügung stand und noch bis Februar 1945 erschien. Karl Kötschau begab sich nach Nürnberg unter den Schutz des Gauleiters Julius Streicher. Dort übernahm er den Vorsitz des »Vereins Deutsche Volksheilkunde«, der Nachfolgeorganisation des »Kampfbundes für Deutsche Gesundheits- und Rassenpflege«. Außerdem erhielt er eine Anstellung als Chefarzt einer internistischen Abteilung des Städtischen Krankenhauses, die aus diesem Anlass in eine Naturheilabteilung umgewandelt wurde. Alfred Brauchle durfte sich 1939 an der Universität Berlin für das Fach Innere Medizin habilitieren und erhielt 1943 die lang ersehnte Ernennung zum Professor.

Der Umstand, dass man jetzt nicht mehr im Schlaglicht der politischen Ereignisse stand, erwies sich sogar als Vorteil. In aller Ruhe konnten die biologischen Mediziner nun an ihren berufspolitischen Zielen arbeiten. Hier waren einige Erfolge zu verzeichnen. Die neue Berufsordnung gestattete es den niedergelassenen Ärzten, den Zusatz »Naturheilverfahren« auf ihrem Praxisschild zu führen. Oskar Väth begrüßte diese Regelung mit der Feststellung, endlich sei eine »seit Jahrzehnten von den Naturärzten erstrebte Bezeichnung genehmigt worden«.[90] Eine neue Bestallungsordnung führte 1939 eine Pflichtvorlesung über naturgemäße Heilmethoden ein, zu der auch Heilkräuterexkursionen gehörten.[91] Von biologischen Ärzten und Schulmedizinern gleichermaßen begrüßt wurde das 1939 erlassene »Gesetz über die berufsmäßige Ausübung der Heilkunde ohne Bestallung«. Zwar schuf dieses Gesetz eine rechtliche Grundlage für die Tätigkeit von Laienpraktikern, die nun offiziell die Berufsbezeichnung »Heilpraktiker« erhielten. Andererseits aber wurden die Möglich-

---

90 Väth, »Die Aufgaben des Reichsverbandes der Naturärzte«, *Naturärztliche Rundschau* Jg. 10 (1938), S. 119–124.
91 Vgl.: Wuttke-Groneberg, »Volks- und Naturheilkunde auf ›neuen Wegen‹«, S. 40.

keiten der Neuzulassung so weit eingeschränkt, dass ein Ende der Laienpraxis mit dem Ausscheiden der aktuell tätigen Personen erwartet werden durfte. Die Kurierfreiheit war damit abgeschafft und den biologischen Ärzten fiel langfristig das Monopol der naturheilkundlichen Therapie zu.

Auch das Anliegen der weiteren Erforschung biologischer Verfahren war nicht vergessen. In Nürnberg gründete Julius Streicher ein »Paracelsus-Institut«, das dem umstrittenen Pharmazeuten Wilhelm von Brehmer weitere Forschungen ermöglichen sollte. Brehmer glaubte, ein Bakterium als Ursache aller Krebserkrankungen entdeckt zu haben. Weiter war er der Meinung, die Fähigkeit des Erregers zur Auslösung von Krankheiten hänge von der körperlichen Konstitution der befallenen Personen ab, was gut zu Streichers Idee der Blutreinheit passte.[92] Im Januar 1939 wurde dem Paracelsus-Institut ein »Prüfungsinstitut für biologische Heilmittel« angegliedert. Zum Leiter des Instituts wurde Karl Kötschau berufen, der Kliniken der Universität Erlangen und des Städtischen Krankenhauses zur Mitarbeit an den geplanten Prüfungen gewann.[93]

Wagners Nachfolger im Amt des Reichsärzteführers, Leonardo Conti, erteilte 1939 den Auftrag, einen Arbeitsplan für eine neue wissenschaftliche Vereinigung der Biologischen Medizin auszuarbeiten.[94] Mit der Leitung dieses Vorhabens wurde Ernst Günther Schenck betraut. Die »Wissenschaftliche Gesellschaft für naturgemäße Lebens- und Heilweise«, die kurze Zeit später offiziell gegründet wurde, gliederte sich in zwei Hauptabteilungen, wovon die erste der wissenschaftlichen Forschung, die zweite der Erziehung und Berufsgestaltung dienen sollte. Die eigentliche Forschungsarbeit der Hauptabteilung sollte von 14 Arbeitskreisen erledigt werden. Bemerkenswert ist, dass es wohl eigenständige Arbeitskreise für Homöopathie oder Pflanzenheilkunde gab, nicht hingegen für Naturheilkunde. Die Erforschung des therapeutischen Gebrauchs von Wasser wurde dem Arbeitskreis für Kneipp-Verfahren zugeordnet.[95] Dies zeigt, wie marginalisiert die Naturheilkunde innerhalb der Biologischen Medizin bereits war.

Auch wenn die Neugründungen wegen der Kriegsereignisse keine wissenschaftlichen Arbeiten in nennenswertem Umfang mehr hervorbringen konn-

---

92 Vgl.: Bothe, *Neue Deutsche Heilkunde 1933–1945*, S. 239.
93 Kötschau, »Das Forschungs- und Prüfungsinstitut für biologische Heilmittel«, *Hippokrates* Jg. 10 (1939), S. 442–443.
94 Schenck, »Auftrag und Aufgabe der ›Wissenschaftlichen Vereinigung für naturgemäße Lebens- und Heilweise‹«, *Hippokrates* Jg. 10 (1939), S. 1096–1130; nach anderen Darstellungen hat Wagner selbst noch kurz vor seinem Tod den Auftrag zur Gründung der wissenschaftlichen Vereinigung erteilt, vgl.: Bothe, *Neue Deutsche Heilkunde 1933–1945*, S. 187.
95 *Hippokrates* Jg. 10 (1939), S. 1101–1103.

ten, belegen diese Aktivitäten das anhaltende Interesse der Gesundheitsführung an der Biologischen Medizin. Allgemein herrschte die Überzeugung, nach dem siegreich beendeten Krieg würde die Biologische Medizin wieder die ihr gebührende Stellung im Staats- und Gesundheitswesen einnehmen. Einen Beitrag zum erwarteten Sieg wollten die biologischen Ärzte bis dahin mit publizistischen Mitteln leisten. Im *Hippokrates* und anderen medizinischen Blättern riefen sie die Bevölkerung zum Durchhalten auf. Je länger die Kriegshandlungen andauerten, umso martialischer gerieten diese Appelle. Karl Kötschau etwa forderte die Etablierung einer »Muthygiene«, um aus schwächlichen »Symptommenschen« wieder »Leistungsmenschen« zu machen.[96] Noch deutlichere Formulierungen fand Ernst Günther Schenck. Als größte Bedrohung wollte er nicht den Krieg, sondern die Furcht davor ausmachen. An einem Punkt aber, warnte Schenck, müsse jedes Verständnis ein Ende finden, nämlich »der nackten und offenen Feigheit, die sich jedem Wagnis entzieht und dem erbärmlichen ›Rette sich wer kann‹ huldigt«. Diese verdiene »nicht Hilfe, sondern lediglich einen tödlichen Stoß«. Schenck bestand darauf, dass es keinen Anlass zu Furcht gebe. Selbst der Tod erweise sich bei näherer Betrachtung als ein hoffnungsvolles Ereignis, dem der Wissende mit »göttlicher Gelassenheit« ins Auge sehen könne. Derartig eingestimmt beschwor Schenck »Würde, Glanz und Größe des richtigen Sterbenkönnens«, während zur gleichen Zeit Tausende an der Front und in den Städten einem längst verlorenen Kampf geopfert wurden.[97]

---

96 Kötschau, »Stärkt das Selbstvertrauen. Vom Leitungsmenschen und Symptommenschen«, *Gesundheitsführung* (1943), S. 211-214; Ders. »Muthygiene«, *Hippokrates* Jg. 15 (1944), S. 306–310.
97 Schenck, »Zwischen Leben und Tod«, *Gesundheitsführung* (1944), S. 69-72; Ders. »Die Erziehung der Ängstlichen«, *Gesundheitsführung* (1944), S. 181-186.

10. Ganzheits- und Regulationsmedizin

>»Wer keine Freude an der Vielgestaltigkeit hat, wer es nicht zu ertragen vermag, daß ein Kranker auf vielerlei Art der Gesundung entgegen geführt wird, wer sein Handeln herabgesetzt sieht, weil auch durch ein völlig anders geartetes Streben dasselbe Ziel erreicht werden kann, wer glaubt, er könne nur da mitarbeiten, wo seine eigene Richtung bestätigt wird, der allerdings wird sich für immer erweisen als ein Hemmschuh für die Entwicklung der Ganzheitsmedizin.«
>
> W. Zabel, 1949

»Wie ein Phönix aus der Asche«

Als sich die Stürme des Krieges gelegt hatten, wurde sichtbar, dass die Zeit der nationalsozialistischen Herrschaft Umwälzungen beträchtlichen Ausmaßes hinterlassen hatte. Die Naturheilbewegung hatte sich im Zuge der Gleichschaltung der medizinischen Laienverbände weitgehend aufgelöst. Der Verlust der Identität war so vollständig, dass an eine Wiederbelebung des alten Naturheilgedankens kaum mehr zu denken war. Einem Neubeginn stand zudem die Tatsache entgegen, dass die Naturheilkunde im sozialistischen Teil Deutschlands als überholtes Relikt einer bürgerlichen Gesellschaft galt und dementsprechend keine staatliche Anerkennung fand. Damit blieb die Naturheilbewegung ausgerechnet dort ausgeschaltet, wo zuvor die mitgliederstärksten Vereine angesiedelt waren. Die Geschäftsstelle und der Verlag des Deutschen Bundes wechselten in staatlichen Besitz. Das Prießnitz-Krankenhaus in Berlin-Mahlow ging als Brandenburgisches Landeskrankenhaus in staatliche Trägerschaft über.

Im Osten Berlins befand sich auch die Universität samt Lehrstuhl für Naturheilkunde und zugehöriger Klinik. Nach dem Tod Franz Schönenbergers 1933 war die Professur zunächst unbesetzt geblieben. Erst 1939 konnte Paul Vogler als Nachfolger gewonnen werden. Vogler hatte die Naturheilkunde als Assistent von Emil Klein in Jena erlernt, später eine Privatklinik in Berlin gegründet und sich an der Berliner Universität bei Schönenberger habilitiert. Allerdings stellte sich die Aufnahme eines normalen Betriebs wegen der kriegsbedingten Beeinträchtigungen als problematisch heraus. 1944 brannte das Gebäude, in dem Poliklinik und Bettenstation der naturheilkundlichen Universitätsklinik untergebracht waren, nach einem Bombenangriff völlig aus. Nach Kriegsende sah sich Vogler gezwungen, bis zum Neuaufbau Klinikbetrieb und Lehrveranstaltungen in die Räumlichkeiten des ehemaligen Prießnitz-Krankenhauses zu verlegen.[1] Weil sich das offene Bekenntnis zur Naturheilkunde jedoch verbot, wurden Lehrstuhl und Klinik dem Fachgebiet »Physiotherapie« zugeordnet. Bei der Wahl seiner Behandlungen bewies Vogler gleichwohl eine unverändert traditionell-naturheilkundliche Einstellung. Der von ihm in den 50er Jahren entwickelte Behandlungsansatz der »Periostmassage« fügte sich nahtlos in den Ansatz einer naturgemäßen Behandlung ohne Arznei und Technik. Nachfolger Voglers wurde 1965 sein Schüler Herbert Krauss, der vor Kriegsende in Dresden bei Alfred Brauchle gearbeitet hatte. Krauss setzte die Linie seines Vorhängers fort und so kam es in der DDR zu einem späten Aufblühen der Naturheilverfahren.

Von dieser Entwicklung blieben die Laienpraktiker im Osten Deutschlands ausgeschlossen. Die unveränderte Anwendung des Heilpraktikergesetzes, das noch aus nationalsozialistischer Zeit stammte, unterband in der DDR die Neuzulassung von Laien zur Heilbehandlung. Nach und nach sank die Zahl der Heilpraktiker, bis es zum Zeitpunkt der Wiedervereinigung 1989 nur noch zwölf Personen gab, die eine Zulassung besaßen, alle weit über 70 Jahre alt.[2] Im Westen Deutschlands blieb das Heilpraktikergesetz ebenfalls gültig. Dort jedoch mussten nach einer Entscheidung des Bundesverwaltungsgerichts die Durchführungsbestimmungen dahingehend geändert werden, dass Neuzulassungen möglich wurden. Auch die Neugründung von Naturheilvereinen wurde in Westdeutschland nicht behindert. Nachdem der Deutsche Volksgesundheitsbund 1945 von den alliierten Besatzungsbehörden liquidiert worden war, betrieben Eugen Unzicker und Friedrich Asbeck den Neuaufbau der Bewegung. Im März 1949 tagte die erste Bundesversammlung und nahezu zeitgleich erschien die erste Nachkriegsausgabe des *Naturarztes*. An die großen Erfolge der Vorkriegszeit anzuknüpfen, erschien jedoch zu keinem Zeitpunkt realistisch. Auch nachdem 1950 durch Zusammenschluss der Verbände der Westzonen zum »Deutschen Bund für naturgemäße Lebens- und Heilweise (Naturheilbund)« wieder eine überregionale Organisation geschaffen war, blieben die Mitgliederzahlen gering. Bis 1966 konnten 11.000 Vereinsmitglieder gewonnen werden, anschließend sanken die Zahlen erneut. Ein Tiefpunkt war 1979 erreicht, als der Verband – nunmehr unter dem Namen »Deutscher Naturheilbund (Prießnitz-Bund)« – kaum noch 5.000 Mitglieder zählte. Zwar führte die Wiedervereinigung zu einem Zustrom von Anhängern aus den neuen Ländern, so dass die Mitgliederzahlen auf 12.000 hochschnellten.[3] Aber in der politi-

---

1 Vgl.: Vogler, »Zur Geschichte der Universitätsklinik für natürliche Heilweisen Charité Berlin«.
2 Vgl.: *Gesundes Leben* 1991, Heft 1, S. 36.
3 Zur Geschichte der Naturheilbewegung nach dem 2. Weltkrieg vgl.: Deutscher Naturheilbund (Prießnitz-Bund) e.V., *Quellen der Naturheilkunde*.

schen Landschaft des wiedervereinigten Deutschlands spielt die Naturheilbewegung kaum noch eine Rolle.

Den Ärzten mit biologischer Orientierung hingegen gelang es, ihre Position, die sie durch das Projekt der Neuen Deutschen Heilkunde errungenen hatten, in die neue Zeit zu retten. Zumindest im Westen Deutschlands durften sie sich als die eigentlichen Gewinner des Geschehens fühlen. Wohl war der erhoffte »Endsieg« ausgeblieben. Aber auch für einen Neuanfang unter demokratischen Vorzeichen zeigte man sich gut gerüstet. Bereits im September 1946 erschien die erste Ausgabe des *Hippokrates* und ab März 1947 konnte die Zeitschrift wieder regelmäßig gedruckt werden. Im Dezember 1949 kam es in München zur Gründung eines »Verbands der deutschen Naturärzte für physikalische und diätetische Behandlung«. Der Vorsitzende sollte Oskar Väth werden, der dieses Amt bereits im Südverein und später im »Reichsverbands der Naturärzte« ausgeübt hatte.[4] Jetzt stieß diese Personalentscheidung jedoch auf Widerstand. Etwa ein Jahr später traf sich in Stuttgart eine Gruppe »bekannter Naturärzte«, die jede Zusammenarbeit mit dem Münchener Verein ausschloss, so lange dieser von Väth geleitet wurde. Man beschloss, eine konkurrierende Organisation ins Leben zu rufen, die als »Zentralverband der Ärzte für Naturheilverfahren« mit Sitz in Stuttgart in das Vereinsregister eingetragen wurde.[5]

Die personelle Kontinuität zu den Verbänden der Biologischen Medizin und der Neuen Deutschen Heilkunde war unübersehbar. In die Position des ersten Vorsitzenden des Zentralverbandes rückte Alfred Brauchle auf, der inzwischen eine Anstellung als Chefarzt eines Sanatoriums im Schwarzwald gefunden hatte. Werner Zabel gehörte ebenso zum wissenschaftlichen Ausschuss wie Louis Radcliff Grote. Letzterer übernahm 1953 die Schriftleitung des *Hippokrates*. Zum Schriftleiter des 1960 erstmals erschienenen Mitteilungsblattes wurde Walter Groh, ein ehemaliger Assistent Alfred Brauchles und Karl Kötschaus, bestimmt. Von der Politik, deren Unterstützung man früher gesucht hatte, wollte man jetzt allerdings nichts mehr wissen. Werner Zabel erklärte im *Hippokrates*: »Wir wollen Ärzte sein und bleiben, gleichgültig, wohin uns der Wahnsinn der Politiker, der die ganze Welt überzieht, vielleicht noch treiben wird.«[6]

Als wichtigstes Mittel zur Gewinnung neuer Mitglieder erwies sich die Organisation von Fortbildungsveranstaltungen. Bereits frühzeitig hatte Zabel in Berchtesgaden mit Unterstützung der Ärztekammern der Westzonen »Fortbil-

---

4 Glaser, »Bericht von der ersten Tagung der deutschen Naturärzte für physikalische und diätetische Behandlung«, *Hippokrates* Jg. 21 (1950), S. 86–87.
5 *Hippokrates* Jg. 22 (1951), S. 111.
6 Zabel, »Weiterbildung zur Ganzheitsmedizin«, *Hippokrates* Jg. 20 (1949), S. 239–246.

dungskurse für Ganzheitsmedizin« veranstaltet. Zum zweiten Kurs im März 1950 reisten bereits 140 Ärzte und Zahnärzte an.⁷ Im Folgejahr organisierte der »Zentralverband der Ärzte für Naturheilverfahren« einen ersten Einführungskurs in Stuttgart. Die Zahl von 200 Teilnehmern übertraf alle Erwartungen. Teilweise war der Andrang so groß, dass nicht alle Interessierte in den Vortragssälen Platz fanden.⁸ Der Erfolg bestätigte die Strategie. Fortbildungen fanden jetzt zweimal jährlich statt, wobei der Umfang der Veranstaltungen kontinuierlich zunahm und schließlich in mehrtägige Kongresse einmündete. Der fünfte Kurs im Jahr 1953 zog sich über acht Tage hin, an denen 30 verschiedene Dozenten Vorträge zu vielfältigen Themen anboten. Zwei Jahre später lag die Zahl der Besucher bereits über 500 und ein Ende der Entwicklung war noch nicht abzusehen. Parallel dazu stieg die Zahl der eingetragenen Mitglieder des Zentralverbandes. Die ärztliche Naturheilkunde war, so eine Feststellung des Medizinhistorikers Robert Jütte, »wie ein Phönix aus der Asche« des Krieges emporgestiegen.⁹

Heute gehören 8.000 Ärzte als Einzelmitglieder zum »Zentralverband der Ärzte für Naturheilverfahren«. Hierzu müssen die angeschlossenen und kooperierenden Fachgesellschaften mit einer Vielzahl weiterer Mitglieder hinzugerechnet werden. Laut Selbstbeschreibung im Internet ist der Zentralverband damit der »größte und älteste ärztliche Fachverband für Naturheilverfahren europaweit«. Werden alle im weitesten Sinne naturheilkundlichen Qualifikationen zusammengerechnet, führen etwa 35.000 Ärzte in Deutschland eine entsprechende Zusatzbezeichnung, das sind knapp zehn Prozent aller approbierten Mediziner.¹⁰ Der Traum der naturheilkundlichen und biologischen Ärzte von der Anerkennung ihrer Richtung hat sich damit erfüllt. Aus einer kleinen Randgruppe, die vor 1933 deutlich weniger als hundert aktive Mitglieder zählte, ist eine geachtete Fachdisziplin geworden, die fest im Gefüge der Medizin verankert ist.

---

7 Glaser, »Bericht vom 2. ärztlichen Fortbildungskurs in Berchtesgarden«, *Hippokrates* Jg. 21 (1950), S. 494–497.
8 *Hippokrates* Jg. 22 (1951), S. 21.
9 Vgl. Jütte, *Geschichte der Alternativen Medizin*, S. 55.
10 Vgl.: *Inanspruchnahme alternativer Methoden in der Medizin*. Gesundheitsberichterstattung des Bundes, Heft 9, 2002, S. 7.

»Freude an der Vielgestaltigkeit«

Unerwartet große Schwierigkeiten bei der Neuorganisation bereitete die Wahl eines geeigneten Namens. Der Begriff »Neue Deutsche Heilkunde« verbot sich aus leicht verständlichen Gründen. Aber auch der Name »Biologische Medizin« erschien nach den zurückliegenden Ereignissen ungeeignet. Werner Zabel erklärte 1948 im *Hippokrates*, man nähere sich hier einem »heißen Boden«. Der Begriff »Biologische Medizin« habe »eine Abwertung erfahren, ... gleich einer Münze, deren Prägung kaum mehr sichtbar ist«. Zabel schlug als Ausweg den Terminus »Ganzheitsmedizin« vor, weil dieser »gegen Versuche, das Wort zu missbrauchen, nicht so anfällig sei wie das Wort ›biologische Medizin‹«.[11] Vielfach herrschte aber auch die Auffassung, man müsse den wissenschaftlichen Charakter stärker hervorheben, weshalb Bezeichnungen wie »Physikalische Therapie« oder »Physiotherapie« favorisiert wurden.

Das ganze Ausmaß der Verwirrung wird deutlich, wenn man die Namen der Mitteilungsblätter des Zentralverbandes betrachtet. 1960 erhielt das erste eigenständige Blatt den Doppelnamen *Physikalisch-diätetische Therapie – Naturheilverfahren*. 1963 wurde die Bezeichnung »Naturheilverfahren« gestrichen und das Erscheinen der Zeitschrift mit dem Titel *Physikalisch-diätetische Therapie in Klinik und Praxis* fortgesetzt. Nach einem kurzen Intermezzo im Jahr 1965 lautete der Name des Blattes dann *Physikalische Medizin und Rehabilitation*. Schließlich erschien ab 1981 die *Ärztezeitschrift für Naturheilverfahren*, die noch heute das offizielle Organ des Zentralverbandes ist. Damit hatte sich die Bezeichnung »Naturheilverfahren« durchgesetzt.

Zur inhaltlichen Ausrichtung des Zentralverbandes gab es keine Kontroversen. Als vorrangig wurde die altbekannte Forderung nach Therapiefreiheit erachtet. Man wolle sich, schrieb Karl Saller im *Hippokrates*, »im Sinn eines umfassenden, eben ›hippokratischen‹ Ärztums um das Gute bemühen, wo es sich bietet«. Demgegenüber hätten »Sektierertum und Dogmatismus« keinen Platz und »unfruchtbaren Polemiken« werde man keinen Raum geben.[12] Ganz ähnlich klang ein Aufruf des »Zentralverbandes der Ärzte für Naturheilverfahren«, der 1951 als Beilage zum *Hippokrates* verschickt wurde. Darin wurde ausgeführt, man wolle die alten Traditionen der Biologischen Medizin »frei von starrem Dogmatismus und aufgeschlossen für die weitere Entwicklung der medizinischen Wissenschaft aufrechterhalten und pflegen«.[13]

---

11 Zabel, »Weiterbildung zur Ganzheitsmedizin«, *Hippokrates* Jg. 20 (1949), S. 239–246.
12 Saller, »Geleitwort«, in: *Hippokrates* Jg. 19 (1948), S. 1.
13 »Aufruf des ZÄN«, Beilage zu: *Hippokrates* Jg. 22 (1951), Heft 5.

Werner Zabel ging noch einen Schritt weiter. Er wollte aus der Forderung nach gegenseitiger Anerkennung gar eine Frage des Charakters machen. Zabel stellte fest, dass der praktische Arzt keine Bereitschaft zeige, sich »auf die eine Wahrheit« festgelegen zu lassen. Gewünscht werde vielmehr eine »Grenzerweiterung nach allen Seiten mit der Verpflichtung, so umfassend wie nur möglich zu behandeln«. Wer sich dem entgegenstelle und »keine Freude an der Vielgestaltigkeit« habe, der werde für immer »ein Hemmschuh in der Entwicklung der Ganzheitsmedizin« bleiben. Zabel hob hervor, dass »die Begriffe der Duldsamkeit und der Ritterlichkeit, des Verstehens wieder erworben werden müssen in einer Zeit, in der sie gänzlich verloren gegangen sind«.[14] Hans Haferkamp, seit 1961 Vorsitzender des Zentralverbandes, teilte diese Auffassung: Die gesamte Geschichte der Medizin lehre Toleranz und dieser Standpunkt müsse deshalb zur »vornehmsten Eigenschaft« werden.[15]

Auf diese Weise wurde einer sachbezogenen Kritik von vornherein die Grundlage entzogen. Jede Zurückweisung bestimmter Verfahren galt nun als Ausdruck von Intoleranz, Neid oder anderer Defizite. Dem Druck eines solch moralisch aufgeladenen Kritikverbots vermochte sich auch Alfred Brauchle nicht zu entziehen, der sich noch als Leiter der naturheilkundlichen Abteilung des Rudolf-Heß-Krankenhauses für die Beschränkung therapeutischer Eingriffe auf die alten, »klassischen« Naturheilverfahren eingesetzt hatte. Als erster Vorsitzender des Zentralverbandes sah er sich jetzt veranlasst, entsprechend dem Gebot der Toleranz eine möglichst vielfältige Praxis zu unterstützen oder zumindest zu akzeptieren. Rückblickend erklärte Brauchle sein früheres Verhalten so, dass es ihm einzig um den experimentellen Nachweis der Wirksamkeit naturheilkundlicher Verfahren gegangen sei. Nur aus diesem Grund habe er sich gegen Arzneimittelbehandlungen, Homöopathie oder Pflanzenheilkunde gewehrt. Im Gegensatz zu ihm, dem »Bahnbrecher der Wissenschaft«, sei es dem Praktiker unbenommen, sich als »Eklektiker und Alleskönner« zu betätigen.[16]

Bereits in den 1930er Jahren war es üblich geworden, die Homöopathie zu den »Naturheilverfahren« zu rechnen. Als verbindendes Element wurde vor allem die weitgehende Unschädlichkeit der Behandlungen gesehen. Anfänglich hatte der Verbreitung der Homöopathie noch ihre Umständlichkeit entgegengestanden, die sich aus der Arzneimittelfindung nach klassischen Regeln ergab. Eine einfachere und bedeutend schnellere Lösung bot die Verordnung homöopathischer Mittel auf der Basis bekannter Organbefunde oder wissen-

---

14 Zabel, »Weiterbildung zur Ganzheitsmedizin«.
15 Haferkamp, »Geleitwort«, in: *Physikalisch-diätetische Therapie – Naturheilverfahren* Jg. 3 (1962), S. 1.
16 Brauchle, »Bahnbrecher oder Eklektiker?«, *Hippokrates* Jg. 22 (1951), S. 419–421.

schaftlicher Diagnosen. Die Hersteller homöopathischer Mittel kamen diesem Bedürfnis entgegen, indem sie Kombinationen von Inhaltsstoffen zu »Komplexhomöopathika« verbanden, die bestimmte Indikationen abdeckten. Auf dieser Weise konnte nun jeder Arzt ohne große Vorkenntnisse homöopathisch behandeln. Im Verlauf der Zeit gesellten sich weitere Ansätze zur Homöopathie, die ebenfalls auf der Anwendung »potenzierter« Arzneimittel beruhten, jedoch neuartige Erklärungen vorschlugen. Hierzu zählte die »Homotoxikologie«, die der Arzt Hans-Heinrich Reckeweg begründete. Ausgangspunkt war die Vorstellung, dass alle Krankheiten unterschiedslos durch die Einwirkung von »Menschengiften« oder »Homotoxinen« zustande kämen. Die von Reckeweg gegründete Arzneimittelfirma Heel beschäftigt heute 1.100 Mitarbeiter und ist in 60 Ländern der Welt präsent.

Später als die Homöopathie rückte ein weiteres Heilverfahren in den Kreis anerkannter Naturheilverfahren, das erheblich von den Maßnahmen nationalsozialistischer Gesundheitspolitik profitiert hatte: die Kräuter- oder Pflanzenheilkunde. Zwar wurden nach Kriegsende alle Initiativen und Verbände aufgelöst, die dem Anbau von Heilpflanzen gedient hatten. Trotzdem hatten die pflanzlichen Heilmittel in der öffentlichen Meinung eine nachhaltige Aufwertung erfahren. Das Arzneimittelgesetz von 1976 schuf für Präparate der »besonderen Therapierichtungen«, zu denen auch pflanzliche Mittel zählten, eine Ausnahmeregelung, die eine erleichterte Marktzulassung erlaubte. In der Folgezeit stiegen die Verkaufszahlen für pflanzliche Arzneimittel deutlich an. Heute ist die Pflanzenheilkunde fest etabliert und gilt vielfach sogar als Inbegriff der Naturheilkunde.

Mit der Gründung des Zentralverbandes gelang es weiteren Verfahren, Anschluss an die Naturheilkunde zu finden. Hierzu zählte vor allem die Neuraltherapie. Im Jahr 1928 machten die Brüder Ferdinand und Walter Huneke eine verblüffende Entdeckung. Die versehentliche intravenöse Injektion eines procainhaltigen Medikaments brachte die Beschwerden einer Migränepatientin unmittelbar zum Verschwinden. Von Ferdinand und Walter Huneke wurde dies als Hinweis einer »Fernwirkung« des Procains gesehen, das eigentlich nur der lokalen Betäubung diente. Als Ferdinand Huneke einige Jahre später die Unterschenkelwunde einer Patientin mit Procain betäubte, verschwand unerwartet der Schmerz am Schultergelenk der gegenüberliegenden Körperhälfte. Huneke nannte diese Erscheinung »Sekundenphänomen« und postulierte die Existenz von »Störfeldern«, die Schmerzen in weit entfernten Körperregionen verursachen konnten. Diese Annahme bildete die Grundlage für die Entwicklung einer umfassenden Injektionstherapie, zu der auch die Einbringung von Procain in innere Organe, tief liegende Nervengeflechte oder gar die Hirnflüssigkeit gehörte. Nach aktuellen Erhebungen zählt die Neuraltherapie zu den am häufigsten angewandten Methoden der naturheilkundlichen Praxis.

Großer Aufmerksamkeit erfreuen sich darüber hinaus Verfahren der Sauerstoffbehandlung. In seiner dreiwertigen Form, als Ozon, tötet Sauerstoff bakterielle Erreger und andere Keime ab, was im Ersten Weltkrieg zur Wundbehandlung genutzt wurde. In den dreißiger Jahren setzte eine regelrechte Ozonheilwelle ein, wobei das Gas zur Infektionsbekämpfung in Magen, Darm, Vagina, Harnleiter und Ohr eingeblasen wurde. Als »große Eigenbluttherapie« oder »Blutwäsche« wurde ein Verfahren bekannt, bei dem Blut aus einer Vene entnommen, mit Ozon verschüttet und anschließend dem Patienten als Infusion oder Injektion zurückgegeben wird. Eine Sonderform stellt die »Hämatogene Oxidationstherapie« nach Wehrli dar, bei der Blut mit Sauerstoff aufgeschäumt, anschließend einer Ultraviolettbestrahlung ausgesetzt und dem Patienten zurückinjiziert wird. Schließlich ist das Verfahren der »Sauerstoff-Mehrschritt-Therapie« zu erwähnen, das von dem Physiker Manfred von Ardenne in den siebziger Jahren entwickelt wurde. Ardenne hatte nach seiner Rückkehr aus der Sowjetunion, wo er wesentlich an der Entwicklung der Atombombe beteiligt war, mit Unterstützung der Staatsführung der DDR in Dresden ein privates Forschungsinstitut gegründet. Dort legte er die Grundlage seines Therapieverfahrens, das aus einer genau festgelegten Abfolge von Arzneigaben, Sauerstoffatmung und Bewegungstraining besteht.

Seit den 1950er Jahren haben zudem traditionelle Heilsysteme aus anderen Kulturen in vermehrtem Umfang Einzug in die deutsche Alternativmedizin gehalten. Bereits im Jahr 1951 wurde die »Deutsche Gesellschaft für Akupunktur« gegründet. Größere Beachtung fand die Akupunktur jedoch erst nach der Öffnung Chinas, die sich im Anschluss an den Besuch des amerikanischen Präsidenten Nixon 1972 vollzog. Besonderen Eindruck auf die amerikanischen Besucher machte die Demonstration einer Operation, die ohne Narkose, allein mit Hilfe der Akupunktur erfolgte. Deutsche Kliniken, darunter die Universitätsklinik Gießen und das Deutsche Herzzentrum in München, versuchten dem chinesischen Beispiel zu folgen. Rasch wurden weitere Akupunkturgesellschaften gegründet, zumal sich die Durchführung von Ausbildungskursen als lukratives Geschäft erwies. Das Interesse an der Akupunktur übertrug sich auf weitere Methoden der Traditionellen Chinesischen Medizin, darunter die Moxibustion, die Tuina-Massage, die Bewegungslehre Quigong und die chinesische Arzneitherapie. In letzter Zeit haben auch Ayurveda, die traditionelle Medizin Indiens, die Tibetische Medizin und die japanische Methode des Shiatsu in Deutschland Fuß fassen können.

Während sich die vorgenannten Verfahren durch eine erkennbare Nähe zu traditionellem Erfahrungswissen auszeichnen, fanden nach und nach auch

Ansätze von eher spekulativer Qualität Eingang in den Kreis der Naturheilverfahren. Diese Methoden beruhen fast ausnahmslos auf der Annahme besonderer Energiefelder, elektrischer Spannungsmuster oder energetischer Schwingungen. Der Arzt Reinhold Voll ging von der Vorstellung aus, dass Energieblockaden über Akupunkturpunkten messbar sein müssten. Zu diesem Zweck entwickelte er ein Gerät, das elektrische Spannungsdifferenzen anzeigt. Auf der Basis solcher Messungen soll die »Elektroakupunktur nach Voll« die Feststellung schädlicher Umwelteinflüsse, die Austestung von Medikamenten und die therapeutische Anwendung von elektrischen Impulsströmen erlauben. Eine relativ neue Entwicklung stellt die Bioresonanztherapie dar. In den 1970er Jahren entwickelte der Arzt Franz Morell zusammen mit seinem Schwiegersohn Erich Rasche einen Apparat zur Messung und Beeinflussung körpereigener Resonanzen. Bei der Bioresonanztherapie werden, so die Vorstellung ihrer Anwender, krankhafte Wellen von gesunden Wellen abgetrennt und anschließend »gelöscht«. Schätzungsweise 6.000 Ärzte und Heilpraktiker arbeiten heute in Deutschland mit einem Bioresonanzgerät.

Mit der Einführung ständig neuer Methoden, Apparate und Verfahren erfuhr der Sektor der Naturheilverfahren eine immer größere Ausweitung. Hierzu trägt eine unüberschaubare Zahl »natürlicher« Arzneimittel bei, darunter Extrakte aus tierischen Organen, Mischungen pflanzlicher und tierischer Enzyme, Bakteriensuspensionen zur Regulation der Darmflora, Bachblüten oder Zubereitungen aus Krankheitsprodukten, so genannte Nosoden. Auf 750 Seiten listet die »Präparateliste Naturheilkunde« des Jahres 2004 mehr als 1.100 Arzneispezialitäten.[17] Selbst erfahrenen und versierten Vertretern der Naturheilkunde fällt es schwer, den Überblick zu bewahren. Etwaige Bedenken versuchte Werner Tiegel, Schriftleiter des Mitteilungsblattes des Zentralverbandes, anlässlich einer Tagung im Jahr 1961 zu zerstreuen. Man wisse, sagte Tiegel, dass manche die Frage stellten: »Was hat die Elektroakupunktur mit der Naturheilkunde zu tun? Wird nicht das klassische Erbe des Naturheilverfahrens dadurch bereits verwässert, ja verfälscht?« Tiegel entgegnete solchen Bedenken, dass sich die Naturheilkunde, so wie andere Wissenszweige, in »ewiger Bewegung« befände, Schlimm wäre es, »wenn es da einen Stillstand gäbe«. In der Naturheilkunde müsse man »elastisch und anpassungsfähig sein« und jene Personen in die Schranken weisen, die sich als »einseitige Fanatiker und Dogmatiker« zu erkennen gäben.[18]

Heute existieren neun medizinische Fachgesellschaften und zahlreiche Arbeitskreise, die der Dachorganisation des Zentralverbandes angeschlossen sind.

---

17 *Präparateliste Naturheilkunde 2004*, 24. Aufl., Berlin 2004.
18 Tiegel, »Wo stehen wir heute?«, *Mitteilungsblatt des ZÄN* Jg. 2 (1961), S. 49–50.

Vertreten sind die meisten Ansätze und Verfahren, die im Spektrum der nichtwissenschaftlichen Medizin üblich geworden sind. Die Integration aller biologisch-naturheilkundlichen Ansätze wurde als bedeutsamer Erfolg bei der Neugründung des ärztlichen Verbandes nach Kriegsende gefeiert. 1961 betonte ein Artikel des Mitteilungsblattes, dass »dem Zentralverband ... ein großes Verdienst gebührt, einst sehr umstrittene und zum Teil verfemte Heilmethoden mutig und vorausschauend protegiert und damit wesentlich dazu beigetragen zu haben, sie ›hoffähig‹ zu machen«.[19] Dem Druck zur übergreifenden Kooperation aller nicht-wissenschaftlichen Heilrichtungen vermochte sich auch die Berliner »Ärztegesellschaft für Naturheilverfahren« nicht zu entziehen, die als Nachfolgeorganisation des ehemaligen Nordvereins entstand. Zum ersten Vorsitzenden wurde Hans Graaz gewählt, der diese Funktion bereits vor dem Krieg inne gehabt hatte. Noch kurz vor seinem Tod im Jahr 1953 forderte Graaz seine Mitstreiter eindringlich dazu auf, »Frieden in Westdeutschland« unter den verschiedenen naturheilkundlichen Verbänden zu schließen.[20] Diesem Vermächtnis wurde entsprochen, indem die Berliner Ärztegesellschaft dem Zentralverband beitrat und sich auf diese Weise unter das gemeinsame Dach der biologischen Ganzheitsmedizin begab.

Von der Biologischen Medizin zur Regulationsmedizin

Eine ungebrochene Kontinuität bewies der Zentralverband nicht allein bei seinen Mitgliedern, sondern auch in theoretischen Standpunkten. Betrachtet man die Auswahl der Dozenten und Themen für die Fortbildungen des Zentralverbandes nach 1945, so fallen einige bekannte Namen auf. Ernst-Günther Schenck etwa, der in den letzten Kriegstagen in russische Kriegsgefangenschaft geraten war, kehrte 1955 mit dem so genannten Nicht-Amnestierten-Transport nach Deutschland zurück.[21] Neben einer Tätigkeit als Experte für Hungerschäden im Auftrag des Heimkehrerverbandes fand er eine Anstellung bei der pharmazeutischen Industrie. Die Verbindungen zur Naturheilkunde bzw. Biologischen Medizin waren jedoch nicht abgerissen. 1957 wurde Schenck zu einem großen Symposium in Bad Pyrmont eingeladen, das anlässlich des 12. Kurses des Zentralverbandes abgehalten wurde. Dort referierte der ehemalige Ernährungsinspektor der SS vor einer großen Hörerschaft im Saal

---

19 Preusser, »Zur Stellung der Naturheilkunde in der Gesamtmedizin«, *Mitteilungsblatt des ZÄN* Jg. 2 (1961), S. 88–89.
20 Straßburg, »Nachruf auf Hans Graaz«, *Hippokrates* Jg. 24 (1953), S. 637–638.
21 Klee, *Auschwitz, die NS-Medizin und ihre Opfer*, S. 188.

des Konzerthauses zum Thema »Beeinflussung des Lebenslaufs durch Ernährung und Ernährungsbehandlung«. Im Tagungsbericht wurde hervorgehoben, dass der Vortrag eine »besondere Beachtung« gefunden habe.[22] Darüber hinaus trat Schenck als Autor verschiedener Artikel in den Zeitschriften des Zentralverbandes in Erscheinung.

Ein noch größeres Engagement legte Karl Kötschau an den Tag, der nach Kriegsende die Leitung des Felke-Sanatoriums in Dietz übernommen hatte, später an das Burgberg-Sanatorium in Bad Harzburg wechselte und ab 1951 in eigener Praxis in Stuttgart tätig war. Kötschau verfasste zwischen 1952 und 1968 insgesamt 13 Artikel für den *Hippokrates* und dessen Nachfolgeblätter. Der neunte Kurs des Zentralverbandes war auf Initiative Kötschaus ganz der Vorsorge gewidmet. Auch die Veröffentlichungen Kötschaus nach 1945 kreisten weiterhin um dieses Thema. Unverändert beklagte Kötschau den fortschreitenden Verfall von Gesundheit, Leistungs- und Fortpflanzungsfähigkeit. Dies sei eine Folge der völlig »einseitigen Ausrichtung auf Schonung und Fürsorge«, die letztendlich nur die »Fürsorgebedürftigkeit« befördere.[23] Nur der Kontext, in den Kötschau seine Vorsorgeideen nunmehr einordnete, hatte sich verschoben. Als »Bezugsquelle allen Sinns« beschwor er jetzt eine »göttliche Mitte«, die allen Dingen ihren Platz und ihren Zweck zuweise.[24] Schaute man jedoch genauer hin, wurde schnell klar, dass sich wenig geändert hatte. Hinter dem »göttlichen Sinn« standen nach wie vor die altbekannten Ideen der evolutionären Höherentwicklung und -züchtung des Menschen. Das »Wissen um die ganzheitlichen Zusammenhänge ... evolutionärer Höherentwicklung« müsse endlich zur Anwendung kommen, schrieb Kötschau 1969, denn die Zeit sei auf der Suche nach Menschen, die sich »frei entwickeln wollen zu neuen Ufern, zu höherem, gereifterem Menschentum. Das ist Aufgabe, Sinn und Ziel der von mir gemeinten Gesundheits-Vorsorge.«[25]

Für seine Verdienste als Vordenker der Ganzheitlichkeit wurde Karl Kötschau 1968 vom Zentralverband der Ärzte für Naturheilverfahren mit der Hufelandplakette geehrt. Vor Kötschau hatten auch Ragnar Berg, Werner Zabel und Alfred Brauchle die Ehrung erfahren. Zu seinem 75. Geburtstag veröffentlichte das Mitteilungsblatt des Zentralverbandes eine Laudatio, in der Kötschau als »bedeutender und unbestechlicher Denker« gefeiert wurde, der

---

22 *Hippokrates* Jg. 28 (1957), S. 721.
23 Kötschau, »Einführung in ganzheitliches Denken«, *Hippokrates* Jg. 24 (1953), S. 449–452, 491–494.
24 Kötschau, »Schwierigkeiten der analytischen und Ganzheitsmedizin«, *Hippokrates* Jg. 23 (1952), S. 657–661.
25 Kötschau, »Die Verantwortung des Arztes in der Gesundheitsvorsorge«, *Physikalische Medizin und Rehabilitation* Jg. 10 (1969), S. 247–249.

die »Grundlagen des ärztlichen Denkens neu geordnet« habe. Zwar vermöchten all die »kleinen, fleißigen Brunnenbohrer, die Nur-Spezialisten« in den medizinischen Wissenschaften den »kühnen und weitgespannten Gedankengängen Kötschaus« kaum zu folgen. Die Mitglieder des Zentralverbandes hingegen könnten »getrost in die Zukunft schauen«, so lange es Denker wie Kötschau gäbe, die »den auf Abwege geratenen Karren der ärztlichen Wissenschaft wieder flott machen und in die Richtung steuern, die unserem Menschsein angemessen ist«.[26]

Neben solchen Reminiszenzen erschienen in den Blättern der ärztlichen Naturheilkunde auch theoretische Erörterungen und Überlegungen mit neuen Inhalten und Argumenten. Insgesamt blieben diese jedoch den von Emil Klein, Maximilian Bircher-Benner oder Franz Kleinschrod vorgezeichneten Wegen verhaftet. Mal wurde auf die überlegene Urteilskraft des praktischen Arztes gegenüber den Resultaten objektivierender Prüfungen verwiesen, dann wurden neue Erkenntnisse der Quantenphysik, Chaosforschung oder Systemtheorie als Erklärungen für die Wirkungen biologischer Verfahren herangezogen, um schließlich wieder die Gegensätze von Vitalismus und Mechanismus oder Ganzheitlichkeit und Partikularismus herauszustellen. In den 1960er Jahren publizierte der Wiener Histologe Alfred Pischinger Überlegungen zu einem »System der Grundregulation«, die große Beachtung fanden. Pischinger beschrieb einen Komplex aus Bindegewebszellen, einer Blutkapillare und einem Nerv, der in Verbindung mit der extrazellulären Flüssigkeit das anatomische Grundelement des Gesamtorganismus darstellen sollte. Alle Organe des Körpers waren nach Angaben Pischingers in diese Grundsubstanz eingebettet, die in ihrer molekularen Zusammensetzung dem Meerwasser entsprach. Auf diese Weise hatten sich die Landbewohner innerhalb des Organismus ein Milieu bewahrt, wie es zu Beginn der Evolution geherrscht hatte.

Nach Darstellung Pischingers ermöglichte das System der Grundregulation den koordinierten Ablauf des gesamten Stoffwechsels. Gesteuert wurden diese Vorgänge durch energetische Prozesse des Informationsaustauschs, die nicht vom Nervensystem, sondern der Grundsubstanz übertragen wurden. In seinen Veröffentlichungen sprach Pischinger von »fernreichweitigen Wechselwirkungen«, die sehr schnell abliefen. Damit glaubte Pischinger den »Schlüssel zum Verständnis mancher bewährter, aber heute noch unerklärlicher Therapieeffekte« gefunden zu haben. Homöopathie, Akupunktur und überhaupt alle biologischen Verfahren sollten nach seiner Überzeugung durch eine Beeinflussung des Grundsystems wirksam werden, weshalb dieses mit einiger Berechti-

---

26 Mommsen, »Karl Kötschau zum 75. Geburtstag«, *Physikalische Medizin und Rehabilitation* Jg. 8 (1967), S. 192.

gung als anatomisches Substrat ganzheitsbiologischer Vorgänge und Basis der Ganzheitsmedizin verstanden werden konnte.[27] Vor allem zur Erklärung der Wirksamkeit neuartiger elektronischer Apparaturen wie der Elektroakupunktur oder Bioresonanz-Therapie wurden Pischingers Theorien herangezogen.[28]

Ein anderes Konzept, das innerhalb der biologisch-ganzheitlichen Medizin Anerkennung fand, ging noch auf Arbeiten Louis Radcliff Grotes aus der Zeit am Rudolf-Heß-Krankenhaus zurück. In den 1950er Jahren griff Grote diese Gedanken erneut auf und verwies darauf, dass die veralteten Vorstellungen von »Natürlichkeit« und »Naturgemäßheit« zur Kennzeichnung der eigenen Methoden nicht länger geeignet seien. Als bessere Lösung schlug Grote den Ansatz der »Regulationspathologie« vor. Dieser beruhte auf der Entgegensetzung von »Regulatio« und »Directio«. Während die »Regulatio« indirekt über eine Aktivierung körpereigener Mechanismen wirksam wurde, entsprach die »Directio« dem direkten Eingriff zur Korrektur einer vorhandenen Störung. Ausgehend von dieser Unterscheidung ließen sich dann solche Methoden als natürliche oder biologische Heilverfahren verstehen, die einen Beitrag leisteten zur »Ermöglichung und Erleichterung der Regulationsarbeit, die der Organismus selbst vollbringt«.[29]

Im Jahr 2001 wurde der Begriff der »Regulationsmedizin« zum offiziellen Verbandsnamen erhoben. Der nationale Zusammenschluss firmierte jetzt als »Zentralverband der Ärzte für Naturheilverfahren und Regulationsmedizin«. Antonius Pollmann, der Vorsitzende des Verbandes, sagte in einem Interview mit der *Ärzte-Zeitung*, dass die Bezeichnung »Naturheilverfahren« nur auf die klassischen Methoden zutreffe. Mit der Regulationsmedizin hingegen sei ein Ansatz gefunden, mit dem sich »alle seriösen ärztlichen Verfahren auf einen gemeinsamen Nenner bringen und in einem einheitlichen Lehrgebäude vernetzen« ließen. Für die Zukunft stellte Pollmann in Aussicht, man wolle eine neue Ausbildungsreihe ins Leben rufen und die Regulationsmedizin zu einer eigenständigen Fachdisziplin ausbauen.[30] Im Begriff der »Regulation« hatten die Mitglieder des Zentralverbandes damit eine neue, übergeordnete Kategorie gefunden, die auch die letzten Bezüge zur alten, »klassischen« Naturheilkunde erübrigen konnte.

---

27 Pischinger, *Das System der Grundregulation.*
28 Hanzl, *Das neue medizinische Paradigma.*
29 Grote, »Über den Bereich der Naturheilkunde«, *Hippokrates* Jg. 23 (1952), S. 319–324.
30 »Ärzte bilden sich in der Regulationsmedizin fort«, *Ärzte-Zeitung* vom 23.3.2001.

Resümee und Ausblick

»Wie könnte es weitergehen, wie gewinnen wir
höhere Begriffe von der Natur, sinnhafte und
Sinn stiftende Bilder, ehrliche Mythen und wahrhaftige Spiritualität in der Medizin zurück?«

M. Bühring, 1998

Die Biologische Medizin, Ganzheitsmedizin, Alternativmedizin, Regulationsmedizin – oder welche Bezeichnung auch immer man wählen will – dominiert
heute unumstritten den Bereich der nicht-wissenschaftlichen Medizin. Damit
hat eine Heilform den Platz der Naturheilkunde eingenommen, die in vielerlei
Hinsicht als deren direkte Entgegensetzung gelten kann. Wo zuvor eine umfassende Lebenspraxis nach dem Vorbild der Natur propagiert wurde, findet
heute eine ganzheitliche Expertenmedizin ihr Auskommen, die den Dienst an
der Gesundheit als regelmäßige Konsultation eines ganzheitlich tätigen Arztes
definiert. Derartig ist die naturheilkundliche Idee der Selbstbestimmung und
Selbstversorgung zur Anerkennung einer besonderen Fachdisziplin mit
eigenen Ausbildungsgängen und Qualifikationen mutiert. Zugleich hat die mit
Vehemenz vertretene Forderung nach Therapiefreiheit die naturheilkundliche
Selbstbeschränkung auf das Naturgemäße unterlaufen und schließlich zersetzt.
Heute werden die alten oder »klassischen« Naturheilverfahren weitaus häufiger
in den wissenschaftlichen Fachbereichen der Physikalischen Therapie, der
Rheumatologie, der Kur- und Rehabilitationsmedizin eingesetzt als in der
biologischen Ganzheitsmedizin. Dort wiederum dominieren Arzneibehandlungen, Spritzenkuren und apparative Verfahren, die in ihrem äußeren Ablauf
wie auch ihren Risiken keine grundsätzliche Differenz zu wissenschaftlichen
Methoden mehr aufweisen. Der Bereich der Heilkunde, den Naturheilkunde
und Ganzheitsmedizin nacheinander besetzten, war demnach von tief greifenden Umwälzungen betroffen, die eine Revision nahezu sämtlicher Anschauungen und Positionen mit sich brachten. Angesichts der Dramatik und des Ausmaßes dieses Geschehens scheint es angebracht, eher von einem Umbruch
denn einem Wandel zu sprechen. Die Naturheilkunde, so könnte das Resümee
der vorliegenden Untersuchung lauten, ist untergegangen und hat einem gänzlich anderen, nahezu gegensätzlichen Ansatz Platz gemacht.

Während die Belege für diese Feststellung zahlreich sind, erfordert es eine
weitaus genauere Betrachtung, die Gründe des Niedergangs zu erkennen. Auf
den ersten Blick wäre es nahe liegend, den Abstieg der Naturheilkunde als
Kehrseite des Aufstiegs der wissenschaftlichen Medizin zu verstehen. Hatten

die Erfolge des Impfens nicht schon früh die überlegene Wirksamkeit »künstlicher« Eingriffe bewiesen? Galt nicht Gleiches für die Chirurgie, die nach Entdeckung der Anästhesie alle naturgesetzten Grenzen zu überwinden schien? Und ließ die Einführung von Arzneimitteln wie Insulin, Antibiotika und Herzglykosiden nicht die ganze Belanglosigkeit, ja Irrationalität des naturheilkundlichen Grundsatzes der »Arzneilosigkeit« offenkundig werden? So einleuchtend solche Argumente in der Rückschau erscheinen mögen, so wenig beeinflussten sie tatsächlich den Fortgang der Ereignisse. Denn die Rekonstruktion der zeitlichen Abläufe zeigt, dass die großen Erfolge der wissenschaftlichen Medizin erst zu einem Zeitpunkt gelangen, als das ursprüngliche Konzept der Naturheilkunde längst in eine existenzbedrohende Krise geraten war. Bereits deutlich vor dem Ende des 19. Jahrhunderts hatten sich innerhalb der Naturheilbewegung die Stimmen gemehrt, die eine Abkehr vom ursprünglichen Leitbild des vollkommenen Naturzustands forderten. Zu diesem Zeitpunkt ließ sich kaum erkennen, zu welchen Leistungen die wissenschaftliche Medizin künftig in der Lage sein würde. Ganz im Gegenteil: Die meisten Heilmittel, die als Neuerungen auf den Markt gebracht wurden, zeichneten sich durch schwere Nebenwirkungen aus, während die Wirksamkeit oft zweifelhaft blieb. Gleichzeitig trat immer deutlicher zu Tage, dass die Betrachtung von Krankheit aus der Perspektive reiner Wissenschaft zu einer Praxis führte, in der die kranke Person mit ihren individuellen Eigenarten und Wünschen unterzugehen drohte. Dies wiederum konnte Auswüchse und Fehlentwicklungen begünstigen, deren augenscheinlichste Manifestation das medizinische Experiment an unwissenden Menschen darstellte.

Angesichts dieser Situation brauchten sich die Anhänger des Naturheilgedankens mit ihren Auffassungen keineswegs zu verstecken. Ende des 19. Jahrhunderts ließ sich die Ablehnung einer wissenschaftlichen Medizin noch nicht als völlig weltfremd oder irrational abtun. Dass die Naturheilkunde letztendlich scheiterte, lag nicht an der Haltlosigkeit ihrer Argumente oder der faktischen Widerlegung durch die Erfolge der wissenschaftlichen Konkurrenz. Auch wäre es falsch zu glauben, dass sich die naturheilkundlichen Heilmethoden und Lebensweisen insgesamt als nutzlos oder überflüssig herausgestellt hätten. Vielmehr stießen die naturgemäßen Heilverfahren weit über die Grenzen der Bewegung hinweg auf reges Interesse und stimulierten innerhalb der wissenschaftlichen Medizin den Aufschwung der Physikalischen Therapie. Viele diätetische Konzepte der Naturheilkunde, darunter die Betonung von Bewegung, Luft und Sonne oder die Bevorzugung von Rohkost und geschrotetem Brot, haben sich als dauerhaft erwiesen und prägen noch heute die medizinischen Anleitungen zur Krankheitsvorbeugung. Die wirklichen Gründe für das Scheitern der Naturheilkunde lagen erheblich tiefer und betrafen die Ebene grundlegender, weltanschaulicher Überzeugungen. Dort ging die Erosion des naturheilkundlichen Standpunkts vonstatten und ursächlich hierfür waren nicht Angriffe von außen, sondern Zweifel, die im Innern der Bewegung entstanden. Zu dieser Einsicht zu gelangen setzt voraus, die frühe oder »klassische« Naturheilkunde als eine religiös geleitete Wissenschaft zu begreifen, die in der Vorstellung eines gütigen Gottes und der Vollkommenheit seiner Schöpfung den letztgültigen Maßstab für die Wahrheit aller Erkenntnisse fand. Bis weit in das 20. Jahrhundert hinein behielt diese Formulierung für die Anhänger der Naturheilkunde ihre fraglose Gültigkeit. Noch im Jahr 1935 beantwortete Alfred Brauchle die Frage »Was ist Naturheilkunde?« mit der Feststellung, die naturheilkundliche Lehre sei »zunächst keine Wissenschaft, sondern eine Naturphilosophie, oder, wenn man will, eine Religion«.[1] Einzig das religiöse Empfinden einer guten, heilsamen Natur gab den Anhängern der Naturheilbewegung die Stärke, ihre Anliegen gegen die Anfeindungen einer vielfach verständnislosen oder gar spöttischen Umwelt zu verfolgen. Zugleich entsprang dieser Gewissheit das nötige Vertrauen, selbst bei akuten Krankheiten und schweren Gebrechen auf Arzneien, Impfungen, Serumbehandlungen und andere ärztliche Hilfsangebote zu verzichten. Die Natur, so die naturheilkundliche Auffassung, würde es schon richten, und zwar im besten Sinne des Kranken und seiner Bedürfnisse. In dieser optimistischen Vision lag der Kern der naturheilkundlichen Lehre und Lebensauffassung.

Solches Naturvertrauen jedoch geriet in Nöte, wenn sich wider Erwarten keine Heilung einstellte oder sogar neue, noch bedrohlichere Krankheitssymptome auftraten. In diesen Fällen musste die ruhige Gelassenheit bohrenden Zweifeln weichen. Fragen tauchten auf, wo der Fehler zu suchen war, was schief gelaufen sein könnte und wie es möglich sein sollte, sein Leben noch »naturgemäßer« zu gestalten. Je größer der Gegensatz zwischen der Großartigkeit des Versprechens und dem Leid der täglichen Realität geriet, um so mehr mussten die Zweifel wachsen. Jeder Rückschlag, jede Enttäuschung und jeder Schmerz dementierte die Ankunft des irdischen Paradieses aufs Neue. Schließlich konnte es passieren, dass auch der prinzipientreueste Anhänger der Naturheilkunde sein Vertrauen verlor und beschloss, das Schicksal in die eigenen Hände zu nehmen. Jetzt wurden andere, »künstliche« Heilmittel erprobt, der Rat eines Spezialisten eingeholt oder sogar giftige, chemische Arzneien gegen die fortdauernden Leiden eingenommen. Auf diese Weise zersetzte sich das naturheilkundliche Ideal einer vollkommenen Natur im Säurebad einer leidvollen und scheinbar unabänderlichen Realität.

---

1 Brauchle, »Was ist Naturheilkunde?«, *Der Naturarzt* Jg. 63 (1935), S. 153–156.

Gegen Ende des 19. Jahrhunderts begrub die Mehrzahl der Anhänger der Naturheilbewegung den Glauben an die Existenz eines paradiesischen Naturzustands unter dem Eindruck der offenkundigen Unhaltbarkeit ihrer überkommenen Annahmen. Der sichtbare Ausdruck dieser Neuorientierung bestand in der Absage an das alte Prinzip der Laientherapie und die Unterordnung der Bewegung unter einen neuen Stand approbierter Naturärzte. Diese Veränderung bedeutete weit mehr als nur eine Professionalisierung bewährter Techniken. Sie setzte einen Schnitt mit der Vergangenheit, indem alte Überzeugungen und grundlegende Einstellungen über Bord geworfen wurden. Eines aber durfte aus Sicht der alten und neuen Anhänger keinesfalls geschehen, nämlich die Preisgabe des Versprechens auf Heilung. Selbst wenn sich die Annahme einer heilsamen, vollkommenen Natur unter den gegebenen Umständen nicht mehr aufrechterhalten ließ, musste die Hoffnung, die mit dieser Vision verbunden gewesen war, gewahrt bleiben. Die Unbedingtheit des Glaubens an Rettung ersetzte nun die Bilder, die man sich zuvor von der erlösten Welt, dem Paradies der Gesundheit und dem Glück des Urzustands gemacht hatte. Je mehr die konkrete Utopie im Verlauf der Zeit verblasste, desto brennender wurde der Wunsch, dass sich doch noch alles zum Guten wenden würde, ja sogar müsste.

Die utopische Zuversicht, die so zu Stande kam und schließlich in die Alternativmedizin einmündete, zeigte sich gleichermaßen unbegrenzt wie unbestimmt. Ihr war es möglich, beliebige Ereignisse und Gegenstände zu besetzen, um diese als Zeichen der sicheren Rettung zu deuten. In dieser Offenheit der Erwartungen gründete der methodische Pluralismus der heutigen Alternativmedizin. Weil es keine feststehende und konkrete Vorstellung der erwarteten Heilung mehr gab, konnte diese von grundsätzlich jedem Mittel und jedem Verfahren ausgehen. Nichts ließ sich mehr von vornherein als unnütz, wirkungslos oder gänzlich abwegig ausschließen. Wer dafür eintrat, bestimmte Methoden zu bannen, der verspielte die möglicherweise entscheidende, noch unerkannt gebliebene Rettung. Ein solches Verhalten durfte nicht hingenommen werden, weil es einer Haltung entgegenstand, die in allen Therapieangeboten etwas Heilsames entdecken wollte. Kritik galt nun als Zeichen charakterlicher Schwäche und wurde mit Vorwürfen der Intoleranz, Arroganz oder Engstirnigkeit zurückgewiesen. In diesem geistigen Klima war es möglich, dass ein weites Spektrum verschiedenartiger Methoden – von der Neuraltherapie über die Elektroakupunktur bis hin zur Bioresonanztherapie und Traditionellen Chinesischen Medizin – Eingang in den Kreis der »Naturheilverfahren« finden konnte. Einziges verbindendes Element all dieser Methoden und Ansätze blieb die Hoffnung, die sich mit ihrer therapeutischen Anwendung verband.

Diesen Hoffnungsüberschuss aufzuklären und zu begründen geriet zur Aufgabe naturheilkundlicher Theorie. Wegweisend sollten dabei nicht mehr Intuition und Verstand des einfachen Menschen sein, sondern – gemäß Status und Ausbildung der approbierten Naturärzte – die Wissenschaft. Schon bald aber zeigte sich, dass sich die erhofften Ziele mit den Mitteln konventioneller Wissenschaft nicht würden erreichen lassen. Gefragt war ein neuartiger Typus medizinischer Wissenschaft, der die Gültigkeit der Gesetze von Physik und Chemie für die Erscheinungen des Lebens außer Kraft setzte und so den Anspruch der Schulmedizin als Trugschluss entlarvte. Das von Franz Bachmann und Franz Kleinschrod gefundene Konzept des Vitalismus versprach, diese Aufgabe zu erfüllen. Indem es die Ursachen von Gesundheit und Krankheit auf die Ebene rein geistiger Prinzipien erhob, wurde den konventionellen Wissenschaften die Zuständigkeit für den Bereich der Medizin entzogen. Einwände von naturwissenschaftlicher Seite ließen sich nun mit dem Hinweis entkräften, sie besäßen im Bereich des Geistigen keine Berechtigung und seien deshalb von vornherein als gegenstandslos zu betrachten. Wie groß die Überzeugungskraft dieses neuen Ansatzes war, beweist der Umstand, dass die Mitglieder des Südvereins die programmatische Schrift Franz Kleinschrods zur vitalistischen Grundlegung der Naturheilkunde zum offiziellen Programm ihres Verbands erhoben.

Die Kehrseite dieser Entwicklung bestand in der fortschreitenden Aushöhlung des Realitätsbezugs theoretischer Begriffe. Niemand konnte innerhalb des vitalistischen Gedankengebäudes mehr mit Bestimmtheit sagen, wie sich die lebensgesetzlich-geistigen Prozesse in der konkreten Erfahrung niederschlugen, wo sie nachweisbar oder gar messbar wurden. Es existierten keine Vorstellungen dazu, was hinter der »Übermechanik« des Lebens steckte, welche Kräfte hier wirksam wurden und wie sich diese in den Dienst der Heilkunst stellen ließen. Im Grunde erschöpfte sich die Lehre Kleinschrods in der Andeutung einer höheren Wirklichkeit, die sich mit den Mitteln der Erfahrung nicht mehr einholen ließ. So verwundert es nicht, dass der Vitalismus für die Praxis der naturheilkundlichen Medizin ohne Folgen blieb. Keiner der approbierten Naturärzte musste nach Erscheinen der Schriften Kleinschrods seine Behandlungen umstellen und an vitalistischen Prinzipien neu orientieren. Die Vieldeutigkeit der Begriffe ließ eine derartige Handlungsweise gar nicht zu. Ebenso wenig stimulierten die vitalistischen Grundsätze neue Forschungen oder führten zur Entdeckung bislang unbekannter Therapieverfahren. Im Bereich der naturheilkundlichen Krankenbehandlung blieb – ungeachtet der vitalistischen Neugründung – alles beim Alten.

Das Auseinandertreten von Theorie und Praxis zeigte sich erneut, als Karl Kötschau sein Konzept der Ganzheitlichkeit gegen den Vitalismus in Stellung brachte und damit die Neue Deutsche Heilkunde theoretisch zu untermauern suchte. Auch diesmal ließen sich keine bedeutsamen Veränderungen bei der Wahl oder Anwendungsweise naturheilkundlicher oder biologischer Behandlungen feststellen. Die Ganzheitlichkeit blieb für die Praxis gleichermaßen folgenlos wie der Vitalismus, weil sich alle nur denkbaren Zusammenhänge als ganzheitlich ausweisen ließen, in denen der Betrachter eine biologische Regel zu erkennen meinte. Die aktuelle Neugründung der Naturheilkunde als Regulationsmedizin kann in dieser Hinsicht als folgerichtiger Endpunkt der Entwicklung verstanden werden. Gerade in dem Begriff der »Regulation« zeigt sich das Fehlen eines klaren Erfahrungsbezugs mit besonderer Deutlichkeit. Denn nahezu alle Therapieformen – auch die wissenschaftlichen – bewirken eine Aktivierung körpereigener Regulationsmechanismen. Selbst der chirurgische Eingriff, die Arzneigabe oder die Strahlentherapie induzieren eine Vielzahl reaktiver Vorgänge und Prozesse. Zur eindeutigen Kategorisierung von Therapieverfahren ist die Entgegensetzung von »Regulatio« und »Directio« deshalb so wenig geeignet wie die von »natürlich« und »künstlich« oder »sanft« und »eingreifend«. Was sich hingegen feststellen lässt, ist der Umstand, dass die Komplexität der Regulationsvorgänge im Organismus einer wissenschaftlichen Abklärung erhebliche Widerstände entgegensetzt. Genau dies macht den Begriff der »Regulatio« zu einem idealen Platzhalter für Wissenslücken. Im Zweifel ist alles Regulation: die Kräuterbehandlung, die Akupunktur, die Neuraltherapie, die Homöopathie oder auch die Bioresonanztherapie und Elektroakupunktur.

In der Vielfalt ihrer Methoden und Anschauungen, der Offenheit gegenüber neuartigen Einflüssen und Erklärungen sowie dem raschen und folgenlosen Wandel theoretischer Konzepte liegen demnach die hervorstechendsten Eigenschaften moderner Alternativmedizin. Die Berücksichtigung dieser Zusammenhänge vermag ein neues Licht auf die Ereignisse in der Zeit nationalsozialistischer Herrschaft zu werfen. Vielfach wurde in der historischen Literatur der Versuch unternommen, die Weltsicht der älteren Naturheilkunde wegen ihrer strengen Unterordnung aller Belange des menschlichen Lebens unter die Gesetze der Natur in die Nähe nationalsozialistischer Ideologie zu rücken und damit die staatliche Förderung nach 1933 zu erklären. Derartige Deutungen gehen jedoch fehl, weil sie die tatsächlich vorhandenen Differenzen zwischen dem optimistischen Naturideal der alten Naturheilkunde und dem nationalsozialistischen Grundsatz der kämpferischen und ausmerzenden Natur vernachlässigen. Dort, wo Reste der alten Naturideen noch lebendig waren, kam es sogar zu seltenen Momenten des Aufbegehrens. Hans Graaz, der Vorsitzende des Nordvereins, merkte in einem Artikel des *Naturarztes* an, die Anhänger des Naturheilgedankens seien so »hoffnungsvolle Kämpfer gegen die Leiden«, dass sie den gesetzlich vorgeschriebenen Zwangssterilisationen »rein gefühlsmäßig unlustig und nicht voll zustimmend gegenüber« stünden. Man bejahe vielmehr »das Leben so ganz, daß es gegen unser Gefühl geht, feindliche Stellung gegen das Leben zu nehmen«.[2] Zwar erklärte Graaz die vorgebrachten Bedenken angesichts höherer Notwendigkeiten sogleich für hinfällig und bekannte sich ausdrücklich zur nationalsozialistischen Gesundheitspolitik. Aber allein die Tatsache, dass solche Erwägungen öffentlich wurden, zeigt, dass es unter den Vertretern der ärztlichen Naturheilkunde Vorbehalte gab und dass dieses Unbehagen mit der Preisgabe der alten Ideale zusammenhing.

Es war also nicht die Nähe der Weltanschauungen, die zum Bündnis zwischen biologischer Medizin und Nationalsozialismus führte. Ein direkter oder gar zwangsläufiger Weg von der Lehre des vollkommenen Naturzustands zur Ideologie der Selektion und Vernichtung lässt sich kaum ausmachen. Vielmehr war es so, dass die große Mehrzahl der approbierten Naturärzte die alten Naturvorstellungen zum Zeitpunkt der nationalsozialistischen Machtübernahme längst verabschiedet und sich anderen Konzepten zugewandt hatte, darunter dem Hippokratismus, der Eugenik und dem Vitalismus. Diese Ansätze nun vermochten keine weltanschaulichen Bindungen mehr zu erzeugen, die sich als Hemmnis auf dem Weg zur Neuen Deutschen Heilkunde hätten erweisen können. Gerade die theoretische Offenheit und Vieldeutigkeit ihres Standpunktes gestattete es der biologischen Ärzteschaft, ohne größere Diskussionen und Auseinandersetzungen in den Dienst der nationalsozialistischen Ideologie zu treten. Wie Karl Kötschau mit seiner Theorie der Ganzheitlichkeit demonstrierte, ließ sich die Biologische Medizin mit vergleichsweise geringen Anstrengungen als eine originär nationalsozialistische Lehre auslegen. Die gleiche Flexibilität und weltanschauliche Geschmeidigkeit legten die Ganzheitsmediziner an den Tag, als es ihnen gelang, nach Kriegsende ihre Aktivitäten im demokratischen Deutschland nahezu bruchlos fortzusetzen und dabei den Großteil der einmal errungenen Privilegien zu retten. Als geradezu symptomatisch kann in diesem Zusammenhang das Vorgehen Karl Kötschaus gelten, der den Nationalsozialismus umstandslos aus seiner Ganzheitlichkeit bannte und durch eine »göttliche Mitte« zu ersetzten suchte. In den Reihen der Ganzheitsmediziner vermochte dieser Vorgang keine nennenswerten Reaktionen hervorzurufen, weil es keine Schwierigkeiten bereitete, den Begriff der Ganzheitlichkeit mit immer neuen Vorstellungen und Inhalten zu identifizieren.

---

2 Graaz, »Vererbung«, *Der Naturarzt* Jg. 61 (1933), S. 233–236.

Theorie und Wissenschaft können der Alternativmedizin demnach kein feststehendes und zugleich tragfähiges Fundament liefern. Einzig die Hoffnung, die ihre Kraft aus den Hinterlassenschaften der alten Utopie schöpft, garantiert der alternativmedizinischen Praxis eine dauerhafte Grundlage. Weil derartig die Hoffnung vor der Erfahrung rangiert, wurde die Alternativmedizin wiederholt als »Glaubensmedizin« charakterisiert. Diese Kennzeichnung jedoch erweckt den Anschein eines scharfen Gegensatzes zur wissenschaftlichen Medizin, der in dieser Form nicht existiert. Zwar ist es zutreffend, dass die Schulmedizin im Regelfall eine größere Bereitschaft zeigt, ihre Verfahren und Theorien an den Ergebnissen wissenschaftlicher Untersuchungen zu orientieren. Die Grundbedingungen, unter denen Schulmedizin und Alternativmedizin operieren, sind jedoch die gleichen. Auch der wissenschaftlich ausgebildete Arzt muss sich der Unbedingtheit des Wunsches seiner Patienten nach Heilung stellen. Gelingt dies mit den erprobten Mitteln der Schulmedizin nur unzureichend oder gar nicht, entsteht unweigerlich die Tendenz, die Schwelle des Beweisbaren zu überschreiten und neue, ungesicherte oder umstrittene Ansätze in die Behandlung einzubeziehen. In solchen Fällen bieten sich die Verfahren der Alternativmedizin als willkommene und hilfreiche Ergänzung an. Viele Ärzte mit grundsätzlich wissenschaftlicher Orientierung haben heute keine Vorbehalte mehr, bei Bedarf auf alternativmedizinische Therapieangebote zurückzugreifen.

In dieser Entwicklung deutet sich an, dass die Kämpfe der Vergangenheit erledigt sind und Schul- und Alternativmedizin künftig einträchtig nebeneinander ihr Auskommen finden werden. In der alltäglichen Praxis verschwinden die Grenzen und Gegensätze, die bis vor wenigen Jahrzehnten noch als unüberwindbar gegolten haben. Dem Trend folgend, entstehen immer mehr alternativmedizinische und naturheilkundliche Institutionen, die das gesamte Spektrum unkonventioneller Verfahren abdecken. Auch Akutkrankenhäuser und Universitäten schließen sich der Entwicklung an und richten eigenständige naturheilkundliche Abteilungen und Ambulanzen ein. Fördervereine und Stiftungen unterstützen die naturheilkundliche Forschung oder sorgen für die Einrichtung von Stiftungsprofessuren. Weiteren Auftrieb erhält diese Entwicklung durch die Politik von Krankenkassen und privaten Versicherern, die sich durch die Förderung alternativmedizinischer Verfahren einen stärkeren Kundenzulauf erhoffen. Auf diese Weise kommt dann doch zu Stande, was die Biologische Medizin zunächst vergeblich versuchte: die Synthese zwischen Schul- und Alternativmedizin. Anders als gedacht, vollzieht sich diese aber nicht auf der Basis einer einheitlichen Theorie oder Wissenschaft. Ausschlaggebend ist vielmehr der dezidierte Wunsch der Bevölkerung, im Krankheitsfall alle Heilmöglichkeiten und therapeutischen Optionen nutzen zu können.

Einzelne Vertreter der Naturheilkunde registrieren die Entwicklung der modernen Alternativmedizin mit Bedauern. Sie empfinden die Abkehr von den ursprünglichen Idealen als Verlust, der durch die Heilungsversprechen der Alternativmedizin kaum ausgeglichen wird. Nach ihrer Überzeugung ist es vielmehr wünschenswert, zu den Denkmustern der Vergangenheit zurückzukehren, um auf diese Weise eine wirkliche und wahrhaftige Naturheilkunde wiederaufleben zu lassen. Zu diesen Verfechtern einer »klassischen« Naturheilkunde zählt Malte Bühring, der 1989 auf den neu geschaffenen Lehrstuhl für Naturheilkunde der Freien Universität Berlin berufen wurde und – so das Urteil des Stuttgarter Medizinhistorikers Robert Jütte – den »einzigen nennenswerten Versuch« unternahm, den »schillernden Begriff« der Naturheilkunde neu zu definieren.[3] Bühring zeigte für die theoretischen Versatzstücke der Ganzheitsmedizin wenig Sympathie. In einem Artikel des *Deutschen Ärzteblatts* merkte er an, die Terminologien und Redensarten der Ganzheitlichkeit seien manchmal »schwer zu ertragen« und müssten als »aufgeblasen und anmaßend« gelten. Worin dann aber das Besondere oder Spezifische der Naturheilkunde liegt, dies darzulegen bereitete Bühring erkennbare Schwierigkeiten.

In einem ersten Versuch führte er aus, die Naturheilkunde versuche das »Prinzipielle des Menschen, seiner Erkrankung und seiner Heilmittel« zu erkennen und dieses Prinzipielle sei nichts anderes als das »Ding an sich« im Sinne Kants. Bühring selbst räumte ein, dass diese Erklärung »in der mitteleuropäischen Naturheilkunde neu« sei. Vor allem aber ergaben sich Probleme, weil Kant selbst in seinem Bemühen, die Grenzen wissenschaftlicher Erkenntnis zu umreißen, die grundsätzliche Unerkennbarkeit des »Dings an sich« behauptet hatte. In späteren Publikationen verfolgte Bühring diesen Ansatz nicht weiter, sondern plädierte stattdessen für eine Art kulturgeschichtlich erweiterter Naturheilkunde, in der »Geschichte und Mythologie, Symbolik und Metaphorik« der natürlichen Heilmittel wieder zu neuer Bedeutung gelangen sollten. Das Wasser, schrieb Bühring, müsse wieder zum »Element der Aphrodite und des Oceanos werden«, der Schwefel heißer Quellen rufe »Bilder von Tod und Teufel« herauf, der Anblick der Sonne verleihe »den Engeln Stärke« und die Luft sei als Pneuma zugleich göttlicher Atem und Lebenskraft. In diesem Sinne gewinne die Übungstherapie »Vorbilder bei den antiken Heroen und in Olympia«, so wie Betrachtungen über Heilpflanzen und Nahrungsmitteln eine neue »Frömmigkeit gegenüber der Natur« bewirken könnten.[4]

---

[3] Jütte, *Geschichte der Alternativen Medizin*, S. 63.
[4] Bühring, »Vermittelnder Vorschlag – Über Naturheilkunde und das ›Ganze‹ in der Medizin«, *Deutsches Ärzteblatt* Jg. 95 (1998), S. A404–406; Ders., »Naturheilmittel, Naturheilverfahren,

Angesichts dieser Ausführungen stellt sich die Frage, wie es möglich sein soll, den Glaubwürdigkeitsverlust naturheilkundlicher Utopie durch Rückgriff auf Motive und Bilder aufzuheben, die einer noch erheblich älteren Epoche entstammen. Die historischen Veränderungen, die zur Ausformung einer wissenschaftlich dominierten Welt geführt haben, lassen sich nicht einfach per Beschluss rückgängig machen. Elemente, deren Zusammensetzung und Eigenschaften die nüchternen Formeln von Chemie und Physik erklären, werden auch im Rahmen einer naturheilkundlich inspirierten Rückbesinnung keine mythologischen Qualitäten mehr gewinnen. Jeder Versuch, die großen Erzählungen und Leitbilder der Vergangenheit mit neuen Gewissheiten auszustatten, ließe die Wahrheiten früherer Tage als profane Versatzstücke einer sentimentalen Weltflucht oder schlichten Esoterik wiederkehren. Der Prozess, den Max Weber als Entzauberung der Welt beschrieben hat, ist nicht umkehrbar. Aus diesem Grund kann die Wiederbelebung überkommener Mythen keine Basis für die Restauration der Naturheilkunde bieten. Eine neue Naturheilkunde nach dem Abbild der alten wird es nicht mehr geben, weil die Ablösung der alten Mythen und Erzählungen so wenig ein Zufall war wie der Untergang des Glaubens an den paradiesischen Urzustand.

Den heute lebenden Menschen ist die Vorstellung einer Natur, die neben der Gültigkeit physikalischer Gesetze auch die Existenz Gottes oder die eines irdischen Paradieses anzeigen könnte, fremd. Erwartungen dieser Art jedoch sind geblieben. In der wissenschaftlichen Medizin wird der utopische Drang in der Unbeirrbarkeit eines Fortschrittsglaubens greifbar, der sich von keinem Rückschlag und keiner Widrigkeit entmutigen lässt. Die ganzheitliche Alternativmedizin kann solchem Tun entsagen, indem sie die Verfügbarkeit von Heilung bei allen nur denkbaren Anlässen bereits als gegeben behauptet. Um dies zu erkennen, müsse nur hinter die Vordergründigkeit der wissenschaftlichen Tatsachenwelt geschaut werden. Dort, wo dieser Weg versperrt ist, soll eine Änderung der Perspektive, ein »Paradigmenwechsel« oder eine neue Wissenschaft das Erhoffte doch noch in den Blick bekommen. Überall in der Ganzheitsmedizin herrscht der Glaube, es bedürfe nur einer Kleinigkeit, einer homöopathischen Potenz, eines Kräuterextrakts, des Stichs einer Akupunkturnadel – und schon träte die Natur wieder in ihr Recht. In immer neuen Denkfiguren und Konstruktionen versuchen die Anhänger der Ganzheitlichkeit das bislang Unfassbare fassbar zu machen und in theoretische Begriffe zu kleiden. Allzu häufig verführt der Überschwang dazu, die Grenzen des Begründbaren oder gar des Vernünftigen hinter sich zu lassen. Auch besteht die Gefahr, dass

---

Naturheilkunde – eine Einführung«, S. 18; Ders., *Naturheilkunde. Grundlagen, Anwendungen, Ziele*, S. 101–104, 122.

man auf Abwege gerät, wie die eilfertige Übernahme nationalsozialistischer Ideen zeigte. Irrtümer dieser Art vermögen das Anliegen jedoch nicht dauerhaft zu diskreditieren. Bedenken und Kritik verfangen nicht, weil die Hoffnung allzu mächtig ist, dass vielleicht doch, eines Tages, das Rettende unverstellt hervortreten möge.

Literatur

Anonym, *Johann Schroth, der Naturarzt zu Lindewiese in k.k. österr. Schlesien und dessen Semmelkur. Von einem praktischen Arzte*, Freiwaldau-Gräfenberg 1850.

Anonym, *Hat Kuhne recht? Darstellung und Kritik der Kuhne'schen Heilmethode sowie Nachklänge zum Kuhneprozess. Bearbeitet von einem Leipziger Wahrheitsfreunde*, Leipzig 1901.

Aschner, B., *Die Krise der Medizin. Konstitutionstherapie als Ausweg*, 5. Aufl., Stuttgart/Leipzig 1933.

Bachmann, F., »Wie die psycho-biologische Medizin entstand. Meine Lebensarbeit in den gröbsten Umrissen«, Beilage zu: *Die Reinheit*, Doppelheft 3/4, (1928).

— *Abbruch der Schulmedizin. Neuaufbau als wahrhafte Volksheilkunde*, Berlin 1930.

Barlösius, E., *Naturgemäße Lebensführung. Zur Geschichte der Lebensreform um die Jahrhundertwende*, Frankfurt/M u.a. 1996.

Baumgarten, A., *Ein Fortschritt des Wasserheilverfahrens. Untersuchung und Kritik der Systeme Priessnitz und Kneipp*, Wörishofen 1901.

Berg, R., *Kontrolle des Mineralstoffwechsels*, Leipzig 1930.

— *Die Nährsalze. Gemeinverständliche Darstellung des Mineralstoffwechsels*, Leipzig 1932.

Bicking, F., *Ueber das Heilverfahren des Johann Schroth zu Nieder-Lindewiese bei Freiwaldau im Gegensatze zu dem Verfahren des Vincenz Prießnitz auf dem Gräfenberge*, Erfurt 1842.

Bier, A., *Hyperämie als Heilmittel*, 6. Aufl., Leipzig 1907.

— »Wie sollen wir uns zur Homöopathie stellen?«, *Münchener Medizinische Wochenschrift* Jg. 72 (1925), S. 713–717.

— »Gedanken eines Arztes über die Medizin«, *Münchener Medizinische Wochenschrift* Jg. 73 (1926), S. 555–558.

Bilz, F.E., *Das neue Naturheilverfahren. Lehr- und Nachschlagebuch der naturgemäßen Heilweise und Gesundheitspflege*, 34. Aufl., Leipzig 1895.

Bircher-Benner, M., *Grundzüge der Ernährungstherapie auf Grund der Energetik*, 3. Aufl., Berlin 1909.

— *Eine neue Ernährungslehre auf Grund der Fortschritte der Naturwissenschaft und der ärztlichen Erfahrung*, 4. Aufl., Zürich/Leipzig 1928.

— *Ernährungskrankheiten*, 2 Bde., Zürich 1928/1932.

— *Nährschäden in Wort und Bild. Bruchstücke aus dem Schuldkonto der derzeitigen Ernährung der zivilisierten Nationen*, Basel u.a. 1932.

— *Die Verhütung des Unheilbaren*, 2. Aufl., Zürich 1934.

— *Diätetische Heilbehandlung. Erfahrungen und Perspektiven. Mit kasuistischen Beiträgen von F. Bircher-Rey*, Stuttgart u.a. 1935.

— *Vom Sinn einer therapeutischen Organisation*, Stuttgart u.a. 1935.
— *Vom Wesen und der Organisation der Nahrungsenergie und über die Anwendung des zweiten Hauptsatzes der Energielehre auf den Nährwert und die Nahrungswirkung*, Stuttgart u.a. 1936.
— *Fragen des Lebens und der Gesundheit. Vorträge aus der Sommerakademie der Züricher Kulturgesellschaft*, Zürich u.a. 1937.
— *Ordnungsgesetze des Lebens als Wegweiser zur Gesundheit*, 4. Aufl., Zürich u.a. 1945.
— *Ungeahnte Wirkungen falscher und richtiger Ernährung*, 3. Aufl., Zürich u.a. 1945.
— *Vom Werden des neuen Arztes*, 4. Aufl., Bern 1963.

Böhm, M., »Zusammenstellung der wichtigsten Anschauungen der Naturheilkunde, in Rücksicht auf die heutige Schulmedicin«, *Physiatrische Rundschau* Jg. 5 (1898/1899), S. 86–89.

Böhm, M./Böhm, S., *Lehrbuch der Naturheilmethode vom Standpunkte der Erfahrung und Wissenschaft*, 2 Bde., 2. Aufl., Chemnitz 1891/1894.

Borosini, A. von, *Die Eßsucht und ihre Bekämpfung durch Horace Fletcher*, 4. Aufl., Dresden 1911.
— »Vorwort«, in: McCann, A.W., *Kultursiechtum und Säuretod. Vollernährung als Schicksalsfrage für die weiße Rasse*, 3. Aufl., Dresden 1927, S. 5–6.
— *Ernährungs-ABC. Erster Teil: Das Fletschern als Grundlage aller Körperkultur*, 5. Aufl., Dresden 1930.

Bothe, D., *Neue Deutsche Heilkunde 1933–1945. Dargestellt anhand der Zeitschrift »Hippokrates« und der Entwicklung der volksheilkundlichen Laienbewegung*, Abhandlungen zur Geschichte der Medizin und der Naturwissenschaften, H. 62, Husum 1991.

Bottenberg, H., *Biologische Therapie des praktischen Arztes*, München 1936.
— *Die Blutegelbehandlung. Ein vielseitiges Verfahren der Biologischen Medizin*, Stuttgart 1948.

Brandt, T., *Behandlung weiblicher Geschlechtskrankheiten*, Berlin 1891.

Brandt, A.T., *Massage bei Frauenleiden. Thure-Brandt-Behandlung*, Stuttgart/ Leipzig 1937.

Brauchle, A., *Naturheilkunde in Lebensbildern*, Leipzig 1937.
— *Handbuch der Naturheilkunde*, 6. Aufl., Leipzig 1942.
— *Naturheilkunde des praktischen Arztes. Bd. 1: Vorlesungen über allgemeine Naturheilkunde*, 2. Aufl., Stuttgart 1943.
— *Die Geschichte der Naturheilkunde in Lebensbildern*, 2. erw. Aufl. von »Große Naturärzte«, Stuttgart 1951.

Brauchle, A./Groh, W., *Zur Geschichte der Physiotherapie*, 4. Aufl. von »Naturheilkunde in Lebensbildern«, Heidelberg 1971.

Brauchle, A./Grote L.R., *Ergebnisse aus der Gemeinschaftsarbeit von Naturheilkunde und Schulmedizin*, 3 Bde., Leipzig 1938/1939/1940.
— *Gespräche über Schulmedizin und Naturheilkunde*, 3. Aufl., ergänzt durch Rückschau und Ausblick, Leipzig 1941.

Brecher, A., »Die Thermotherapie (sonst Kaltwasserkur genannt), kurze Geschichte derselben und Darstellung ihrer Wirkung auf den menschlichen Körper«, *Der Naturarzt* Jg. 13 (1874), S. 4–8, 18–22, 34–38, 50–53.

Bühring, M., *Naturheilkunde: Grundlagen – Ideen – Konzepte. Antrittsvorlesung anlässlich der Besetzung des Lehrstuhls für Naturheilkunde an der Freien Universität Berlin*, Stuttgart 1991.
— »Naturheilmittel, Naturheilverfahren, Naturheilkunde – eine Einführung«, in: M. Bühring/F.H. Kemper (Hg.), *Naturheilverfahren und Unkonventionelle Medizinische Richtungen. Grundlagen, Methoden, Nachweissituationen*, Loseblatt-Sammlung, Kap. 01.01, Berlin u.a. 1992, S. 1–29.

— *Naturheilkunde. Grundlagen, Anwendungen, Ziele*, München 1997.

Bürkner, C., *Schlesiens Wasser-Heil-Anstalten und Prießnitzens Heilmethode*, Breslau 1841.

Canitz, M., *Die Naturheilkunde. Ihr Wesen und Wirken in gesunden und kranken Tagen*, Berlin 1897.

Colomb, M. von, *Vinzenz Prießnitz und dessen Wasserheilmethode zu Gräfenberg*, Breslau 1850.

— *Die Berechtigung der Wasserheilmethode vom wissenschaftlichen Standpunkte aus*, Berlin 1852.

Commichau, A., *Naturheilkundliche Bestrebungen dargestellt an der Zeitschrift »Der Naturarzt« von 1861 bis 1886*, Univ. Diss., Münster 1968.

Conradi, E., »Die Tradition der Naturheilkunde an der Berliner Charité«, in: R. Stange (Hg.), *Naturheilkunde am Ende des 20. Jahrhunderts. Rückblick – Gegenwart – Perspektiven*, Stuttgart 2000, S. 31–41.

Cybulka, *Die Heilmethode des Naturarztes Johann Schroth und ihre ausgezeichneten Erfolge*, Frankfurt/M 1846.

Deutscher Bund der Vereine für naturgemäße Lebens- und Heilweise (Naturheilkunde) e.V. (Hg.), *25 Jahre Arbeit im Dienste der Volksgesundheit. Festschrift zum 25 jährigen Bestehen*, Berlin 1914.

— *Vierzig Jahre Naturheilbewegung. Festschrift zum 40jährigen Bestehen*, Berlin 1929.

— *Zur Geschichte der Naturheilbewegung. Festschrift zum 45jährigen Bestehen*, Berlin 1934.

Deutscher Naturheilbund (Prießnitz-Bund) e.V. (Hg.), *Quellen der Naturheilkunde. Festschrift aus Anlass: 110 Jahre Deutscher Naturheilbund (Prießnitz-Bund) e.V., 200. Geburtstag von Vinzenz Prießnitz, 50 Jahre Gesundheitsbildung durch den Deutschen Naturheilbund nach 1946*, Stuttgart 1999.

Dinges, M., *Medizinkritische Bewegungen im Deutschen Reich (ca. 1870 – ca. 1933)*, Medizin, Gesellschaft und Geschichte, Beiheft 9, Stuttgart 1996.

Domeinski, H., »Der Verband Volksgesundheit und die proletarische Naturheilbewegung (1891–1933)«, *Zeitschrift für die gesamte Hygiene* Jg. 35 (1989), S. 294–297.

Ehrenberg, H., *Ansichten über die Gräfenberger Wassercuren begründet auf einem längeren Aufenthalt daselbst*, Leipzig 1840.

Erdmann, H. (Hg.), *1. Kongreß für Biologische Hygiene. Vorarbeiten und Verhandlungen*, Hamburg 1913.

Erfurth, A.F., *Theorie des Wasserheilverfahrens oder elektrische Strömungen als Ursache der belebenden Wirkung des kalten Wassers*, Hamburg 1851.

— *Die Wirkung und Anwendung der nassen Einhüllungen und die Verbindung des Wasserheilverfahrens mit der Schwedischen Heilgymnastik*, Hamburg 1854.

— *Nach welchen Grundsätzen muß das Wasser als Heilmittel angewandt werden?* Neustrelitz 1860.

Eulenburg, *Die Schwedische Heilgymnastik. Versuch zu einer wissenschaftlichen Begründung derselben*, Berlin 1853.

Fletcher, H., *Wie ich mich selbst wieder jung machte im Alter von sechzig Jahren, oder: Was ist Fletscherismus?* 3. Aufl., Leipzig 1915.

Frecot, J./Geist, J.F./Kerbs, D., *Fidus. Zur ästhetischen Praxis bürgerlicher Fluchtbewegungen*, München 1972.

Frey, F., *Das Prießnitz'sche Heilverfahren und Pfarrer Kneipp*, Berlin 1896.

Frölich, A., »Der hydro-diätetische Verein zu Stettin und die Eröffnungs-Rede bei seiner Begründung«, *Der Naturarzt* Jg. 2 (1863), S. 49–51, 57–61.

Gebhardt, W., *Die Heilkraft des Lichtes. Entwurf zu einer wissenschaftlichen Begründung des Licht-Heilverfahrens (Phototherapie)*, Leipzig 1898.

Gerling, R., *Die Naturheilkunde: diätetisch-physikalische Therapie*, Berlin 1904.

— *Der vollendete Mensch und das Ideal der Persönlichkeit*, 5. Aufl., Oranienburg-Berlin 1917.

Gerling, R./Köhler, E., *Praktische Naturheilkunde*, 2. Aufl., Berlin 1905.

Gerling, R./Wagner, G., *Wahre und falsche Heilkunde und die brandenburgische Ärztekammer*, Berlin 1900.

Gleich, L., »Ueber die Nothwendigkeit einer Reform der sog. Hydropathie, oder Geist und Bedeutung der Schrothischen Heilweise, nebst einem kurzen Reisebericht und Einleitung«, in: Ders., *Dr. Gleich's physiatrische Schriften*, München 1860.

— »Gibt es eine Naturheilkunde?«, in: Ders., *Dr. Gleich's physiatrische Schriften*, München 1860.

Glünicke, M., *Mein Heilsystem oder Eine neue Cellular-Therapie mittelst giftfreier Pflanzensäfte*, 6. Aufl., Berlin 1893.

Graaz, H., *Nacktkörperkultur*, Berlin 1927.

— *Die Naturheilanwendung für den Hausgebrauch*, Stuttgart/ Leipzig 1930.

Granichstädten, S.M., *Handbuch der Wasserheillehre (Hydrasiologie) oder des naturmäßigen geregelten Heilverfahrens mit kaltem Wasser*, Wien 1837.

Groh, W., *Prießnitz, Grundlagen des klassischen Naturheilverfahrens*, Hamburg 1960.

Grote, L.R., *Wege zum Verständnis der Naturheilkunde*, Dresden/ Leipzig 1936.

— *Allgemeine Therapeutik*, Bad Wörishofen 1948.

— *Der Arzt im Angesicht von Leben, Krankheit und Tod*, hg. von K.E. Rothschuh, Stuttgart 1961.

Haferkamp, H. (Hg.), *Naturheilverfahren. Einführung und Fortbildung. Vorträge des vom Zentralverband der Ärzte für Naturheilverfahren e.V. im März 1953 in Bad Neuenahr veranstalteten 1. Fortbildungskurses für Naturheilverfahren*, 2 Bde., Stuttgart 1953/1954.

Hahn, J.S., *Unterricht von der Krafft und Würckung des frischen Wassers in die Leiber der Menschen, bes. der Krancken, bey dessen innerlichem und äußerlichem Gebrauch*, Breslau 1738.

Hahn, T., »Meine Erfahrungen über Maß und Qualität der physiatrischen Kurmanipulationen«, *Der Naturarzt* Jg. 3 (1864), S. 233–236, 245–246.

— »Graham- oder Artusbrod«, *Der Naturarzt* Jg. 4 (1865), S. 25–27, 33–36, 41–43.

— »Nochmals meine Erfahrungen über Art und Maß der wasserärztlichen Kurformen«, *Der Naturarzt* Jg. 4 (1865), S. 53–55, 62–64.

— *Praktisches Handbuch der naturgemäßen Heilweise*, 2 Bde., 3. Aufl., Berlin 1870.

— *Die naturgemäße Diät, die Diät der Zukunft*, 2. Aufl., Cöthen 1871.

— (Th. Hennemann), *Die schlimmsten Jesuiten des deutschen Reiches und des deutschen Reichstages. Die Pillenjesuiten oder das Sündenregister der Medicinheilkunde. Eine öffentliche Denunciation an Se. Durchlaucht den Fürsten Reichskanzler v. Bismarck*, 2. Aufl., St. Gallen 1875.

— *Das Paradies der Gesundheit, das verlorene und das wiedergewonnene*, Cöthen 1879.

— »Meine Krankengeschichte«, *Der Naturarzt* Jg. 21 (1882), S. 130–132, 146–149, 162–166.

Hanzl, G.S., *Das neue medizinische Paradigma. Theorie und Praxis eines erweiterten wissenschaftlichen Konzepts*, Heidelberg 1995.

Hauffe, G., *Die Physikalische Therapie des praktischen Arztes. Herleitung allgemein gültiger Behandlungsregeln*, Berlin u.a. 1926.

Haug, A., »Die ›Synthese‹ von Schulmedizin und Naturheilkunde im Nationalsozialismus. Ein kritisch-historischer Rückblick«, in: M. Brinkmann/M. Franz (Hg.), *Nachtschatten im weißen Land. Betrachtungen zu alten und neuen Heilsystemen*, Berlin 1982, S. 115–125.

— *Die Reichsarbeitsgemeinschaft für eine Neue Deutsche Heilkunde (1935/36)*, Abhandlungen zur Geschichte der Medizin und der Naturwissenschaften, H. 50, Husum 1985.

— »Der Lehrstuhl für Biologische Medizin in Jena«, in: F. Kudlien (Hg.), *Ärzte im Nationalsozialismus*, Köln 1985, S. 130–137.

— »Das Rudolf-Hess-Krankenhaus in Dresden«, in: F. Kudlien (Hg.), *Ärzte im Nationalsozialismus*, Köln 1985, S. 138–145..

— »›Neue Deutsche Heilkunde‹. Naturheilkunde und ›Schulmedizin‹ im Nationalsozialismus«, in: J. Bleker/N. Jachertz (Hg.), *Medizin im Dritten Reich*, Köln 1989, S. 123–131.

Helfricht, J., *Friedrich Eduard Bilz – Altmeister der Naturheilkunde in Sachsen*, Radebeul 1992.

— »Der legendäre sächsische Naturheiler Friedrich Eduard Bilz«, in: F.E. Bilz, *Bilz' Gesundheitskochbuch*, Teil-Reprint der Ausgabe von 1910, Dresden 1999, S. 151–158.

— »Dr. med. Heinrich Lahmann und sein berühmtes Sanatorium im Dresdner Stadtteil Weißer Hirsch«, in: H. Lahmann, *Lahmanns Dresdner Kochbuch*, Teil-Reprint der Ausgabe von 1928, Dresden 2001, S. 273–313.

Hentschel, H.-D. (Hg.), *Naturheilverfahren in der ärztlichen Praxis*, Köln 1991.

— »Zur Entwicklung des Begriffs ›Naturheilverfahren‹«, *Versicherungsmedizin* Jg. 49 (1997), S. 151.

— »Von der Kaltwasser-Behandlung zum Naturheilverfahren«, *Physikalische Therapie* Jg. 18 (1997), S. 604–613, 673–680.

— »Die Schrothsche Kurpackung – einst und jetzt«, *Physikalische Therapie* Jg. 19 (1998), S. 520–524.

Herrmann, B., *Arbeiterschaft, Naturheilkunde und der Verband Volksgesundheit als Beispiel eines protestantischen Lebensreformverbandes (1880–1918)*, Marburger Schriften zur Medizingeschichte, Bd. 27, Frankfurt a/M. u.a. 1990.

Heyl, »Das Krankenhaus Groß-Lichterfelde«, *Deutsche Medizinische Wochenschrift* Jg. 28 (1902), S. 157–159.

Hildebrand, G., *Hundert Jahre deutsche Naturheilvereine*, Berlin 1935.

Hirschel, B., *Hydriatica oder Begründung der Wasserheilkunde auf wissenschaftliche Principien, Geschichte und Literatur*, Leipzig 1840.

Huerkamp, C., *Der Aufstieg der Ärzte im 19. Jahrhundert. Vom gelehrten Stand zum professionellen Experten. Das Beispiel Preußen*. Göttingen 1985.

— »Medizinische Lebensreformbewegungen im 19. Jahrhundert«, *Vierteljahresschrift für Sozial- und Wirtschaftsgeschichte* Jg. 73 (1986), S. 158–182.

Huneke, F., *Das Sekunden-Phänomen. Testament eines Arztes*, 2. Aufl., Ulm 1965.

Jacobeit, W./Kopke, C., *Die biologisch-dynamische Wirtschaftsweise im KZ. Die Güter der »Deutschen Versuchsanstalt für Ernährung und Verpflegung« der SS von 1939 bis 1945*, Gesellschaft, Geschichte, Gegenwart Bd. 13, Berlin 1999.

Jütte, R., *Geschichte der Alternativen Medizin. Von der Volksmedizin zu den unkonventionellen Therapien von heute*, München 1996.

Just, A., *Kehrt zur Natur zurück! Bad Harzburg 1896.*

— *Die Hilfe auf dem Wege!* Stapelburg 1907.

— *Wie heile ich Krankheiten? Die Anwendung der Erde als Heilmittel bei den verschiedenen Krankheiten, die rechte Lebensweise und Kochbuch*, 3. Aufl., Blankenburg 1925.

Just, R., *Fasten und Fastenkuren*, Bad Harzburg 1929.

— *Der Jungborn, Denkschrift*, Bad Harzburg 1931.

— *Heraus aus dem Wirrwarr der Ernährungs-»Systeme«*, Bad Harzburg 1935.

Kadner, P., *Die Schroth'sche Heilmethode nach eigner auf selbstgemachte Erfahrungen gegründeter Anwendungsweise*, Leipzig 1851.

— *Die Diätetik in ihren Heilbeziehungen zum Kranksein nebst Grundlinien eines einfachen rationellen diätetischen Heilverfahrens auf der Grundlage der sogenannten Schroth'schen Heilmethode*, Leipzig 1853.

— *Gelehrte und ungelehrte Heilkunst: Aufklärung in populären Briefen*, Leipzig 1855.

— »Diätetische Heilkunst«, *Rückkehr zur Natur* Jg. 2 (1859), S. 3–6, 9–12, 17–20, 27–31, 33–35, 41–43, 52–56, 60–64, 71–75, 86–88, 96–99, 111–114.

Kadner, P./Baumgarten, L., *Die diätetische Heillehre in ihrer praktischen Anwendung*, Dresden 1863.

Kallmeyer, E., *In Harmonie mit den Naturgesetzen. Die echte Geistes- und Körperpflege*, Brannenburg/Oberbayern 1908.

Kapp, E., J.H. *Rausse, der Reformator der Wasserheilkunde*, Hamburg 1850.

Karrasch, B, »Die homöopathische Laienbewegung in Deutschland zwischen 1933 und 1945«, in: *Medizin, Gesellschaft und Geschichte* Jg. 15 (1996), S. 167–194.

— *Volksheilkundliche Laienverbände im Dritten Reich*, Stuttgart 1998.

Kattenbracker, H., *Das Lichtheilverfahren: begründet durch physiologische Thatsachen und praktische Erfahrung; allgemeinverständlich dargestellt*, Berlin 1899.

Klare, K. (Hg.), *Neue Wege der Heilkunde. Zeitstimmen*, Stuttgart/Leipzig 1937.

Klasen, E.-M., *Die Diskussion um eine Krise der Medizin in Deutschland zwischen 1925 und 1935*, Univ. Diss., Mainz 1984.

Klee, E., *Auschwitz, die NS-Medizin und ihre Opfer*, Frankfurt/M 1997.

Klein, E., »Die deutsche Naturheilbewegung und das Reformkrankenhaus», *Der Naturarzt* Jg. 40 (1912), S. 269–277, 295–302; *Der Naturarzt* Jg. 41 (1913), S. 4–10, 33–39, 59–61, 313–324; *Der Naturarzt* Jg. 42 (1914), S. 47–10, 29–32.

— *Naturheilverfahren. 1. Band: Vom ärztlichen Gewissen*, 2. Aufl., Leipzig 1929.

— (E. Schweninger), *Der Arzt*, 3. Aufl., Radeburg 1930.

— *Zum Naturheilverfahren*, Stuttgart/Leipzig 1930.

Kleinschrod, F., *Die Naturheillehre und die Krankheitslehre der Schule der heutigen Medizin*, Lorch 1903.

— »Die Naturheillehre«, in: M. Platen (Hg.), *Die neue Heilmethode*, Bd. 1, Berlin u.a. 1907, S. 3–43.

— *Der Materialismus in der Medizin*, Berlin 1908.

— *Die Erhaltung der Lebenskraft. Eine neue Lehre vom gesunden und kranken Leben, zugleich ein Lösungsversuch des Problems vom Leben*, Berlin 1909.

— *Wissenschaftliche Begründung der Naturheilkunde. Eine prinzipielle Untersuchung. Im Anhang: Denkschrift zur Errichtung eines Lehrstuhls für Erforschung der Gesetze und Vorgänge der Naturheilung mit dem Lehrauftrag für sozial-ethische Volksmedizin. Im Auftrag der süddeutschen Gruppe der Ärzte für physikalisch-diätetisches Heilverfahren (Naturheillehre)*, Wörishofen 1911.

— *Das Lebensproblem und das Positivitätsprinzip in Zeit und Raum und das Einsteinsche Relativitätsprinzip in Raum und Zeit. Eine prinzipielle Untersuchung, zugleich ein neuer Weg zur Lösung des Lebensproblems*, Hamm 1920.

— *Die Übermechanik des Lebens. Band 1: Die Herrschaft des Lebens über die tote Welt, Band 2: Die Gesetzesaxiomatik des Geistes*, Berlin 1928.

Kneipp, S., *Meine Wasser-Kur*, 48. Aufl., Kempten 1893.

— *So sollt ihr leben!* Kempten 1893.

— *Mein Testament für Gesunde und Kranke*, Kempten 1896.

— *Aus meinem Leben*, Textlich unveränderter Nachdruck der Ausgaben 1891 und 1921, Bad Wörishofen 1979.

König, A.W., *Die Naturheilmethode*, hg. von C. Griebel. 2. Aufl., Leipzig 1886.

Kötschau, K., *Zum Aufbau einer biologischen Medizin*, Stuttgart 1936.

— *Zum nationalsozialistischen Umbruch in der Medizin*, Stuttgart/Leipzig 1936.

— *Vorsorge oder Fürsorge?* Stuttgart 1954.

Kötschau, K./Meyer, A., *Theoretische Grundlagen zum Aufbau einer biologischen Medizin*, Dresden/Leipzig 1936.

Kollath, W., *Zur Einheit der Heilkunde*, Stuttgart 1924.

— *Die Ordnung unserer Nahrung*, 4. Aufl., Stuttgart 1955.

— *Zivilisationsbedingte Krankheiten und Todesursachen. Ein medizinisches und politisches Problem*, Ulm 1958.

— *Der Vollwert der Nahrung*, 2 Bde., Stuttgart 1960.

— *Die Ernährung als Naturwissenschaft*, 3. Aufl., Heidelberg 1981.

Krabbe, W.R., *Gesellschaftsveränderung durch Lebensreform. Strukturmerkmale einer sozialreformerischen Bewegung in Deutschland der Industrialisierungsperiode*, Göttingen 1974.

— »Die Weltanschauung der Deutschen Lebensreformbewegung ist der Nationalsozialismus«. Zur Gleichschaltung einer Alternativströmung im Dritten Reich«, *Archiv für Kulturgeschichte* Jg. 71 (1989), S. 431–461.

— »Naturheilbewegung«, in: D. Kerbs/J. Reulecke (Hg.), *Handbuch der deutschen Reformbewegungen 1880 – 1933*, Wuppertal 1998, S. 77–85.

Kratz, D./Kratz, H.-M., *»Neue Deutsche Medizin« und »Neue Deutsche Heilkunde« – Erscheinungsformen der Anpassung an ideologische und politische Zielsetzungen der faschistischen Diktatur von 1933 bis 1945*, Univ. Diss., Leipzig 1985.

Kröber, A.H., *Prießnitz in Gräfenberg und seine Methode, das kalte Wasser gegen verschiedene Krankheiten des menschlichen Körpers anzuwenden*, Breslau 1836.

Kühnau, J., »Gibt es eine Mesotrophie beim Menschen?«, *Hippokrates* Jg. 31 (1960), S. 213–223; Entgegnung von Kollath S. 426–431; Schlusswort S. 431.

Kuhne, L., *Die neue Heilwissenschaft oder die Lehre von der Einheit der Krankheiten und deren darauf begründeten arzneilosen und operationslosen Heilung*, Leipzig 1890.

Kypke, M., *Die diätetische Heilmethode ohne Arznei und ohne Wasserkur ausführlich beschrieben nach dem Verfahren des Naturarztes Schroth*. 2 Bde., 4. Aufl., Berlin 1861.

Lahmann, H., *Koch und die Kochianer. Eine Kritik der Koch'schen Entdeckung und der Koch'schen Richtung in der Heilkunde*, Stuttgart 1890.
— *Die diätetische Blutentmischung (Dysämie) als Grundursache aller Krankheiten*, 2. Aufl., Leipzig 1893.
— *Das Luftbad als Heil- und Abhärtungsmittel*, Stuttgart 1898.
— *Die Reform der Kleidung*, 4. verm. Aufl., Stuttgart 1903.

Lesky, E., *Die Wiener medizinische Schule im neunzehnten Jahrhundert*, Studien zur Geschichte der Universität Wien, Bd. 6, Wien 1965.
— *Meilensteine der Wiener Medizin. Große Ärzte Österreichs in drei Jahrhunderten*, Wien u.a. 1981.

Liek, E., *Der Arzt und seine Sendung. Gedanken eines Ketzers*, München 1926.
— *Die Schäden der sozialen Versicherungen und Wege zur Besserung*, 2. Aufl., München 1928.
— *Krebsverbreitung, Krebsbekämpfung, Krebsverhütung*, München 1932.
— *Der Kampf gegen den Krebs*, München 1934.
— *Im Bannkreis des Arztes*, Dresden 1935.

Lienert, M., »Naturheilkunde ist keine Wissenschaft!« Naturheilvereine, Ortskrankenkassen und Parteien in den Auseinandersetzungen um die Errichtung eines Lehrstuhls für Naturheilkunde an der Universität Leipzig (1894–1924)«, in: M. Dinges, *Medizinkritische Bewegungen im Deutschen Reich (ca. 1870–ca.1933)*, Medizin, Gesellschaft und Geschichte, Beiheft 9, Stuttgart 1996, S. 59–78.
— *Naturheilkundliches Dresden*, Dresden 2002.

Locher, W., »Die Gründung des Münchener Lehrstuhls für Physikalische Medizin«, *Münchener Medizinische Wochenschrift* Jg. 141 (1999), S. 251–254.

Madaus, G., *Lehrbuch der biologischen Heilmittel. Nachdruck der Ausgabe Leipzig 1938*, Ravensburg 1987.

Malten, H., *So heilt die Natur. Einführung in Geist und Lehre des Naturheilverfahrens*, Stuttgart 1935.

Martin, A., *Deutsches Badewesen in vergangenen Tagen*, Jena 1906.

Martin, G., »Die Wissenschaftlichkeit der Serumtherapie«, *Der Naturarzt* Jg. 26 (1898), S. 233–237.
— *Lichtkuren*, Leipzig 1901.

Mehl, M., *Meine Sonnen-Therapie. Sichere Heilung von Lupus vulgaris, Lupus erythematodes, Hautkrebs, Bartflechte, Blutschwamm, Muttermal, örtlicher Syphilis etc.*, Berlin u.a. 1896.
— *Die Heilung von Hautkrankheiten, besonders Lupus, Krebs, Flechten und Ausschlagskrankheiten, Muttermäler etc. durch konzentrierte Sonnenstrahlen*, 2. verm. Aufl., Oranienburg 1904.

Melzer, E.F., *Die Resultate der Wassercur zu Gräfenberg*, Leipzig 1837.

Melzer, J., *Vollwerternährung. Diätetik, Naturheilkunde, Nationalsozialismus, sozialer Anspruch*, Medizin, Gesellschaft und Geschichte, Beiheft 20, Stuttgart 2003.

Meyer-Camberg, E., *Wenn du dich recht gesund befinden willst. Aus der Geschichte unserer Naturheilkunde*, Berlin 1957.
— »Die Entwicklung der modernen Naturheilkunde«, *Physikalisch-diätetische Therapie – Naturheilverfahren* Jg. 3 (1962), S. 43–47.

Möller, S., *Das diätetische Heilverfahren Schroths und seine grosse Wirksamkeit im Lichte neuerer Forschung*, 6. Aufl., Dresden 1911.
— *Das Fasten als Heil- und Verjüngungsmittel nebst Erörterungen über Hungern und Fasten in kulturhistorischer, naturwissenschaftlicher und medizinischer Beleuchtung*, 2. Aufl., Dresden 1935.

— *Über spartanische Methoden in der Medizin*, 3. Aufl. von »Über Ernährungsbehandlung chronischer Krankheiten im Rahmen der gesamten biologischen Therapie«, Dresden 1939.

Müller, A., *Pastor Felke und seine Heilmethode*, 28. Aufl., Krefeld 1930.

Mummert, O., *Ich heiße Euch hoffen! Der Weg eines Mannes zur Lebensreform*, Leipzig 1935.

Munde, C., *Genaue Beschreibung der Gräfenberger Wasserheilanstalt und der Prießnitzschen Curmethode*, Leipzig 1839.

— *Memoiren eines Wasserarztes*, 2 Bde., Dresden/Leipzig 1844.

— *Hydrotherapie, das ist: Natur- und Wasserheillehre oder die Kunst, die Krankheiten des menschlichen Körpers, ohne Hülfe von Arzneien, durch Luft, Wasser und Diät zu heilen und durch eine naturgemäße Lebensweise zu verhüten*, 12. Aufl., Leipzig 1877.

Nebel, H., *Bewegungskuren mittelst schwedischer Heilgymnastik und Massage*, Wiesbaden 1889.

Neuburger, M., *Die Lehre von der Heilkraft der Natur im Wandel der Zeiten*, Stuttgart 1926.

Neugebauer, A., *Vincenz Prießnitz. Was man wissen muß, um über natürliche Heilweisen mitreden zu können*, München 1954.

Neuens, N., *Fortschritte Priessnitzens, Kneipps Rückschritte im Aufbau und Ausbau der Naturheilmethode*, Diekirch (Luxemburg) 1903.

Neumann, A.C., *Die Heilgymnastik nach dem System des Schweden Ling und seiner Schüler Branting, Georgii und Ron*, Berlin 1853.

Nitzsche, F.R., *Die gymnastische Heilmethode (Heilgymnastik, Kinesitherapie) mit Thatsachen belegt und für Alle denen ihr leibliches und geistiges Wohl am Herzen liegt einfach und leicht fasslich dargestellt*, Dresden 1860.

Oertel, E., *Anweisung zum heilsamen Wassergebrauche für Menschen und Vieh in den gangbarsten Krankheiten und Leibesgebrechen von A – Z. Von den drei Stiftern des Hydropathischen Vereins Oertel, Kolb und Kirchmayr*, Nürnberg 1834.

— *Geschichte der Wasserheilkunde von Moses bis auf unsere Zeiten: zum Beweise, daß das frische Wasser ein Allheilmittel ist*, Leipzig 1835.

Pischinger, A., »Zur Grundlegung unspezifischer Behandlungsweisen«, *Physikalische Medizin und Rehabilitation* Jg. 9 (1968), S. 7–12.

— *Das System der Grundregulation*, 6. Aufl., Heidelberg 1988.

Platen, M. (Hg.), *Die neue Heilmethode. Lehrbuch der naturgemäßen Lebensweise, der Gesundheitspflege und der naturgemäßen Heilweise*, 4 Bde., Berlin u.a. 1907.

(Prießnitz, V.), *Vinzenz Prießnitzsches Familien-Wasserbuch*, Berlin 1919.

Projektgruppe »Volk und Gesundheit« (Hg.), *Begleitbuch zur Ausstellung »Volk und Gesundheit – Heilen und Vernichten im Nationalsozialismus«*, Tübingen 1982.

Putzer, J., *Priessnitz und Schroth. Ein Wort zur Verständigung über Wasserheilkunde*, Magdeburg 1852.

Rausse, J.H. (H.F. Francke), *Der Geist der Gräfenberger Wasserkur*, Zeitz 1838.

— *Über die gewöhnlichsten ärztlichen Mißgriffe bei Gebrauch des Wassers als Heilmittel*, Zeitz 1847.

- »Abhandlung über die Aufsaugung und Ablagerung der Gifte und Medikamente im lebenden animalischen Körper«, in: *Über die gewöhnlichsten ärztlichen Mißgriffe bei Gebrauch des Wassers als Heilmittel*, Zeitz 1847, S. 135–199.
- »Kritik der Kurmethode des Vinzenz Prießnitz«, in: *Über die gewöhnlichsten ärztlichen Mißgriffe bei Gebrauch des Wassers als Heilmittel*, Zeitz 1847, S. 201–267.
- »*Wasser thut's freilich!*« *oder Miscellen zur Gräfenberger Wasserkur*, 4. durchg. und verb. Aufl., hg. von Th. Hahn, 2 Bde., Leipzig 1852.
- *Anleitung zur Ausübung der Wasserheilkunde für Jedermann, der zu lesen versteht*, hg. von Theodor Hahn, 3 Bde., 3. Auflage, Leipzig 1858.

Regin, C., »Naturheilkundige und Naturheilbewegung im Deutschen Kaiserreich. Geschichte, Entwicklung und Probleme eines Bündnisses zwischen professionellen Laienpraktikern und medizinischer Laienbewegung«, in: *Medizin, Gesellschaft und Geschichte* Jg. 11 (1992), S. 175–200.

- *Selbsthilfe und Gesundheitspolitik. Die Naturheilbewegung im Kaiserreich (1889–1914)*, Medizin, Gesellschaft und Geschichte, Beiheft 4, Stuttgart 1995.
- »Zwischen Angriff und Abwehr: Die Naturheilbewegung als medizinkritische Öffentlichkeit im deutschen Kaiserreich«, in: M. Dinges, (Hg.), *Medizinkritische Bewegungen im Deutschen Reich (ca. 1870–ca.1933)*, Medizin, Gesellschaft und Geschichte, Beiheft 9, Stuttgart 1996, S. 39–58.

Richter, C.A.W., *Lehrbuch der Naturheilkunde*, Heidelberg 1866.

Richter, H.E., *Die schwedische nationale und medizinische Gymnastik. Vortrag gehalten in der Gesellschaft für Natur- und Heilkunde zu Dresden*, Dresden/Leipzig 1845.

Rikli, A., »Auch ein Standpunkt über Maß und Qualität der ›physiatrischen Kurmanipulationen‹«, *Der Naturarzt* Jg. 3 (1864), S. 265–267, 273–275.

- »Auch ein Standpunkt über Maß und Qualität der physiatrischen Wasser-Applicationen«, *Der Naturarzt* Jg. 4 (1865), S. 134–136, 140–144.
- *Die Thermodiätetik oder das tägliche thermoelektrische Licht- und Luftbad in Verbindung mit naturgemäßer Diät, als zukünftige Heilmethode, sowie als Fingerzeig für den Lehrer-, Turner- und Soldatenbestand in physischer wie moralischer Beziehung*, Berlin 1871.
- *Allgemeine Curregeln speziell angepaßt dem Curordinationsbüchel der Wasserheilanstalten Wallnerbrunn am Veldeser See in Oberkrain und am Acquedotto zu Triest*, 6. Aufl., Berlin 1877.
- *Das Lichtluftbad auf zwölfjährige diätetische und therapeutische Erfahrung gegründet, theoretisch und praktisch dargestellt*, Berlin 1877.
- »Meine Erfahrungen, Beobachtungen und Schlüsse über Vegetabildiät«, *Der Naturarzt* Jg. 18 (1879), S. 72–75, 86–88.
- »Die Sonne, der schärfste Diagnostiker und Prognostiker oder zwei homöopathische Scheinheilungen«, *Zeitschrift für volksverständliche Gesundheitspflege* Jg. 16 (1888), S. 70–75, 88–94, 123–130.
- *Bett- und Theil-Dampfbäder*, 4. Aufl., Leipzig 1889.
- *Die Grundlehren der Naturheilkunde, einschließlich der atmosphärischen Kur. »Es werde Licht«!* 8. Aufl., Leipzig 1895.

Röse, C., *Eiweiß-Überfütterung und Basen-Unterernährung*, 2. erw. Aufl., Dresden 1925.

Rötel, *Das Ganze der Wasserheilkunde*, Leipzig 1838.

Rothschuh, K.E., »Die Konzeptualisierung der Naturheilkunde im 19. Jahrhundert«, *Gesnerus* Jg. 37 (1981), S. 175–190.

— *Naturheilbewegung, Reformbewegung, Alternativbewegung*, Stuttgart 1983.
— »Der Begriff ›Naturismus‹, seine Geschichte und seine Bedeutung«, *Sudhoffs Archiv* Jg. 67 (1983), S. 221–223.
— »Das Buch ›Der Arzt‹ (1906) stammt nicht von Ernst Schweninger!« *Medizinhistorisches Journal* Jg. 18 (1983), S. 137–144.
— »Das Verhältnis von ›Schulmedizin‹ und ›Naturheilkunde‹ in historischer Sicht«, *Deutsches Ärzteblatt* Jg. 81 (1984), S. B122–125. Zuschriften und Kommentare: S. B1183–1185.

Rothstein, H., *Die Gymnastik nach dem Systeme des Schwedischen Gymnasiarchen P.H. Ling dargestellt*, Bd. 1–5, Berlin 1848.

Sajner, J./Krizek, V. (1978), »Krankendiagnosen bei Vincenz Prießnitz«, *Neue Münchener Beiträge zur Geschichte der Medizin und Naturwissenschaften / Medizinhistorische Reihe* (1978), S. 205–215.

Sauerteig, L., »Mit Chemie gegen die Syphilis – Anfänge der Chemotherapie um Paul Ehrlich und die DMW«, *Deutsche Medizinische Wochenschrift* Jg. 125 (2000), S. 95–96.

Schäfer, U., »Physikalische Heilmethoden in der ersten Wiener Medizinischen Schule«, in: *Sitzungsberichte der Österreichischen Akademie der Wissenschaften*, Veröffentlichungen der Kommission für Geschichte der Mathematik, Naturwissenschaften und Medizin, Heft 4. Wien 1967.

Schenck, E.G. (Hg.), *Theorie, Geschichte und Praxis der Ernährungsbehandlung*, 2 Bde., Stuttgart 1838/1940.

Schenck, E.G./Lucass, R./Wegener, G.G., *Allgemeine Heilpflanzenkunde: Grundlagen einer rationellen Gewinnung, Verarbeitung, Anwendung und Erforschung der Heil- und Gewürzpflanzen*, Dresden 1938.

Schimmel, K.-C. (Hg.), *Lehrbuch der Naturheilverfahren*, 2 Bde. 2. Aufl., Stuttgart 1990.

Schlickeysen, G., *Obst und Brod. Die wissenschaftliche Diätetik des Menschen*, 3. Aufl., Leipzig 1893.

Schnizlein, E., *Beobachtungen, Erfahrungen und ihre Ergebnisse zur Begründung der Wasserheilkunde*, München 1838.

Schönenberger, F., *Badet in der Luft und im Lichte! Pflegt das Freilichtturnen*, Oranienburg 1903.
— *Was unsere Söhne wissen müssen. Ein offenes Wort an Jünglinge*, Berlin 1909.
— *Was unsere Töchter wissen sollten. Zur Aufklärung für die erwachsene weibliche Jugend*, Berlin 1909.
— *Was erwachsene junge Leute wissen sollten und Eheleute wissen müßten. Das Geschlechtsleben und seine Verirrungen*, Berlin 1920.
— *Der Naturarzt*, 2 Bde., 5. Aufl., Berlin 1930.

Schönenberger, F./Siegert, W., *Lebenskunst – Heilkunst. Ärztlicher Ratgeber für Gesunde und Kranke*, 2 Bde., Zwickau 1906.

Scholta, A., »Wirkungsweise der Trauben- und Weinmost-Kur bei Kranken«, *Der Naturarzt* Jg. 31 (1903), S. 296–298, 318–323.
— *Wirkungsweise und Durchführung der Trauben- und Weinmostkur. Praktische Erfahrungen nebst theoretischer Begründung*, Berlin 1904.
— *Lehrbuch der Thure-Brandt-Massage*, 2. verm. Aufl., Leipzig 1921.

Schreber, D.G.M., *Die Kaltwasser-Heilmethode in ihren Grenzen und ihrem wahren Werthe*, Leipzig 1842.
— *Aerztliche Zimmer-Gymnastik oder System der ohne Geräth und Bestand überall ausführbaren Freiübungen als Mittel der Gesundheit und Lebenstüchtigkeit*, 6. Aufl., Leipzig 1859.

Schreber, D.G.M./Neumann, A.C., *Streitfragen der deutschen und schwedischen Heilgymnastik. Erörtert in Form myologischer Briefe*, Leipzig 1858.

Schröder, C./Kratz, D./Kratz, H.-M., »Ein gescheitertes Reformkonzept – Naturheilkunde, ›Neue deutsche Heilkunde‹ und Laientherapie in der faschistischen Gesundheitspolitik«, in: A. Thom/G.I. Caregorodcev (Hg.), *Medizin unterm Hakenkreuz*, Berlin 1989, S. 251–279.

Schweninger, E., *Ärztlicher Bericht aus dem Kreiskrankenhaus Großlichterfelde*, 2 Bde., Berlin 1901/1902.

Selinger, E.M., *Vincenz Prießnitz. Eine Lebensbeschreibung*, Wien 1852.

Sieferle, R. P., *Fortschrittsfeinde? Opposition gegen Technik und Industrie von der Romantik bis zur Gegenwart*, München 1984.

Siegert, W., *Die Naturheilkunde in ihren Anwendungsformen und Wirkungen*, 6. Aufl., Berlin 1896.

— »Das Fletchern«, *Der Naturarzt* Jg. 31 (1913), S. 13–15.

Siegl, L., »Die Kuhne-Kur«, *Der Naturarzt* Jg. 19 (1891), S. 219–224, 244–246, 266–269.

Sievert, L. E., *Naturheilkunde und Medizinethik im Nationalsozialismus*, Frankfurt/M. 1996.

Sigel, R., »Heilkräuterkulturen im KZ. Die Plantage in Dachau«, in: W. Benz/B. Distel (Hg.), *Medizin im NS-Staat. Täter, Opfer, Handlanger*, Dachauer Hefte, Heft 4, München 1993.

Silber, E., »Wie weit ist der Naturheilgedanke in die Klinik eingedrungen?« *Der Naturarzt* Jg. 57 (1929), S. 280–282, 307–311, 341–345.

Sinogowitz, S., *Die Wirkungen des kalten Wassers auf den menschlichen Körper heilwissenschaftlich beurtheilt*, Berlin 1840.

Skopec, M., »Vincenz Prießnitz und die Wiener Schulmedizin«, *Wiener Klinische Wochenschrift* Jg. 103 (1991), S. 506–508.

Steinbacher, J., *Die Dampfbäder als ein Mittel zur Regeneration des menschlichen Organismus*, Augsburg 1861.

— *Handbuch des gesammten Naturheilverfahrens für Ärzte und Laien*, 2. Aufl., Augsburg 1869.

Stollberg, G., »Die Naturheilvereine im Deutschen Kaiserreich«, *Archiv für Sozialgeschichte* Jg. 28 (1998), S. 287–305.

Stolzenberg, G., *Der Just-Jungborn. Eine vorbildliche Kuranstalt der Naturheilbewegung (1896–1945)*, Mannheim 1964.

Strünckmann, K., »Wissenschaftliche Begründung der Naturheilkunde«, *Der Naturarzt* Jg. 39 (1911), S. 153–157.

— »Die große biologische Volksströmung«, *Die Reinheit* Jg. 4 (1929), S. 96–102.

— *Der Ganzheits-Gedanke in der Ernährung*, Bad Harzburg 1937.

Thom, A./Caregorodcev, G.I. (Hg.), *Medizin unterm Hakenkreuz*, Berlin 1989.

Vanoni, B., *Die Heilmethode des Naturarztes Johann Schroth und ihre ausgezeichneten Erfolge. Nebst kurzen Bemerkungen über die Mängel und Nachtheile der in Gräfenberg üblichen Kur*, Frankfurt/M. 1846.

— *Der Naturarzt, oder: Erläuterung und Beschreibung der Schroth'schen und Prießnitzschen Heilmethode ohne Medizin, nebst einer Abhandlung über die Cholera und ihre Behandlung*, Leipzig 1950.

— *Die Heilung ohne Arznei. Eine Ansprache an Gesunde und Kranke*, München 1852.

— »Johannes Schroth«, *Der Naturarzt* Jg. 3 (1864), S. 21–22.

— »Schroth als Magnetiseur«, *Der Naturarzt* Jg. 3 (1864), S. 111–112.

Vogler, P., »Zur Geschichte der Universitätsklinik für natürliche Heilweisen Charité Berlin«, *Zeitschrift für ärztliche Fortbildung* Jg. 54 (1960), 475–481.

Vom Walde, P. (Joh. Reinelt), »Welche Faktoren sind der rascheren Ausbreitung des Naturheilverfahrens hinderlich?« *Der Naturarzt* Jg. 24 (1896), S. 173–179, 212–216.

— *Vincenz Prießnitz. Sein Leben und sein Wirken. Zur Gedenkfeier seines hundertsten Geburtstages*, Berlin 1898.

Walter, F./Regin, C., »Der Verband der Vereine für Volksgesundheit«, in: F. Walter/V. Denecke/C. Regin (Hg.), *Sozialistische Gesundheits- und Lebensreformverbände*, Bonn 1991, S. 17–96.

Werner, P., »Zu den Auseinandersetzungen um die Institutionalisierung von Naturheilkunde und Homöopathie an der Friedrich-Wilhelms-Universität zu Berlin zwischen 1919 und 1933«, in: *Medizin, Gesellschaft und Geschichte* Jg. 12 (1993), S. 205–219.

Wiesing, U., »Die Persönlichkeit des Arztes und das geschichtliche Selbstverständnis der Medizin. Zur Medizintheorie von Ernst Schweninger, Georg Honigmann und Erwin Liek«, *Medizinhistorisches Journal* Jg. 31 (1996), S. 181–208.

Winsch, W., *Über Wärmekultur, ein Fortschritt der Lebens- und Heilkunst und ein Beitrag zu höherer Entwicklung des Menschen*, 2. Aufl., Berlin 1909.

— *War Jesus Vegetarier und Abstinent? Prüfende Zusammenstellung aller entscheidenden Stellen und Gesichtspunkte*, Berlin 1930.

Winternitz, W., *Die Hydrotherapie auf physiologischer und klinischer Grundlage*, 2 Bde., Wien/ Leipzig 1877/1880.

— »Vincenz Prießnitz«, *Blätter für klinische Hydrotherapie* Jg. 9 (1899), S. 233–243.

Winternitz, W./Plohn, S., »Literatur und Geschichte der Hydrotherapie«, in: H.v. Ziemssen (Hg.), *Handbuch der Allgemeinen Therapie*, 3. Teil, Leipzig 1881, S. 6–85.

Wirz, A., *Die Moral auf dem Teller, dargestellt an Leben und Werk von Max Bircher-Benner und John Harvey Kellog, zwei Pionieren der modernen Ernährung in der Tradition der moralischen Physiologie*, Zürich 1993.

Wolbold, G., »Einleitende Worte der neuen Redaction als Programm«, *Der Naturarzt* Jg. 10 (1871), S. 1–5.

— (1873), »Mein Besuch der Wasserheilanstalten (incl. Schroth'schen Cur-Anstalten)«, *Der Naturarzt* Jg. 12 (1873), S. 154–159, 167–175, 186–191; *Der Naturarzt* Jg 13 (1874), S. 53–61, 66–75, 82–92, 98–108, 114–121, 146–150, 162–165.

Wolf, F., *Die Natur als Arzt und Helfer*, Berlin 1929.

Wolf, H., *Kapitalismus und Heilkunde oder Doktor und Apotheker*, Dresden 1893.

— »Was nun?« *Naturärztliche Zeitschrift* Jg. 15 (1906), S. 130–132.

Wolf-Potschappel, H., »Giebt es eine für alle Menschen und Zeiten giltige, sogenannte naturgemäße Lebens- und Heilweise?« *Der Naturarzt* Jg. 28 (1900), S. 230–233.

Wolff, E., »Kultivierte Natürlichkeit. Zum Naturbegriff der Naturheilbewegung«, in: *Jahrbuch des Instituts für Geschichte der Medizin der Robert Bosch Stiftung*, Jg. 6 (1989), S. 219–236.

Wuttke, W., »›Deutsche Heilkunde‹ und ›Jüdische Fabrikmedizin‹: Zum Verhältnis von Natur- und Volksheilkunde und Schulmedizin im Nationalsizialismus«, in: H. van den Bussche (Hg.), *Anfälligkeit und Resistenz. Zur medizinischen Wissenschaft und politischen Opposition im »Dritten Reich«*, Berlin/Hamburg (1990), S. 23–54.

Wuttke-Groneberg, W., »Heilkräutergarten im KZ«, *Wechselwirkung* Nr. 4 (1980), S. 15–19.
— »Von Heidelberg nach Dachau. ›Vernichtungslehre‹ und Naturwissenschaftskritik in der nationalsozialistischen Medizin«, in: G. Baader/U. Schultz (Hg.), *Medizin und Nationalsozialismus. Tabusisierte Vergangenheit – Ungebrochene Tradition? Dokumentation des Gesundheitstages Berlin 1980*, Berlin 1980, S. 113–144.
— *Medizin im Nationalsozialismus: ein Arbeitsbuch*, 2. Aufl., Wurmlingen 1982.
— »Leistung, Vernichtung, Verwertung. Überlegungen zur Struktur der Nationalsozialistischen Medizin«, in: Projektgruppe »Volk und Gesundheit« (Hg.), *Begleitbuch zur Ausstellung »Volk und Gesundheit – Heilen und Vernichten im Nationalsozialismus«*, Tübingen 1982, S. 6–59.
— »Kraft im Schlagen, Kraft im Ertragen«. Medizinische Reformbewegung und Krise der Schulmedizin in der Weimarer Republik«, in: H. Cancik (Hg.), *Religions- und Geistesgeschichte in der Weimarer Republik*, Düsseldorf 1982, S. 277–299.
— »Heilpraktiker im Nationalsozialismus«, in: M. Brinkmann/M. Franz (Hg.), *Nachtschatten im weißen Land: Betrachtungen zu alten und neuen Heilsystemen*, Berlin 1982, S. 127–147.
— »Das Elend der ›Volksmedizin‹: ›Volksmedizin‹ im Nationalsozialismus«, *Tübinger Korrespondenzblatt* Nr. 22 (1982), S. 1–7.
— »Volks- und Naturheilkunde auf ›neuen Wegen‹. Anmerkungen zum Einbau nichtschulischer Heilmethoden in die Nationalsozialistische Medizin«, in *Argumente für eine soziale Medizin* 10 (Argument-Sonderband 77), Berlin 1983, S. 27–50.

Zabel, W., *Grenzerweiterungen der Schulmedizin*, Stuttgart/Leipzig 1934.
— *Sinn und Wesen einer Ganzheitsmedizin, Eine hippokratische Buchreihe*, hg. im Auftrag der Arbeitsgemeinschaft der Westdeutschen Ärztekammern, Bd. 1, Stuttgart 1950.
Zander, G., *Die Apparate für mechanisch heilgymnastische Behandlung und deren Anwendung*, 4. Aufl., Stockholm 1893.
Ziegelroth P.S., *Was muss der Arzt von der Naturheilmethode (physikalisch-diätetische Therapie) wissen?* Berlin 1905.
— *Handbuch der physikalisch-diätetischen Therapie in der ärztlichen Praxis*, Berlin 1906.
Zimmermann, W., *Der Weg zum Paradies. Eine Beleuchtung der Hauptursachen des physisch-moralischen Verfalls der Culturvölker sowie naturgemäße Vorschläge, diesen Verfall zu sühnen*, 4. Aufl., hg. von R. Springer, Braunschweig 1894.
Zuppinger, I., »Die Naturheilkunde«, *Der Naturarzt* Jg. 6 (1867), S. 9–12, 17–19.

Personenregister

Alcott, William A. 90
Ardenne, Manfred von 277
Asbeck, Friedrich 271
Aschner, Bernhard 205, 232
Bachmann, Franz 202ff., 207f., 210ff., 215f., 220, 223ff., 259, 287
Baumgarten, Alfred 10, 15, 169
Behring, Emil von 122, 124
Berg, Ragnar 195, 232, 248, 280
Berger, Hermann 245f.
Bethmann-Hollweg, Theobald von 224
Bicking, Franz Anton 23
Bier, August 206, 216, 218
Bilz, Friedrich Eduard 46, 48, 50, 60, 64, 92, 156ff.
Bircher-Benner, Maximilian 193, 196f., 210, 232, 248, 281
Bismarck, Otto von 178f.
Böhm, Max 115, 119, 125, 152, 163, 166, 174f.
Böhm, Siegfried 170, 174, 176
Borosini, August von 89, 100
Brandenburg, Kurt 181
Brandt, Aimé Thure 81
Brandt, Thure 81f.
Brauchle, Alfred 184f., 230, 242, 244, 245, 248ff., 267, 271f., 275, 280, 285
Brehmer, Wilhelm von 268
Brieger, Ludwig 187
Buchinger, Otto 205
Bühring, Malte 291
Calmette, Albert 128
Canitz, Hermann 146, 153, 155
Canitz, Max 153
Conti, Leonardo 263
Damaschke, Adolf 166
Dietl, Joseph 116
Domagk, Gerhard 121, 251
Driesmans, Heinrich 219f.
Ebert, Klara 219, 221

Ehrlich, Paul 120
Eijkman, Christian 92
Erfurth, August Friedrich 42, 50, 59, 79, 131
Felke, Emanuel 48, 168ff., 229, 261, 280
Finsen, Niels Ryberg 115
Fletcher, Horace 99
Franke, Karl-Heinz 263ff.
Gebhardt, Willibald 113
Gerling, Reinhold 53, 98, 101ff., 107, 116, 152f., 222
Gleich, Lorenz 26, 37ff., 48, 56ff., 145
Glünicke, Martin 129, 253
Graaz, Hans 230, 279, 288f.
Graham, Sylvester 91
Groh, Walter 272
Grote, Louis Radcliff 248f., 252, 267, 272, 282
Guérin, Jean Marie 128
Haferkamp, Hans 275
Hahn, Johann Siegmund 17f., 21, 168
Hahn, Theodor 17f., 40ff., 47f., 50f., 55, 61f., 64, 71ff., 87, 89ff., 106, 122, 130ff., 134f., 137f., 145, 162f., 238
Hauffe, Georg 248
Heß, Rudolf 230, 232, 239, 241f., 244, 247f., 252, 266f., 275, 282
Himmler, Heinrich 255ff.
Hippokrates 218, 260
Hirschel, Bernhard 36
His, Wilhelm 216, 218
Hitler, Adolf 229f., 232
Honigmann, Georg 216, 218
Hörmann, Bernhard 240
Huneke, Ferdinand 276
Huneke, Walter 276
Jäger, Gustav 96
Jensen, Hermann 247f.
Just, Adolf 51f., 54, 56, 73, 92, 133, 165ff., 169

PERSONENREGISTER 309

Just, Rudolf 73, 92, 99, 167f.
Just, Walter 167
Jütte, Robert 273, 291
Kadner, Paul 38f., 78
Kahnt, Karl 253
Kapferer, Richard 205
Kapp, Ernst 43
Kattenbracker, Hermann 113
Kellog, John Harvey 73, 113
Klein, Emil 44, 172, 176, 181ff., 189ff., 210, 217f., 231, 234, 270, 281
Kleinschrod, Franz 169, 188, 213ff., 222f., 227f., 281, 287
Kneipp, Sebastian 10, 165, 168ff., 213, 229, 239, 253, 259, 261, 263, 268
Koch, Robert 118f., 122
Kollath, Werner 92
Kötschau, Karl 233ff., 265ff., 280f. 287, 289
Krauss, Herbert 271
Krehl, Ludolf von 216
Kroeber, Ludwig 253
Kuhne, Louis 61, 118f. 161ff.
Kusche, Hanns 231
Kypke, Moritz 39, 44, 57, 59, 65
Lahmann, Heinrich 87, 89, 93, 95ff. 118, 147, 165, 174, 193ff., 248
Liek, Erwin 217f., 230, 233, 248
Lindner, Karl August 187
Ling, Per Henrik 75f., 111
Lucass, Rudolf 254f.
Mehl, Maximilian 114f.
Meinert, Wilhelm 40, 143f., 146, 178
Melzer, Ernst Friedrich 21, 23
Meng, Heinrich 218
Meyer, Adolf 234f.
Möller, Siegfried 223
Morell, Franz 278
Much, Hans 216
Muche, Karla 82
Müller, Andres 48
Mummert, Oskar 11, 101, 115, 121, 124, 126ff., 156, 160, 183, 209, 221f.
Munde, Carl 15, 17f., 23, 32, 34f., 42, 60f.
Nebel, Hermann 112
Neisser, Albert 128
Neuens, Nikolaus 10
Neumann, Albert C. 76f., 79
Nitzsche, Friedrich Robert 75, 77
Oertel, Eucharius 20f., 37, 178
Oertel, Max Joseph 178

Oppolzer, Johann 109
Paracelsus (Theophrast Bombast von Hohenheim) 260
Pischinger, Alfred 281
Platen, Moritz 98, 102, 123, 161, 207
Pohl, Gustav Freiherr von 240
Pollmann, Antonius 282
Prießnitz, Vincenz 9ff., 31f., 37, 39f., 44, 67, 70, 74, 88, 105, 109f., 131, 138, 162, 165, 168, 184, 230, 238, 244, 248, 261, 263, 270f.
Putzer, Julius 16, 27
Rasche, Erich 278
Rausse, J.H. (H.F. Francke) 17, 23, 26, 35f., 37, 41ff., 50, 54, 57, 60ff., 65, 106, 131, 138, 145, 162, 168, 173, 238, 251
Reckeweg, Hans-Heinrich 276
Renvers, Rudolf von 114
Richter, C.A.W. 29
Riedlin, Gustav 119, 205
Rietschel, Johannes 244f.
Rikli, Arnold 42, 68, 70, 83ff., 88, 95, 113, 131f., 134ff., 144f., 165, 168, 193
Röse, Carl 224
Rosenberg, Alfred 265
Rothschuh, Karl Eduard 35
Rothstein, Hugo 76ff.
Rousseau, Jean Jacques 35, 43f., 50, 59, 89, 104, 106
Salkowski, Ernst 195
Saller, Karl 274
Sauerbruch, Ferdinand 242
Schenck, Ernst Günther 254, 256, 268f., 279f.
Schindler, Josef 28
Schirrmeister, Paul 261f., 264
Schleich, Ludwig 181
Schlenz, Maria 239f.
Schönenberger, Franz 66, 87, 93, 95, 98, 101ff., 121, 173, 176, 182ff., 187, 210, 222, 230, 244, 248, 270
Schreber, Daniel Gottlob Moritz 77
Schroth, Johannes 28ff., 37f., 57, 61, 70f., 74, 79, 138, 165
Schweninger, Johann Baptist Ernst 178ff., 190, 217, 249
Schwenkenbecher, Alfred 241
Selinger, Engelbert Maximilian 20, 70
Siegert, Wilhelm 183, 222
Silber, Erwin 231, 246, 261
Simons, Gustav 91

Skoda, Joseph 116
Spohr, Peter 42, 119, 172, 176
Spohr, Roderich 172, 176f.
Steinbacher, Joseph 29, 38, 59, 79
Steinmetz, Stefan 91
Streicher, Julius 233, 257ff., 261f., 267f.
Strünckmann, Karl 228f.
Tiegel, Werner 278
Türckheim, Ludwig von 109
Unzicker, Eugen 271
Vanoni, Baptista 32, 37f., 45, 55, 64, 66
Väth, Oskar 231ff., 267, 272
Virchow, Rudolf 226, 253, 259
Vogel, Martin 245
Vogler, Paul 270
Voll, Reinhold 278
Wagner, Gerhard 230, 232f., 238f., 241ff., 247f., 254, 257f., 262f., 265f.
Walde, Philo vom (Johannes Reinelt) 9f., 14, 16, 67, 70, 74, 93, 95, 120, 129, 149, 170, 183, 220f.

Wapler, Hans 233
Weber, Max 292
Wegener, Georg Gustav 254f., 263
Will, Heinrich 257ff., 262
Winsch, Wilhelm 261
Winternitz, Wilhelm 110, 186f., 196
Wolbold, Gustav 42, 71, 79, 95f., 102, 104, 137, 141
Wolf, Friedrich 262
Wolf, Hermann 106, 154
Wolf-Potschappel, Hermann 82, 149f.
Zabel, Werner 240, 248, 272, 274f., 280
Zander, Gustav 111ff.
Ziegelroth, Peter Simon 122, 153, 174f., 177, 186, 188, 223
Zimmermann, Johann von 146, 158, 193
Zimmermann, Wilhelm 51, 90

Geschichte

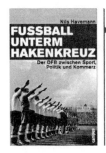

Nils Havemann
▶ **FUSSBALL UNTERM HAKENKREUZ**
Der DFB zwischen Sport, Politik und Kommerz
2005 · 473 Seiten · ISBN 3-593-37906-6

»Methodisch und systematisch über jeden Zweifel erhaben. Wohl nie zuvor sind die verfügbaren Quellen so umfänglich und sorgfältig ausgewertet worden, was Havemanns Buch (...) auf Jahre unverzichtbar machen wird.« *Frankfurter Rundschau*

Alexa Geisthövel, Habbo Knoch
▶ **ORTE DER MODERNE**
Erfahrungswelten des 19. und 20. Jahrhunderts
2005 · 376 Seiten · ISBN 3-593-37736-5

Peter Borscheid
▶ **DAS TEMPO-VIRUS**
Eine Kulturgeschichte der Beschleunigung
2004 · 409 Seiten · ISBN 3-593-37488-9

Hartmut Berghoff, Jakob Vogel (Hg.)
▶ **WIRTSCHAFTSGESCHICHTE ALS KULTURGESCHICHTE**
Dimensionen eines Perspektivenwechsels
2004 · 493 Seiten · ISBN 3-593-37596-6

Heinz-Gerhard Haupt, Dieter Langewiesche
▶ **NATION UND RELIGION IN EUROPA**
Mehrkonfessionelle Gesellschaften im 19. und 20. Jahrhundert
2004 · 365 Seiten · ISBN 3-593-37624-5

Gerne schicken wir Ihnen aktuelle Prospekte
vertrieb@campus.de · www.campus.de

Frankfurt · New York

Kulturwissenschaften

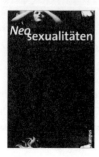

Volkmar Sigusch
▶ **NEOSEXUALITÄTEN**
Über den kulturellen Wandel von Liebe und Perversion
2005 · 225 Seiten · ISBN 3-593-37724-1

»Das Lieben ist komplexer, als es die Biologen gern hätten. Siguschs Essays geben dem Begehren seine Vertracktheit zurück.«
Die Zeit

Volker Woltersdorff
▶ **COMING OUT**
Die Inszenierung schwuler Identitäten zwischen Auflehnung und Anpassung
2005 · 300 Seiten · ISBN 3-593-37851-5

N. Biller-Andorno, A.-K. Jakovljevic, K. Landfester, M. Lee-Kirsch (Hg.)
▶ **KARRIERE UND KIND**
Erfahrungsberichte von Wissenschaftlerinnen
2005 · 328 Seiten · ISBN 3-593-37713-6

Stefan Dreßke
▶ **STERBEN IM HOSPIZ**
Der Alltag in einer alternativen Pflegeeinrichtung
2005 · 248 Seiten · ISBN 3-593-37717-9

Hansjörg Dilger
▶ **LEBEN MIT AIDS**
Krankheit, Tod und soziale Beziehungen in Afrika. Eine Ethnografie
2005 · 368 Seiten · ISBN 3-593-37716-0

Gerne schicken wir Ihnen aktuelle Prospekte
vertrieb@campus.de · www.campus.de

campus
Frankfurt · New York